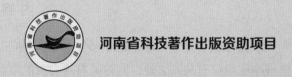

河南省科技著作出版资助项目

危重急症
血液净化治疗学

The Practice of Blood Purification Therapy
in Emergency and Critical Care

刘章锁　陈江华 ◎ 主编

河南科学技术出版社
·郑州·

内容提要

血液净化学是一门新兴的、多学科交叉的临床学科。危重急症患者的血液净化治疗，既与传统血液净化治疗有共同之处，同时又有其自身的理念和特点。

本书是一本全面、系统地介绍危重急症患者血液净化治疗的专著。全书分五大篇，包括血液净化的原理与设备、治疗模式、抗凝方案，肾脏疾病、非肾脏疾病、中毒的血液净化治疗，以及特殊人群危重急症的血液净化治疗。从临床到基础，从理论到实践，从技术问题到治疗用药，从"肾内"到"肾外"，从"常见"到"特殊"，为肾脏病学、重症医学、急诊医学等多学科提供了理论依据与实践指导。

本书可供从事血液净化治疗工作及肾脏病学、重症医学、急诊医学、各系统疾病相关学科领域的医务人员参考使用。

图书在版编目（CIP）数据

危重急症血液净化治疗学 / 刘章锁 , 陈江华主编 .—郑州 : 河南科学技术出版社 , 2017.9（2023.3 重印）

ISBN 978-7-5349-8866-0

Ⅰ . ①危…　Ⅱ . ①刘…　②陈…　Ⅲ . ①险症 – 血液透析 ②急性病 – 血液透析　Ⅳ . ① R459.5

中国版本图书馆 CIP 数据核字（2017）第 176124 号

出版发行：河南科学技术出版社
地址：郑州市郑东新区祥盛街 27 号　　邮编 450016
电话：（0371）65788613　65788625
网址：www.hnstp.cn
策划编辑：李喜婷　武丹丹
责任编辑：武丹丹
责任校对：司丽艳
封面设计：张　伟
版式设计：董　雪
责任印制：张艳芳
印　　刷：三河市同力彩印有限公司
经　　销：全国新华书店
幅面尺寸：210mm×285mm　　　印张：23.25　　　字数：615 千字　　　彩插：4
版　　次：2023 年 3 月第 3 次印刷
定　　价：298.00 元

主编简介

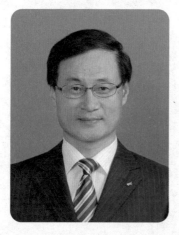

刘章锁，教授、主任医师、博士生导师。郑州大学第一附属医院院长，郑州大学肾脏病研究所所长，河南省肾脏病防治研究中心主任。全国优秀科技工作者，享受国务院政府特殊津贴专家，国家卫计委有突出贡献中青年专家。国家卫计委能力建设和继续教育肾脏病学专家委员会副主任委员，中华医学会医学信息学分会副主任委员，中国医学装备协会血液净化装备技术委员会副主任委员，中华医学会肾脏病学分会全国委员，中国医师协会肾脏内科医师分会常委，河南省医学会血液净化学分会主任委员，河南省医学会医学信息学分会主任委员，河南省医院协会血液净化管理分会主任委员。中华医学会《肾脏病科普丛书》执行主编，《中国实用内科杂志》《中华医学图书情报杂志》和《国际移植与血液净化杂志》副总编，《美国肾脏病杂志》（AJKD）（中文版）、《中华肾脏病杂志》等十余种期刊常务编委、编委。

主持完成各类科研项目40余项。在研或完成国家自然科学基金4项，其中国家自然科学基金重点项目1项。承担"十三五"国家重点研发计划重点专项课题1项。主编、副主编专著11部。发表论文400余篇，其中SCI收录论文50余篇。获河南省科技进步奖11项。

陈江华，主任医师、博士生导师，浙江大学求是特聘教授。浙江大学附属第一医院党委副书记，肾脏病中心主任，浙江大学肾脏病研究所所长，浙江省肾脏疾病防治研究创新团队带头人，浙江省肾脏疾病防治研究重点实验室主任，国家中医药管理局免疫（肾病）实验室主任。浙江省特级专家，享受国务院政府特殊津贴，入选全国百千万人才工程，获卫生部有突出贡献中青年专家、美国肾脏病基金（NKF）"国际卓越成就奖"等荣誉。中国生物医学工程学会人工器官分会主任委员，中华医学会肾脏病学分会副主任委员，卫计委中国肾移植科学登记系统管理委员会副主任委员兼秘书长，中国医疗保健国际交流促进学会肾脏病移植分会副主任委员，华东地区肾脏病协会主任委员，浙江省医学会肾脏

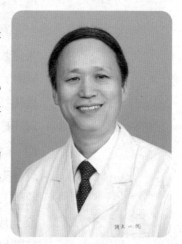

病学分会主任委员、器官移植学分会副主任委员，浙江省生物医学工程学会理事长、肾脏病透析移植分会主任委员。

承担科研项目107项。发表学术论文330余篇，其中SCI收录论文157篇。主持及主参的研究成果获国家科技进步二等奖3项、浙江省科技进步一等奖7项。

编 委 会

序

1997 年 Kramer 等首次将连续性动脉-静脉血液滤过（continuous arteriovenous hemofiltration，CAVH）这一技术应用于患者，标志着血液净化技术作为一种治疗手段开始进入临床。后续相关技术的不断改进，也使这一治疗手段更趋完善，并在此基础上发展出一系列血液净化治疗技术，统称为连续性肾脏替代治疗（continuous renal replacement therapy，CRRT）。CRRT 技术采用连续进行的治疗模式，在高度精确的液体平衡系统的辅助下，保障了内环境的稳定，为争取时机施以更为有效的救治措施创造了条件。其在治疗上的优势为：稳定的血流动力学；连续、动态地对容量及电解质和酸碱平衡进行调控；连续、不断地清除循环中的氮质代谢产物及多种毒素和致病介质；为患者的营养支持及药物治疗提供有效的途径。CRRT 的上述优势，将它从最初的急性肾功能衰竭的肾脏替代治疗迅速推广至多种危重病症救治中，作为多器官功能保护和生命支持治疗手段而被广泛应用。毋庸置疑，CRRT 在危重病症的救治中达到了传统治疗所不可企及的疗效，不仅使它成为今天各种危重病症救治中不可或缺的手段，而且也改变了临床治疗学的一些基本理念，从而促进了重症肾脏病（critical care nephrology）这一新兴领域的发展。

刘章锁、陈江华两位教授组织国内血液净化治疗领域的知名专家和在临床一线工作的中青年骨干医师共同编写了《危重急症血液净化治疗学》，这应该是我国为数不多的全面、系统地介绍危重急症血液净化治疗的专著。该书从临床到基础，从理论到实践，从技术问题到治疗用药，从功能支持到重要脏器间的"对话"，对血液净化治疗进行了详尽的阐述，为肾脏病学、重症医学、急诊医学等多学科的医生、医学生及护理和技术人员提供了理论依据与实践指导。

相信此著作的出版发行，对进一步加强多学科之间的交流与合作，提高危重急症患者救治的成功率，以及扩大血液净化治疗技术在危重急症中的应用，将起到积极的推动作用。

南京总医院
国家肾脏疾病临床医学研究中心

前言

　　血液净化学是现代医学蓬勃发展的一个缩影。

　　70 多年前,借助体外循环,以各式透析器为媒介,血液透析成功挽救了许多急性肾衰竭患者的生命。这是血液净化的雏形。

　　时至今日,血液净化早已不再局限于单一的肾脏替代治疗,新理论、新技术不断涌现,新内容、新作用被不断开发,血液净化已成为脓毒血症、多脏器功能衰竭、自身免疫性疾病、中毒患者的抢救(支持)治疗中不可或缺的一部分,血液净化学也演变为一门新兴的、多学科交叉的临床学科。

　　作为非生物人工器官支持的典范,血液净化为危重急症患者争取了机体功能恢复和好转的机会,与呼吸支持技术、循环支持技术并称"ICU 三宝"。同时,不同病变导致不同的病理生理改变,决定了危重急症患者的血液净化治疗既与传统血液净化治疗有共同之处,同时又有自身的理念和特点。

　　目前,国内对于危重急症患者的血液净化治疗多处于经验积累阶段,相关书籍对这方面的介绍甚少,缺乏治疗技术上的更新,许多先进血液净化中心的成功经验不能及时推广,广大从业人员迫切需要一本全面介绍危重急症患者血液净化疗法的参考书。为此我们诚意邀请了一批中青年血液净化专家共同撰写了本书。他(她)们长期工作在危重急症患者抢救的第一线,临床经验丰富,并广阅文献,博览众家。本书的编写立足于血液净化领域,以危重急症患者为着眼点,从基础理论、技术实施细则、特殊人群经验分享、循证医学证据等多方面落笔,力求将危重急症血液净化知识和信息巨细无遗地传递给大家。

　　我们竭诚希望本书能为需接受血液净化治疗的危重急症患者的抢救提供参考,能为从事血液净化工作及重症医学、急诊医学、各系统疾病相关学科领域的医务人员提供新的思路和经验借鉴,为我国危重急症患者血液净化治疗的发展添柴加薪。

　　现代医学发展迅速,创新的观点和技术下一刻就可能出现,由于编著者水平、观点所限,虽然我们竭力呈现最新、最权威的观点,但仍可能存在疏漏和不当之处,恳请读者不吝批评指正。

2017 年 2 月

目　录

第一篇
血液净化概论

第一章　血液净化的原理与设备

第一节　血液净化技术的概念及发展

血液净化(blood purification)是指利用一定的仪器和设备,将患者血液引出体外,经过一定装置清除体内某些代谢废物或有毒物质,再将血液引回体内的过程。它全面概括了现有的各种血液净化技术,包括血液透析(hemodialysis,HD)、血液滤过(hemofiltration, HF)、血液透析滤过(hemodiafiltration,HDF)、血液灌流(hemoperfusion,HP)、免疫吸附(immunoadsorption,IA)、治疗性血浆置换(therapeutic plasma exchange,TPE)等。各种血液净化技术是以血液透析为基础不断发展完善而来,而血液透析近百年来的发展与科技的进步息息相关。

19 世纪中叶,苏格兰化学家 Thomas Graham 首次提出透析(dialysis)的概念。关于弥散和渗透的定义已成为血液透析的经典理论基础,但当时并未将透析应用于临床。此后漫长的岁月中,科学家们一直在搜寻适合于透析的半透膜材料。1913 年,美国 Abel 等首次应用火棉胶制成了管状透析器,将其命名为人工肾(artificial kidney),用水蛭素作为抗凝剂,对兔进行 2h 弥散(diffusion)实验,取得满意结果,这标志着血液透析事业的开始。1923 年,德国人 Haas 第一次将血液透析应用于临床,仅进行了15min,并提出"血液净化"(blutauswaschung)的术语,推动了血液透析的发展。1943 年,正值第二次世界大战期间,荷兰内科医生 Kolff 在极为困难的情况下,在一位工程师的帮助下,成功地制作了转鼓式人工肾,先后治疗了 15 例急性肾衰竭患者,虽然只挽救了 1 例患者的生命,但这成为全世界透析历史上的一个里程碑,Kolff 因此被誉为"人工肾之父"。当时由于血管通路没有解决,加上一次治疗的血液预充量很大,只能对经过高度选择的极少数急性肾衰竭患者进行临时性透析,透析一次仅能延长患者生命数天。直到 1960 年,美国 Scribner 和 Quinton 设计的动静脉外瘘(scribner shunts)问世,从此开创了利用间歇性血液透析(intermittent hemodialysis,IHD)治疗慢性肾衰竭的新时代,使患者生存时间得以延长数周甚至数月。1966 年,Brescia 等创建了永久性血管通路——动静脉内瘘,这是血液透析技术上最重要的进展之一。对于维持性透析患者而言,这是最安全、维持时间最长的血管通路,该技术很快被推广至全世界,使患者生存时间延长至数年,使长期血液透析真正成为可能。同时,透析机和透析器的发展也使血液透析进一步完善和普及。1946 年,加拿大 Murray 等研制成功第一台蟠管(coil)型人工肾,并应用于临床。1947 年,MacNeill 和 Skeggs 先后报道了平流型透析器。1953 年,Engelberg 研制成功改良型蟠管透析器。1955 年,Kolff 进一步研制成功双蟠管型人工肾,透析面积为 $1.8m^2$,尿素清除率达 140mL/min,并应用于急性肾衰竭和药物中毒的治疗,由美国 Travenol 公司批量生产。1960 年,挪威人 Kill 在前人平流型透析器的基础上研制成功 Kill 型平板透析器,促进了 HD 的发展及普及,这种透析器一直沿用至 20 世纪 70 年代初。随后瑞典学者将 Kill 型平板透析器改良为小型多层平板透析器,又称积层型透析器。1967 年,Lipps 把醋酸纤维拉成直径 $200\mu m$ 的空心纤维,将 8 000 ~ 10 000根纤维装在 1 个透析器硬壳内,全世界第一个空心纤维(hollow fiber)透析器问世。它的优点是体积小、透析效率高、脱水能力强。这种透析器一时风靡世界,一直沿用至今。

近年来,世界各国救治的急、慢性肾衰竭患者的数量逐年增加,HD 技术也相对成熟,透析器及透析机的功能均日益完善,治疗质量及目标逐年提高,因而 HD 的治疗理念和目标均发生了很大的变化。HD 的目标已经由维持患者基本生存、延长生命,转变为提高生命质量、促进患者回归社会。一些大型临床研究结果,对如何进一步提高透析质量提出了值得人们思考的问题。目前透析技术的发展方向主要在于提高透析效率、减少透析相关并发症,以及使操作变得更为简便、可靠。HEMO 研究建议应增加中分子溶质[β_2 微球蛋白(β_2 – m)为代表]的清除以降低心血管并发症的发生率及死亡率,从而减少透析患者的远期并发症。增加中分子溶质的清除需采用高通透性的透析器并加强对流的清除方式(即采用血液透析滤过的治疗模式)。目前研究结果显示,利用高通量透析器通透性大的特点,透析器生物相容性的提高,超纯透析液以及高通量透析的应用使临床获益。透析器的改进包括:①改进纤维流动性、分布密度及曲线设计,以提高小分子溶质的清除率;②加强内超滤的设计,以增加中分子物质的清除,如 O 环滤器或双滤器串联设备;③应用纳米技术改变透析器膜孔几何性质,显著提高超滤率及对中、大分子的清除率;④通过纳米技术制成的磁性铁颗粒及“磁性透析器”的特异性吸附,高效特异地清除特定毒素,如清除 β_2 – m 及同型半胱氨酸的装置在体外实验中已经证实其有效性;⑤新问世的超高通量或高截留量滤器,分子截留量达 50kDa,大大提高了对细胞因子及尿毒症毒素中分子物质的清除,采用高截留量滤器行血液透析(high cut – off hemodialysis,HCO – HD)治疗多发性骨髓瘤伴急性肾损伤的患者取得了较好的临床效果。透析机的改进在于联机监测功能的发展完善及便携式装置的研制。联机监测技术包括血流量监测、联机尿素清除指数(Kt/V)监测、血容量监测、温度监测,这些技术使透析剂量、容量的控制更精确、更安全。便携式透析装置(wearable dialysis device,WDD)的好处在于使透析摆脱对医院的依赖,使患者得到更大自由,适于特定环境如地震灾难或条件缺乏时开展,其核心技术是采用吸附技术联线再生及循环使用透析液,包括便携式血液透析装置及便携式连续腹膜透析装置。目前这些装置仍处于研制阶段,尚未用于临床。一些新的 HD 方式被提出并已进入临床实践。如处方的递增 HD[指随残余肾功能(residual renal function,RRF)的减少逐步增加透析剂量以保证总 Kt/V 在 2.0 以上]及足量 HD(即不考虑 RRF,达到透析标准即开始足量透析)。HD 新模式包括每天透析(daily hemodialysis,DHD)及杂合式肾脏替代治疗(hybrid renal replacement therapy,HRRT)。DHD 克服了常规 HD 造成的体内溶质及容量状态非生理性剧烈波动,利于改善患者贫血及高血压状态,提高患者生活质量,包括每天日间短时透析及每天夜间长时透析。HRRT 则是指一组采用持续、低效、延长时间的日间血液透析或血液透析滤过治疗方式,包括持续缓慢低效血液透析(sustained low – efficiency dialysis,SLED)和持续缓慢低效每日透析滤过(sustained low – efficiency daily diafiltration,SLEDD – f)等,使用普通透析机,透析时间为 6 ~ 12h/d,兼有 IHD 和 CRRT(continuous renal replacement therapy,连续性肾脏替代治疗)两者的优点,如血流动力学及溶质清除效果好,对设备、专业技术要求低,治疗费用低,护理量少,因而其应用越来越广。

血液净化的范畴和内容也在发生改变。随着血液透析技术的日益成熟,其他血液净化技术也迅速发展,连续性肾脏替代治疗、血浆置换、血液灌流、血浆吸附、免疫吸附、分子吸附再循环系统等技术独立或联合广泛应用于临床各学科,成为许多自身免疫性疾病、神经系统疾病、血液系统疾病、心脑血管疾病、重症肝病、重症感染、多脏器功能衰竭、药物中毒等的有效治疗手段,在临床上发挥着越来越重要的作用。

我国 HD 最早开始于 1957 年,吴阶平教授等人在唐山成功救治了急性肾衰竭患者。1972 年正式启用 HD 治疗慢性肾衰竭,至 20 世纪 80 年代在 HD 方面已积累了一定临床经验,20 世纪 90 年代 HD 技术有了较大的进步。据 1999 年中华医学会肾脏病学分会透析移植登记工作报告,当时我国拥有血液透析机 4 967 台,华东地区占 49%,中南地区占 23%,华北地区占 14%,东北地区占 11%,其他地区占 3%。1999 年 1 月 1 日至 12 月 31 日,依靠维持性透析存活的患者达 41 755 人,其中血液透析(HD)占 89.5%,腹膜透析(peritoneal dialysis,PD)占 10.5%。MHD 患者主要分布为:中南地区占 43%,华东地区占 26%,东北地区占 13%,华北地区占 14%,其他地区占 4%,年增长率为 18.7%。据全国血液净化病例信息登记数据,截至 2014 年年底,我国在透血液透析患者近 34 万人。近年来,我国 HD 事业得到蓬勃发展,血液净化专业组织也在发展和日趋完善。一大批优秀的医护人员得到培养,行业规范进一步加强,与国际先进国家的交流合作进一步加强,国际上的透析新理论、新技术及基础研究在国内部分地区也已开展,基本上与国际接轨。此外,我国的透析设备和透析器的研发与生产也取得了较大的进步。相信在未来的几年,中国的血液净化事业将得到长足迅猛的发展。

第二节　血液净化技术的原理

血液净化通过其生物物理机制,完成对溶质及水的清除和转运。其基本原理是通过弥散(diffusion)、对流(convection)及吸附(adsorption)清除血液中各种内源性和外源性毒素;通过超滤(ultrafiltration)和渗透(osmosis)清除体内潴留的水分,同时纠正电解质和酸碱失衡,使机体内环境接近正常从而达到治疗的目的。

一、弥散

(一)概述

溶质依靠浓度梯度从高浓度一侧向低浓度一侧转运,此现象称为弥散。溶质的弥散转运能源来自溶质的分子或微粒自身的不规则运动(布朗运动)。在两种溶液之间放置半透膜溶质,通过半透膜从高浓度溶液向低浓度溶液中运动,称为透析。这种运动的动力是浓度梯度。弥散是透析清除溶质的主要机制,由菲克定律决定:

$$J = -DA \times dC/dx = -DA \times \Delta C/\Delta x$$

式中,J—溶质的弥散量;D—溶质弥散系数;A—溶质弥散面积;dC—溶质浓度梯度差;dx—溶质运动的距离。

弥散量一般只与溶质浓度梯度差及弥散面积有关,因为 ΔX 在各种透析器中是恒定的,D 在特定的温度下是常数。

衡量透析器效果的指标称为透析率(dialysance),它与清除率的概念有所不同。透析率的定义是单位时间内清除血液溶质的量除以入口处血液与透析液间该溶质的浓度差,它反映的是在一定的血液流速条件下,透析器清除溶质的量,用以比较各种透析器的效能。清除率的定义是单位时间内自血液清除的某种溶质量除以透析器入口处该溶质的血浓度,以容量速率表示。清除率的特点是:它不依赖于流入血液的代谢废物浓度,并不能代表透析器所做的全部"工作"。

（二）影响透析率的因素

溶质的浓度梯度、溶质相对的分子质量、分子的形状和所带电荷、脂溶性、透析膜的阻力、血液与透析液流速等均能影响透析率。

1.溶质的浓度梯度　弥散是分子的随机运动,特定溶质如溶质(X)通过半透膜从溶液 A 到溶液 B 及反向运动的相对运动速率取决于溶质(X)与两侧膜壁的碰撞频率。碰撞频率与膜两侧溶质(X)的相对浓度有关。例如,若溶液 A 中的溶质(X_1)浓度为 100mmol/L,溶液 B 中的溶质(X_2)浓度为 1mmol/L,那么 A 溶液中的溶质(X_1)分子与该侧半透膜壁碰撞的概率远远高于溶质分子(X_2)与溶液 B 侧的半透膜壁碰撞的概率。这样,当两种溶液中的特定溶质浓度梯度最大时,该溶质从溶液 A 到溶液 B 的净转运速率也达到最高值。

2.溶质的分子量　溶质的分子量越大,其通过半透膜的转运速率越低。运转速率与分子量呈负相关。例如,分子量为 200Da 的分子与分子量为 100Da 的分子相比,前者的运转速率较慢。高速率运动的分子与膜壁碰撞频率高,其通过半透膜的转运速率就高。大分子物质运动速率低,与膜壁的碰撞频率低,通过半透膜孔的速率也慢,故清除率低。溶质的分子量与其大小密切相关。若溶质分子大小近似于或超过膜孔的大小,半透膜会部分或完全阻挡溶质的通过。

3.膜的阻力　包括膜本身的阻力与膜两侧滞留液体层所造成的阻力。

(1)膜本身的阻力:膜的面积、厚度、结构、孔径的大小和膜所带的电荷等决定膜的阻力。膜的面积影响小分子物质的清除率,但对大分子物质影响不大。而膜的结构对各种分子量的溶质均有明显的影响,如纤维素膜的孔道弯曲,彼此间有交通支、阻力大,分子量相同的小分子物质弥散量也较合成膜低;合成膜壁薄,孔道直,无交通支,阻力小,凡能通过膜孔的溶质,无论大小,其弥散量基本相同。膜的亲水性与疏水性和电荷可将蛋白质吸附于膜上,从而影响溶质的转运。

(2)膜两侧滞留液体层的阻力:半透膜两侧液体的滞留液体层降低了膜表面的有效浓度梯度,故能阻碍溶质分子扩散。透析液和血液流速、透析机类型均能影响膜液体层厚度。

增加血液与透析液流速可最大限度地保持溶质的梯度差,降低滞留液体层的厚度,减小膜的阻力。一般情况下,透析液流速为血液流速的 2 倍时,最有利于溶质的清除。增加透析液的流速将消耗更多的透析液,提高透析费用。增加血液流速可提高小分子溶质的清除率。

4.透析器的效率　高效率透析器具有大面积、大孔径的薄膜,并可使血液和透析液获得最大接触,这样的透析器对代谢废物清除率更高。

5.血液和透析液的流量　每分钟流入透析器内的血液和透析液流量与透析效果密切相关。血液透析过程中,体内某些代谢产物如肌酐或尿素氮的清除率,一般可由简化的清除率公式计算:

清除率 = $(C_I - C_0) / C_I \times Q_B$

式中,C_I—某溶质流入透析器的浓度;C_0—某溶质流出透析器的浓度;Q_B—入透析器的血流量(mL/min)。

从公式中可以看出:①血流量越大,清除率越高。②在透析过程中,血液内某一溶质的清除与该物质在血液侧与透析液侧的浓度的梯度差成正比。为保持最大的浓度梯度差,可以增加透析液流量。此外,清除效果尚与透析液通过透析器时接触透析膜的量、面积、时间有关。血流与透析液在透析器内反向流动,可增加接触时间。故透析液流量亦直接影响溶质的清除。常规 HD 要求血流量为 200 ~ 300mL/min,透析液流量为 500mL/min。若能提高血流量至 300mL/min,或必要时提高透析液流量至 600 ~ 800mL/min,则更可提高透析效率。

二、对流

(一)概述

对流是溶质通过半透膜转运的第二种机制。水分子小,能够自由通过所有半透膜。当水分子在静水压或渗透压的驱动下通过半透膜时就发生超滤,溶质随水分子等通过膜孔而得到清除,称为对流。大于膜孔的溶质无法通过半透膜,半透膜对这些大分子溶质起到了筛选作用。血液滤过即是利用此原理。超滤时,反映溶质被滤过膜滤过的参数称为筛选系数,等于超滤液中某溶质的浓度除以血液中的浓度。利用对流清除溶质的效果主要由超滤率和膜对此溶质的筛选系数两个因素决定。

(二)超滤的动力

跨膜压(transmembrane pressure,TMP)为超滤的动力,由静水压和渗透压组成。

(1)静水压:超滤透析器血液侧与透析液侧之间的静水压差决定超滤的速度。透析机中的半透膜对水的通透性高,但变动范围很大,它取决于膜厚度和孔径大小,并可用超滤系数(K_{uf})来表示。K_{uf}定义为每毫米汞柱(1mmHg 相当于 0.133kPa)压力梯度下平均每小时通过膜转运的液体毫升数,单位为 mL/(min·mmHg)。

(2)渗透超滤:当两种溶液被半透膜隔开,溶液中溶质的颗粒数不等时,水分子向溶质颗粒数多的一侧流动,在水分子流动的同时也带着溶质通过半透膜。水分子移动后将使膜两侧的溶质浓度相等,渗透超滤也停止。因此这种超滤是暂时性的。

(三)影响对流的因素

(1)血液滤过器的性能:这是影响血液滤过溶质传质速率的关键,它包括以下参数:面积、孔径、孔隙率、孔结构、截留最大分子量、膜表面电荷性等。①面积大,传质速率大。②相同面积下孔径大,孔隙率高,传质速率也会加大。③结构的影响复杂一些,孔的规整度、孔长度不仅会影响传质速率,而且与截留分子量的大小直接相关。④膜的表面电荷对血液滤过速率影响较大,主要原因是血液中的许多蛋白质分子尺寸大于滤过膜的孔径,经过一段时间的血液滤过,在滤过膜表面会形成次级膜,这种现象称为膜的极化。次级膜的形成,明显提高了膜的对流传质的阻力,对流传质速率明显下降。极化现象除了和孔的大小、结构有关外,主要与膜的电荷有关,负电荷膜与蛋白作用较小,不易产生极化。

(2)补液方式:不同的补液方式对对流传质速率也有影响。前稀释方式的对流传质速率明显高于后稀释方式,但由于溶质浓度低,小分子物质总清除率仍低于后稀释。此外,前稀释的膜极化现象也较轻。

(3)血液成分:血浆蛋白浓度、血细胞比容以及血液黏滞度影响超滤率。

(4)液体动力学:膜表面的切变力或浓度梯度影响滤过量。

(5)温度:血液透析或血液滤过时,温度与超滤率呈直线关系。

三、吸附

(一)概述

由于材料的分子化学结构和极化作用,许多材料表面带有不同基团,在正、负电性的作用下或在分子键的作用下,许多物质可以被材料表面所吸附。若将材料制成有孔道结构,有丰富的大孔、中孔和微孔。大孔及中孔主要是溶质的通道,大量的微孔具有一定的孔径和孔容,形成相当大的比表面积。这种具有微孔结构的球形吸附剂,一般采用微囊进行包膜。血液中的溶质直接与其接触到达吸附剂表面,经弥散通过微囊进入吸附剂的大、中孔道,最后才进入微孔,在静电作用或范德瓦耳斯力作用下被吸附。若吸附剂表面固定有抗原、抗体,则利用生物亲和力也能将血液中相应的抗体、抗原吸附。血液和吸附剂直接接触,溶质分子通过生物亲和力、静电作用或范德瓦耳斯力被吸附的过程称为血液(血浆)吸附,其技术方式为血液灌流。在血液透析过程中,吸附的作用比较微弱。血液中某些异常升高的蛋白质、毒物和药物等被选择性地吸附于透析膜表面,使这些致病物质被清除,从而达到治疗目的。

(二)水清除原理

当半透膜两侧存在浓度差时,溶质和水就会移动,直到两侧浓度平衡为止。这个浓度梯度可以用溶质的 mg/dL 表示或者用 $mOsm/(kg \cdot H_2O)$ 表示。水的压力有两种表示方式:渗透压和静水压。超滤除水即是依靠这两个压力完成的,其中静水压是其主要作用的压力。

(三)充分透析的评估

1. 尿素清除指数(Kt/V)　Kt/V 是最常用的评估小分子溶质透析充分性的指标。K 为透析器的尿素清除率(mL/min),t 为每次透析的时间(min),V 为尿素分布容积(L)。Kt 指在某一段透析时间内透析器对尿素的清除量。

Kt/V 是评估血液透析充分性的重要指标。然而,Kt/V 计算方式也有一些不足和缺陷,主要表现在:①利用尿素单室模型计算,而尿素在体内分布不是均匀的,细胞内外、不同组织间分布存在差异;②忽略了透析后尿素氮(BUN)浓度反跳,Kt/V 值过高估计体内尿素的清除量;③Kt/V 值的注意重点在透析器的清除率,没有考虑患者情况;④不同计算方式可比性差。主要计算公式有:

(1)自然对数公式:

$$Kt/V = -\ln(R - 0.008 \times t) + (4 - 3.5 \times R) \times UF/W$$

式中,ln—自然对数;R—透析后尿素水平÷透析前尿素水平;t——次透析的时间(h);UF—超滤量(L);W—患者透析后的体重(kg)。当尿素下降率(URR)介于 55% ~ 75% 时较为准确,否则将低估 Kt/V 值。

(2)校正公式:从动静脉血管通路动脉端采取 BUN 血样计算的 Kt/V(art Kt/V)比从静脉血管通路采取的混合静脉血样计算的 Kt/V(ven Kt/V)大。相应的 Kt/V 计算如下:

公式 1:art Kt/V equil = art Kt/V sp - (0.6 × art Kt/V sp/t) + 0.03(适用于动静脉内瘘)

公式 2:ven Kt/V equil = ven Kt/V sp - (0.47 × ven Kt/V sp/t) + 0.02(适用于静脉插管)

2. 尿素下降率(URR)

$$URR = 100 \times (1 - C_t/C_0)$$

式中,C_t—透析后尿素水平;C_0—透析前尿素水平。

其优点为:评估小分子溶质清除的三个方法中,URR 是最简单易行的,且 URR 与血液透析患者的死亡率有统计学上的相关性。缺点为:URR 未考虑超滤对最终实际透析剂量的影响;它不能比较由计算得出的 V 与经人体测量得出的 V 的差别,而导致实际透析剂量出现错误的可能性增加。所以 URR 的相对不准确性和提供信息的不全面性使其不能作为血液透析患者实际透析剂量测定的单独方法。

3. 蛋白质分解率　血液透析患者蛋白质摄入量宜 >1.1g/(kg · d),这样,标准化蛋白质分解率(nPCRn)应 >1.1 g/(kg · d),若 nPCRn <0.8g/(kg · d),则提示营养不良。应用 Kt/V 值判断透析充分性,应结合 nPCRn 共同考虑。蛋白质分解率(PCRn)及 nPCRn 计算公式如下:

$$PCR[g/(kg \cdot d)] = 9.35G + 0.29V_t$$

$$nPCRn = PCRn/V_t \div 0.58$$

$$G = (C_{02} - C_t)/Q \times V_t + V \times C_{urea}/Q$$

式中,G—尿素净生产率(mg/min);V_t—干体重;Q—透析间期(min);C_t—一次透析后的BUN(mg/dL)浓度;C_{02}—下一次透析前BUN(mg/dL)浓度;C_{urea}—透析间期BUN浓度;V—透析间期尿量。

4. 平均时间尿素浓度　这是美国国家透析合作研究组(national cooperative dialysis study,NCDS)建议采用的评价指标。平均时间尿素浓度TAC_{urea}作为透析效果的指标,由于它不依赖于患者的体重、透析方案、残余肾功能、房室模型的容积变化及其可变因素,因此适合于所有的患者。由于尿毒症的症状与血液中的BUN均值有相应的关系,因此美国NCDS建议采用TAC_{urea}作为透析充分性,其计算公式为:

$$TAC_{urea} = [(C_{01} + C_t) \times T + (C_t + C_{02}) \times Q]/2(T_t + Q)$$

式中,T—每次透析时间;Q—透析间期时间;C_{01}—第一次透析前BUN浓度;C_t—透析后BUN浓度;C_{02}—第二次透析前BUN浓度。

大量统计提出,$TAC_{urea} < 50$mg/dL者1年后的病死率、心血管及胃肠道并发症均明显低于$TAC_{urea} > 50$mg/dL者。TAC_{urea}反映了患者尿素的平均状态,也是一个反映患者营养情况的参数。

Kt/V、nPCRn、TAC_{urea}是相互关联的三个评价透析效果的判据。TAC_{urea}是评价透析疗效的参数,与透析充分与否有良好的相关性,较Kt/V采用一些回顾性参数更可靠,它包括两个主要的参数:尿素的清除量和增加量。Kt/V是患者的实际透析量,对于透析方案的判定及患者透析效果和营养的评价具有重要的价值。NCDS将nPCRn作为第二个预测透析患者并发症最有价值的指标,因为评价实际透析效果时,无论是TAC_{urea}还是Kt/V,都必须考虑nPCRn。所以,宜采用这三个参数综合判断和设定方案。

第三节　血液净化技术在危重急症中的应用

一、复杂性急性肾衰竭

急性肾衰竭(acute renal failure,ARF)是一种威胁人类生命的危重病症,按疾病严重程度分为两类:单纯性急性肾衰竭和复杂性急性肾衰竭。单纯性急性肾衰竭患者在ICU外治疗,患者预后好,其死亡率一般为7%~23%;而复杂性急性肾衰竭大多是ICU中多器官功能障碍综合征(multiple organ dysfunction syndrome,MODS)的一部分,多合并心衰和脑水肿,其死亡率高达50%~70%。传统的IHD治疗因为迅速清除溶质和水,故容易导致低血压,而低血压可能加重肾损伤,延长肾功能恢复的时间。合并脑水肿时,IHD可能引起致命性颅内压增高。与IHD相比,连续性血液净化(continuous blood purification,CBP)更符合生理学状况。在整个治疗过程中,可缓慢和等渗性去除液体;在休克和严重液体超负荷状态下,即使去除大量液体,仍能保持血流动力学的稳定,使末梢血管阻力和心输出量增加,改善心血管功能,并且溶质清除率高、营养改善好,并能清除细胞因子及炎症介质、控制氮质血症,避免了IHD治疗中出现的峰值和谷值的波动。复杂性ARF患者合并心血管系统不稳定、严重容量负荷过多、脑水肿、高分解代谢以及需要大量补充液体时应选用CBP。决定开始CBP治疗的标准是依据患者临床病情(水负荷及其他器官的损害情况),而不是依据生理指标是否达到尿毒症水平。已有大量研究证实,早期或预防性CBP能更好地控制水、电解质、酸碱平衡,促进肾功能恢复,改善复杂性ARF患者的预后。

二、非肾脏疾病

1. **全身炎症反应综合征**（systemic inflammatory response syndrome，SIRS）**和脓毒症**（septicopyemia，SP） SIRS 和 SP 是机体的一种失控炎症反应，表现为一系列炎症介质的级联"瀑布样"释放，抗炎和促炎因子的不平衡从而导致免疫紊乱或免疫麻痹。近年来，人们意识到 SIRS 是发生 MODS 的基础，SIRS 贯穿始终，SIRS 到 MODS 是动态变化过程，因此阻断 SIRS 可能为 MODS 的治疗带来突破性进展。而 CBP 可以较好地解决这一问题，理由是：①炎症反应早期，CBP 可通过对流、吸附等多种途径非选择性清除血液循环及组织中大量炎症介质和内毒素，阻断细胞因子的级联反应，避免炎症和内毒素对脏器的继发损伤；在炎症反应晚期，CBP 可通过保护血管内皮细胞功能，使 SIRS 与代偿性抗炎反应综合征（compensatory anti-inflammatory response syndrome，CARS）达到新的平衡，重建机体免疫内稳态。②CBP 可通过纠正高代谢状态、酸中毒和肠壁水肿，改善脏器血液灌注，提高外周组织间的氧利用率，改善机体内环境，保证营养支持和药物治疗的有效进行，从而达到改善预后的目的。有研究通过不同时机用 CBP 治疗 MODS，检测患者的细胞因子水平和预后，发现调节致炎/抗炎因子的比值是 CBP 调节炎症状态的关键，在 MODS 发生早期行 CBP 治疗能获得更大的临床收益。目前多数学者认为，如果待 MODS 患者病情发展至危及生命时才开始行 CBP，则治疗已晚，代价大，死亡率高。CBP 治疗不应局限于某个阶段，应早期治疗，有效干预 SIRS，通过调控炎症反应阻断其发展，对 SIRS、MODS、SP、严重创伤、烧伤等疾病的病理生理产生影响，从而扩大 CBP 临床应用范围。

2. **急性呼吸窘迫综合征**（acute respiratory distress syndrome，ARDS） ARDS 是由感染、创伤等多种原因所致的严重急性呼吸衰竭综合征，死亡率高达 35%～58%。各种炎症介质在本病发生、发展过程中发挥了重要作用，临床上 ARDS 多为 MODS 的肺部表现。目前 ARDS 患者仍首选机械通气治疗，但持续机械通气可造成肺部的损伤，这种情况下，通过体外循环的方法从血循环中清除二氧化碳的技术应运而生。目前已有可特异性清除二氧化碳的吸附柱用于临床，这种特殊的膜材料通过干、湿气体交换来清除体外循环中的二氧化碳，同时还可清除肺间质中的水分，调节患者的容量平衡，对损伤的肺组织也具有一定的保护作用，大大改善了 ARDS 患者的预后。CBP 治疗 ARDS 的可能作用机制为：①通过高容量血液滤过，有效清除血循环中的炎症介质，进而改善机体尤其是肺部的炎症反应，毛细血管通透性得以改善，肺间质水肿得以减轻，使肺换气功能改善；②周围水肿减轻，外周组织及重要脏器的氧摄取提高；③持续、稳定地调控水、电解质、酸碱平衡，维持机体内环境的稳定；④为营养及代谢支持创造条件。同时，低温置换液的输入一方面可降低体温，改善感染患者的高热状态；另一方面可减少二氧化碳产生和患者的气体交换，减轻换气所致的肺损伤。国内外已有多项体内研究结果显示，与常规治疗相比，CBP 技术可明显降低 ARDS 患者的死亡率。

3. **难治性心衰** 慢性心衰患者全身有效血容量的减少造成多种神经-体液系统被激活，如交感神经系统、肾素-血管紧张素-醛固酮系统等，这些不适当的激活造成小动脉收缩（增加心脏后负荷）、钠水潴留（肾脏钠重吸收增加），引起心脏前负荷增加及组织水肿，部分患者因对药物反应不佳，而造成难治性心衰。治疗难治性心衰需要打断这种神经激素不适当激活引起的血流动力紊乱的恶性循环，正规传统治疗包括卧床休息，控制钠水摄入，应用洋地黄制剂、利尿剂、血管舒张剂。有些患者对以上治疗效果不好，为排除体内过多钠水，可采用 CBP。CBP 治疗由于多种神经内分泌因子（如去甲肾上腺素、醛固酮、血管升压素）水平的下降及血浆肾素活性下降，钠水排出明显增加，循环功能持续改善，并可使之对传统治疗重新有反应,提高存活率。且 CBP 可缓慢而等渗地清除组织间液,减轻患者心脏的前负荷,降低左心室舒张末期容量,增加射血分数,改善心功能和维持血流动力学的稳定性,避免血容量下降。近来随着血液净化技术的发展,CBP 已成为抢救和治疗顽固性心衰重要而有效的方法。

4. 肝衰竭　肝是重要的解毒器官之一,肝功能受损时,与蛋白结合的疏水性物质在血液中大量蓄积,目前尚无清除所有毒素的单一方法。传统的血液透析或血液滤过很难有效清除这些物质,理想的具有肝支持作用的血液净化系统要求:血流量达到 600mL/min 以上,并同时具有清除脂溶性毒素、水溶性毒素以及与蛋白结合的毒素的功能,其清除率应达到 600mL/min 以上。分子吸附再循环系统的应用取得了一定的效果,但这种方法存在明显局限性,由于吸附剂直接与血液接触,要求其有良好的生物相容性。近年来有学者提出使用 CBP 加血浆置换、CBP 加血液灌流作为本病的支持疗法,该疗法不但可精确控制水、电解质和酸碱平衡,保持内环境稳定,还能清除大量炎症介质和与蛋白结合的毒素,包括非结合性胆红素(≥20mL/min)、部分芳香族氨基酸、血氨、部分细胞因子等,从而改善症状。肝除具有解毒功能外,还同时具有合成、代谢、免疫功能,因此目前的治疗还不能完全替代肝功能。目前无CBP 技术可提高本病患者生存率的证据,但 CBP 能为肝组织再生和肝移植创造条件。

5. 重症急性胰腺炎(severe acute pancreatitis,SAP)　重症急性胰腺炎发病早期主要表现为 SIRS,晚期主要表现为 MODS。尽管在过去的 40 多年中,SAP 的治疗取得了很大进展,但最新文献报道,SAP死亡率仍在 42% ~ 53.3% ,合并 ARF 后死亡率高达 66.7% 。SAP 的发生主要与胰蛋白酶的活化、胰腺组织自身消化等有关,氧自由基、血小板活化因子(PAF)、前列腺素、白三烯等炎症介质在胰腺组织的损伤过程中起着重要的介导作用。这些炎症介质进入血液,激活中性粒细胞与巨噬细胞等进一步释放大量炎症介质,造成远端脏器的损伤,如肺、肾、心血管等功能障碍,所以早期采用 CBP 清除有关炎症介质,纠正体内酸碱紊乱,改善单核细胞抗原呈递能力,也许能减轻或阻止其对组织、脏器的损伤。早在 2006 年,日本《急性胰腺炎管理指南》就将 CBP 写入 SAP 的治疗,认为可能有积极的意义。

对于治疗的时机,有研究认为 SAP 患者发病 3 天以内是进行 CBP 治疗的最佳时机,发病 3 ~ 5 天进行 CBP 治疗是可以接受的时机,超过 5 天才开始进行 CBP 治疗则为时较晚。近年的研究表明,连续性静脉 - 静脉高容量血液滤过(continuous venovenous high volume hemofiltration,CVVHVHF)早期应用治疗 SAP 能清除更多的炎症介质,改善患者发热、心动过速、呼吸急促和 SIRS 等症状,保持血流动力学的稳定,减少血管活性药物的使用,控制 ARDS,同时能缓解胰性脑病及胰性肠麻痹,最终改善 SAP患者预后。

6. 低钠血症　急性严重低钠血症的治疗是国际公认的治疗难题,其病死率高达 50% ,若血清钠<105mmol/L,则病死率超过 60% 。CBP 是一种符合生理的、连续及缓慢清除溶质并纠正电解质及酸碱紊乱的治疗方式,低钠置换液大大降低血钠与置换液钠浓度变化过快或纠正过慢带来的合并症。此外,CBP 治疗可保持患者体温在 35 ~ 36℃,低温对保护脑组织起着重要作用。临床上治疗严重低/高钠血症(Na^+ 浓度 <114mmol/L 或 >160mmol/L)且伴有肾功能异常时,CBP 是最理想的治疗措施。季大玺等采用 CBP 治疗 11 例严重急性低钠血症患者,所有患者在治疗前均存在严重中枢神经系统损害表现,治疗后血钠恢复正常,无一例出现神经系统后遗症。证明 CBP 能持续有效、有计划、安全地纠正低钠血症,降低并发症的发生率。

7. 挤压综合征　挤压综合征又称为创伤性横纹肌溶解,由于大量肌纤维受损,肌细胞内容物释放入血,引起肌红蛋白血症和磷酸肌酸酶升高,可发生 ARF、电解质酸碱失衡、循环系统及凝血系统紊乱等,是一种可严重危及生命的全身性疾病。

肾脏替代治疗是重型挤压综合征患者救治的重要手段。资料统计表明,近18年来国外的9次大地震累计1 900多例挤压综合征患者中,约2/3接受了血液净化治疗。挤压综合征患者的坏死肌肉释放的肌红蛋白是导致ARF的主要原因,CBP通过对循环中肌红蛋白的清除,防止进一步肾损伤。运用时应合理选择透析模式。近期提出的高容量血液滤过(high volume hemofiltration,HVHF)、连续性血浆滤过吸附(continuous plasma filtration adsorption,CPFA)、血液灌流(HP)串联CBP等新型技术已逐渐开始临床应用。CBP不仅可治疗合并的ARF,还可纠正电解质及酸中毒,保障热量及营养物质输入所需的液体量,对可能并发的全身感染有治疗作用。Timohovvs等对21例横纹肌溶解患者行持续血液滤过治疗,观察到早期截肢和采用利尿剂配合连续性血滤可使血浆肌红蛋白水平下降。由于挤压综合征患者损伤程度、面积、持续时间、机体代谢状态等方面均不同,故建议根据患者病情及病程的不同,灵活应用不同CBP模式进行救治,以达到最好的治疗效果。

8.药物及毒物中毒 CBP可滤出血浆中游离的药物,其效果取决于血浆药物浓度和蛋白结合的程度。药物或毒物中毒时应尽快排出过量的药物及毒物,并注意对重要脏器的保护,当常规内科治疗效果不佳或伴有严重肝、肾损害威胁生命时,应及早行CBP、HP、血浆置换等。宋雪霞等应用CBP + HP于31例百草枯重度中毒患者,存活率达54.8%。CBP优点是能持续清除药物或毒物,降低血浆药物浓度,防止发生反跳,可根据药物分子大小选择适宜CBP模式。某些高通透滤器膜还有不同程度的吸附能力,可大大提高药物、毒物的清除率。有研究表明CBP联合HP能清除毒蛇咬伤、蜂蜇伤等生物毒素中毒患者体内的炎症因子,起到良好效果。这种新的序贯性血液净化疗法,不仅仅在中毒的救治中发挥了重大作用,同时也为战伤及群体性药物和毒物中毒提供了新的思路,有广泛的应用前景。

9.热射病 热射病为致命性中暑,临床主要表现为核心温度升高(≥40.6℃),可导致ARF、弥散性血管内凝血、横纹肌溶解、ARDS、酸碱失衡和中枢神经系统损害等多个器官功能障碍和衰竭,死亡率为10% ~ 70%。临床体外循环治疗是一种极为有效的调节体温和热量平衡的方法。CBP治疗热射病主要通过大量的置换液与人体血液进行交换,快速降低机体核心温度和氧耗,起到传统物理降温所无法比拟的理想降温效果,减少分解代谢;同时有效、稳定地清除炎症介质,控制炎症反应,促进内皮细胞修复,打破热损伤引起的SIRS向MODS发展的恶性循环,有利于热射病发展过程中脏器功能的恢复。连续性静脉 - 静脉血液滤过(continuous venovenous hemofiltration,CVVH)和连续性静脉 - 静脉血液透析(continuous venovenous hemodialysis,CVVHD)的体外循环可导致约 - 100kJ/h的热量负平衡,热量的丢失与体外循环血路的长度、室温和透析液或置换液温度及治疗剂量有关。谢红浪等报道,重症胰腺炎患者在接受CBP治疗6h后,患者高热逐渐消退,同时患者心动过速和呼吸急促等症状明显缓解。

10.其他 CBP在非肾脏领域中的应用越来越广。有研究指出,尽管CBP并不能肯定降低严重感染患者的病死率,但能够明显改善感染性休克的血管张力,降低血管活性药物的剂量,有助于休克的纠正。另外,CBP应用于内分泌系统疾病(如糖尿病酮症酸中毒合并多系统器官损害、产科早发型重度子痫前期、重症高钠血症)、神经系统疾病(如吉兰 - 巴雷综合征、重症肌无力)、风湿免疫疾病(如系统性红斑狼疮、自身免疫性溶血),逐渐成为一门跨多学科的综合治疗手段。

结语

经过20多年的发展,CBP技术在肾性和非肾性重症疾病治疗方面均显示了其不可替代的优势。CBP对危重患者来说是一个基本的治疗工具,与机械通气和营养支持同样重要,临床医生应关注危重患者疾病整个过程的动态变化,不局限于某个阶段,力求早期诊断。目前CBP的临床研究多仅为回顾性,尚需大规模、多中心、前瞻性的临床对照研究以明确其对预后的影响。另外,CBP 的推广还需多学科的通力合作,使其在临床应用中拥有更广泛的前景。

【参考文献】

[1] 姚利群,金兆辰,吉木森,等.不同时机连续性肾脏替代治疗对多脏器功能障碍综合征患者的影响[J].中华医学杂志,2011,91(24):1663-1667.

[2] 姬喜荣,张全玲,李志刚.连续性血液滤过治疗顽固性心力衰竭的临床研究[J].中华危重病急救医学,2011,23(12):765-766.

[3] GONWA T A,WADEI H M. The challenges of providing renal replacement therapy in decompensated liver cirrhosis[J]. Blood Puri,2012,33(1-3):144-148.

[4] 吴灏,孙婧,苏红,等.连续性肾脏替代疗法治疗重症急性胰腺炎合并急性肾损伤患者的临床分析[J].内科急危重症杂志,2011,17(2):84-87.

[5] 张鹏,刘志红,陈朝红,等.连续性血液净化对重症急性胰腺炎患者免疫内稳状态影响的临床对照研究[J].肾脏病与透析肾移植杂志,2007,16(4):308-315.

[6] TAKEDA K,TAKADA T,KAWARADA Y,et al. JPN Guidelines for the management of acute pancreatitis:medical management of acute pancreatitis[J]. Journal of hepato-biliary-pancreatic surgery,2006,13(1):33-41.

[7] 文明波,吴定国.不同治疗时机的连续性肾脏替代治疗对重症急性胰腺炎疗效的影响[J].中华消化外科杂志,2011,10(2):137-138.

[8] 宋雪霞,王英.血液灌流联合连续性血液净化救治急性百草枯中毒[J].中国中西医结合急救杂志,2012,19(1):58.

[9] 程骏章,胡守亮,卢宏柱,等.杂合肾脏替代治疗救治重症蛇咬伤患者疗效的研究[J].中国血液净化,2011,10(1):15-17.

[10] 袁海,汤艳兰,徐倩,等.连续性血液净化串联血液灌流对蜂螫伤中毒的免疫调节及预后的影响[J].中华急诊医学杂志,2011,20(8):880-883.

[11] ZHOU F H,SONG Q,PENG Z Y,et al. Effects of continuous venous-venous hemofiltration on heat stroke patients:a retrospective study[J]. Journal of trauma,2011,71(6):1562-1568.

[12] 张清,李春盛.两种血液净化方式对重度急性有机磷中毒患者心肌损伤疗效的比较[J].中华急诊医学杂志,2016,25(4):495-498.

[13] 胡高中,彭毅志,王凡,等.血液净化对烧伤脓毒症患者的作用[J].中华烧伤杂志,2014,30(3):213-218.

[14] 俞雯艳,马帅,徐庆青,等.小型动物连续性动脉-静脉血液滤过血液净化平台的构建[J].中华肾脏病杂志,2016,32(7):507-512.

[15] 王旭,董斌,李弢,等.序贯性血液净化治疗蜂中毒并多器官功能障碍综合征疗效分析[J].中华实用儿科临床杂志,2015,30(6):442-444.

[16] 付志新,张津华,赵燕,等.血液净化对脑出血患者炎症因子的清除作用和预后的影响[J].中国急救医学,2012,32(11):1033-1036.

[17] VILLA G,NERI M,BELLOMO R,et al. Nomenclature for renal replacement therapy and blood purification techniques in critically ill patients:practical applications[J]. Critical care,2016,20(1):283.

[18] SHUM H P,YAN W W,CHAN T M. Extracorporeal blood purification for sepsis[J]. Hong Kong medical journal,2016,22(5):478-485.

[19] SANCHEZ – IZQUIERDO RIERA J A, MONTOIRO ALLUE R, TOMASA IRRIGUIBLE T, et al. Blood purification in the critically ill patient. Prescription tailored to the indication (including the pediatric patient) [J]. Medicina intensiva, 2016, 40(7):434 – 447.

[20] HARM S, GRUBER A, GABOR F, et al. Adsorption of selected antibiotics to resins in extracorporeal blood purification [J]. Blood Puri, 2016, 41(1 – 3):55 – 63.

[21] LUO J. Clinical study on acute renal failure treated with continuous blood purification [J]. Journal of acute disease, 2016, 5(4):302 – 306.

[22] LINDEN K, STEWART I J, KREYER S F, et al. Extracorporeal blood purification in burns: a review [J]. Burns, 2014, 40(6):1071 – 1078.

[23] TIJINK M S, WESTER M, SUN J, et al. A novel approach for blood purification: mixed – matrix membranes combining diffusion and adsorption in one step [J]. Acta Biomater, 2012, 8(6):2279 – 2287.

[24] 姚建辉. 体外循环血液净化新技术治疗急危重症患者的研究进展 [J]. 医学综述, 2013, 19(20):3720 – 3722.

[25] 刘君玲. 连续性血液净化技术在脓毒症中的应用进展 [J]. 中国血液净化, 2011, 10(1):44 – 46.

[26] 梁名吉, 李锐, 汪秋艳. 热毒宁注射液联合血液净化对老年多器官功能衰竭患者生命体征、肾功能及免疫功能的影响 [J]. 中国生化药物杂志, 2015, 35(8):161 – 163.

[27] 常玲玲, 李秀丽, 杨淑玲, 等. 血液净化方式对终末期肾病患者抑郁相关因素的影响 [J]. 中华行为医学与脑科学杂志, 2016, 25(1):50 – 54.

[28] 张晨美, 朱益飞. 连续血液净化在儿童严重脓毒症中的应用 [J]. 中华实用儿科临床杂志, 2015, 30(6):412 – 415.

[29] 黎书, 王峥, 董丽群, 等. 血液净化治疗儿童多器官功能障碍综合征的疗效分析 [J]. 中华妇幼临床医学杂志(电子版), 2015, 11(6):703 – 707.

[30] 纪健, 钱素云. 对不同剂量连续血液净化治疗脓毒症的新认识 [J]. 中华实用儿科临床杂志, 2014, 29(18):1413 – 1416.

[31] National Kidney Foundation. KDOQI clinical practice guideline for hemodialysis adequacy: 2015 update [J]. Am J Kidney Dis, 2015, 66(5):884 – 930.

[32] MAOUJOUD O, BAHADI A, ZAJJARI Y, et al. Assessment of dialysis adequacy guidelines implementation in a developing country [J]. Int J Artif Organs, 2012, 35(2):156 – 157.

第二章　血液净化治疗模式简介

第一节　血液透析

一、血液透析的原理

(一)溶质的弥散

溶质溶于溶剂形成溶液是一个溶质均匀分散到溶剂中的过程,只要溶质在溶剂中存在浓度差,就存在浓度梯度,溶质便依靠浓度梯度从高浓度向低浓度一侧转运,这种物质迁移现象称为弥散。这个弥散过程遵循物理学上的菲克定理:

$$J = -DA \times dC/dx$$

式中,J—溶质的弥散量;D—溶质的弥散系数(单位面积上的溶质流量与溶质浓度差值之比的常数,cm^2/s);A—溶质弥散面积;dC/dx—膜两侧的溶质浓度梯度差值。

溶质的弥散现象,使得溶质能通过半透膜从高浓度溶液向低浓度溶液中运动。血液透析的动力就是这种浓度差的存在。血液中的代谢废物,如尿素氮、肌酐等,从血液侧向透析液侧移动,从而减轻尿毒症毒素所带来的并发症;而透析液中碳酸氢根和钙离子则移入血液中,这种离子之间的转换是相互的。

影响弥散的因素则包括:①膜的通透性。膜的孔径大小、膜面积、膜的厚度。②膜面积。膜面积与溶质弥散速度成正比。③溶质浓度梯度。溶质的浓度梯度与溶质弥散速度成正比。④溶质分子量。溶质的分子量与溶质的弥散速度成反比。⑤溶液的浓度。浓度越高,溶质的弥散速度越快。⑥溶质的蛋白结合率。溶质的蛋白结合率越高,蛋白结合部分转换为游离部分的速率越慢,则弥散速度越慢。⑦血流速与透析液流速。增加血流速与透析液流速,可以提高溶质的浓度梯度差,有利于溶质的弥散。

(二)溶液的转运

1.超滤的定义　溶液在静水压或者渗透压的作用下通过半透膜的过程,称为超滤。在进行血液透析时,水分从血液侧向透析液侧移动,称为超滤;反之,则称为反超滤。

2.影响超滤的因素　①静水压力梯度:血液侧压力和透析液侧负压。②渗透压梯度:溶液通过半透膜,从低浓度向高浓度移动(在血液透析中超滤不依赖渗透压梯度)。③跨膜压力:血液侧正压 + 透析液侧负压绝对值。④超滤系数:每小时在每毫米汞柱的跨膜压下,溶质通过半透膜的毫升数,代表半透膜的脱水效率。

(三)透析液成分

多年来,通过长期的临床观察及实践,透析液处方及成分在进行不断地更新与改进,现在普遍选择了碳酸氢盐透析液。碳酸氢盐透析液各种成分的浓度范围如表 1 - 2 - 1 所示。

表1-2-1 碳酸氢盐透析液各种成分的浓度范围

碳酸氢盐透析液成分	浓度范围
钠(Na^+)	$135 \sim 144mmol/L$
钾(K^+)	$0 \sim 3mmol/L$
钙(Ca^{2+})	$1.25 \sim 1.75mmol/L$
镁(Mg^{2+})	$0.25 \sim 0.75mmol/L$
氯(Cl^-)	$98 \sim 112mmol/L$
碳酸氢根(HCO_3^-)	$20 \sim 35mmol/L$
pH	$7.2 \sim 7.35$
渗透压	$285 \sim 295mOsm/(kg \cdot H_2O)$

1. **钠** 钠是决定细胞外液的主要阳离子,维持晶体渗透压的主要成分,对血液透析患者的血清钠浓度、渗透压、血压都有着重要影响。如透析液钠浓度<130mmol/L,患者在无钠水潴留时出现呕吐、低血压等临床表现;透析液钠浓度>145mmol/L 时,患者可出现钠水潴留,引起高血压、心衰等临床症状。

2. **钾** 高钾血症是急性和慢性肾衰竭经常发生的最危险的并发症,钾在血液透析患者透析间期容易蓄积。透析液钾浓度最好采用个体化原则。为达到较为合理的钾平衡,应综合考虑血液透析患者的饮食习惯、摄入量、透析方式、透析间隔、透析频率、代谢状态及并发症。

3. **钙** 透析液钙的浓度对于维持机体的钙的动态平衡非常重要。

4. **镁** 镁是细胞内的阳离子,主要存在于骨组织中。由于对透析液中镁离子含量的临床研究中较少,其作用正在研究中。

5. **碳酸氢根** 使用碳酸氢盐透析时,可以补充血浆中碳酸氢根的不足。

二、血液透析的适应证、禁忌证及血液透析剂量

(一)适应证

1. **急性肾衰竭** 血液透析治疗急性肾衰竭的目的:①清除体内过多的水分及毒素;②纠正体内酸碱代谢紊乱;③为临床用药及营养治疗争取时间;④避免 MODS 等并发症的出现。急性肾衰竭合并高分解代谢者[每日血尿素氮(BUN)上升≥10.7mmol/L,血肌酐(SCr)上升 176.8μmol/L,血钾上升 1～2mmol/L,HCO_3^-下降≥2mmol/L]应立即行血液透析治疗。非高分解代谢患者,符合下述第一项并有其他任何一项者,即可进行血液透析治疗:①无尿48h 以上;②BUN≥21.4mmol/L;③SCr≥442μmol/L;④血钾≥6.5mmol/L;⑤HCO_3^-<15mmol/L,二氧化碳结合力(CO_2CP)<13.4mmol/L;⑥有明显容量负荷过重、急性肺水肿、消化道症状、精神及意识障碍;⑦误输异型血或者其他原因所致溶血,游离血红蛋白>12.4mmol/L。由于急性肾衰竭是一大类病因各异的疾病,各种病因的预后差异巨大,急性肾衰竭是少数器官衰竭中能痊愈的疾病之一,对于透析指征的把握相对较宽,甚至部分学者提出了早期透析和预防透析的策略。因此,笔者认为只要是急性肾衰竭诊断明确,可以放宽指征,最大限度地提高人、肾的存活率。

2. **慢性肾衰竭** 慢性肾衰竭是指各种原因造成慢性进行性肾实质损害,致使肾脏明显萎缩,不能维持基本功能,进而出现一系列临床症状,是一种临床综合征,无论患者有无尿量的减少,患者体内都会潴留各种尿毒症毒素。潴留的毒素对机体各个器官都有不利的影响,甚至会危及患者生命。现在这

些毒素大部分可以被血液透析所清除。

血液透析治疗慢性肾衰竭的目的是:①维持尿毒症患者生命,使尿毒症患者更好地融入社会生活;②对有可逆性因素的慢性肾损伤急性加重患者,帮助其度过急性加重期;③为尿毒症患者日后进行肾移植提供有力保障,作为肾移植前以及移植后出现的移植肾急性损伤,急、慢性排斥反应或移植肾失功能的应急措施。

慢性肾衰竭患者进行血液透析的时机尚无统一标准,现在我国的透析指征为:①内生肌酐清除率(Ccr)<10mL/min;②BUN>28.6mmol/L,或SCr>707.2μmol/L;③血尿酸增高伴痛风者;④高钾血症;⑤代谢性酸中毒;⑥口中有尿毒症气味,伴食欲丧失和恶心、呕吐等;⑦慢性充血性心衰、肾性高血压或尿毒症性心包炎,用一般治疗无效者;⑧出现尿毒症神经系统症状。

虽然有比较明确的透析指征,但是确定尿毒症患者的透析时机是较为困难的,除了上述指征外,也与患者的意愿、医生的判断及一些临床征象密切相关。

3. 急性药物或毒物中毒 现在凡是能够被透析膜清除的药物及毒物(即分子量较小、不与组织蛋白结合),在体内分布均匀,均可采取透析治疗。下列情况被认为是可以采取透析治疗的指征:①分子量较小、水溶性、蛋白结合率低,危及生命的毒物或者药物,保守治疗无效,临床症状进行性恶化;②严重的中毒,出现生命体征的异常;③血药浓度达到致死剂量;④因严重中毒或慢性疾病,药物代谢及排泄障碍;⑤药物代谢后产生毒性更大的物质,或发生延迟中毒物质;⑥可能致死的药物继续存留在消化道内而被继续吸收;⑦昏迷较长时间者;⑧中毒者患有慢性支气管炎等,加重昏迷的风险。

(二)禁忌证

近年来,随着血液透析的技术的改进,血液透析已无绝对禁忌证,只有相对禁忌证:①休克或者低血压(收缩压<80mmHg);②严重心肌病变导致的肺水肿及心衰;③严重心律失常;④有严重出血倾向或脑出血;⑤晚期恶性肿瘤;⑥极度衰竭,临终患者;⑦精神病及不合作者,或患者本人及其家属拒绝透析者。

(三)血液透析剂量

1. 急性肾损伤透析策略 由于发生急性肾损伤的患者病情是完全不同的,透析所采取的处方剂量也完全不同。在第一、二、三次透析时,通过透析减少血中的溶质的量应该是有限制的,尤其是血BUN水平在透析前>46.4mmol/L时,BUN的下降率不应该超过40%,因此,可采取血流量不超过体重的3倍,短频透析,如连续3天2h、3h、3h进行。对于急性肾损伤初期透析的策略,主要是通过调整血流量及透析持续的时间,来减小血中溶质的下降速率,避免失衡综合征的发生。

2. 慢性肾脏病透析策略 慢性肾脏病患者应使小分子毒素、中分子毒素、尿素的清除率及其代谢产生率之间达到相应的平衡。维持性血液透析患者常用的测量指标有尿素氮下降率(URR),单室Kt/V和平衡Kt/V。DOQI证实,大量的交叉实验表明sp Kt/V<1.2时死亡率升高,因此建议sp Kt/V>1.2,URR>65%。

三、血液透析的并发症

即使透析技术在飞速发展,血液透析的急性及远期并发症也难以避免。急性并发症是指在透析过程中出现的并发症,发生快,病情重,需要医生急诊处理;远期并发症是指在透析相当长一段时间后发生的并发症,起病缓慢,但病情重,危害大,需要加强防治。

(一)急性并发症

1. **透析器破膜** 常因静脉端突然阻塞、负压过大或透析多次复用所致。

2. **凝血** 肝素剂量不足、低血压、血流量不足、血液浓缩、血流缓慢等,均可诱发透析器及血液管道凝血。

3. **透析液高温** 常因血液透析机加热器失控所致,会产生迟发性溶血。

4. **透析液配制失误** 透析液配比不当,引起急性渗透压升高或降低;使用低渗性透析液,可导致低钠血症。

5. **硬水综合征** 常因反渗机故障所致,导致透析液内钙、镁含量增加,出现高钙和高镁血症。

6. **空气栓塞** 目前使用的血液透析机具有完善的空气监测装置,故血液透析发生致死性空气栓塞的机会很少。会发生空气栓塞的常见原因有:①血泵前的管道破损;②透析液内有气体扩散至血液内;③肝素泵漏气;④空气捕捉器倾倒;⑤驱血时,将气体驱入体内;⑥连接管道或溶解动静脉瘘内血栓时,空气进入体内。

7. **发热** 透析开始后,出现寒战、高热,多为复用透析器及管道污染、残留甲醛、消毒不彻底或预冲液进入体内后所引起的输液反应。透析 1h 后出现的发热,多为致热源反应。

8. **首次使用综合征** 首次使用综合征是指使用新透析器时在短时间内产生变态反应。因大量血液与透析器、消毒剂、透析液接触所致。首次使用综合征分为 A、B 两型。A 型首次使用综合征其血清抗环氧乙烷 IgE 抗体滴度显著升高,故认为可能与透析器、血液管道消毒所用的环氧乙烷有关。B 型原因目前不完全清楚。

9. **失衡综合征** 失衡综合征是一组全身性和神经系统症状。发生的主要原因是透析患者脑脊液压力和尿素水平高于血液中水平,因而导致继发性脑水肿。目前认为失衡综合征是由于透析清除血液中的小分子物质后,血浆渗透压降低,脑组织中尿素等物质不能很快经血脑屏障弥散入血浆,脑组织渗透压高于血液中渗透压,水分进入脑组织,进而引起继发性脑水肿;也有认为酸中毒纠正过快,动脉血 pH 升高,脑脊液的 pH 下降,脑细胞内酸中毒,细胞内渗透压升高,加重脑水肿。

10. **肌痉挛** 透析中肌痉挛可能与超滤过快、低氧血症、继发性红细胞 2,3 - 二磷酸果糖降低及 pH 升高有关,与低钠、无镁透析液和有效循环血容量减少关系尤为密切。

11. **低血压** 血液透析中低血压是指治疗过程中收缩压下降 ≥20mmHg,平均动脉压下降 ≥10mmHg。低血压在透析初期发生的原因是体外循环血流量突然增大,而血管收缩反应性低下,引起有效循环血容量不足。而低血压在血液透析中、后期发生的原因是血浆渗量的迅速降低,导致细胞外液进入细胞内;超滤过多,血浆再充盈速率下降,有效循环血量降低。其他的原因包括自主神经病变,服用降压药物,器官缺血时腺苷的迅速释放,内源性扩血管物质合成增加(如一氧化氮),透析中进食,心律失常或心包积液,透析液钠浓度过低、镁浓度过高,透析过程中血液和透析膜反应等。

12. **心搏骤停** 主要原因有:①严重溶血引起高钾血症,或体内缺钾依然用低钾透析液,导致严重心律失常;②心衰、急性肺水肿;③出血性心脏压塞;④超滤过多,血压突然下降或其他原因所致循环功能衰竭,未及时发现;⑤空气栓塞;⑥维持性 HD 患者原有低钙血症,透析中快速注入含有枸橼酸的血液,加重低钙血症引起心肌抑制;⑦脑出血;⑧严重透析失衡综合征;⑨呼吸睡眠暂停综合征。

13. **急性溶血** 常见原因有:①透析液温度过高;②透析液配比失误,导致渗透压过低;③消毒剂残留;④透析膜破裂;⑤透析液用水中氯胺、硝酸盐、铜离子等含量过多;⑥异型输血。

14. **出血** 常见原因为:①肝素化过程中引起各种内出血,如上消化道、心包腔、颅内等出血及血性胸腔积液等;②穿刺部位出血或血肿;③血管管道断裂或分离。

15. 电解质及酸碱失衡 主要原因包括:①代谢性酸中毒;②代谢性碱中毒;③高钾血症;④低钾血症;⑤低钠血症;⑥高钠血症。

16. 低氧血症 主要原因包括:①醋酸盐透析;②通气不足;③肺弥散功能障碍。

(二)远期并发症

1. 心血管并发症 ①高血压。血液透析相关高血压是指在透析充分的状态下,患者透析前平均动脉压 > 106mmHg,收缩压 > 140mmHg 和(或)舒张压 > 90mmHg。主要原因为:a. 钠水潴留;b. 肾素 – 血管紧张素系统活跃;c. 交感神经系统活性增高;d. 内源性洋地黄物质增多;e. 内皮衍生因子增多;f. 促红细胞生成素增多;g. 甲状旁腺功能亢进。②难治性高血压。③心衰。主要原因为:a. 高血压;b. 容量负荷过大;c. 动静脉内瘘;d. 肾性贫血;e. 动脉粥样硬化;f. 电解质紊乱及酸中毒。④心包炎。⑤心律失常。⑥缺血性心脏病。⑦脂质代谢紊乱。⑧肉碱缺乏。⑨微炎症状态。

2. 贫血 维持性血液透析患者贫血的主要原因是促红细胞生成素缺乏。

3. 钙磷代谢紊乱与肾性骨病 高磷血症、钙磷乘积增高和甲状旁腺功能亢进症,可以导致血管钙化和增加心血管事件的风险。

4. 透析相关性淀粉样变 其发病机制尚不清楚,可能与慢性肾衰竭时 β_2 微球蛋白潴留、β_2 微球蛋白结构改变,以及某些促使淀粉纤维形成和沉积的循环和局部因素有关。

5. 透析性脑病 可能原因包括:①失衡综合征;②透析充分性欠佳;③长期慢性透析导致血管内膜损伤;④长期透析治疗;⑤心理、社会、应激因素。

6. 消化系统并发症 包括口腔炎、溃疡、上消化道出血、结肠憩室病、胰腺疾病。

7. 透析相关性腹水 可能与腹膜毛细血管通透性改变、含铁血黄素沉积、感染、腹膜硬化及硬化包裹性腹膜炎、淋巴回流障碍、低蛋白血症、充血性心衰、心包疾病有关。

8. 获得性肾囊肿 产生原因有:①不能被透析清除的毒素刺激肾小管上皮细胞增殖,肾小管堵塞或导致囊状扩张;②间质纤维化或草酸钙结晶,造成肾小管阻塞;③严重的血管病变导致缺血;④与血液透析相关的微量元素,可能参与获得性肾囊肿的形成。

9. 免疫缺陷 产生原因有:①体液免疫异常;②细胞免疫异常;③细胞因子产生增加。

10. 营养不良 可能原因包括:①营养物质吸收减少,过分的饮食限制,透析不充分;②透析时营养物质的丢失;③代谢性酸中毒、慢性炎症状态等原因引起蛋白质分解增加。

11. 继发性高草酸血症 草酸钙结晶主要沉积在肾、心、血管和滑膜,引起相应的病变。

第二节　血液滤过及血液透析滤过

根据现代医学认识,小分子物质已不是尿毒症的主要毒素,而中分子物质的发现和临床证据越来越受到人们的重视。小分子毒素主要通过"弥散"(血液透析,HD)清除,而中分子毒素主要通过"对流"(血液滤过,HF)清除。血液透析滤过的出现成功地将弥散和对流结合起来,高效地清除小分子和中分子物质,受到临床医生的青睐。本节将主要讨论血液滤过(hemofiltration,HF)和血液透析滤过

（hemodiafiltration，HDF）这两种透析模式。

一、溶质清除原理及相关理论

血液透析的溶质清除依赖于弥散转运机制，弥散转运取决于分子随机运动的速率，分子运动速率与分子量成反比。可以自由通过透析膜的较大分子量的溶质，由于分子运动较慢，在透析过程中其清除率仍然相对较低。血液滤过的溶质清除是模拟肾小球的滤过作用，以对流转运的方式进行。在滤过膜孔径范围内的所有溶质均以相同的速度跨过滤器，溶质滤过的量与跨膜压（TMP）及溶质在血浆中的浓度有关。水分和重要物质的补充可以在超滤步骤前或后进行。

血液滤过中溶质的滤过率主要受膜对水的通透性、跨膜压、血流量、膜的几何形状及血浆蛋白浓度的影响。此外，血浆蛋白组成、血细胞比容、温度也可影响滤过率。在较低的跨膜压范围内（400～500mmHg），超滤率与TMP呈线性关系。但当TMP＞500mmHg后，滤过率则不受TMP的影响，仅与血流量、膜的几何形状和血浆蛋白浓度有关。血流速度快，膜的内径小，血浆蛋白浓度低，超滤量则高。溶质随血浆水的转移而清除，因此血液滤过中尤其是后稀释方式下要考虑溶质在血浆水、血浆蛋白、血细胞比容三者间的腔室关系。溶质的全血清除率C（mL/min）等于溶质的重量清除率M与溶质在全血中的初始浓度（CB）的比值，即$C=M/CB$。设溶质在血浆水和红细胞中的分布比例为K，若溶质等量分布于血浆水和红细胞中，则$K=1$；若溶质完全分布于血浆水中，则$K=0$。从筛系数与全血清除率的关系研究中可以得出这样的结论：筛系数越大，全血清除率受溶质分布的影响越大；对那些在大多数滤过膜中筛系数接近于1的溶质（如尿素氮、肌酐），前稀释比后稀释清除效率更高。

血液透析滤过这种透析模式在弥散中增加了对流，从而兼具血液透析和血液滤过两种方式的优点。综合来说，血液透析滤过清除溶质有3种方式：对流、弥散及吸附，以前两者为主。

弥散主要清除小分子溶质，清除率主要决定于膜两侧浓度差。此外还受3个因素制约：①透析器膜孔径和面积。溶质弥散率随膜面积加大而增加。②血流量的变化。其中小分子溶质清除率受影响更明显。当血流量增加至500～600mL/min时，小分子溶质清除率仍逐步增加；但中大分子溶质的清除率在血流量超过200～250mL/min后不再增加。③透析液流量变化。透析液容量从500mL/min到800mL/min，小分子溶质的清除率逐步增加，但中大分子溶质的清除率无明显变化。

血液透析和血液透析滤过中对流是清除中大分子物质最主要的方式，而对流清除率主要取决于跨膜压，超滤系数反映膜对溶液的通透性，两者呈正相关。在TMP一定范围（高通量膜为200～300mmHg）时，超滤率与TMP呈线性关系。

血液透析滤过时置换液前稀释可使滤器中血液处于良好的流变学及流体压状态，有利于提高置换液交换量。在这种模式下，进入透析器内的液体流量增加及血液稀释，可使滤器保持较好的通透性，有利于提高对流（中分子）清除率，但同时存在血液稀释作用，又会降低小分子清除率。此外，血液稀释程度主要取决于置换液流量与血流量的比例，其比例越小，血液稀释程度越低；比例越大，血液稀释程度越高。当比例增加至一定程度后，稀释的正面作用可能完全抵消置换液流量增加所带来的效益，清除率不再增加。因此若尽量增加血液流量至允许范围内，降低血液稀释的负面作用，则可以保持合理而最佳的溶质清除率。也有学者认为，在超滤率小于血流量30%的情况下，使用后稀释有助于提高溶质清除率，也可节省置换液用量。

高分子合成膜都有吸附作用，但不同的膜材料其吸附能力有别，就其治疗作用（吸附细胞因子、炎症介质）而言这种吸附作用是不足的，但其对蛋白质的吸附将降低溶质清除率，对药物的吸附将削弱药物疗效是不可忽视的重要问题。

二、血液滤过及血液透析滤过装置

(一)置换液

血液净化时由于大量血浆中的溶质和水被滤出,故必须补充相应量的与正常细胞外液组成相似的置换液,一般每次治疗需要18~40L,其成分可因人因地而不完全相同(见表1-2-2)。超滤液中尽管会有一定量的多种营养物质如氨基酸的丢失,但置换液中一般是不补充的。许多研究主张在置换液中应加入一定量的葡萄糖以保持细胞外液中渗透压的稳定。置换液因直接入血,因此必须保证无菌、无致热源。保证置换液质量是提高血液滤过疗效、减少并发症、改善患者长期预后的重要环节。

表1-2-2　血液滤过置换液的组成

成分	浓度(mmol/L)	成分	浓度(mmol/L)
钠	140	氯	100.7
钾	1.0	乳酸盐	54
钙	1.6	葡萄糖	12
镁	0.75	渗透压	$300mOsm/(kg \cdot H_2O)$

血液滤过清除溶质主要依赖于置换液的量,后稀释血滤一次治疗滤液量不能少于30L,每周60~90L。为达到$Kt/V > 1.0$的标准,超滤量应为体重的58%。临床研究发现,置换液量为体重的45%~50%是合适的,尽管血液滤过尿素廓清率较低,但可因使用生物相容性好的高通透性的血滤器,高效清除大分子尿毒物质而代偿。此外,还可以根据尿素动力学模型计算每周置换液量:

每周置换液量(L) = 每日蛋白摄入量(g) ×0.12 ×7 ÷0.7(g/L)

式中,0.12—每克蛋白代谢产生尿素氮的克数;7—每周天数;0.7—滤液中的平均尿素氮浓度。

计算出的每周置换液量分2~3次血滤给予。Baldamus等提出一个预测小分子物质如尿素氮清除效果的公式:

$$V_{1/2} = 0.47 \times BW - 3.03$$

式中,$V_{1/2}$—使血清浓度下降50%所需滤液的量;BW—体重。

目前为止,对于前稀释血滤滤液量的估计尚无统一的方法。

(二)血液滤过膜及血液滤过机

理想的血液滤过膜需具备以下特点:①生物相容性好,无毒性;②高滤过性;③截留分子量通常<60 000,完全截留血清蛋白;④理化性质稳定。

血液滤过机与血液透析机的最大区别在于前者设有体液平衡装置,可以保证血液滤过中的出入平衡,有效减少了因超滤液与置换液之间的不平衡导致的危及生命的容量性循环衰竭事件的发生。

三、治疗方式

血管通路的建立同血液透析,通常每次治疗持续4h,建议血流量>250mL/min,HDF时同时建议设置较快的透析液流速(500~800mL/min)以清除适量的溶质,而置换液可以在滤器前或后输入。

1. **前稀释置换法**　即血液在进入滤器前稀释。优点是血流阻力小,可减少肝素用量,血流量要求相对低,滤过量稳定,不易在膜上形成蛋白覆盖层。缺点是清除率相对较低,所需置换液量大,价格高。

2. **后稀释置换法**　即血液在进入滤器后稀释。优点是提高了血液滤过的清除率,减少了置换液用量,降低了成本。缺点是血流阻力较大,抗凝要求高,肝素用量大,而且滤器内易形成蛋白覆盖层,导致滤过率逐步下降。

3. 混合稀释法 该法清除效率较高,滤器不易堵塞,对于血细胞比容高者较实用。置换量可参考前稀释法。

四、血液滤过及血液透析滤过的临床应用

1. 总的生存率/住院率的改善 通过以生存率提高或者住院率下降为评价 HDF/HF 治疗益处硬指标的一些观察和调查研究,人们已证实 HDF/HF 治疗可改善预后。目前正在欧洲进行的 3 项前瞻性、随机试验可以帮助阐明这一问题。有研究认为,与低通量透析相比,高通量透析或者 HDF 均使死亡率降低大约 10%。来自于透析结果和操作模式研究(dialysis outcomes and practice patterns study, DOPPS)数据库的研究认为,与那些采用低通量血液透析的患者相比,采用高效 HDF 治疗的患者死亡率较低,约为 35%。但是没有排除选择偏差,并且与更相关的高通量透析的比较没有显著差异。

2. 营养状况的改善 这同样是一个有争议的话题。一些研究显示,随着患者采用高通量治疗时间的延长,人体测量的一些参数,比如干体重、体重指数等指标会有改善。当患者采用高通量透析膜治疗时,血清蛋白质增加。这些与饮食中蛋白质摄入增加有关,可通过尿素生成率进行评估。高通量透析治疗的积极效应可能是由于联合高通量透析膜和超纯透析液的使用,推测可能与清除了引起食欲下降的毒素有关。

3. 对微炎症状态的调节 通过测定急性期反应时的敏感标记物(C 反应蛋白、IL - 1、IL - 6、IL - 1ra、IL - 6ra、清蛋白),一些前瞻性研究显示,在 HDF/HF 模式下,这些标记物随时间变化仍然稳定,无明显增加趋势。

4. 透析中低血压反应的改善 HD 中发生低血压的原因很多,常有心肌病、自主神经功能紊乱、糖尿病、年老及对醋酸盐不耐受等,改用 HDF/HF 模式后均有明显改善。

5. 对肾素依赖性高血压的控制 HF 的一个突出临床优点是血流动力学稳定。在清除同量液体的条件下,HF 时外周动脉血管阻力不变或轻度增高,静脉紧张度升高,心肌收缩能力不受抑制,因此心血管系统对体液移除的反应上,HDF/HF 模式较 HD 模式更加符合生理性。也有研究证实 HF 时血浆中儿茶酚胺的水平保持稳定,而 HD 时则有相当程度的下降。无论是容量依赖性高血压还是肾素依赖性高血压,HF 都能较好地控制。对于前者,HF 较 HD 能清除更多液体而不发生循环衰竭,同时低血压发作频率大为减少,使盐水输注量大大减少,更有利于血压的控制。非容量依赖的或对降压药物有抵抗的高血压,对 HF 治疗可能会有良好反应。一项研究发现,13 名顽固性高血压患者从 HD 方式转为 HF 后,血压得以转为正常,其中 10 名 HF 前肾素活性高的患者经 8 个月的 HF 治疗有 9 人血压变为正常。

6. 对贫血的纠正 这一领域是有争议的,有许多研究的结果相互矛盾。一个现象已经引起特别关注,即当患者由低通量 HD 转换为高通量 HDF 模式,或者是 HD 合并漏蛋白的高通量膜时,可改善贫血,推测可能是因为高通量模式去除了一些与蛋白质结合的抑制红细胞生成的物质,或者是使总的炎症反应降低。

7. 淀粉样变性 淀粉样变性是长期 HD 的严重并发症,表现为关节痛、肌肉疼痛、腕管综合征等。透析相关淀粉样变性的主要成分是 β_2 微球蛋白,虽然有研究发现 HF 较 HD 能更加有效地清除 β_2 微球蛋白,前稀释血滤过程中血浆 β_2 微球蛋白的浓度可下降 73%,但 HF 结束后有 85% 的反弹。因此每次 HF 前的血 β_2 微球蛋白仍然很高,HF 患者仍会发生腕管综合征。为了弄清楚是 HF 本身还是置换液引

起的血 β_2 微球蛋白的升高,有研究用自动配置输入系统(on-line)生成的置换液来代替商品置换液,经过 3 个月的观察,发现血 β_2 微球蛋白水平明显下降,而且换用商品置换液后又上升,推测传统置换液中较高水平的内毒素是引起持续炎症的重要因素,持续炎症可导致 β_2 微球蛋白的形成和淀粉样沉积。

8. 其他 HD/HDF 模式对末梢神经病变、顽固性瘙痒、高磷血症、高脂血症、精神病、黄疸、难治性水肿以及腔隙(胸腔、腹腔、心包等)积液等均有一定疗效。

五、血液滤过及血液透析滤过的禁忌证

HF 无绝对禁忌证,但出现如下情况时应慎用:

(1)药物难以纠正的严重休克或低血压。

(2)严重心肌病变导致的心衰。

(3)严重心律失常。

(4)精神障碍,不能配合血液净化治疗。

六、血液滤过及血液透析滤过的并发症

1. 透析液/水污染相关风险 血管通路存在潜在的风险,既可发生在直接输入环节(冷藏灭菌失效),也可发生在回输透析液中含有细菌污染的产物(大量的透析液污染)。通常有两种类型的反应:一种是急性的、有临床症状的,另一种是慢性的、有亚临床表现的。

(1)急性反应:HD 期间当大量致热源进入血液时可观察到急性反应,表现为发热、低血压、心动过速、气短、发绀、全身不适等。患者的伴随疾病可能失代偿,表现为心绞痛或者腹痛。发热常在数小时内缓解。常可观察到白细胞减少症,但血培养阴性。

在 HF/HDF 时这些急性反应很少见,可能是由于使用了超纯透析液,以及包括超滤器在内的 HF/HDF 设备的安全性。

(2)慢性反应:当低剂量和(或)反复细菌污染产物进入患者血液中,可出现慢性反应。一般无临床症状,但其引起的慢性微小炎症反应可能导致出现慢性透析相关并发症。然而,与采用传统 HD 方法治疗的患者相比,接受联机 HF/HDF 治疗的患者显示出炎症反应减轻,而不是增强。

2. 蛋白质丢失 尽管透析膜制造技术提高使蛋白丢失降低,并使 β_2 微球蛋白的清除率显著增加,但使用高渗性的透析膜仍容易丢失蛋白质。对这些漏蛋白的膜来说,当使用 HF/HDF 模式时,蛋白质丢失将增加。当使用后稀释法模式时,蛋白的丢失也同样增加。必须评估蛋白丢失的临床和生物学后果,集中关注点在营养状态。

3. 不足综合征 营养成分的丢失是高通量模式的一个理论风险。可溶性维生素、微量元素、小分子肽以及蛋白质可能由于高通量治疗而丢失。每次治疗期间丢失的营养成分总量很少,仅通过口服补充即可。

第三节 单纯超滤

一、单纯超滤的原理

单纯超滤(ultrafiltration,UF)是通过对流转运机制,采用容量控制或压力控制,经过透析器或血滤器的半透膜等渗地从全血中除去水分的一种治疗方法。超滤必须通过压力(膜内正压、膜外负压或二者之差,即 TMP)来实现。当透析器或血滤器的半透膜两侧存在浓度差时,溶质和水就会移动,直到膜两侧浓度平衡为止。这个浓度梯度可以用溶质的 mg/dL 表示或者用 $mOsm/(kg \cdot H_2O)$ 表示。水的压力有两种表示方式:渗透压和静水压。超滤除水即是依靠这两个压力完成的,其中静水压是起主要作用的压力。早在 20 世纪 70 年代单纯超滤就开始用作治疗心衰。Bergstrom 等研究表明,患者对 UF 比对透析中快速超滤耐受性好,几乎不产生副作用,推测 UF 容易除水可能与血浆渗透压变化小有关。实际中,渗透压如何改变才可能影响除水还不清楚。透析中超滤伴有细胞外液渗透压很快下降,是尿素和其他小分子物质的丢失所致。由于代偿性变化,水进入细胞内,再加上水从透析中排掉,使有效循环血量减少,可能导致低血压。UF 时在理论上讲细胞内液不增加,血浆渗透压也稳定,所以患者在 UF 过程中可保持血压稳定。

二、单纯超滤设备

在 UF 治疗过程中,不需要使用透析液和置换液。因此可根据各医院实际情况,选择普通血液透析机或连续性床旁血滤机等。在 UF 过程中,血液透析机处于旁路状态,即透析液不通过透析机,连续性床旁血滤机置换液、透析液处于停止状态,通过跨膜压完成超滤过程。

三、单纯超滤的适应证

(1)药物治疗效果不佳的各种原因所致的急性水肿。

(2)难治性心衰。

(3)急、慢性肺水肿。

四、单纯超滤的禁忌证

无绝对禁忌证,但下列情况应慎用:

(1)严重低血压。

(2)致命性心律失常。

(3)存在血栓栓塞疾病高度风险的患者。

五、单纯超滤的治疗方式和剂量

(1)选择 UF,还是缓慢连续性超滤(slow continuous ultrafiltration,SCUF)应从患者病情及设备条件等方面权衡利弊后确定。SCUF 是一种利用对流原理清除溶质和水分的特殊治疗方式,特点是不补充置换液,也不用透析液,与 UF 比较,SCUF 的超滤率较低,持续时间可视病情需要延长,对血流动力学影响较小,患者更容易耐受,适用于心血管功能状态不稳定而又需要超滤脱水的患者。尤其对利尿剂反应差的顽固性心衰患者,SCUF 可缓慢清除大量水分,明显减轻心脏前负荷。

　　(2)单纯超滤原则:每次超滤量以不超过体重的 4% ~5% 为宜。

　　(3)SCUF 的超滤率一般设定为 2 ~5mL/min,可根据临床实际情况适时调整。原则上一次 SCUF 的超滤液总量不宜超过 4L。

第四节　血浆置换

　　血浆置换(plasma exchange,PE)属于血液净化技术的一部分,就是将患者的血液抽出体外后,将血浆中的致病成分选择性地分离后弃去,然后将血浆的其他成分以及所补充的平衡液或白蛋白输回体内,以清除血浆内的致病物质的一种血液净化方法。血浆置换又称血浆分离(plasmapheresis)。"Plasmapheresis"是希腊语,意思是血浆清除(plasma removal)。1914 年 Abel 等最先提出血浆清除法,就是应用沉淀的方法将血浆和血细胞分离,弃去血浆后,再将血细胞和重新配置的白蛋白液输回体内。直到 20 世纪 60 年代才出现封闭式的离心分离装置,70 年代又发明了膜式血浆分离装置。此后,膜式血浆置换方法得到了广泛的应用。近年,又提出了血浆成分分离,其通过双重膜式滤过(double filtration)或冷滤过(cryofiltration)等方法将血浆的成分进行分离。血浆置换可用于治疗 200 多种疾病,包括肾小球基底膜抗体肾炎、免疫复合物肾炎、坏死性血管炎肾损害、狼疮肾炎、血液黏滞性过高综合征、重症肌无力、急性吉兰 - 巴雷综合征、肾移植排异反应等。

一、血浆置换治疗原理

　　血浆置换主要是先分离出血浆,再从其中清除某些疾病的相关致病因子,这些因子包括自身免疫性疾病的抗体(IgG、IgM 等)、沉积于组织的免疫复合物、异型抗原、异常增多的低密度脂蛋白和一些副蛋白,如冷凝球蛋白及游离的轻链和重链,有时还包括一些同蛋白结合的毒素。由于血浆置换能直接和快速地清除一些直接导致疾病的因子,所以这种治疗方式常常收到意外的疗效,这是用一些口服或静脉注射免疫抑制剂所不能达到的。

　　一般而言,抗体就是 IgG,其分子量为 150kDa 左右;而免疫复合物分子量多为 100kDa 左右。换言之,由于它们全部被包含在丢弃血浆之中,因此丢弃血浆(血浆置换)也就等于清除了致病因子。

　　血浆置换的作用机制还有非特异性的一面,这也是不可忽视的,如在一些情况下,血浆置换的治疗作用可能与减少了非特异性的炎症介质有关,如补体和纤维蛋白原,甚至它的一些疗效可能与尚不清楚的因子的减少有关。有一项实验报道证明,在血浆置换后脾对自体热变性细胞的清除能力有增加,说明这种疗法能改善一些疾病的网状内皮系统功能。

二、血浆置换的适应证

　　据文献报道,血浆置换可用于治疗许多种疾病,随着临床应用的普及,其应用的范围越来越广。常用于以下疾病：

(一) 肾脏疾病

肾脏疾病是血浆置换目前临床上应用最多的领域，其主要通过去除血浆内的循环性致病物质，从而达到控制疾病的目的，这些致病性因子包括：血循环自身抗体（如抗肾小球基底膜抗体、抗 DNA 抗体、C3 肾炎因子等）、循环免疫复合物（CIC）、游离抗原和肾脏的原位免疫复合物的抗体等。

1. **肺出血肾炎综合征**　又称抗肾小球基底膜（GBM）抗体介导的肾炎。本病主要是由于自身抗体 – 抗肾小球基底膜抗体介导的肾损害及其他器官损害（如肺）。其临床主要表现为肾功能的急剧下降。约 70% 的抗 GBM 肾炎患者伴有肺出血。既往的报道表明，本病的预后极差，许多研究报道应用血浆置换（1 次/d）联合药物治疗（环磷酰胺、硫唑嘌呤和泼尼松等），取得了较好的疗效。此外，经血浆置换治疗后，约 90% 的患者肺出血停止，循环中的抗 GBM 抗体亦在 2 周左右消失。

2. **免疫复合物介导的急进性肾炎**　为免疫复合物介导的急剧进展性肾炎。主要表现为肾功能的急剧减退，并常伴有全身性疾病如坏死性血管炎、韦氏肉芽肿等。许多研究表明，非抗 GBM 的急进性肾炎患者，如早期采用血浆置换治疗，有望取得较好的疗效。

3. **其他原发性肾小球肾炎**　对于免疫抑制剂等治疗效果均不理想的 IgA 肾病、紫癜性肾炎、膜增生性肾小球肾炎均有应用血浆置换治疗的报道。血浆置换治疗对于部分患者取得了一定的效果。特别是膜增生性肾炎 II 型，此型肾炎对细胞毒药物效果不明显，并容易缓慢进展至终末期肾衰竭。有研究报道，血浆置换对于此型患者有较好的疗效。

4. **狼疮肾炎**　应用血浆置换治疗狼疮肾炎的目的主要在于去除患者血液中的自身抗体（如抗 DNA 抗体）和循环免疫复合物。1976 年 Jones 首先报道了血浆置换治疗狼疮肾炎，此后，许多学者进行了临床对照观察。一些学者通过随机对照研究后认为，血浆置换对于狼疮肾炎无明显治疗效果。尽管如此，大多数国内外学者认为对于伴有新月体形成的狼疮肾炎患者，出现进行性的肾损害或肾外器官的损害，如白细胞和血小板减少，而使用大剂量激素或细胞毒药物难以控制的活动的狼疮肾炎患者，应考虑行血浆置换治疗。

5. **溶血性尿毒症综合征和血栓性血小板减少性紫癜**　溶血性尿毒症综合征和血栓性血小板减少性紫癜的病因尚不清楚，临床主要表现为进行性肾损害并伴有溶血性贫血和血小板减少，可伴有神经系统症状和发热。本病的死亡率较高，其治疗方法就是血浆置换，输注冷冻的新鲜血浆，同时加用抗血小板的药物和（或）肾上腺皮质激素。多数学者认为，一经确诊，应立即采用上述措施，可取得较好疗效。

6. **肾移植**　对于肾移植患者，血浆置换主要是以下几方面的治疗：

(1) 肾移植前去除受体内的淋巴细胞毒抗体：由于部分患者肾移植前输血或以前做过器官移植手术等原因，其体内存在着针对多种 HLA 抗原的淋巴细胞毒抗体，导致部分患者肾移植后超急性排异反应的产生。血浆置换联合免疫抑制药物可去除受体内的淋巴细胞毒抗体，抑制淋巴细胞毒抗体的生成。

(2) 肾移植后的排斥反应：血浆置换可用于治疗肾移植后的急性和慢性排斥反应。Gurland 等报道 214 例急性排斥反应患者，127 例（59%）有明显效果；26 例慢性排斥反应患者中，5 例有效。而一组对照研究表明，急性排斥反应患者应用血浆置换治疗，其有效率为 61%，而应用常规抗排斥药物组为 51%。在一组前瞻性的随机对照研究中，其 4 年的存活率明显高于常规抗排斥反应治疗组。上述结果表明，血浆置换对于急性或慢性排斥反应均有一定疗效，但要作为一种常规的疗法，尚需更多的研究。

（3）肾移植后复发肾小球疾病的治疗：有学者应用血浆置换治疗5例肾移植后复发肾小球疾病的患者，结果3例患者的蛋白尿和肾功能明显改善。

（二）神经系统疾病

在血浆置换治疗的疾病中，神经系统疾病占第二位。

1.重症肌无力　目前已经证实重症肌无力是由于机体循环中存在针对抗骨骼肌乙酰胆碱能受体的自身抗体（AChR）而导致的神经-肌肉间传递障碍，导致肌肉收缩功能的障碍。血浆置换可去除血浆中的这种自身抗体，导致血浆中AChR自身抗体滴度明显降低，临床症状迅速好转。对出现肌无力危象的重症患者应用血浆置换积极治疗，同时加用免疫抑制药物，可使患者的临床症状迅速得到改善。

2.急性感染性多神经根炎　即吉兰-巴雷综合征，是一种急性脱髓鞘神经病变，主要病变在脊神经根和脊神经，并常累及脑神经。临床主要表现为肌无力和感觉障碍。目前认为其发生与自身免疫性有关。许多学者报道，应用血浆置换治疗吉兰-巴雷综合征，可迅速控制麻痹及其他症状。

（三）其他系统疾病

血浆置换在其他系统疾病中也有成功应用的报道。如药物清除、高低密度脂蛋白血症、重症肝炎、败血症、溶血性贫血、自身免疫性血小板减少性紫癜、新生儿Rh溶血、甲状腺危象等。

三、血浆置换的基本技术

（一）血浆分离的方法

1.离心式血浆分离法　离心式血浆分离法的主要原理是血液的各种成分由于重量不同，在离心时，出现不同的沉降速率，从而达到血液的各种成分分离的目的。目前已从过去简单的间断分离发展至可以由电脑控制的连续进行分离。除能分离血浆外，血液中的各种有形成分亦可分离，如红细胞、白细胞、血小板等。本方法的主要缺点是血流慢，易损害血小板和血细胞，因而可导致出血和感染等合并症。

2.膜式血浆分离法　1978年Millward等提出膜式血浆分离方法。膜式血浆分离法主要部件是一个血浆滤过器，当全血通过滤过器时，血浆通过滤过器的微孔被分离出来，有形成分被输注入体内，从而达到血浆分离的目的，且可连续进行。血浆滤过器孔径为 $0.2 \sim 0.6\mu m$，膜材料性质稳定，生物相容性好。膜式血浆分离法较血液离心分离方法简便，是目前多数透析中较常采用的方法。根据致病物质的分子量多在 $(15 \sim 300) \times 10^4 Da$，一些学者提出应用双重滤过法进行选择性置换血浆，将会取得更好的治疗效果，而且可以减少置换液和白蛋白的置换量。其操作步骤是：选择两个滤过器，第一个滤过器的孔径与一般的血浆分离器相同，分离出含有致病因子的血浆后再通过第二个孔径较小的滤过器，从而把第一个滤过器分离出来的血浆再分离为两部分，含有致病因子的大分子物质被截留在滤过器内，而小分子的物质（主要是白蛋白）经滤过分离后被输入患者体内，达到选择性地清除致病血浆成分的目的，并大大节省了白蛋白和置换液的用量。

（二）膜式血浆置换技术

1.血管通路　使用膜式血浆置换术时，对于小面积的血浆置换滤过器，可选用外周浅静脉穿刺方法作为血浆置换的血管通路，血流量一般在 $100 \sim 150mL/min$，可根据血浆滤过的流量调节。血浆的滤过流量一般在 $30 \sim 50mL/min$。由于血浆置换过程中的一些并发症和置换速度过快有关，所以置换的速度不宜太快。对于有可能发展至不可逆的肾脏疾病患者，为保护周围的浅表静脉以供将来血液透析的造瘘之用，可选用颈静脉、股静脉或锁骨下静脉留置插管的方法作为血管通路。

2. 抗凝剂的使用 膜式血浆分离置换过程中可使用肝素作为抗凝剂。血浆置换时,血流量一般比较小,肝素的使用量应较常规血液透析稍偏大,首剂肝素的用量一般为 2 000 ~ 5 000U,肝素的维持可采用肝素泵,维持的输入量为 625 ~ 1 250U/h。应注意患者的个体差异,最好监测凝血时间。对于有明显出血倾向的患者,应适当减少肝素的用量,并在血浆置换的过程中严密观察出血情况。

对肝素过敏或采用离心式血浆分离者,可采用枸橼酸钠(ACD)抗凝,其使用的剂量为每 15 ~ 30mL 血液用 1mL 枸橼酸钠。肝功能不全的患者应用枸橼酸钠抗凝时更应密切观察,避免枸橼酸钠副作用的产生。血浆置换过程中应注意血钙的监测,避免发生低钙血症的发生。

3. 置换液 在血浆置换的过程中,为保证患者有稳定的血容量和血浆渗透压,防止低血容量、低血压等潜在威胁患者生命的合并症的发生,应在血浆置换过程中持续补充与置换容量相当的等渗的溶液。置换液要求与人体血浆成分相似,必须是无毒、无致热源、无细菌污染。

(1)新鲜血浆(RFP)、新鲜冰冻血浆(FFP)、纯化的血浆蛋白:这些血浆制品含有大部分的凝血因子、白蛋白和 β 球蛋白,对于存在有凝血因子缺乏或其他因子缺乏的患者,可考虑使用。由于新鲜血浆制品易传播病毒性肝炎(如乙型肝炎或丙型肝炎等),应注意血源的监测筛选。

(2)4% ~ 5% 的人血白蛋白置换液:市售的白蛋白中钾、钙、镁浓度均较低,应注意调整,以免引起低钾和(或)低钙血症。尤其是应用枸橼酸钠抗凝者,更应注意避免低钙血症的发生。由于人血白蛋白置换液费用昂贵,亦有不少学者建议使用血浆代用品(如右旋糖苷、明胶和羟乙基淀粉等)代替部分白蛋白作为置换液,以降低医疗费用。但血浆代用品半衰期短而易被快速清除,故多用于刚开始血浆置换的置换液,且用量不宜超过白蛋白置换液量的 1/4。

(三)血浆置换的频度和置换量

血浆置换频度应取决于病情的严重程度及疗效,多数学者主张以每隔 24 ~ 48h 置换一次为宜。至于每次的血浆置换量,以置换患者的血浆容量 1 ~ 1.5 倍为宜。一些研究发现,血浆置换量超过患者血浆容量的 1.5 倍时,其置换效能迅速下降,再增加置换量亦不能取得更佳的效果。

四、血浆置换的并发症

常见的并发症是过敏反应、发热、低血压、低钙血症、出血等,严重的并发症有过敏性休克、肺水肿等。一旦发生,应立即停止血浆置换,并做相应的处理。血浆置换的副作用主要与使用的置换液的成分及置换的速度有关。使用新鲜冰冻的血浆其并发症的发生率明显高于使用白蛋白置换液的患者;白蛋白置换液输注速度过快亦会引起较多的副作用,一般血浆置换液的输注速度应控制在 15 ~ 30mL/min。此外,抗凝剂使用不当会导致出血、低钙血症等,体外循环过程中操作不当或发生意外也会导致严重并发症的产生。据文献报道,血浆置换的死亡率约为 1/5 000,因此,血浆置换是一种安全、有效的治疗方法。

第五节　血浆吸附

随着血浆净化技术的不断发展,特别是双重滤过血浆净化及血浆吸附(plasma absorption,PA)疗法等新型血浆净化技术的出现,其治疗范围、治疗效果、临床可行性均大幅度提高。在诸多新型血浆净化疗法中,血浆吸附疗法不仅能直接清除血浆中的致病物质、改善微循环,还能起到免疫调节作用,因此其临床应用更为广泛。

目前我国血浆吸附疗法在多学科临床应用的广泛程度与国外发达国家尚有一定差距。早在2001年,欧洲第一届血浆免疫吸附研讨会就在英国伦敦召开,17个国家的200多位血液净化领域的专家,就血浆免疫吸附疗法在肾脏疾病、风湿病、血液病、神经系统疾病和心血管疾病中的临床应用经验,进行了系统深入的探讨。另外国内在血浆吸附治疗技术实施过程中的诸多问题,如治疗指征、时机、剂量和疗程等方面,尚缺乏共识,所以更应注意血浆吸附疗法标准化操作规程(SOP),并掌握PA各种并发症的防范,从而安全有效地应用血浆净化治疗技术。

一、血浆吸附概论及分类

血浆吸附是将血液引出后先进入血浆分离器,将血浆中的有形成分(血细胞、血小板)和血浆分开,有形成分回输患者体内,血浆再进入吸附器,清除其中特定的物质,吸附后的血浆回输至患者体内,达到清除致病物质的一种血液净化治疗方法。目前血浆吸附净化技术得到迅速发展,可以治疗风湿性、中毒性及免疫性等多种疾病。血浆吸附通过清除血浆中病理性自身抗体、受损血管内皮上附着的免疫复合物、循环免疫复合物,减轻组织器官的免疫性损害,清除血管内病理性蛋白、炎症因子及蛋白结合毒物,降低血黏度,改善微循环,从而达到快速有效治疗疾病的目的。同时下调活化T淋巴细胞数量,增加自然T细胞百分比,使下降的CD4/CD8比例趋于正常。因此血浆吸附疗法是通过免疫球蛋白等致病物质的清除效应,以及主动的体液免疫和细胞免疫调节作用来治疗疾病的。

血浆吸附相对于全血吸附(血液灌流)的优点在于吸附剂是与血浆接触,不会对血细胞产生破坏,副作用小。另外血浆吸附实施过程中存在的干扰因素少,因此吸附血浆中的致病物质效率更高,是吸附技术未来的发展方向。

从单纯血浆置换到双重血浆滤过,再到血浆吸附,不仅仅是一个简单的治疗模式的改变,而是血浆净化技术一个不断进步的过程,主要体现在以下三个方面:一是对血液中有形成分的损伤减少,尤其是对血小板数量的影响明显减少;二是血浆中有用成分的丢失范围与数量更小;三是对血浆中致病因子的清除达到了高度选择性,几乎不丢失血浆有用成分,不仅具有令人满意的治疗效果,同时还避免了血浆制剂的输入及与其相关的各种不良反应。

依据吸附剂及被吸附物质的作用原理,血浆吸附疗法可以分为生物亲和吸附(抗原抗体结合型、补体结合型、Fc结合型)、物理化学亲和吸附(静电结合型、疏水结合型)。按照具体的操作方法,目前临床上常用的方法有:连续性血浆滤过吸附(CPFA)、单纯血浆吸附(PA)、高脂血症血浆吸附、分子吸附再循环系统(MARS)、血浆成分分离和吸附(FPSA)、免疫吸附(IA)。

二、血浆分离的方法

血浆吸附技术的前提是有效的血浆分离,即将血液有形成分与血浆分开,不同的疾病选择的血浆分离方法应有所不同。目前临床上主要有两种方法:

1. **离心式血浆分离** 原理是根据血液中各种成分比重的不同,通过离心分成不同的层次,根据需要加以取舍,目前发展为由电脑控制的离心设备,不仅能分离血浆,还能分离出各种细胞成分,对清除的蛋白质分子大小没有限制,主要用于红细胞增多症、白血病和血栓性疾病的治疗。

2. 膜式血浆分离 近年随着膜材料的稳定性、通透性能及生物相容性能的提高,膜式血浆分离成为主要的血浆分离方法,且快捷简便,多制作为中空纤维型或平板型膜式血浆分离器,因为膜材料为高分子材料,所以膜式血浆分离器通透性高,孔径可达 0.2~0.4μm,对白蛋白的筛选系数 >0.95,对 IgG 的筛选系数 >0.9,对 IgM 的筛选系数为 0.8,但是对循环免疫复合物和冷球蛋白的分子量较大的物质通透性较差,在利用血浆吸附法治疗此类疾病时,应充分考虑。同时行膜式血浆分离时,应注意血流量与跨膜压(TMP)的调整,以期达到最佳的血浆滤出量,要考虑破膜及出血的风险。通常膜式血浆分离的血流量≤100mL/min,TMP≤13.3kPa(相当于 100mmHg)。

三、血浆吸附剂的种类

血浆吸附剂在血浆吸附治疗中起着十分重要的作用,影响着治疗效果的好坏及副作用的大小。近年来,吸附剂从最初的活性炭粗颗粒,逐步出现了树脂吸附剂、免疫吸附剂、碳化树脂及阳离子型吸附剂,这些新型吸附剂在生物相容性、吸附性能及微观结构上都有极大的改进,使得血浆吸附的临床应用范围不断扩大,在重症肾脏疾病、脓毒血症、代谢性疾病、重症肝病、中毒性疾病、自身免疫性疾病和多器官功能障碍综合征等疾病的治疗中起到了不可替代的作用。

1. 活性炭 目前使用的活性炭材料是多种原材料如木材等在高温炭化后,再经过活化处理制成的。活化后的活性炭主要依靠分子间的范德瓦耳斯力吸附分子物质,由于活性炭的孔径较小,所以仅对小分子物质有较强的吸附能力。另外活性炭对非极性分子吸附能力强,对钠、钾等电解质和酸碱离子的吸附能力差。活性炭的生物相容性差,易导致致热源反应、变态反应及血细胞的减少等并发症,加之活性炭吸附剂偶尔会发生细小颗粒脱落,所以活性炭的使用在临床上受到一定的限制。但是活性炭吸附范围较广,是其优点。

2. 免疫吸附剂 免疫吸附剂需要有固体载体,常用的载体有纤维素、琼脂糖、聚丙烯酰胺等,将抗人免疫球蛋白抗体、补体 C1q、硫酸葡聚糖、金黄色葡萄球菌蛋白 A 等基团固定在载体上,与含有特定致病物质的血浆接触,致病物质与载体上的基团特异性结合,达到清除致病物质的目的。

3. 树脂及碳化树脂吸附剂 树脂是高分子材料交联共聚物,与活性炭相比具有多孔、比表面积大、不易脱落、生物相容性高等优点,分为非极性吸附树脂和极性吸附树脂。非极性吸附树脂对脂溶性物质、水溶性非极性分子和非极性有机化合物的选择吸附性较强。极性树脂吸附剂因为其结构中含有酯基或氨基,对脂肪酸等极性分子及内毒素吸附性能好。近年来,随着生物学技术进展,用醋酸纤维素、琼脂糖和白蛋白等材料加以包裹后的树脂,生物相容性大大提高,且提高了与蛋白质结合物质如中分子物质、胆红素的吸附能力。

作为树脂的改进产品,碳化树脂是近年研制出的将树脂经高温裂解等处理后人工合成的活性炭吸附剂,兼有活性炭及树脂的结构及吸附性能,孔径大且可以根据需要调节,不经包裹直接吸附血液中的致病因子,对安眠镇静药、尿毒症毒素及维生素 B_{12}、分子量较大的细胞因子都有很好的吸附能力。

4. 阳离子型吸附剂 阳离子型吸附剂就是在吸附剂表面带有一些阳离子基团的吸附剂,临床上常用的有聚乙烯酰胺、二乙基 - 氨基乙基包裹的纤维素珠、多黏菌素的纤维载体、硅土等,对血浆中的阴离子物质,尤其是内毒素吸附能力好。

四、血浆吸附的原理

血浆净化技术得到迅速发展,并不局限于单纯血浆交换(plasma exchange)的非选择性技术,现已针对致病物质发展出选择性清除或吸附技术,治疗范围扩大至各系统的 200 多种疾病。且不能为单纯"血浆交换"一词所涵盖,提出"血浆净化疗法"一词可能更恰当。血浆净化疗法中,吸附疗法为临床上最常用的方法,而吸附疗法又分为全血吸附及血浆吸附。全血吸附又称为血液灌流,因吸附剂与血细胞接触,所以对吸附剂的生物相容性要求高,否则会导致白细胞活化、血小板减少等不良反应,限制了其临床应用。而血浆吸附则是通过各种方法将血浆与血细胞分离,其原理是采用直接物理吸附、蛋白质结合、基团配对、离子结合等方式将致病物质吸附在吸附剂上,达到清除致病物质的目的,因为吸附剂存在吸附饱和的问题,所以要定期更换吸附剂。吸附剂仅接触血浆,不直接接触血细胞,对生物相容性要求较低,所以吸附的分子谱会更广,临床应用更广泛。

五、血浆吸附的临床应用

(一)常见的血浆吸附治疗模式

1. **连续性血浆滤过吸附**(continuous plasma filtration adsorption,CPFA) CPFA 也称配对血浆滤过吸附,是指全血先经血浆分离器分离出血浆,分离出的血浆经吸附剂吸附后与血细胞混合,全血再经血液滤过或血液透析后回输体内(见图 1-2-1)。该治疗模式主要是用于非选择性清除经血液滤过或血液透析无法清除的大中分子物质,如各种细胞因子及炎症介质。由于该疗法有强大的内环境调整能力,血滤器的筛选系数较高,适用于肝脏疾病、风湿性疾病、重症感染等,能够改善患者的血流动力学,改善白细胞对内毒素的反应性。

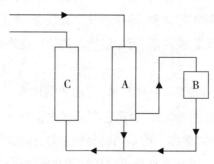

图 1-2-1 CPFA 治疗模式示意

A.血浆分离器 B.血浆吸附器 C.血液滤器 箭头表示液体流动方向

2. **单纯血浆吸附**(plasma absorption,PA) 该疗法操作简便,是指全血先经血浆分离器分离出血浆,分离出的血浆经吸附剂吸附后,直接回输至患者体内。该疗法可以通过选择不同的血浆吸附器,选择性清除致病物质,无白蛋白等血浆成分丢失,无须补充液体,无病毒等感染风险。但吸附剂价格较高,需用特异性吸附柱。

(1)选择多黏菌素 B 纤维吸附柱治疗内毒素血症。

(2)选择 Lixelle 柱(由多孔纤维珠组成,表面交联十六碳烷基,可与 β_2-m 疏水性结合)治疗透析相关的淀粉样变,同时还可以吸附内毒素及含糖蛋白的细胞因子。

(3)选择胆红素吸附柱,尤其联合活性炭和阴离子交换树脂,可以清除胆红素与胆汁酸,同时对支链氨基酸与芳香族氨基酸也有一定的清除作用,且患者耐受性良好。

3. **高脂血症血浆吸附** 目前临床上常用的方法是硫酸葡聚糖纤维素吸附柱(DSC)系统,具有多聚阴离子结构,以共价键将其交联在纤维素珠上制成的免疫吸附柱上,能有效清除低密度脂蛋白(LDL)、抗 ds-DNA 抗体、抗磷脂抗体、抗凝血酶Ⅲ、C3a。通过调节纤维素珠的孔径,可改变与不同致病因子的亲和力。经分离后的血浆,经由吸附柱,利用 DSC 携带的负电荷与低密度脂蛋白(LDL)和脂蛋白a

［LP（a）］、载脂蛋白B携带的正电荷相结合,清除LDL和LP(a)。此种吸附方法吸附率高,对其他亲脂性的物质如凝血因子V、Ⅶ、Ⅷ和蛋白样P物质、黏附分子也有一定的吸附作用,导致凝血因子凝血水平下降,这些物质的清除,均有助于改善外周血循环,对心脑血管疾病防治有较好的疗效。该疗法中吸附柱会存在饱和现象,通过冲洗剂再生处理,可以反复使用。但要注意低血压的发生。

　　肝素诱导体外低密度脂蛋白-纤维蛋白原沉淀(HELP)法对血脂也有较好的清除作用,该疗法利用胶体溶液在等电点发生沉淀的原理清除LDL,分离出的血浆与等量肝素-醋酸钠缓冲液混合,pH为5.12时发生沉淀,然后经0.45μm的聚碳酸膜过滤器去除沉淀,不含LDL的血浆经特殊阴离子交换柱吸附肝素,再经碳酸氢盐透析恢复血浆生理性pH,去除多余的盐和水分,最后回输至患者体内(见图1-2-2)。该疗法对黏附分子与纤维蛋白原的影响最为显著,因此对改善心血管疾病疗效显著,也有学者认为HELP技术对内毒素及细胞因子也有治疗作用。

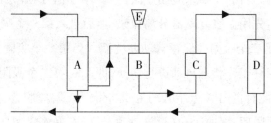

图1-2-2　HELP治疗模式示意

A.血浆分离器　B.LDL沉淀器　C.阴离子交换柱　D.血液滤过器

E.肝素-醋酸钠缓冲液　箭头表示液体流动方向

　　4.分子吸附再循环系统(molecular adsorbent recirculating system,MARS)　MARS作为临床上治疗肝衰竭最有效的治疗方法,近年随着分子生物学技术的不断进步,其临床应用范围不断扩大,逐渐应用于重症中毒、多器官功能衰竭及尿毒症等其他原因引起的瘙痒等。其基本组成包括3个循环系统:血液循环系统、白蛋白透析液循环系统及透析液循环系统。由一个双面植入白蛋白的高通量聚砜膜滤器和1.5L 5%～10%白蛋白的透析液环路组成,血流速度120～150mL/min,20%循环白蛋白流量120～150mL/min,透析液的流量为100～120mL/min,每次循环6～8h。透析液由活性炭和树脂先后吸附后再与高通量透析装置连接,透析液再生重复使用,透析液中的白蛋白吸附血浆中毒素,而血液中的小分子毒素可以弥散进入透析液中。含毒素的透析液分别经活性炭及阴离子交换树脂和碳酸氢钠透析再生,恢复清除能力,如此循环,完成毒素的清除(见图1-2-3)。

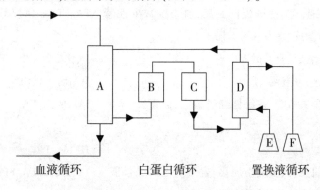

血液循环　　　　　　白蛋白循环　　　　　置换液循环

图1-2-3　MARS治疗模式示意

A.血浆分离器　B.活性炭罐　C.树脂罐　D.血液滤过器　E.置换液

F.废液　箭头表示液体流动方向

5. 血浆成分分离和吸附（filtratrate plasma separation and adsorption，FPSA） 该治疗方法是先将血浆分离后，采用 Albuflow 膜，其分子截留量为 250kDa，允许 70% 的血浆白蛋白及相同大小的蛋白质通过，经由一个中性树脂和一个阴离子交换树脂吸附柱吸附与白蛋白结合的毒素，然后血液返回血循环，再经过高通量透析后返回患者体内。该治疗方法要求的血流量较高，为 200～300mL/min，因为需要较大的血浆吸附量。该疗法主要用于急、慢性肝衰竭，对结合胆红素、肌酐、胆酸等清除效果好。但该疗法导致低血压及白细胞增多较常见，且需要补充大量胶体及白蛋白，由于肝素及凝血酶Ⅲ的丢失，易出现凝血。

6. 免疫吸附（immunoadsorption，IA） 该疗法是将抗原、抗体或某些具有特定物理化学亲和力的物质作为配基与载体结合，制成吸附柱，利用其特异性吸附性能，选择性或特异性清除患者血液中的致病物质，从而起到治疗疾病的目的。临床应用广泛，主要用于治疗风湿性疾病、急进性肾炎、神经系统疾病等。主要操作过程为：先用血浆分离器分离血浆，然后进入第一个吸附柱，血浆中的 IgG 被吸附在蛋白 A 表面。与此同步，第二个吸附柱保存自动冲洗液。当第一个吸附柱吸附抗体饱和后，第二个吸附柱也冲洗完毕，两个吸附柱工作状态自动进行切换，即此时第二个吸附柱开始吸附血浆中的 IgG，而第一个吸附柱开始再生。此时蛋白 A 上结合的 IgG 与蛋白 A 解离脱落，随即被液体冲走，进入废液袋内弃掉，当 IgG 完全解离洗脱后，缓冲液 pH 逐渐恢复至 7，蛋白 A 恢复吸附能力。当第一个柱再生完毕时，第二个柱吸附 IgG 又达到饱和，两个吸附柱工作状态再次进行切换（每次 10min）。吸附后的血浆重新输回患者体内。

（二）血浆吸附疗法频度

血浆吸附疗法频度取决于致病因子的分布容积、半衰期、反弹时相及治疗的置换量。一般治疗后 24～48h 血管内外蛋白达平衡，血浆吸附频率一般间隔 24～48h 较宜。致病物质的分布容积决定了单次治疗对其清除的效率，致病物质的半衰期决定其治疗后的血浆反弹速度和治疗间隔时间。

（三）常见疾病血浆吸附治疗概况

常见疾病血浆吸附治疗概况见表 1-2-3。

表 1-2-3　常见疾病血浆吸附治疗概况

疾病分类	疾病名称	吸附模式	疗效
中毒性疾病	药物中毒、毒物中毒、生物毒	IA、MARS、CPFA	+～+++
血液系统疾病	球蛋白血症、冷球蛋白血症、血小板减少性紫癜、血友病、多发性骨髓瘤	PA、FPSA、IA、PA、CPFA	+～++
脓毒症	各种感染及合并的 MODS	IA、PA、MARS、CPFA、FPSA	+～+++
肝脏疾病	肝昏迷、肝衰竭	MARS、PA、CPFA FPSA	++
风湿病	类风湿关节炎、系统性红斑狼疮、血管炎、干燥综合征	IA、PA、CPFA	++
高脂血症	家族型高脂血症	HELP、DSC	+++
神经疾病	重症肌无力、多发性硬化、吉兰-巴雷综合征、慢性炎症性脱髓鞘性多发神经根炎	IA、PA、CPFA、FPSA	++
皮肤疾患	天疱疮、毒性表皮坏死、史-约综合征	IA、PA、CPFA、FPSA	+～++
肾移植	肾移植排斥反应、PRA 阳性受者移植前治疗	IA、PA、CPFA、FPSA	++

续表

疾病分类	疾病名称	吸附模式	疗效
产科疾病	重度血型不合型妊娠	DSC、IA、PA、CPFA、FPSA	+ ~ + +
肾脏疾病	肺肾综合征、急进性肾小球肾炎、溶血性尿毒症综合征、脂性肾病、难治性局灶节段肾小球硬化症、难治性膜性肾病、重症狼疮肾炎	IA、PA、CPFA、FPSA、DSC、HELP	+ ~ + + +

第六节　血液灌流

血液灌流(hemoperfusion,HP)是指将患者的血液引出体外,利用吸附的原理,通过不同种类的灌流器来清除体内有害物质(代谢产物、药物、外源性毒物等),最后将净化后的血液回输体内的一种血液净化疗法。它也可与其他血液净化方式联合使用。

一、血液灌流设备

血液灌流需要的主要设备包括灌流器、循环管路及动力装置、加温装置及监测装置等。其中,灌流器是血液灌流的核心,灌流器内填充不同种类的吸附材料。理想的吸附材料有以下标准:①无毒、无过敏反应;②与血液接触不发生理化反应;③具有良好的机械强度,耐磨损,不发生微粒脱落,不变形;④具有较高的血液相容性;⑤具有强大的吸附能力。

目前常用灌流器的吸附材料有活性炭、树脂、多糖类吸附材料等。

1. **活性炭**　活性炭孔径较小,孔隙率高,孔径分布较宽,吸附速度快、吸附容量高,是一种良好的广谱吸附剂,但吸附选择性低,机械强度差。1964年Yatzidis等首先应用活性炭对尿毒症患者进行血液灌流治疗,发现其对肌酐、尿酸、酚类化合物等小分子物质吸附较好,但炭粒脱落引起栓塞和生物相容性差的问题相对突出。1968年张明瑞教授等将微囊技术应用于活性炭的包裹,解决了血液相容性差和微小炭粒脱落的问题,后来的学者相继开发了新的包裹材料和包裹方法。目前已使用的包裹材料有火胶棉、白蛋白、纤维素、丙烯酸水凝胶、聚乙烯醇、交联明胶等。

2. **树脂**　树脂是一类具有网状立体结构的高分子聚合物,根据合成的单体及交联剂的不同分类,在其骨架上带有交换基团的称为离子交换树脂,不带有交换基团的称为吸附树脂。离子交换树脂主要用于吸附血液中带有正、负电荷的物质,主要靠化学吸附作用原理。如日本可乐丽BL-300采用阴离子交换树脂,吸附血液中的胆红素和胆汁酸。而吸附树脂按其骨架上是否带有极性基团,可分为极性吸附树脂(含极性基团,易吸附极性大的水溶性物质)和非极性吸附树脂(不含极性基团,易吸附脂溶性物质)。不同物理结构的吸附树脂,孔径和表面积的大小是其吸附性能的重要影响因素。

3. **多糖类吸附材料**　多糖类吸附材料如琼脂糖、壳聚糖和纤维素等,属于天然高分子材料,用于血液灌流时需要进行一定的修饰,以提高其对目标物质的吸附选择性。

二、血液灌流的适应证

(1)急性药物或毒物中毒。

（2）尿毒症，尤其是顽固性瘙痒、难治性高血压。

（3）重症肝炎，特别是暴发性肝衰竭导致的肝性脑病、高胆红素血症。

（4）脓毒症或系统性炎症反应综合征。

（5）银屑病或其他自身免疫性疾病。

（6）其他疾病，如精神分裂症、甲状腺危象、肿瘤化疗等。

三、血液灌流的禁忌证

对灌流器及相关材料过敏者。

四、血液灌流的副作用

（1）生物不相容性。

（2）吸附颗粒栓塞。

（3）凝血功能紊乱。

（4）贫血。

（5）体温下降。

（6）空气栓塞。

五、血液灌流的临床应用

血液灌流在临床应用过程中主要有 2 种模式，即全血吸附和血浆吸附。全血吸附所用的灌流器一般采用广谱型吸附材料，同一灌流器可用于多种疾病的治疗。吸附过程中血细胞与吸附材料直接接触，因此吸附材料的生物相容性决定了不良反应的发生率。因此施行全血吸附必须具备 2 个条件：一是吸附材料要有一定的空隙，使血液顺畅通过而不致损伤血细胞；二是吸附材料需用外包裹生物相容性好的材料以提高生物相容性。血浆吸附需要用到血浆分离器，其优点在于血细胞与血浆分离，不会对细胞有形成分产生破坏，不良反应发生率较低。此外，血浆吸附干扰因素更少，对清除有害物质更为高效。在临床上血液灌流应用于多种疾病，最常见的是药物与毒物中毒，以及尿毒症。

1. **药物与毒物中毒**　药物与毒物中毒是临床常见的急症，抢救此类患者时常需要将常规内科手段与血液净化技术联合起来。研究证实，对于脂溶性高、蛋白结合率高的药物与毒物，血液灌流的临床效果要明显优于血液透析。临床常见的中毒如神经安定类药物、抗抑郁药物、地高辛、有机磷等中毒，血液灌流有良好的效果。对于百草枯中毒，虽然服用一定剂量的百草枯后最终预后不佳，但是及时、连续的血液灌流可能预防肺纤维化，延长生存时间。

2. **尿毒症**　根据分子量的大小不同，尿毒症毒素可分为小分子毒素和中大分子毒素，单一的血液透析可能无法充分清除体内中大分子的尿毒症毒素。研究表明普通血液透析联合血液灌流相对单纯血液透析而言，能更有效地清除中大分子毒素，并且提高患者生活质量和远期生存率。

六、几种特殊的灌流器

1. **多黏菌素 B 灌流器**　将多黏菌素 B 设置在聚苯乙烯纤维上，用以吸附内毒素。1994 年日本最早使用该装置。内毒素是革兰阴性菌外膜的主要成分，在脓毒症病理生理过程中是一个早期且关键的因素，它能导致细胞因子释放、补体活化以及凝血因子激活。多黏菌素 B 灌流器能够吸附血液循环中的内毒素,从而阻止脓毒症级联瀑布的进展。一项纳入了28个研究的荟萃分析表明,多黏菌素B灌流器的使用与血压升高、多巴胺使用剂量减少、更好的氧合指数和死亡率降低密切相关。除了脓毒症外,多黏菌素B吸附柱在急性呼吸衰竭(包括急性呼吸窘迫综合征和间质性肺炎)的应用也显示了比传统治疗明显的优势,但是具体何种机制参与了病情改善仍有待进一步研究。目前的研究发现,使用多黏菌素B灌流器灌流后的患者一些细胞调节因子水平和分泌这些细胞因子的活化细胞水平有一定程度的下降,早期且持续长时间的灌流获益更加明显。

2. β$_2$微球蛋白灌流器 含多孔纤维素珠和疏水有机化合物的Lixelle柱于1996年开始在日本应用,用于防治透析相关淀粉样变,2015年被美国FDA批准用于临床。一个纳入了日本138家医疗机构共345人的调查显示,应用Lixelle能改善大多数患者的整体症状或能阻止透析相关淀粉样变的进展。

3. 胆红素吸附灌流器 肝衰竭患者常常合并严重的胆红素代谢紊乱,高胆红素血症可直接对中枢系统产生严重影响,同时累及肾脏、凝血功能及心血管系统等。目前已有胆红素吸附灌流器应用于临床,将分离后的血浆经过灌流器以吸附有害物质,比如日本的Prasorba BR350和国产的BS330胆红素吸附灌流器,其在高胆红素血症治疗中的有效性和安全性已得到验证。

第七节 连续性肾脏替代治疗

为区别于间断性肾脏替代治疗(intermittent renal replacement therapy,IRRT),Scribner等于1960年首次提出了连续性肾脏替代治疗(continuous renal replacement therapy,CRRT)概念,之后Kramer于1977年创造性地应用连续性血液滤过治疗药物无效的水中毒患者,从而改写了血液净化领域只存在间断性血液透析治疗的历史,并陆续衍生出一系列CRRT技术,如连续性动脉-静脉血液滤过(CAVH)、连续性静脉-静脉血液滤过(CVVH)、连续性静脉-静脉血液透析滤过(CVVHDF)、缓慢连续性超滤(SCUF)、连续性高流量透析(CHFD)、高容量血液滤过(HVHF)等。

CRRT不仅仅是一种治疗肾功能不全的医疗技术,且能通过超滤、灌流、吸附等一系列新技术,在调节水、电解质、酸碱平衡的同时,清除体内各种代谢产物、毒物、药物及致病性生物分子等,因此其治疗范围已远远超出肾脏病领域。CRRT的应用从严重创伤、脓毒症、急性胰腺炎、化学性中毒等,到人工肝支持系统、严重心衰、严重急性呼吸衰竭等的辅助治疗,成为各种危重急症救治的重要支持措施。1982年4月,美国FDA批准在ICU病房应用CRRT,并且在合并急性肾衰竭的重症患者治疗中证实CRRT疗效显著。由于上述原因,CRRT已大大超出了单纯肾脏疾病的治疗范畴,CRRT这一名词不能完全概括此项技术的实际应用价值,因此,提出了连续性血液净化(continuous blood purification,CBP)的概念,这种治疗方式可使多器官功能衰竭患者平稳地进行肾脏或非肾脏病替代治疗,具有广泛的应用前景。1995年在美国圣地亚哥召开的首届国际性CRRT学术会议上,CRRT被正式定义为:所有能够连续性清除溶质,并对脏器功能起支持作用的血液净化技术。CRRT技术具有IRRT不可比拟的优越性,更加接近人体生理性物质清除过程,保证患者血流动力学稳定,不断清除循环中存在的毒素和炎症介质等物质,并能持续稳定地控制氮质血症及水、电解质平衡。如今,CRRT已经作为一种重要的、成熟的血液净化治疗模式应用于肾脏替代治疗领域,尤其是在重症患者救治中已基本上取代了IRRT。

一、CRRT 的作用原理

CRRT 主要利用不同的溶质清除方式来清除致病因子,常见的溶质清除方式有 4 种:弥散、对流、吸附和置换。

1. 弥散 血液透析半透膜两侧的溶质浓度差是弥散的动力,可以透过半透膜的溶质从浓度高的一侧向浓度低的一侧迁移,最终两侧浓度逐渐达到相等。弥散的速度要取决于溶质分子自身的布朗运动。相同条件下布朗运动剧烈程度与分子的质量呈负相关,分子量越小则布朗运动越剧烈,溶质被清除的效率越高。血液透析主要通过弥散清除溶质,多用于小分子物质(分子量 <500Da)的清除,如尿素氮、肌酐、尿酸、胍类、胺类等小分子溶质。

2. 对流 血液透析器半透膜两侧跨膜压是对流清除溶质的原动力,跨膜压驱动液体从压力高的一侧流向压力低的一侧,液体中的溶质也会随之穿过半透膜而被清除。影响对流机制溶质清除的因素有血液透析器膜面积、跨膜压、筛选系数及血流量等。血液滤过清除溶质主要凭借对流机制,可用于清除中分子量物质(分子量 5 000Da 左右),如一些多肽类物质。

3. 吸附 血液透析器膜材料表面带有不同基团,具有相应的分子化学结构和极化作用,在正、负电性或在范德瓦耳斯力的作用下,许多物质可以被膜材料表面吸附。吸附能力大小主要与溶质分子和膜的化学亲和力及膜的吸附面积、容积相关。大分子物质(分子量 50 000Da 左右)吸附清除效果好。

4. 置换 即利用血浆分离器分离清除患者异常血浆后,再将血液中正常细胞成分加入正常人的新鲜冰冻血浆或代血浆等置换液输回体内;或将异常血浆分离后,用吸附法去除血浆中有害物质再输回体内。主要用于自身免疫性疾病、中毒和肝衰竭等。主要清除体内大分子量的物质,如异源性蛋白质、过敏原、自身抗体,以及脂溶性(或水溶性)药物、毒物等。

二、CRRT 的治疗模式

1. 连续性动脉 - 静脉血液滤过(continuous arteriovenous hemofiltration,CAVH) 利用人体自身的动、静脉压力作为体外循环的驱动力,主要应用对流、超滤原理清除溶质及水分,超滤作用具有自限性(与人体自身动脉压力成正比),可以持续 24h 以上治疗,且对人体血流动力学影响较小,操作原理简单,适用于医疗设备匮乏的基层医院。但是由于其超滤作用受限于人体本身的动脉静脉压力差,因此清除水分及溶质能力较差,尤其不适用于循环状态不稳定、低血压的重症患者。

2. 连续性静脉 - 静脉血液滤过(continuous venovenous hemofiltration,CVVH) CVVH 治疗原理与 CAVH 相同,但是克服了后者的技术缺陷。CVVH 采用单针双腔中心静脉导管建立体外循环血管通路,通过机器血泵驱动体外血流进行循环。由于使用了先进的新一代治疗血泵及液体控制装置,血流量及液体出入量平衡不仅扩大了选择范围,而且调节更加精确。CVVH 不会对动脉造成穿刺损害,因而极大减少了血管通路并发症。目前 CVVH 已经成为临床最常使用的标准 CRRT 治疗模式。

3. 连续性静脉 - 静脉血液透析滤过(continuous venovenous hemodiafiltration,CVVHDF) CVVHDF 是在 CVVH 基础上发展起来的,通过增加透析模式以弥补 CVVH 对于尿素等小分子毒素清除不足,溶质清除模式由“单纯对流”转变为“对流 + 弥散”,不仅能够有效清除中大分子毒素,而且增加了小分子毒素的清除,清除效率增加了 40%。尤其适用于高分解代谢的患者。

4. 缓慢连续超滤(slow continuous ultrafiltration,SCUF) 主要以对流的方式清除溶质,但是由于无置换液及透析液参与治疗,因此溶质清除作用较差。临床主要用于细胞外液水负荷过重、难治性水中毒、心衰等患者的治疗。

5. 连续高通量透析（continuous high flux dialysis，CHFD） 这个系统包括连续性血液透析和一个透析液容量控制系统,应用高通量血滤器,10L 碳酸氢盐透析液以 100mL/min 的速度再循环。超滤过程由速度不同的两个泵所控制,第一个泵输送已加温的透析液,第二个泵调节透析液流出量和控制超滤。该系统既可以控制超滤又可保证对流,与单纯血液透析相比,能增加清除大分子物质的作用,是对流及弥散最优化的结合,可弥补中分子物质清除的不足。适用于伴有高分解代谢的 ARF、脓毒症、MODS 患者,这些患者血浆中的中分子物质(分子量 500～5 000Da)增高,如化学介质、血管活性物质及细胞因子(TNF、IL-1 等)。

6. 高容量血液滤过（high volume hemofiltrition，HVHF） 标准的 CRRT 治疗置换液剂量(1～2 L/h)被认为是"肾脏替代治疗剂量",而非"脓毒症治疗剂量"。HVHF 是在标准 CRRT 治疗基础上发展起来的,原理为通过增加置换液输入量以提高对中大分子溶质的清除效率,适用于感染性休克、脓毒症、MODS 等体内免疫炎症反应失控的患者的治疗。HVHF 标准治疗模式有 2 种:超滤量 3～4L/h 的标准 CVVH 模式;夜间采用标准 CRRT 模式,白天超滤量提升至 6L/h、24h 超滤量 >60L。

三、CRRT 的血管通路

1. 动、静脉直接穿刺或分别置管 早期 CAVH 治疗模式利用人体自身动-静脉压力差来驱动体外循环,缺点是:①能够提供的血流量低,在低血压时不能够满足治疗的需要;②易发生血管通路相关并发症,如血肿、血栓及感染等。一般不建议采用。

2. 中心静脉导管（central venous catheter，CVC） 分为单腔导管与双腔导管两种,前者在 CRRT 治疗中已较少应用,目前中心静脉单针双腔导管在临床应用最为广泛,血流量可以达到 CRRT 治疗 150～250mL/min 的要求。导管材质包括聚四氟乙烯、聚乙烯、聚氨酯及硅胶,其中前两种材质较硬、对血管损伤较大;聚氨酯硬度适中,利于操作,且插入体内后在血液温度中又变得柔软,尤其适用于短期 (1～2 周)CRRT 治疗;硅胶导管最为柔软、对血管内膜刺激作用较小,适用于需要长期(3～4 周)留置的 CRRT 治疗。置管部位最常选择股静脉、颈内静脉、锁骨下静脉及颈外静脉。导管规格选择:右侧颈内静脉(11.5～12)Fr×(13.5～16)cm、左侧颈内静脉(11.5～12)Fr×(19.5～21)cm、股静脉(11.5～12)Fr×23cm。

3. 动静脉内瘘 适用于病情较稳定、意识清楚配合治疗、循环血压状态平稳的患者进行 CRRT 治疗,且一般治疗时间不超过 12h。

四、CRRT 的抗凝治疗

合理的抗凝策略是 CRRT 的重要组成部分,其目的在于维持体外循环正常进行,延长滤器使用寿命及保证 CRRT 顺利实施。CRRT 抗凝原则包括以下几个方面:抗凝药物防止透析及管路凝血作用强,而致患者出血风险小;抗凝药物副作用小、监测方便,使用过量后有相应拮抗剂治疗。

（一）CRRT 滤器及管路凝血机制

(1)治疗过程中患者血液与滤器及管路接触后,刺激血细胞分泌组织因子(TF),并吸附、激活凝血因子Ⅻ(又称接触因子),引发凝血反应。CRRT 治疗过程中空气可能进入管路,当血液与空气接触时也容易发生凝血反应。

(2)滤器由聚砜类或纤维素等高分子物质构成,表面积大且呈网状结构,容易吸附纤维蛋白,并进一步黏附血小板,其黏附的血小板可结合血液中的钙离子、激活因子Ⅱ和因子Ⅹ,从而放大凝血效应。

(3)患者血管通路不畅时血泵抽吸对血小板有机械激活作用,或患者处于循环不稳定低血压状态致血流停滞。

(4)脓毒症患者常伴凝血功能紊乱状态,包括血小板和(或)凝血系统的激活、抗凝系统的受损等。

(二)抗凝药物及剂量

1.肝素 肝素是由葡萄糖胺和葡萄糖醛酸交联而成的黏多糖酯,普通肝素由不同片段(5~30kDa)肝素制成,主要通过肾脏代谢,血浆半衰期0.5~2h(平均50min),肾功能不全时,可延长至3h。其抗凝机制是可与血浆中的抗凝血酶Ⅲ(ATⅢ)结合成复合物并通过ATⅢ起作用,抑制因子Ⅱa和因子Ⅹa而达到抗凝效果。但是有发生出血、血小板减少的副作用。

普通肝素应用于CRRT分两个步骤:先用含12 500U肝素的1L生理盐水预冲洗滤器及管路;通过血管通路时,在滤器前应用负荷剂量肝素后再持续注入,常用负荷剂量5~10U/kg,维持量为3~12U/(kg·h)或500U/h,大部分患者可获得满意的抗凝效果。应定时监测患者凝血功能,保证滤器后活化凝血时间(ACT)较正常延长50%,一旦过量可使用鱼精蛋白进行中和(鱼精蛋白1mg:肝素100U)。

2.低分子量肝素(LMWH) 与凝血酶(Ⅱa)的亲和力下降,故抗凝作用(致出血)减弱,对凝血时间影响较小,而LMWH与ATⅢ的结合力增强[比值为(2:1)~(4:1),明显高于普通肝素],故具有较强的抗Ⅹa活性,从而保留了抗栓活性,这样就使抗血栓作用与出血作用分离,保持了肝素的抗血栓作用而降低了出血的危险。低分子量肝素半衰期约2倍于普通肝素,且引起血脂异常、骨质疏松等不良反应的风险比普通肝素低。缺点是可能会造成出血及血小板减少的风险,过量后应用鱼精蛋白中和效果较差(20%~50%)。

低分子量肝素首剂静脉滴注(抗Ⅹa活性)15~20U/kg,追加量为5~10U/(kg·h),根据凝血功能指标变化及监测抗Ⅹa因子活性进行剂量调整。

3.局部枸橼酸抗凝 枸橼酸通过螯合血液中钙离子使局部钙离子浓度降低,从而阻断机体凝血瀑布反应过程中凝血酶原转变为凝血酶过程,起到抗凝作用,而补充足量钙离子即可恢复正常的凝血功能。因此,理论上只要在血液进入患者体内前补充足量的钙,就不会影响患者体内的凝血功能。与肝素相比较,出血风险低,无肝素相关的血小板减少及过敏反应等;且有研究表明,降低钙离子后,还可抑制补体激活,具有抗炎和抗氧化应激的作用。但是在治疗过程中需定期检测静脉端和外周血的血清钙离子浓度。主要不良反应是代谢性碱中毒和低钙血症(游离钙低于0.09mmol/L)。当患者存在肝功能障碍、低氧血症或严重循环衰竭时,枸橼酸根代谢减慢,易蓄积,可能导致患者出现严重酸中毒,此时最好不采用此抗凝方式。

尽管局部枸橼酸在CRRT中越来越受到重视,但由于抗凝方式和患者监护复杂性等原因,使其使用受到限制,目前还没有规范化的统一方案。由于枸橼酸根浓度测定较难普及,临床目前最常用的监测方法是测定体内血清离子钙水平,结合血气分析判断枸橼酸根的代谢情况,因此其准确度受到动脉端枸橼酸输入速度、血清总钙水平、滤器枸橼酸清除系数、血流量、置换液流量、超滤率、贫血状态、血液再循环率、枸橼酸代谢速率等诸多因素的影响。另外,枸橼酸抗凝的补钙速度问题尚未完全解决,枸橼酸根与钙或镁螯合的比例目前还不是很清楚。

4.其他可用于CRRT治疗的抗凝剂

(1)阿加曲班:为人工合成的高度选择性凝血酶抑制剂,能特异性、可逆性与凝血酶活性部位结合,不仅对循环中凝血酶,而且对与纤维蛋白结合的凝血酶均具有抑制作用,因此具有良好的抗纤维蛋白形成和抗血小板积聚作用。本药对凝血因子X和纤溶酶的抑制作用很小,不引起出血时间的延长。阿加曲班抗凝作用不依赖于ATⅢ,适用于先天性或后天性ATⅢ缺乏的血液透析患者,也适用于应用肝素诱发血小板减少的血液透析患者,也可在CRRT中使用。

(2)萘莫斯他:是近年来研制的一种蛋白酶抑制剂,能抑制因子X和因子Ⅻ活性。萘莫斯他采用滤器前持续泵注方式给药。由于萘莫斯他能抑制胰蛋白酶活性,所以特别适合于重症胰腺炎CRRT的抗凝治疗。与肝素相比,萘莫斯他降低血液中TF、升高组织因子途径抑制物(TFPI)的作用不明显。因此,在达到相同的活化部分凝血活酶时间(APTT)时,对凝血酶原时间(PT)的延长作用较肝素弱。

(三)无抗凝药物的CRRT

对于某些特殊的患者,如严重的凝血功能障碍、肝功能异常、对抗凝药物过敏、持续低氧血症或循环衰竭等无法应用枸橼酸及其他抗凝剂时,需要在无抗凝药物使用的情况下进行CRRT。

无抗凝条件下预防管路和(或)滤器堵塞的方法包括前稀释、肝素盐水预充浸泡滤器和(或)管路或选择本身具有抗凝功能的滤器和(或)管路。前稀释与后稀释相比,管路和(或)滤器寿命显著延长,但溶质清除效率下降。开始引血前使用肝素盐水预充浸泡是很多医院的常规流程,但要注意浸泡的时间需达30min以上,浸泡后需用无肝素盐水冲净管路和(或)滤器中的游离肝素。在治疗中定期用等渗盐水冲回路,一般30~60min冲一次,每次50~100mL。无抗凝剂方法能否进行取决于患者本身的凝血状态,高凝患者很难进行无抗凝剂CRRT。滤器材料方面,应当选用亲水性高的材料如高磺化度的磺化聚醚砜,肝素涂层的血液透析滤器效果尚不确切。

五、CRRT的置换液

CRRT治疗时需要使用大量的置换液,置换液的配制方法及组成成分对机体有直接的影响,如果配制不当,可能出现严重的并发症。目前CRRT置换液主要分为成品置换液与各医疗单位自行配置液两种,建议使用前者,因为成品置换液配置规程严格、各离子浓度稳定、不易产生毒素及致热源物质等。目前我国大多数医院采用的是床旁即配即用的碳酸氢盐溶液,并配比葡萄糖注射液或无菌注射用水以降低其Na^+浓度(渗透压)。下面介绍一下常见的置换液配方:

1. **林格乳酸盐溶液** 该溶液含钠135mmol/L,乳酸盐25mmol/L,钙1.5~3.0mmol/L,并可根据需要,另外补充Ca^{2+}、Mg^{2+}和K^+。此配方不含葡萄糖。不适用于肝功能障碍及高乳酸血症患者。

2. **Kao lan配方** 第一组为等渗盐水1 000mL+100g/L氯化钙溶液20mL,第二组为4.5g/L盐水1 000mL+NaHCO₃溶液50mmol,交替输入。此配方也不含葡萄糖。

3. **Port配方** 第一组为等渗盐水1 000mL+100g/L氯化钙10mL,第二组为等渗盐水1 000mL+500g/L硫酸镁1.6mL,第三组为等渗盐水1 000mL,第四组为50g/L葡萄糖液1 000mL+NaHCO₃250mL。此配方含钠量较高,是考虑到全静脉营养液中Na^+含量偏低的缘故。必要时可以将1 000mL等渗盐水换成4.5g/L盐水,钠可降低19mmol/L。其葡萄糖浓度为65mmol/L。

4. **改进的Port配方** A液:生理盐水3 000mL+50g/L葡萄糖液1 000mL+100g/L氯化钙10mL+250g/L硫酸镁3.2mL(依患者血钾水平加入适量100g/L氯化钾溶液5~10mL)。B液:50g/L碳酸氢钠250mL。以上两组液体不同通道同步输入,B液不加入A液中以免发生离子沉淀。葡萄糖浓度同Port配方。可将Port配方的部分葡萄糖用注射用水替代,可根据不同需要将葡萄糖浓度控制在0~65mmol/L。

5. on-line 血液透析滤过机联机生产置换液　常用的有 B. Brown dialog$^+$,Gambro-200、Gambro-100,Fresenius 4008E 等。

6. 枸橼酸钠溶液置换液配方　枸橼酸钠 13.3mmol/L、氯化钾 3.0mmol/L、氯化钠 100.0mmol/L,使用前每袋置换液加入 500g/L 葡萄糖溶液 8mL。此配方中含有 Na$^+$135mmol/L、HCO$_3$$^-$ 28mmol/L、K$^+$3.0mmol/L、Cl$^-$111.5mmol/L、Ca^{2+}1.5mmol/L、Glu 10.1mmol/L。另需将 100g/L 葡萄糖酸钙溶液以 15~30mL/h、250g/L 硫酸镁溶液以 0.624mL/h 的速率持续从静脉注入。由于 Ca^{2+}、Mg^{2+}易与碱性溶液发生反应产生沉淀,故均应另建静脉通路输注。

7. 置换液中的离子　Na$^+$是置换液中的主要阳离子,它可以自由通过滤器,在 CRRT 治疗过程中保持生理水平的 Na$^+$浓度对稳定患者的心血管功能有重要作用。Na$^+$也是维持渗透压的主要离子。Na$^+$浓度过低可导致患者低血压,浓度过高不仅会引起高血压,还会加重患者心脏负担导致心衰。K$^+$是维持细胞静息膜电位的重要离子,也参与调节细胞内的渗透压以及体液的酸碱平衡。肾衰竭患者血 K$^+$水平往往高于正常,因此置换液大多不含 K$^+$或 K$^+$的含量明显低于生理浓度。Ca^{2+}是机体各项生理活动不可缺少的离子,参与肌肉收缩过程、神经递质合成与释放、激素合成与分泌,作为凝血因子参与凝血过程,也是骨骼构成的重要物质。可根据患者的血 Ca^{2+}及 PTH 水平在置换液中加入适量的 Ca^{2+}。Mg^{2+}有维持生物膜电位的作用,并几乎参与人体所有的新陈代谢过程,但 ARF 患者体内 Mg^{2+}的水平差异较大,需根据血 Mg^{2+}水平调整置换液 Mg^{2+}浓度。但是由于 Ca^{2+}、Mg^{2+}对渗透压影响较小,且 Ca^{2+}与碱性溶液易发生反应形成沉淀,所以有些配方不含有 Ca^{2+}、Mg^{2+}。

六、CRRT 的临床应用

CRRT 临床应用非常广泛,涉及多个临床学科,主要源于其强大的血流动力学稳定功能,因为:①CRRT治疗时,由于能够持续缓慢地脱水,血流动力学稳定,对血压影响较小,不会造成脏器缺血,因此能够降低缺血再灌注的发生率,对肾功能的恢复及机体的其他脏器都有很好的保护作用。②持续清除体内的毒素,使其一直处于较低的水平,稳定机体内环境。③CRRT 持续进行,可以不断地补充水分、营养物质、治疗用药,具有强大的液体管理功能。④CRRT 治疗时置换液量大,置换液温度大约在 37℃,这样可以降低高热患者机体的温度,减轻应激反应,减少各种炎症介质的产生。⑤CRRT 治疗时能够保持体液酸碱平衡、离子稳定,细胞内外和血管内外的渗透压稳定,这是维持细胞膜活动基本的条件。⑥CRRT 通过多种方式清除溶质,其中对流起主要作用,对大、中分子物质主要靠对流和吸附来清除,对小分子物质主要是通过对流和弥散来清除。因此,CRRT 除了能清除血肌酐、尿素氮等小分子溶质外,还可以清除许多导致危重疾病发生、发展的炎症介质和毒性物质等中、大分子溶质,截断炎症介质的瀑布效应,如 TNF-α、IL-1、IL-6、IL-8、PAF、心肌抑制因子等,减轻这些炎症因子对脏器的损害。随着现代医学的进一步发展,"大数据"医学的逐渐完善,CRRT 的临床适应证亦日趋广泛(见图1-2-4)。

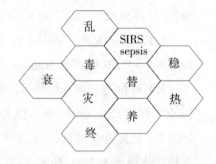

图1-2-4　CRRT 的临床适应证

1. "衰"——多种脏器功能衰竭　急、慢性肾衰竭伴心力衰竭、呼吸衰竭、肝衰竭等多器官功能障碍综合征(MODS)的患者常伴有血流动力学不稳定,机体处于高分解代谢和容量负荷状态,IRRT 清除溶质和水的速度快,故容易导致低血压,而低血压可能加重肾脏损伤,延长急性肾衰竭的恢复时间。

CRRT 有缓慢、等渗性去除液体等优势，在休克和严重液体超负荷状态下，即使去除大量液体，仍能保持血流动力学的稳定，使末梢血管阻力和心输出量增加，改善心血管功能，并且溶质清除率高，营养改善好，且能清除细胞因子。已有大量研究证实早期和预防性使用 CRRT 技术有利于快速纠正水、电解质和酸碱平衡紊乱，为原发病的治疗创造条件，且可促进肾功能恢复，改善患者预后。

2. "乱"——代谢紊乱　对于伴有严重水肿、钠水潴留、严重电解质紊乱及酸碱失衡、特殊酸中毒、甲状腺功能亢进危象等代谢紊乱的重症患者，CRRT 能够更平稳、有效地清除水分，改善内环境紊乱，尤其伴有严重高钠血症或低钠血症的患者，CRRT 可精确控制血钠下降或上升的速度，减少渗透压改变过快所致并发症的发生。对于 AKI 合并严重酸中毒患者，CRRT 能纠正代谢紊乱并改善患者生存预后。乳酸是葡萄糖无氧酵解的最终产物，在体内堆积导致严重的代谢性酸中毒，继而引起心肌收缩功能降低，对内外源性儿茶酚胺丧失反应，肝、肾血流量减少，清除乳酸的能力减弱，从而形成恶性循环。CRRT 可利用对流原理缓慢持续地清除溶质，纠正内环境紊乱，并清除一定量的乳酸分子。

3. "毒"——各种中毒　临床常见中毒包括药物中毒、毒菌中毒、鱼胆中毒、农药中毒、毒蛇咬伤、蜂蜇伤等。CRRT 联合血液灌流治疗百草枯患者疗效优于单纯血液灌流患者，且可降低短期死亡风险。CRRT 治疗亚铁氰化钠和甲醇中毒时，可缩短住院时间，明显改善预后。

4. "灾"——自然灾害及公共卫生事件　自然灾害常导致挤压综合征，又称创伤性横纹肌溶解，由于大量肌纤维受损，肌细胞内容物释放入血，引起肌红蛋白血症和肌酸磷酸激酶升高，可发生急性肾衰竭，是一种可严重危及生命的全身性疾病，在血液净化技术出现前本病死亡率高达 80% ~ 90%。CRRT 采用高/超高通量滤器，能够持续清除肌红蛋白、纠正内环境紊乱、碱化尿液等，明显优于普通透析。"5·12"汶川地震后，CRRT 在伤员的救治中发挥了不可或缺的作用。埃博拉病毒感染暴发引发的公共卫生事件中，CRRT 被推荐为最初治疗。

5. "S"——全身炎症反应综合征（SIRS）和脓毒症（sepsis）　SIRS 或脓毒症是 CRRT 最常应用的非肾脏适应证，是机体炎症细胞被某种损害因子过度激活后产生大量炎症介质，最终导致机体对炎症反应失控而引起的全身性炎症反应状态。SIRS 或脓毒症时血循环中不仅存在促炎介质如 TNF – α、IL – 6 和 IL – 1，也存在抗炎介质 IL – 10、IL – 1ra、可溶性 TNF(sTNFR) – Ⅰ和 sTNFR – Ⅱ，这两类介质均与患者死亡率密切相关。CRRT 具有清除大、中分子物质的能力，通过对流、弥散、吸附作用，迅速清除机体循环内瀑布样连锁反应产生的炎症介质，有效降低血中炎症介质水平，降低心、脑、肺、肾的损伤程度，对 SIRS 病程的发生和发展产生积极的影响。

6. "替"——重大手术围手术期的替代治疗　CRRT 常应用于器官移植、干细胞移植、心脏手术等重大手术围手术期的治疗。一项入组 30 例心脏移植术后患者的研究，患者均伴有肾功能损伤及水负荷过重，CRRT 治疗组可明显改善肾功能预后，优于呋塞米针治疗组。而对于干细胞移植术后并发败血症的患者，CRRT 可以明显改善其生存预后。

7. "稳"——稳定内环境　CRRT 不仅具有强大的稳定内环境作用，而且可以稳定炎症反应，稳定细胞功能及免疫状态。对伴有严重代谢性酸中毒或乳酸酸中毒的患者，CRRT 采用碳酸盐置换液，能够更平稳、有效地改善患者的酸碱失衡，且持续维持稳定。对 38 例 SIRS 及脓毒血症患者的研究中，于 CRRT 治疗不同时段测定 CD3$^+$、CD4$^+$、CD8$^+$、CD25$^+$ T 细胞亚群频率，结果显示 CD3$^+$ 淋巴细胞及 CD4$^+$ T 细胞亚群均逐渐升高，提示 CRRT 可双向调节 T 淋巴细胞亚群，促进免疫系统的活化及重建。

8. "热"——发热与温度调节　CRRT 持续体外循环及血液过滤可有效治疗各种原因所致高热、中暑，且可用于恢复体温及创造人体低温环境。对 33 例热射病患者的研究中，CRRT 组可迅速降低体温,改善患者预后,明显优于对照组。有研究表明,CRRT 创造人体低温环境可有效恢复心搏骤停患者的神经功能。

9."养"——营养支持 危重症患者的营养支持治疗对改善预后至关重要。CRRT 的持续性及稳定性为重症患者提供了强大的营养支持作用。对 42 例重症脓毒血症患者进行的研究发现,CRRT 组患者血白蛋白、前白蛋白和胰岛素样生长因子 1(IGF - 1)水平升高,提示 CRRT 更好地缓解炎症反应,改善患者营养状况。

10."终"——临终关怀 应用透析登记系统对维持性血液透析患者临终前终止透析治疗的现况调查发现,有 92% 患者临终前仍靠血液净化生命支持。

七、CRRT 的前景及展望

CRRT 作为一种新技术,近年来临床应用日益广泛,随着 CRRT 在临床多学科中的应用,肾脏支持的概念日益深入人心,血液净化技术已不再是肾脏病科的独有法宝,而是提高多学科临床救治水平的重要手段。它能很大程度上纠正危重症患者的生理功能紊乱,以维持患者内环境稳定,为进一步原发病治疗争取宝贵时间,使危重症患者得到科学、有效的治疗,从而提高其存活率和生活质量。但是在治疗时机、适应证、治疗剂量等方面仍存在很多争议,尚缺乏大规模、多中心、前瞻性的临床研究。

第八节 持续缓慢低效血液透析

连续性肾脏替代治疗(continuousrenal replacement therapy,CRRT)和间歇性血液透析(inermittent hemodialysis,IHD)作为经典的肾脏替代治疗模式,除用于慢性肾衰竭替代治疗外,还广泛应用于各种原因引起的急性肾损伤、多器官功能衰竭、急性坏死性胰腺炎、严重水电解质酸碱平衡紊乱和急性中毒等,对抢救急危重症患者生命、提高患者长期生存率具有重要意义。而 IHD 血流量大,透析时间短,治疗时患者血容量和溶质浓度波动较大,不能有效模拟肾脏功能,且不能床边治疗,尤其不适用于危重患者。CRRT 可缓慢连续清除水分和溶质,血流动力学稳定,且能清除炎症介质等,但对治疗药物的清除,持续抗凝致出血风险增加,连续性的透析膜反应、频繁配制且更换大量置换液、价格昂贵等弊端限制了 CRRT 的广泛应用。所以临床出现了一种综合 CRRT 和 IHD 优点的杂合式血液透析模式,称为持续缓慢低效血液透析(sustained low - efficiency dialysis,SLED)。1988 年 Kudoh 等首次在常规血液透析机基础上加以修饰,将 SLED 应用于临床。SLED 不仅结合了 IHD 和 CRRT 的优点,而且一定程度上减少了两种方式的缺点和劣势。

一、SLED 治疗技术模式

SLED 可采用普通透析中心的标准透析机(如 F4008S 和 F5008 等)进行治疗,要求透析液流量在 100 ~ 300mL/min。透析液可由机器在线生成,透析液成分按照临床需要变化调节:血钾 3.0 ~ 4.0mmol/L,钙 1.5 ~ 2.5mmol/L,碳酸氢盐 24 ~ 35mmol/L。

治疗时间和周期应根据患者具体病情进行个体化调节,时间在 6 ~ 18h/d,可延长每次透析时间,每周3次,亦可行每日持续低效透析(sustained low – efficiency daily dialysis,SLEDD)。当透析液流量在300mL/min 时,治疗时间常少于8h;当透析液流量 <300mL/min 时,治疗时间常多于8h。有些透析中心进行夜间 SLED,减少了透析对患者白天进行其他诊断和治疗的干扰。

SLED 抗凝主要有以下方法:无肝素抗凝,肝素钠抗凝,局部枸橼酸钠抗凝,其他前列环素、阿加曲班等均可有效抗凝(具体详见抗凝章节)。

二、SLED 的治疗优势

法国 Tassin 透析中心从 1968 年 5 月至 1996 年 6 月透析 876 人,115 人已超过 15 年,其中 14 人超过 25 年。透析时间为每次 8h,每周 3 次,血流量 220mL/min,透析液流量 500mL/min,仅 17% 患者使用促红细胞生成素(EPO),平均 Kt/V 1.85 ±0.41,中分子物质清除指数为 1.51 ±0.45;充分地增加热量和蛋白质的摄取,蛋白分解代谢率(protein catabolic rate,PCR)为(1.41 ±0.32)g/(kg·d),90% 患者开始透析时口服一种或几种降压药物,透析 3 个月后仅不到 5% 的患者服用。

Charra 等指出,Tassin 行长时间透析 30 年,其透析质量非常好,主要是心血管病因死亡率显著低于短时间透析,可能与动脉收缩压在未用降压药物情况下控制良好和透析中低血压发生率低有关。长时间透析不仅为小分子甚至中分子溶质清除提供了较好的透析剂量,而且通过平稳地超滤达到干体重,可实现不用降压药的情况下很好地控制血压,从而降低心血管疾病的发生率。

Kielstein 等研究显示 SLED 和 CRRT 在小分子溶质清除率上相似,尿素氮清除率分别为(52% ±3%)和(53% ±2%),但 SLED 组透析时间明显短于 CRRT 组[(11.7 ±0.1)h 与(23.3 ±0.2)h],提示 SLED 治疗 12h 的效果与 CRRT 治疗 23h 的效果相当。

SLED 每次透析充分时 Kt/V 为 1.3 ~1.5,每天 8h,每周 6 次,每周 Kt/V 可达 8.4 ±1.8。尤其使用高通量透析器时,SLED 有更稳定的溶质浓度变化。Berbece 等报道 ICU 急性肾损伤高分解状态患者治疗中,SLED 和 CRRT 有同样的溶质清除率。

尽管对于中分子物质的清除 CRRT 有明显优势,而 Marshall 等研究显示,采用持续缓慢低效透析滤过(sustained low – efficiency diafiltration,SLED – f),可明显提高对中分子炎症介质的清除。

与 IHD 相比,SLED 具有更缓慢的超滤率,极少数患者会出现顽固性低血压,不能耐受 SLED。而与 CRRT 相比,超滤率相同时,SLED 治疗时间更短。且 SLED 治疗过程中,肝素用量少,治疗费用低,在血液净化治疗上具有明显的优势,尤其在危重症患者中的应用将日益广泛。

【参考文献】

[1] GUBENSEK J,ZRIMSEK M,PREMRU V,et al. Temporary catheters as a permanent vascular access in very elderly hemodialysis patients:frequency of complications and interventions[J]. Ther Apher Dial,2016,20(3):256 – 260.

[2] 陈舜杰,陆玮,季刚,等. 维持性血液透析联合血液灌流:一种安全有效的模式[J]. 中华肾脏病杂志,2011,27(1):7 – 11.

[3] CRUZ D N. New trends in polymyxin b hemoperfusion:from 2006 to 2013[J]. Blood Puri,2013,37(Suppl 1):9 – 13.

[4] GEJYO F,AMANO I,ANDO T,et al. Survey of the effects of a column for adsorption of β_2 – microglobulin in patients with dialysis – related amyloidosis in Japan[J]. Therapeutic Apheresis & Dialysis,2013,17(1):40 – 47.

[5] CHEN J,HUANG J,CHEN Y,et al. A clinical study on the treatment of severe hepatitis by a combined artificial liver

[J]. Hepato - gastroenterology,2012,59(119):2273 - 2275.

[6] 何群鹏,龚德华,邬步云,等.国产 BS330 胆红素吸附柱治疗高胆红素血症患者的临床观察[J].肾脏病与透析肾移植杂志,2014,23(3):229 - 234.

[7] 沈清瑞,叶任高,余学清.血液净化与肾移植[M].北京:人民卫生出版社,1998:32 - 47.

[8] SAGEDAL S,WITCZAK B J,OSNES K,et al. A heparin - coated dialysis filter(AN69 ST) does not reduce clotting during hemodialysis when compared to a conventional polysulfone filter(F × 8)[J]. Blood Puri,2011,32(3):151 - 155.

[9] LAUER A,ALVIS R,AVRAM M. Hemodynamic consequences of continuous arteriovenous hemofiltration[J]. Am J Kid Dis,1988,12(2):110 - 115.

[10] OZDEMIR F N,TUTAL E,SEZER S,et al. Effect of supportive extracorporeal treatment in liver transplantation recipients and advanced liver failure patients[J]. Hemodialysis Int,2006,10(2):28 - 32.

[11] DEHUA G,DAXI J,HONGLANG X,et al. Sequential hemoperfusion and continuous venovenous hemofiltration in treatment of severe tetramine poisoning[J]. Chinese journal of nephrology dialysis & transplantation,2006,24(6):524 - 530.

[12] WARD D R,MOIST L M,MACRAE J M,et al. Risk factors associated with hemodialysis central venous catheter malfunction:a retrospective analysis of a randomized controlled trial[J]. Canadian journal of kidney health and disease,2014,1(1):1 - 7.

[13] SURI R S,LARIVE B,SHERER S,et al. Risk of vascular access complications with frequent hemodialysis[J]. JASA,2013,24(3):498 - 505.

[14] SURI R S,LARIVE B,HALL Y,et al. Effects of frequent hemodialysis on perceived caregiver burden in the frequent hemodialysis network trials[J]. Clinical journal of the American society of nephrology cjasn,2014,9(5):936 - 942.

[15] ROCCO M V,DAUGIRDAS J T,GREENE T,et al. Long - term effects of frequent nocturnal hemodialysis on mortality:the frequent hemodialysis network (FHN) nocturnal trial[J]. American journal of kidney diseases the official journal of the national kidney foundation,2015,66(3):459 - 468.

[16] TAMURA M K,UNRUH M L,NISSENSON A R,et al. Effect of more frequent hemodialysis on cognitive function in the frequent hemodialysis network trials[J]. American journal of kidney diseases,2013,61(2):228 - 237.

[17] WANG A Y,NINOMIYA T,AL - KAHWA A,et al. Effect of hemodiafiltration or hemofiltration compared with hemodialysis on mortality and cardiovascular disease in chronic kidney failure:a systematic review and meta - analysis of randomized trials[J]. American journal of kidney diseases the official journal of the national kidney foundation,2014,63(6):968 - 978.

[18] SAQIB A,SIDDIQUI A,JAWALANT M,et al. Predictors of in hospital mortality in patients on continuous veno - venous hemofiltration in the ICU[J]. Critical care medicine,2015,43(Suppl 12):246.

[19] YU P T,PAUL D R,TAI S C. Free - standing graphene oxide thin films assembled by a pressurized ultrafiltration method for dehydration of ethanol[J]. Journal of membrane science,2014,458(9):199 - 208.

[20] 曹岩,杨祥明,李铁刚.血液灌流强度对急性百草枯中毒患者预后的影响[J].中华危重病急救医学,2016,28(10):870 - 875.

[21] LI J,LI D,XU Y,et al. The optimal timing of hemoperfusion component in combined hemodialysis - hemoperfusion treatment for uremic toxins removal[J]. Renal Failure,2015,37(1):103 - 107.

[22] 张佳光,王永华,马君荣,等.血液灌注和血浆置换联合熊去氧胆酸治疗慢性重型肝炎疗效观察[J].中华临床感染病杂志,2013,6(1):41 - 42.

[23] 王力军,余慕明,柴艳芬,等.血液灌流对急性中毒患者内环境影响的研究[J].中华急诊医学杂志,2014,23 (11):1214-1217.

[24] JI D,GONG D,XIE H,et al. A retrospective study of continuous renal replacement therapy versus intermittent hemo-dialysis in severe acute renal failure[J]. Chinese medical journal,2001,114(11):1157-1161.

[25] CAIRES R A,ABDULKADER R C,VT C E S,et al. Sustained low - efficiency extended dialysis(SLED) with single - pass batch system in critically - ill patients with acute kidney injury(AKI)[J]. Journal of nephrology,2016, 29(3):401-409.

[26] FIACCADORI E,REGOLISTI G,CADEMARTIRI C,et al. Efficacy and safety of a citrate - based protocol for sus-tained low - efficiency dialysis in AKI using standard dialysis equipment[J]. Clinical journal of the American society of nephrology cjasn,2013,8(10):1670.

[27] HARRIS L E,REAVES A B,KRAUSS A G,et al. Evaluation of antibiotic prescribing patterns in patients receiving sustained low - efficiency dialysis:opportunities for pharmacists[J]. International journal of pharmacy practice, 2013,21(1):55.

[28] SINNOLLAREDDY M G,ROBERTS M S,LIPMAN J,et al. Influence of sustained low - efficiency diafiltration (SLED-f) on interstitial fluid concentrations of fluconazole in a critically ill patient:Use of microdialysis[J]. Inter-national journal of antimicrobial agents,2015,46(1):121-124.

[29] 张凌,王婷立,赵宇亮,等.枸橼酸抗凝在持续缓慢低效血液透析中的疗效和安全性[J].中华内科杂志,2013, 52(6):459-463.

[30] 王婷立,付平.枸橼酸抗凝在连续肾脏替代治疗中的应用方法和监测[J].中国血液净化,2015,14(9):566- 568.

[31] 龚德华,季大玺,谢红浪,等.连续性肾脏替代治疗剂量对溶质清除率的影响[J].中华内科杂志,2001,40 (3):183-186.

第三章 血液净化治疗的准备

第一节 血管通路的建立

患者接受血液净化治疗前,需植入血管内导管或建立动静脉瘘,以满足治疗期间将血液自体内引出及回输至体内的需求,该过程被称作血管通路的建立。良好的血管通路应能在较长时间内提供充足的血流量,常可达 150~400mL/min。血管通路的功能状态是否良好,直接关系到治疗能否顺利进行,关系到毒素和多余水分的清除效力,决定了血液净化的治疗效果。

依据不同的标准,血管通路有多种分类方法。如依据使用血管部位的不同,分为周围血管通路和中心血管通路;依据材料的不同,分为自体血管通路和非自体血管通路(包括异体血管、异种血管或人造材料等);依据使用期限的不同,分为临时性血管通路和永久性血管通路。本文中参照最后一种方法进行分类。

一、临时性血管通路

临时性血管通路指能迅速建立并可即时使用的血管通路,包括直接动静脉穿刺和中心静脉置管法。

(一)直接动静脉穿刺

直接动静脉穿刺操作更快捷、简单,可为患者争取抢救时间,且更为经济,不失为急诊抢救时的一项实用技术。实际操作中可选用的动脉血管包括桡动脉、肱动脉、足背动脉及股动脉等,静脉多选择正中静脉、大隐静脉、股静脉等。但该项技术对操作者要求较高,且易出现治疗中血流量不稳定,血肿、假性动脉瘤形成概率高,故仅限紧急使用,避免多次甚至长期使用。

(二)中心静脉置管

中心静脉置管是目前最多采用的临时性通路。

1. **适应证与禁忌证**   适应证包括:需短期透析(4 周以内)的急性肾损伤患者,各种药物或毒物中毒患者,自身免疫性疾病需短期血液净化治疗的患者,移植后出现严重排斥需血液净化治疗的患者,各种危重急症如急性胰腺炎、顽固性心衰、急性呼吸窘迫综合征等需血液净化治疗的患者,无永久性通路的慢性肾衰竭合并严重并发症需急诊透析的患者,维持性透析(包括腹膜透析)通路失功能需过渡治疗的患者等。中心静脉置管术并无绝对禁忌证,相对禁忌证为:广泛腔静脉系统血栓形成、穿刺局部有感染、凝血功能障碍、不配合的患者。

2. **置管前准备**   术前应认真评估,包括:

(1)病情评估:是否有心衰、严重心律失常、休克、呼吸困难等危重情况;能否平卧或 Trendlenburg 体位配合中心静脉穿刺;既往有无中心静脉置管史,有无血栓形成或血管狭窄史;有无严重出血倾向等。

(2)置管部位的选择:理想的穿刺部位是右颈内静脉置管,因其:①易于保护,感染率较低,相对使用期限较长(一般不超过 4 周,如预计需留置更长时间,应考虑永久性通路);②颈静脉压力较低,易于压迫止血;③血栓形成和血管狭窄发生机会较低。心衰、严重心律失常及重症住院卧床患者可考虑股静脉置管,留置时间原则上不超过 7 天,长期卧床患者可据实际情况延长至 3 周。血管选择次序为:右颈内静脉、左颈内静脉、右股静脉、左股静脉、锁骨下静脉。

(3)导管的选择:分单腔、双腔和三腔 3 种。最常选用双腔静脉导管。如患者本身血管耗竭,临床无额外通路能同时满足血液净化和中心静脉输液用,可考虑置入三腔导管,需注意后续感染机会可能增加。此外,需根据不同的置管部位选择合适长度的导管,右颈内静脉导管长度常规选择 12~15cm,左颈内静脉导管在 15~19cm,股静脉导管多在 20cm 以上。

(4)临时性导管置入:标准导管置入方法为 Seldinger 技术,有条件的单位应选择超声或介入血管显影引导下置管。

如有条件,建议颈部与锁骨下置管后或第一次透析前行胸部 X 线片检查确认导管位置,排除并发症。颈内静脉和锁骨下静脉导管尖端位置应在上腔静脉,股静脉导管位置应在下腔静脉。

二、永久性血管通路

永久性血管通路是指相对于临时性血管通路而言使用期限相对更长、并发症发生率更低的一组血管通路,并非指一劳永逸、无须干预的绝对性、永久性通路。主要指动静脉瘘(包括自体动静脉内瘘和血管移植物内瘘)和带涤纶套带隧道导管(也称长期导管)。

(一)动静脉内瘘

动静脉内瘘是将动脉和邻近的静脉在皮下进行吻合,使动脉血直接流入静脉,数周后待静脉扩张动脉化后进行穿刺使用。

(1)适应证与禁忌证。适应证:对于慢性肾脏病持续进展、不可逆转的患者,当预计半年内需进入血液透析治疗应接受相关评估,选择并建立血管通路。绝对禁忌证包括:①四肢近端大静脉或中心静脉存在严重狭窄、明显血栓或因邻近病变影响静脉回流者;②前臂 Allen 试验阳性者禁行前臂动静脉内瘘端端吻合。对于预期寿命有限(<3 个月)、血流动力学不稳定、顽固性心衰或低血压且需维持血液净化治疗的患者应避免使用内瘘,可考虑置入带涤纶套带隧道导管。

(2)首选自体动静脉内瘘,建立位置的选择原则为先上肢后下肢,先远端后近段,先非惯用侧后惯用侧。桡动脉—头静脉内瘘为最常见内瘘。如血管耗竭时,应考虑移植物内瘘。由于血管移植物的成熟时间多早于内瘘,手术可推迟至透析前 3~6 周进行。新型的人造合成物血管材料可以术后立即穿刺使用。与传统聚四氟乙烯膨体(ePTFE)相比,生物组织型人工材料如自体血管移植、同种异体血管移植、牛颈动脉、牛肠系膜静脉等被不断探索,但至今尚无大规模应用的成功证据。最新的研究显示,人类脱细胞组织工程血管可安全、有效地用于血液透析患者,并可能随时间推移转变为活体血管组织,在耐用性、感染干预率等方面优于现有的 ePTFE 合成型血管。

(二)带涤纶套带隧道导管

带涤纶套带隧道导管通过建立皮下隧道将导管自中心静脉引出至皮下。与临时性中心静脉导管相比,特殊的涤纶套设计降低了感染和导管移位的发生率。与动静脉内瘘相比,带涤纶套带隧道导管不需要成熟时间,不增加心脏额外负担,无静脉穿刺疼痛,血流动力学影响较小。

对于维持性血液透析患者而言,带涤纶套带隧道导管是最不理想的永久性通路,甚至可以说,其不应作为永久性血管通路。但对于危重症患者出现病情迁延,需较长时间内(超过4周)继续血液净化治疗时,需考虑置入带涤纶套带隧道导管。

1. 适应证与禁忌证　适应证:低血压不能维持内瘘血流量者;反复心衰,制作内瘘可能诱发或加重心衰者;不能建立内瘘且不能进行移植的患者;患有严重动脉血管病变的患者,以及预期寿命有限者;内瘘未成熟且预计过渡期超过4周者。禁忌证同临时性中心静脉置管。

2. 置管前准备　术前应认真评估,包括:

(1)病情评估:同临时性中心静脉置管。

(2)置管部位的选择:原则是右颈内静脉、右颈外静脉、左颈内静脉、股静脉或锁骨下静脉。

(3)导管的选择:国内使用较多的均为双腔导管。根据末端设计不同,分为末端分裂型(Hemo-Split、Bard、Cannon Ⅱ Plus、Arrow 等)、对称螺旋 Z 型(Palindrome、Covidien 等)和阶梯型(Mahurkar、Covidien等)导管。对于导管长度,右侧颈部置管通常选择36~40cm(导管全长,下同),左侧选择40~45cm,股静脉置管应当选择45cm以上的导管。

3. 带涤纶套带隧道导管的置入　应在相对独立的手术间完成。如有条件,建议选择超声或介入血管显影引导下置管。与临时性导管相比,带涤纶套带隧道导管对置管医生要求较高,主要体现在:

(1)置管部位的选择:相当数量的患者在进行带涤纶套带隧道导管置入前多有颈内静脉置管甚至狭窄、闭塞史,此时除需仔细评价中心静脉狭窄程度外,应考虑在介入造影引导下行对侧颈内静脉置管或直接切开法行颈外静脉或股静脉置管。

(2)导管尖端位置:颈部留置导管的尖端应该在右心房中上部,下腔静脉留置长期导管尖端应该在下腔静脉甚至右心房内。导管尖端位置不正确可增加机械性和血栓性并发症,故术前应根据患者的身高和体型选择导管长度,术前依据胸部X线片心脏右心房上部位置与前肋或肋间隙的相对应位置确认,有条件的单位应在血管造影指导下确定导管位置。

(3)皮下隧道和导管出口位置:应保持足够的弧度以预防导管成角、打折,同时注意涤纶套距皮下出口应在2~3cm。

颈部与锁骨下置管后或第一次透析前行胸部X线片检查确认导管位置,排除并发症。

三、并发症

1. 导管相关并发症　早期并发症包括穿刺部位出血或血肿,即时压迫多数有效。亦可见动脉穿孔、气胸或血气胸(多见于锁骨下静脉穿刺)、空气栓塞、纵隔血肿。导管或导丝插入过深时可能致心律失常,静脉或心室破裂少见。超声或血管造影引导下穿刺可提高穿刺成功率,降低上述并发症发生率。晚期并发症包括感染、血栓、中心静脉狭窄等。

2. 动静脉瘘相关并发症

(1)血管通路狭窄和血栓形成:狭窄常是血栓形成的先兆,可致透析血流不足、透析不充分。如临床出现穿刺困难(狭窄)、拔针后止血困难(瘘内高压)、手臂持续水肿、URR 或 Kt/V 降低,甚至反复形成血栓常提示狭窄。多数移植物血管内瘘在使用过程中都会出现静脉端吻合口处及吻合口血流下游静脉的内膜增厚,推测原因与吻合口处血液湍流、移植物血管与自身静脉顺应性不同所致。自体动静脉内瘘通畅率更高,但亦常见狭窄,多见于血液湍流、穿刺局部损伤致纤维化、假性动脉瘤形成等。如有条件,建议对出现血流动力学变化的明显狭窄的内瘘进行前瞻性监测,对明确的狭窄或血栓应考虑是否经皮腔内血管成形术(percutaneous transluminal angioplasty,PTA)或手术干预。

（2）瘘侧肢体缺血：对已行动静脉瘘的患者应定期查体并进行评价，特别是合并糖尿病、动脉粥样硬化的老年患者。

（3）动脉瘤形成：多见由于止血不彻底致血液自穿刺针孔外渗而形成假性动脉瘤。应避免在血管瘤位置穿刺，必要时考虑手术切除瘤体并重建血管通路。

（4）感染：移植物内瘘相对多见，发生率可达 5% ~ 20%。严格无菌操作是有效预防手段。广泛全段感染或新植入（<30 天）的移植血管感染应当切除。局部感染除根据培养结果用药外，可考虑切开或切除感染段。

（5）高输出量心衰：前臂瘘少见，上臂和大腿瘘相对发生率升高，特别是基础心功能不佳的患者。必要时考虑手术缩窄瘘口或结扎内瘘。

第二节   血液净化治疗模式的选择

血液净化源于血液透析，历经数十年的发展，已形成腹膜透析（PD）、连续性肾脏替代治疗（CRRT）、间歇性血液透析（IHD）与血液滤过（HF）、血液灌流（HP）和血浆置换（PE）等经典技术日臻成熟，CRRT 联合体外膜肺氧合（extracorporeal membrane oxygenation，ECMO）、CRRT 联合人工肝技术等新模式不断涌现的格局。血液净化的治疗范畴已不再局限于肾衰竭，而逐渐成为多器官功能障碍综合征、脓毒症、中毒及多种自身免疫性疾病的关键治疗手段，成为体外循环生命支持系统（extracorporeal life support，ECLS）的重要组成部分。

一、腹膜透析（PD）

腹膜透析是利用人体腹膜作为半透膜，以腹腔作为物质交换场所，规律、定时地向内注入透析液和排出废液，通过弥散和对流作用，清除体内毒素和多余物质的一种血液净化技术。

（一）腹膜透析的优势

（1）持续溶质交换，血液渗透压平稳，心血管状态稳定，更适合血流动力学不稳定患者。

（2）持续超滤，患者血容量平稳，相应地，肾脏缺血、低灌注风险降低，更利于急性肾损伤时肾脏恢复。

（3）无须建立血管通路，尤其适用于血管条件不成熟或不佳患者（如新生儿、幼儿等）。

（4）无须抗凝，更适用于凝血功能障碍伴明显出血或出血倾向者。

（5）无须专用设备，对场所及水电依赖小，更适用于无血液透析条件的单位或地区。

基于以上特点，加之小儿腹膜相对面积较成人更大，腹膜特性亦存在差异，腹膜透析被推荐作为 5 岁以下儿童的优选肾脏替代治疗，特别是新生儿及体重 <10kg 的小儿。现有证据提示，腹膜透析在儿童急性胰腺炎、溶瘤综合征、中毒、代谢性疾病等治疗中起到了重要作用。

（二）腹膜透析的禁忌证

1. **绝对禁忌证**   包括慢性持续性或反复发作性腹腔感染或腹腔内肿瘤广泛腹膜转移者，严重皮肤病、腹壁广泛感染或腹部大面积烧伤患者，合并难以纠正的机械性问题如外科难以修补的疝、腹裂、膀胱外翻等,严重腹膜缺损或难以配合的患者。

2. 相对禁忌证 炎症性或缺血性肠病、肠穿孔、肠梗阻者,腹腔内有新鲜异物者,腹部大手术 3 天内者,严重的全身性血管病变导致腹膜滤过功能下降者,晚期妊娠、腹腔内巨大肿瘤或巨大多囊肾致腹腔容量明显缩小者,慢性阻塞性肺气肿患者及严重椎间盘疾病致腹内压升高者,严重营养不良患者等。

(三)腹膜透析治疗前的准备工作

1. 腹膜透析导管置入 现有的腹膜透析导管包括急性腹膜透析导管(单 cuff,相对较硬)和永久性腹膜透析导管(双 cuff,带皮下隧道,较柔软)。置管方式可依据患者状况、人员技术水平、环境等实际状况决定。紧急状况下,可选择脐下 2cm 经正中穿刺点,床边置入急性腹膜透析导管,但保留时间不宜超过 1 周;通常状况下,建议在有计划的前提下由专业人员进行永久性腹膜透析导管置入,以尽可能减少腹膜炎和管周渗漏。置管过程中应严格无菌操作,术前 1h 予第一代或第二代头孢菌素 1~2g(儿童 20mg/kg)预防性应用。如存在后续感染风险,可在腹膜透析液中加入抗生素(如头孢呋辛 125 mg/d)并维持治疗 48h。

2. 腹膜透析操作系统的准备 腹膜透析液交换尽可能使用双联袋可弃式 Y 形管道。儿童特别是婴幼儿患者建议使用自动化腹膜透析机操作,以个体化设定入液并精确控制超滤。如选择手工操作时,应确保液体连接装置密闭以降低感染风险,可考虑使用 buretrol 等滴定管装置以精确婴幼儿患者液体灌入或排出。

3. 腹膜透析液的选择 国内目前可选用的透析液葡萄糖浓度为 1.5%、2.5% 和 4.25% 三种。通常透析液含糖浓度越高,渗透性越大,对水分清除能力越大。使用原则上应尽可能使用低糖浓度腹膜透析液,特别是儿童及血流动力学不稳定的重症患者,应谨慎选择高糖透析液,因其可能导致高超滤或渗透压改变,进而出现或加重血流动力学不稳定。此外,上述腹膜透析液均以乳酸盐为碱基,临床存在乳酸代谢障碍或乳酸酸中毒患者应避免使用。

(四)腹膜透析治疗模式的选择

腹膜透析模式可分为间歇性腹膜透析(intermittent peritoneal dialysis,IPD)、持续性腹膜透析(continuous peritoneal dialysis,CPD)和潮式腹膜透析(tidal peritoneal dialysis,TPD)。其中,IPD 是危重症合并急性肾损伤(acute kidney injury, AKI)患者的经典腹膜透析模式。如上述模式由自动循环式腹膜透析机操作时,则称为自动腹膜透析(automated peritoneal dialysis,APD)。

1. 间歇性腹膜透析(IPD) 是指每次腹腔内灌入 1~2L 透析液(儿童 10~20mL/kg,300~600mL/m² 起),保留 30~45min,每日透析 8~10h 或更长时间,每周透析 4~5 天或更长时间。适用于急性肾衰竭及药物急性中毒初始治疗期(24h 内)。当合并严重水钠潴留、充血性心衰或高钾血症、代谢性酸中毒等并发症时,可适当缩短留腹时间,增加透析时间,必要时可联合高糖腹膜透析液。病情稳定后可逐渐延长留腹时间至 4~6h,增加透析液灌入量至 2L(儿童 800~1 200mL/m²)。

2. 持续性腹膜透析(CPD) 包括持续性不卧床腹膜透析(CAPD)和持续循环腹膜透析(CCPD)。CAPD 是经典的终末期肾病(end - stage renal disease,ESRD)腹膜透析患者长期维持治疗模式——全天 24h 内患者腹腔内基本上都留有透析液,持续进行溶质交换。每天交换透析液 3~5 次,每次使用透析液 1.5~2L,透析液留腹时间白天 4~6h,晚上 10~12h。CCPD 则是 APD 的主要形式。患者在夜间入睡前与腹膜透析机连接,先将腹腔内透析液引流干净,然后进行透析液交换,每次使用 2~3L 透析液,在腹腔内留置 2.5~3h,最末袋透析液灌入腹腔后关闭透析机,并与机器脱离。白天透析液一般在腹腔内留置 14~16h,并可根据患者容量情况,调整透析液留置时间和交换次数。适用于需他人帮助的腹膜透析患者(如儿童、盲人、老人)或需白天工作者等。

3. **潮式腹膜透析（TPD）** APD 的主要形式之一。在透析开始时向患者腹腔内灌入一定容量的透析液后,每个透析周期只引流出腹腔内部分透析液,并用新鲜透析液替换,这样使得腹腔内腹膜组织始终与大部分透析液接触,直到透析治疗结束后再将腹腔内所有的液体尽可能引流出来。如先灌入3L左右腹膜透析液(或患者能耐受的最大灌入量),然后每 20min 放出与灌入 1.5L 液体,共 10h,然后保持干腹至次日再次行 TPD。适用于 IPD 需增加溶质清除或超滤的患者。

需注意的是,腹膜透析的模式和剂量应因个体和临床需要进行选择、调整,以保证溶质清除效率。如小儿先天性高氨血症时,尿素循环或其相关代谢旁路出现障碍,血氨在体内快速堆积而引起神经毒性,此时更宜选择 CRRT 治疗。

二、连续性肾脏替代治疗（CRRT）

CRRT 早期定义为一种每天连续 24h 或接近 24h 治疗、以替代受损的肾脏功能为目的的连续性血液净化技术。随着技术的不断成熟和发展,CRRT 的治疗目的已从单纯的肾功能替代逐渐扩展至常见危重疾病的急救,成为各种危重病救治中最重要的支持措施之一,与机械通气和全胃肠外营养地位同样重要。其定义重新调整为一组体外血液净化的治疗技术,是所有连续、缓慢清除水分和溶质治疗方式的总称。治疗时间亦常根据患者病情做适当调整。

（一）CRRT 的优势

(1)连续、缓慢和等渗性清除水分和溶质,血流动力学更稳定,重症患者耐受性和安全性更好。

(2)溶质清除率高,表现为毒素累积清除量增加,毒素水平控制稳定。

(3)液体清除高效,并有效控制代谢产物的水平,允许为重症患者最大限度地提供营养支持。

(4)对颅内压影响较小。

(5)通过弥散、对流和吸附过程,清除炎症介质和内毒素,调整免疫稳态,改善多器官功能。

CRRT 技术在重症患者的应用现已远超出肾脏病领域,成为心、肺、肝、肾多脏器支持的重要手段之一。单纯肾脏替代治疗的名称已不能完整地反映其实际内容,正逐渐被连续性血液净化（CBP）所替代。对于急性重症肾损伤患者,血清肌酐增至基线水平的 2~3 倍,或尿量 <0.5mL/(kg·h),时间达 12h,即可行 CRRT。对于脓毒血症、急性重症胰腺炎、MODS、ARDS 等危重病患者,应及早开始 CRRT 治疗。当有下列情况时,应立即给予治疗:严重并发症经药物治疗等不能有效控制者,如容量过多、急性心衰、严重电解质紊乱、代谢性酸中毒等。

（二）CRRT 治疗的禁忌证

CRRT 并无绝对禁忌证,但在以下临床情况下应慎用:

(1)无法建立合适的血管通路。

(2)严重的凝血功能障碍。

(3)严重的活动性出血,特别是颅内出血。

（三）CRRT 治疗前的准备工作

1. **血管通路的建立** 临时性中心静脉导管是 CRRT 的最常用通路。可选择颈内静脉、股静脉及锁骨下静脉双腔留置导管。尽管右颈内静脉置管备受指南、共识等推崇,股静脉置管因其便捷、简单,加之重症患者在接受 CRRT 治疗前多已存在其他中心静脉导管等因素,成为 2/3 重症患者的首选。若预计治疗时间超过 3 周,建议选择右颈内静脉置入带涤纶套带隧道导管。如患者本身已有内瘘等长期通路,应视治疗频率、治疗时间、血管通路状况等酌情考虑,必要时重新植入临时性中心静脉导管。

2. 血滤器或血透器的选择 通常采用高生物相容性透析器或滤器,根据治疗模式选择合适的血滤器。如行血液滤过治疗时,小分子溶质的清除需要通过膜的液体超滤,需要更高的超滤率,应选择超滤系数(Kuf)较高的膜材质;如持续透析治疗时,因血流速度较低,因此无须选用大而高效的滤器;为增加溶质清除而选择透析滤过治疗时,则需更高的血流量、更大的滤器。

3. 透析液或置换液的选择 建议采用碳酸氢盐透析液或置换液,尤其是合并乳酸菌中毒或肝功能障碍时。配方原则上应接近人体细胞外液成分,并根据需要调节离子及碱基浓度。

(四)CRRT 治疗模式的选择

常用治疗模式包括以下几种:

1. 连续性静脉 – 静脉血液透析(CVVHD) 在该模式下,透析液一定速度持续通过透析膜,弥散为最基本的去除溶质的办法。而液体的超滤相对其他模式较少,多为 3~6L/d。

2. 连续性静脉 – 静脉血液滤过(CVVH) 在该模式下,大容量置换液通过血滤器前的动脉管路(前稀释)或血滤器后的静脉管路(后稀释)注入体外循环中。对流为溶质清除的主要原理。由于超滤液体包括置换液和过多的液体量,故液体的超滤量远超过 CVVHD。

3. 连续性静脉 – 静脉血液透析滤过(CVVHDF) 为 CVVHD 和 CVVH 的简单结合,既使用透析液,也注入置换液。弥散和对流为溶质清除的原理。经典的 CVVHDF 所用的置换液量小于 CVVH 时的置换液量。

4. 缓慢连续超滤(SCUF) 设备与上述几种模式类似,但既不使用透析液,也不用置换液。每日液体的超滤与 CVVHD 相似,为 3~6L/d。

5. 连续性高通量透析(CHFD) 高通量透析是血液透析的改进模式之一,通过增加透析膜孔径和超滤率提高溶质的清除能力。膜材料多为疏水性、合成膜,膜超滤系数 $>20mL/(mmHg \cdot h)$,$\beta_2 - m$ 清除率 $>40mL/min$。溶质的清除集合了弥散、对流和吸附等多种机制,使得中、大分子溶质清除增加。

6. 连续性高容量血液滤过(HVHF) 高容量血液滤过是在常规 HF 和 CVVH 的基础上衍生出的一种大剂量治疗模式[超滤率 $>40~60mL/(kg \cdot h)$,60L/d]。该模式能够最大限度地纠正水、电解质紊乱,改善血流动力学、减少正性肌力药物用量,清除炎症介质,下调炎症反应,越来越多地应用于急、危重症患者的抢救。该模式的实施需选用高通透性、生物相容性好、吸附能力强的血液滤过器,要求较高的血流量(250~300mL/min),并且精确控制超滤,代价高,故临床实施中存在一定困难,故常以间歇性高容量血液滤过(pulse high volume hemofiltration, PHVHF)替代——24h CVVH 治疗,其中 HVHF[85mL/(kg · h)]治疗 6~8h 后,续行 CVVH 治疗[35mL/(kg · h)],24h 平均剂量约 48mL/(kg · h),以 70kg 体重计算治疗量可达 80L/d。

7. 连续性血浆滤过吸附(CPFA) 又称配对血浆滤过吸附(coupled plasma filtration adsorption, CPFA),是指全血先由血浆分离器分离出血浆,血浆经吸附器吸附后与血细胞混合后,再经血液滤过或血液透析后回输到体内。CPFA 具有溶质筛选系数高、生物兼容性好、兼能清除细胞因子和调整内环境功能等特点,能广谱地清除促炎及抗炎物质而且具有自我调节功能,可用于急性肾衰竭、败血症和多脏器衰竭等危重患者的抢救。

综合比较各种治疗模式特点可见,SCUF 主要用于清除过多液体为主者;CVVHD 特别是 CHFD 用于高分解代谢 AKI 时需要清除大量小分子溶质;CVVHDF、CVVH 特别是 HVHF 有利于清除炎症介质,适用于脓毒症、SIRS、MODS 患者;CPF 主要用于去除内毒素及炎症介质。

三、间歇性血液透析与血液滤过

利用弥散、超滤和对流原理清除血液中有害物质和过多水分,是最常用的终末期肾病患者肾脏替代治疗方式之一,也可用于单纯性急性肾损伤,药物或毒物中毒,严重水、电解质和酸碱平衡紊乱。由于危重症患者多存在血流动力学不稳定,极大限制了间歇性血液净化的应用。以下仅对药物或毒物中毒进行简介。

(一)间歇性血液透析与血液滤过的适应证

任何中毒的治疗都力求使该毒物的代谢速度加快,如血中毒素水平达到已知致死量或严重组织损害量时,应考虑血液透析或血液滤过。同时,血液透析或血液滤过治疗应结合其他综合治疗,包括早期洗胃、多剂量活性炭或特异性解毒剂,有选择性地应用。

(1)高级生命支持下病情持续进展。

(2)严重中毒导致中脑功能抑制,引起低通气、低体温和低血压。

(3)病因不明、怀疑中毒时间较长并出现昏迷并发症。

(4)出现肝、心和肾损害,从而导致药物正常代谢途径障碍。

(5)毒素及代谢产物存在延迟效应。

(6)可被血液净化清除的毒素,其清除速度超过自然代谢速度。

(二)间歇性血液透析与血液滤过治疗模式的选择

对于水溶性毒素,特别是低分子、低蛋白结合率、能够快速弥散通过透析膜的毒素,如乙醇、锂、甲醇和水杨酸盐等,血液透析可有效清除。而分子量较大的水溶性药物,则清除率降低,可考虑联合血液灌流、更换高滤过膜或联合 CRRT 以提高清除效率。

对于分子量大、蛋白结合率高的脂溶性药物,血液透析或血液滤过清除效果差,需考虑血液灌流。

四、血液灌流

血液灌流是指患者血液通过一个含有吸附剂微粒(通常是活性炭或树脂盐)的容器(灌流器),毒物、药物或代谢产物被非特异性吸附、清除。它可单独应用,也常与其他血液净化方式结合形成不同的杂合式血液净化疗法。

血液灌流的适应证包括:

(1)急性中毒。回顾分析我国近 10 年来对各种中毒患者的抢救,血液灌流联合血液透析是应用最多、疗效最好的血液净化治疗模式,广泛应用于各种有机磷农药中毒抢救,各种毒鼠药中毒抢救,各种抗癫痫、精神失常和镇静安眠药中毒,此外,对鱼胆中毒、毒蕈中毒、杀虫剂中毒、重金属中毒、有机溶剂中毒、洋地黄类药物中毒、抗生素中毒、化疗药物中毒等也有较好的治疗效果。

(2)重症肝炎,特别是暴发性肝衰竭导致的肝性脑病、高胆红素血症。

(3)脓毒症或系统性炎症综合征。

(4)尿毒症伴顽固型瘙痒、难治性高血压。

(5)其他,如甲状腺危象、肿瘤化疗及银屑病等。

五、血浆置换

血浆置换是在体外利用血浆分离技术去除血液中大分子物质的一种血液净化疗法。其基本过程是将患者血液经血管通路引出,经过血浆分离器,去除致病血浆或选择性地去除血浆中的某些致病因子,再等量或不等量地补充置换液,与细胞成分、净化后的血浆一起回输体内。

(一)血浆置换的优势

(1)去除异常的循环因子,包括抗体(抗 GBM 抗体病、重症肌无力、吉兰-巴雷综合征)、单克隆蛋白(骨髓瘤蛋白等)、循环免疫复合物(冷球蛋白血症、系统性红斑狼疮、抗磷脂抗体综合征)、同种异体抗体(妊娠期 Rh 同种异体免疫)和毒性因子。

(2)补充特异性血浆因子(重症肝炎、特发性血小板减少性紫癜)。

(3)对免疫系统的其他效应,包括改善网织内皮系统功能,清除炎症介质(如细胞因子、补体),调节细胞免疫等。

基于上述优势,血浆置换被广泛应用于多种自身免疫性疾病及重症肝炎、肝性脑病、急性中毒等危重症治疗。

(二)血浆置换治疗的禁忌证

血浆置换并无绝对禁忌证,相对禁忌证包括:

(1)对血浆、人血白蛋白、肝素等有严重过敏史。

(2)药物难以纠正的全身循环衰竭。

(3)非稳定期的心、脑梗死。

(4)颅内出血或重度脑水肿伴有脑疝。

(5)存在精神障碍不能配合者。

(三)血浆置换治疗前的准备工作

1.血管通路的建立 国内通常选用透析用临时双腔导管。如选择离心式血浆分离(血流量通常40~50mL/min),可通过外周静脉如肘前静脉穿刺建立通路。家族性高胆固醇血症、冷球蛋白血症等需长期血浆置换治疗者可考虑建立永久性通路。

2.血浆分离设备的选择 依据临床需要、实际条件选择离心式血浆分离设备或膜式血浆分离(MPS)设备。

3.置换液的选择和比例 置换液种类包括血浆制品[新鲜冰冻血浆(FFP)和白蛋白]、代血浆(多糖成分)、晶体液(生理盐水或林格液)。通常的选择原则是起始治疗可选用晶体液或代血浆(占总置换量的20%~30%,不超过50%),治疗阶段选用血浆制品(50%~70%),治疗结束前酌情补充 FFP。特殊疾病如血栓性血小板减少性紫癜-溶血性尿毒症综合征,存在凝血障碍、治疗前纤维蛋白原水平<1.25g/L 及存在胆碱酯酶耗竭风险时可考虑使用 FFP 作唯一置换液。

(四)血浆置换的模式选择

按照血浆分离技术的不同,可分为离心式分离技术和膜式分离技术。按照分离程序则可分为单重血浆置换和双重血浆置换(double filtration plasmapheresis,DFPP)。单重血浆置换是指利用离心或膜分离技术分离并丢弃致病血浆后,同时补充置换液。双重血浆置换时,经分离出来的血浆再经过膜孔径更小的血浆成分分离器,从中选择性地将分子量远大于白蛋白的致病因子,如免疫球蛋白、免疫复合物、脂蛋白等丢弃,将含有大量白蛋白的血浆成分回输至体内。DFPP 可利用不同孔径的血浆成分分离器来控制血浆蛋白的去除范围。

1.离心式血浆分离原理 基于血液中各成分密度不同,在离心设备中,全血被泵入一个快速旋转的分离室。红细胞比重最大,被移至最外层,血浆比重最轻在最内侧,中间层从旋转轴向外依次为血小板、淋巴细胞、粒细胞。血浆置换时血浆层被分离、丢弃,剩余细胞成分和置换液混合后回输患者。其优势在于:①血流速要求低,减少中心静脉置管相关的危险性;②更有效地去除全部血浆组分;③采用枸橼酸抗凝,无须肝素抗凝。缺陷在于增加了血小板丢失的风险。

2. 膜式分离原理　基于血液中物质分子大小不同,在通过中空纤维构成的血浆分离器时,由于膜孔径较小(0.2~0.6μm),从而阻挡了血液中的其他成形组分。与离心式相比,膜式分离更为快速、有效(平均治疗时间<2h),更适合于 DFPP。但受限于膜的筛选系数,去除物质有限,故不适用于异常蛋白血症、具有高黏滞综合征的患者(最常见 Waldenstrom 巨球蛋白血症)或冷球蛋白血症患者。

最后需强调的是,多数情况下,血浆置换不应是单独的治疗模式,需同时联用激素、免疫抑制药物,并在疾病早期治疗,以中止导致疾病进展的免疫反应(详见各疾病治疗章节)。

【参考文献】

[1] 中国医院协会血液净化中心管理分会血液净化通路学组. 中国血液透析用血管通路专家共识[J]. 中国血液净化杂志,2014,13(8):549－557.

[2] Vascular Access Work Group. Clinical practice guidelines for vascular access[J]. Am J Kidney Dis,2006,48(Suppl 1):S248－S273.

[3] KOCH M,HAASTERT B,KOHNLE M,et al. Peritoneal dialysis relieves clinical symptoms and is well tolerated in patients with refractory heart failure and chronic kidney disease[J]. Eur J Heart Fail,2012,14(5):530－539.

[4] HARLANDER－LOCKE M,JIMENEZ J C,LAWRENCE P F,et al. Bovine carotid artery (Artegraft) as a hemodialysis access conduit in patients who are poor candidates for native arteriovenous fistulae[J]. Vasc Endovascular Surg,2014,48(7－8):497－502.

[5] KENNEALEY P T,ELIAS N,HERTL M,et al. A prospective,randomized comparison of bovine carotid artery and expanded polytetrafluoroethylene for permanent hemodialysis vascular access[J]. J Vasc Surg,2011,53(6):1640－1648.

[6] LAWSON J H,GLICKMAN M H,ILZECKI M,et al. Bioengineered human acellular vessels for dialysis access in patients with end－stage renal disease:two phase 2 single－arm trials[J]. Lancet,2016,387(10032):2026－2034.

[7] IRVINE J,BUTTIMORE A,EASTWOOD D,et al. The Christchurch earthquake:dialysis experience and emergency planning[J]. Nephrology(Carlton),2014,19(5):296－303.

[8] FERNANDEZ－REYES M J,BAJO M A,DEL PESO G,et al. The influence of initial peritoneal transport characteristics,inflammation,and high glucose exposure on prognosis for peritoneal membrane function[J]. Perit Dial Int,2012,32(6):636－644.

[9] AKONUR A,FIRANEK C A,GELLENS M E,et al. Volume－based peritoneal dialysis prescription guide to achieve adequacy targets[J]. Perit Dial Int,2016,36(2):188－195.

[10] RAINEY K E,DIGERONIMO R J,PASCUAL－BARALT J. Successful long－term peritoneal dialysis in a very low birth weight infant with renal failure secondary to feto－fetal transfusion syndrome[J]. Pediatrics,2000,106(4):849－851.

[11] LATOUR－PEREZ J,PALENCIA－HERREJON E,GOMEZ－TELLO V,et al. Intensity of continuous renal replacement therapies in patients with severe sepsis and septic shock:a systematic review and meta－analysis[J]. Anaesth Intensive Care,2011,39(3):373－383.

[12] DE VICO P,MESSINO V,TARTAGLIONE A,et al. Safety and efficacy of citrate anti – coagulation continuous renal replacement therapies in post – cardiac surgery patients with liver dysfunction[J]. Ther Apher Dial,2015,19(3): 272 – 278.

[13] DESCAMPS C,LABEEUW M,TROLLIET P,et al. Confounding factors for early death in incident end – stage renal disease patients:role of emergency dialysis start[J]. Hemodial Int,2011,15(1):23 – 29.

[14] PATEL A,SHARMA D,SHASTRI S,et al. Acute renal failure in critically ill newborns increases the risk of death:a prospective observational study from India[J]. J Matern Fetal Neonatal Med,2016,29(17):2878 – 2882.

[15] KIERDORF H P,LEUE C,ARNS S. Lactate – or bicarbonate – buffered solutions in continuous extracorporeal renal replacement therapies[J]. Kidney Int,1999 (Suppl 72):S32 – S36.

[16] BRETT C,MOHAMDE A,GEORGI A,et al. Peritoneal dialysis for acute kidney injury[J]. Perit Dial Int,2014,34 (5):494 – 517.

[17] FOSCHI F G,MORELLI M C,SAVINI S,et al. Urea cycle disorders:a case report of a successful treatment with liver transplant and a literature review[J]. World J Gastroenterol,2015,21(13):4063 – 4068.

[18] SUMMAR M. Current strategies for the management of neonatal urea cycle disorders[J]. J Pediatr,2001,138(Suppl 1):S30 – S39.

[19] PIPILI C,CHOLONGITAS E. Renal dysfunction in patients with cirrhosis:Where do we stand[J]. World J Gastroint-est Pharmacol Ther,2014,5(3):156 – 168.

[20] VENKATARAMAN R,SUBRAMANIAN S,KELLUM J A. Extracorporeal bloodpurification in severe sepsis[J]. Crit Care,2003,7(2):139 – 145.

[21] PICCINNI P,DAN M,BARBACINI S,et al. Early isovolaemic haemofiltration in oliguric patients with septic shock [J]. Intensive Care Med,2006,32(1):80 – 86.

[22] KELLUME J A,VEMKATARAMAN R. Application of blood purification tonon – renal organ failure[J]. Int J Artif Organs,2005,28(5):445 – 449.

[23] LAMEIRE N,KELLUM J A. Contrast – induced acute kidney injury and renal support for acute kidney injury:a KDI-GO summary (Part 2)[J]. Crit Care,2013,17(1):205.

[24] BELLOMO R,MARTENSSON J,LO S,et al. Femoral access and delivery of continuous renal replacement therapy dose[J]. Blood Purif,2016,41(1 – 3):11 – 17.

[25] PUPELIS G,PLAUDIS H,ZEIZA K,et al. Early continuous veno – venous haemofiltration in the management of se-vere acute pancreatitis complicated with intra – abdominal hypertension:retrospective review of 10 years' experience [J]. Ann Intensive Care,2012,20(Suppl 2):S21.

[26] BRENDOLAN A,D1NTINI V,RICCI Z,et al. Pulse high volume hemofiltration[J]. Int J Artif Organs,2004,27(5): 398 – 403.

[27] KLUCZEWSKI G,GIEREK D,KACZMARSKA A,et al. Continuous veno – venous haemofiltration in adult intensive therapy[J]. Anestezjol Intens Ter,2011,43(2):80 – 84.

[28] CHU L P,ZHOU J J,YU Y F,et al. Clinical effects of pulse high – volume hemofiltration on severe acute pancreatitis complicated with multiple organ dysfunction syndrome[J]. Ther Apher Dial,2013,17(1):78 – 83.

[29] UNSINN C,DAS A,VALAYANNOPOULOS V,et al. Clinical course of 63 patients with neonatal onset urea cycle dis-orders in the years 2001 – 2013[J]. Orphanet J Rare Dis,2016,11(1):116.

第四章 抗凝方案

第一节 凝血的病理生理

重症患者凝血系统紊乱的现象非常普遍,且临床表现多样化,部分患者可能仅表现为实验室检查异常,但这些患者往往直到发生严重的出血倾向、休克或器官衰竭时才会引起临床医生的关注。倘若对重症患者的凝血问题发现过晚、认识不足或处理不当,会直接影响到连续性血液净化治疗(CBP)中抗凝处方的制定,甚至导致患者死亡。对凝血机制的深入了解有助于临床医生对凝血功能监测指标的解读及抗凝治疗方案的制订。

一、生理状态下凝血与抗凝的机制

凝血的发生是复杂的分子生物学过程,包括凝血系统、抗凝系统及纤维蛋白溶解系统这三个相互关联的部分。三者之间的动态平衡保证了血液在血管内处于最佳的流动状态,以便充分地供氧和排出机体代谢产物。

(一)凝血系统的组成及凝血过程

血浆与组织中直接参与血液凝固的物质统称为凝血因子(coagulation factor 或 clotting factor)。凝血系统则由各种凝血因子构成,即凝血因子Ⅰ~Ⅷ(简称为 FⅠ~FⅧ)。在这些凝血因子中,除了 FⅣ是 Ca^{2+} 外,其余的凝血因子均为蛋白质。

凝血的过程是在血管损伤引起出血时,通过血液凝固的链式酶切反应,使可溶性纤维蛋白原(Fbg)转化为纤维蛋白单体(FM),聚合成可溶性纤维蛋白,再交联并最终形成不溶性纤维蛋白(Fbn)。凝血的过程很复杂,它的整个过程可以分为三个基本步骤,即凝血酶原酶复合物的形成、凝血酶的激活和纤维蛋白的生成(见图1-4-1、图1-4-2)。

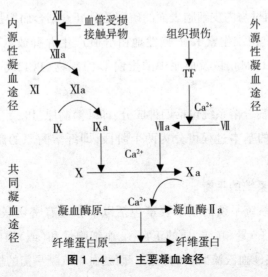

图1-4-1 主要凝血途径

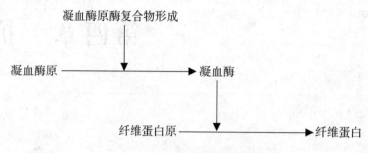

图 1-4-2 凝血的过程和步骤

(二)抗凝系统的组成

正常人在日常活动中常有轻微的血管损伤发生,体内也常有低水平的凝血系统的激活,但循环血液并不凝固。即使当组织受到损伤而发生生理性止血时,血液凝固也只局限于病变部位,并不延及未损部位。这表明体内的生理性凝血过程在时间和空间上受到严格的控制,这是由抗凝系统参与调控的结果。体内的抗凝系统分为细胞抗凝和体液抗凝两部分。

1. 细胞抗凝 是指单核吞噬细胞系统及干细胞所具有的非特异性抗凝作用。

(1)巨噬细胞:可清除各种促凝物质,吞噬活化凝血因子或纤溶酶(PLn)与相应抑制物形成的复合物。

(2)干细胞:能摄取并灭活活化的凝血因子。

(3)血管内皮细胞(VEC):VEC 覆盖于血管内面,不使血液与外界接触,其负电表面亦提供了不与血细胞尤其是血小板和白细胞接触的条件。正常 VEC 具有强大的抗凝作用,也具有潜在的促凝活性,其对血管舒缩活性的调节也是防止血管内发生凝血反应的重要因素之一。

2. 体液抗凝 各种与 Fbn 溶解(简称"纤溶")相关的因子构成纤溶系统,其主要功能是水解 Fbn,实际上属于广义的抗凝系统的一部分,故将纤溶系统列于抗凝系统中一同介绍。因此,体液抗凝可分为血浆中的抗凝物质、蛋白 C(PC)系统和纤溶系统三部分,它们分别在一定条件下在不同环节起抗凝作用。

(1)血浆中的抗凝物质:血浆中的抗凝物质主要有组织因子途径抑制物(TFPI)、抗凝血酶Ⅲ(ATⅢ)和肝素辅因子Ⅱ(HCⅡ)及其他多种血浆抑制物,如肝素和肝素样物质等。其中,抗凝血酶是最重要的抑制物,负责灭活 60% ~70% 的凝血酶。抗凝血酶由肝脏和内皮细胞产生,能和内源性凝血途径产生的蛋白酶分子活性中心的丝氨酸残基结合而抑制其活性。在生理条件下,由于循环中几乎无肝素存在,因此抗凝血酶主要通过与内皮细胞表面的硫酸乙酰肝素结合而增强血管内皮的抗凝功能。

(2)蛋白 C:PC 系统是由维生素 K 依赖性地由肝脏产生并释放入血液的 PC 和蛋白 S,在 VEC 膜上表达的血栓调节蛋白(TM),以及血浆中的蛋白 C 抑制物(PCI)等构成的一个凝血活化抑制系统。

(3)纤维蛋白溶解系统:纤溶系统包括四种成分,即纤溶酶原(PLg)、纤维蛋白溶酶、纤溶酶原激活物和纤溶酶抑制物。纤溶的基本过程可分为两个阶段,即纤溶酶原的激活与纤维蛋白(或纤维蛋白原)的降解(见图 1-4-3)。

(三)凝血系统与抗凝系统的平衡

维持机体凝血与抗凝系统平衡的基本要素包括以下相互有密切联系的四方面,即:①血浆成分(凝血及抗凝、纤溶相关因子)量和(或)质的正常;②血细胞量和(或)质的正常;③血管结构和血管内皮细胞(VEC)功能的正常;④血液流变学的正常。而凝血与抗凝平衡的核心是机体凝血系统和抗凝系

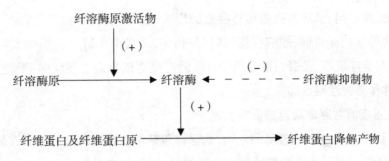

图 1-4-3　纤溶系统及纤溶过程

(+)促进作用;(-)抑制作用

统间的功能平衡,以及 VEC 对凝血与抗凝血平衡的调节。但在许多疾病或病理过程中,特别是危重症患者的机体内,上述基本要素被影响进而导致原发性或继发性、局部或全身性的凝血与抗凝平衡紊乱。

二、危重症患者体内外循环凝血和抗凝系统的影响

当患者处于急危重症状态时,由于血液或血液系统外某些因素的作用,机体的凝血和抗凝间的平衡失调,造成凝血功能的紊乱,对于这种由危重病症导致的凝血功能紊乱统称为获得性凝血病。重症患者凝血病主要表现为两种类型:血液低凝和高凝。低凝表明凝血物质的缺失或功能损害,高凝则反映了促凝机制亢进或抗凝机制不足,但高凝在某些病症只是病程的一个中间阶段,最终也会因凝血物质的严重消耗而陷入低凝。

(一)危重症患者凝血功能障碍的类型及发病机制

1. 稀释性凝血病　严重失血患者在进行液体复苏的同时没有补充足够的凝血物质,导致血小板和凝血因子的严重稀释和缺乏,这种情况在成分输血被广泛使用的今天尤为突出。稀释程度不同,对凝血功能的影响也不同。例如,血小板降至 $100 \times 10^9/L$,出血时间将延长,并与血小板降低程度成线性相关;而血小板降至 $30 \times 10^9/L$,出血时间将无限延长并可出现自发出血。这种原因所导致的凝血病被称作"稀释性凝血病"。

2. 功能性凝血病　作为酶触反应,血小板和凝血因子行使正常功能需要有适宜的环境(温度、酸碱度),因此低温和酸中毒会导致重症患者的凝血功能出现紊乱。由低温和酸中毒导致的凝血功能紊乱统称为功能性凝血病。

(1)低温:低体温是导致重症患者凝血功能紊乱的病因之一,可见于严重创伤或休克、亚低温治疗、连续性血液净化或复苏输入大量低温液体等情况。在低温条件下,花生四烯酸代谢的脂氧化酶和环氧化酶途径受干扰,导致血小板释放血栓素减少而致血管收缩无力;低温还使蛋白激酶 C 的活性降低而影响血小板聚集和黏附,这些变化均能使初步凝血受到损害。由于低体温使丝氨酸酶的活性减弱,造成凝血因子的级联反应被抑制,因此继发凝血也同时受到影响。

(2)酸中毒:凝血物质的功能性改变还见于严重的酸中毒。不难理解,凝血过程是酶触反应,需要适宜的酸碱环境,故合并酸中毒的重症患者,其凝血功能也往往受到损害。曾有学者质疑输注大量红细胞可对凝血功能造成损害,其实是酸性的红细胞悬浮液所导致。由于红细胞可以产生乳酸,故造成红细胞的存储液 pH 值降低,而且时间越久酸性越高,大量输注可在一定程度上影响凝血功能。

3. 消耗性凝血病　导致重症患者血液低凝的另一个十分重要的原因是消耗性凝血病,即过去所称的弥散性血管内凝血(disseminate intravascular coagulation,DIC)。与前述的血液稀释、低温、酸中毒等

原因直接导致的低凝不同,消耗性凝血病对凝血的影响是从高凝开始。某些病症,如产科急症(包括胎盘早剥、宫内死胎等)、脓毒症、颅脑损伤、肺挫裂伤等,或是由于特殊组织可大量释放凝血活酶,或是由于剧烈的全身炎症反应,使凝血被启动。持续的高凝造成凝血物质耗竭,于是发生血液低凝。因此,这种低凝被称作消耗性凝血病。

(二)常见危重疾病对凝血功能的影响机制

1. 脓毒症 脓毒症是 DIC 最常见的原因,病原体包括革兰阳性菌及革兰阴性菌等,其发生机制主要是内皮细胞释放组织因子导致外源性凝血途径激活;同时抗凝系统受损,抗凝血酶、蛋白 C 系统和组织因子途径抑制物(TFPI)表达下调及功能障碍引起体内凝血或纤溶系统紊乱,微循环广泛纤维沉积、血管阻塞、组织低灌注,最终导致多器官功能障碍甚至死亡。在脓毒症的动物模型中,给予活化蛋白 C、抗凝血酶及组织因子途径抑制物等可改善预后,但上述药物治疗并未降低脓毒症患者死亡率且增加出血风险。随着 DIC 的进展,大量凝血因子、血小板及纤维蛋白原消耗减少,凝血酶原时间(PT)、活化部分凝血活酶时间(APTT)延长、D-二聚体升高,此时可出现伤口渗血甚至大出血。

2. 肝衰竭 由于血小板生成素及大多数凝血因子均在肝脏合成,因此肝脏合成功能下降可导致凝血时间延长、血小板下降。胆汁淤积性肝病患者由于脂溶性维生素吸收减少导致维生素 K 相关凝血因子(Ⅱ、Ⅶ、Ⅸ、Ⅹ)合成下降。此外,肝脏疾病患者由于纤维蛋白原结合的唾液酸酶清除障碍可致纤维蛋白功能异常。肝脏疾病患者除了凝血因子合成减少,生理性抗凝物质合成也减少。因此,慢性肝脏疾病患者凝血时间延长不仅是由于凝血因子的缺乏,而且是凝血系统的平衡破坏所致。

3. 肾衰竭 肾衰竭患者既存在高凝风险,也存在出血风险。其发生机制如下:①高凝状态的机制。血小板活化,凝血活性亢进,纤溶活化和纤溶活性相对不足。②出血状态的机制。血管收缩功能减退;内皮细胞损伤引起内皮细胞收缩能力降低,进而使得血管对损伤刺激的收缩反应不足;尿毒症毒素引起血小板黏附和聚集功能低下导致止血功能异常。除了上述因素,血小板功能异常还与贫血时血流动力学改变有关,当血细胞比容(HCT)>0.30 时,血流中央为红细胞,血小板在血流边缘内皮细胞表面形成薄的覆盖层,有利于内皮损伤时血小板迅速黏附、聚集形成血小板栓,肾性贫血 HCT<0.25 时,血小板在血流中散在分布,失去上述特征,导致出血时间延长,出血风险增加。

(三)体外循环对凝血的影响

1. 体外循环的材料对凝血的影响 当血液流经体外循环时,血液与穿刺针、透析器透析膜、管路的表面接触时,由于这些材料表面具有不同的致栓性(thrombogenecity),因此会激活内源性、外源性凝血途径,并激活血小板进而导致凝血,其中的透析膜是 CBP 管路中最容易发生凝血的部位。近年的研究发现,当血液与透析膜表面接触时,血浆蛋白会按照分子量大小依次被吸附于膜表面(Vroman 效应),内源性凝血途径的始动因子Ⅻ会沉积于膜表面而被激活,但随后沉积的因子Ⅻa 抑制剂将其覆盖,从而限制了内源性凝血途径在体外循环凝血中的作用。但血液与透析膜表面接触时,也会使单核细胞和血小板被活化并释放囊泡,而囊泡则作为组织因子启动外源性凝血途径。因此理想的透析膜要求生物相容性高,不易产生蛋白黏附和沉积,不易激活单核细胞和血小板。目前临床上有多种透析膜材料,一般来说合成膜的生物相容性优于纤维膜,而近年来出现了肝素包被的膜材料,生物相容性高,具有较好的临床应用前景。

2. 体外循环的血流动力学变化对凝血的影响

(1)血管通路位置不当和扭曲:血管通路是 CRRT 血液引流并回到体内的通道,同时也是影响抗凝效果的因素之一。当血管通路的位置、走形不当时会导致血流速度明显下降,甚至导致机器报警、停泵,造成血流停滞、血细胞损伤,进而导致凝血的发生。

(2)血管通路的形状、长度和导管的直径:管径小的导管需要更大的压力来维持血流速度,这样就增加了非层流血流的危险,进而导致凝血激活和血栓形成。

(3)静脉壶:静脉壶部位的血液往往形成涡流,因此容易发生血栓。

3.体外循环的治疗方式及剂量对凝血的影响

(1)前稀释或后稀释:前稀释可使通过滤器的血液经过置换液的稀释,减少血液浓缩,相应地减少凝血的发生风险。

(2)滤过分数:CBP的滤过分数越高,血液流经滤器后的血液浓缩就越明显,从而增加凝血发生的概率。滤过分数最好维持在20%,可以通过前稀释、调整血流速度和超滤率获得合适的滤过分数。

三、基于危重症患者病理生理的抗凝原则

与间歇性血液透析相比,CBP由于其对血流动力学影响小、能清除炎症介质等多种优势,已广泛应用于危重患者发生急性肾损伤和多器官功能障碍综合征时的治疗。但由于危重症患者多存在凝血功能紊乱导致的出血或高凝风险,因此不合理的抗凝方法和剂量会增加出血和(或)血栓性并发症的发生率。这就需要临床医生根据危重患者的病生理改变及临床指南来个体化地选择合适的抗凝方法以及合理的抗凝剂种类、剂量,以保证体外循环能长时间地顺利完成,预防凝血功能活化所诱发的血栓性疾病并减少血液与透析膜接触时诱发的炎症反应。

(一)体内、体外凝血状态的监测与评估

由于危重症患者的原发疾病以及合并症不同且病情演变快、出凝血状态变化大,从而导致不同患者之间甚至同一患者在病情不同阶段的凝血状态差异较大,因此为确定个体化的抗凝治疗方案,应对接受CBP的危重症患者进行体内和体外循环凝血状态的监测与评估。按CBP的时间段不同,可分为治疗前、治疗中和治疗后的监测。

1.CBP治疗前的监测与评估 CBP治疗前对体内循环凝血状态的监测主要是为了评估患者基础凝血状态,用以指导CBP过程中抗凝剂的种类和剂量选择(见表1-4-1)。

表1-4-1 体内循环凝血状态的监测指标及解读

评估内容	监测指标	监测指标解读
外源性凝血途径	凝血酶原时间(PT)、凝血酶原活动度、国际标准化比值(INR)	·指标延长:提示外源性凝血系统的凝血因子存在数量或质量的异常,或血中存在抗凝物质 ·指标缩短:提示外源性凝血系统活化,易于凝血,发生血栓栓塞性疾病
内源性凝血途径	活化部分凝血活酶时间(APTT)、凝血时间(CT)、活化凝血时间(ACT)	·指标延长:提示内源性凝血系统的凝血因子存在数量或质量的异常,或血中存在抗凝物质 ·指标缩短:提示内源性凝血系统活化,血液处于高凝状态
凝血共同途径	纤维蛋白原(FIB)、凝血酶时间(TT)	内、外源性凝血指标均延长:提示患者的凝血共同途径异常或血中存在抗凝物质,此时应检测FIB和TT。如果FIB水平正常,则提示血中存在抗凝物质或FIB功能异常

评估内容	监测指标	监测指标解读
血小板活性状态	全血血小板计数、出血时间(BT)	· 血小板数量减少伴 BT 延长:提示患者止血功能异常,易于出血
		· 血小板数量增多伴 BT 缩短:提示血小板易于发生黏附、集聚和释放反应,易于产生血小板性血栓
		· 对于单位时间内血小板数量进行性降低的患者,推荐检测血浆血小板膜糖蛋白 - 140 或血中 GMP - 140 阳性血小板数量,以便明确是否存在血小板活化
		不能检测上述 2 项指标时,如伴有血浆 D - 双聚体水平升高,也提示血小板活化
综合评估凝血、纤溶及血小板功能	血栓弹力图(TEG),包括 R、K、MA 及综合凝血指数(CI)等多项参数	需对多种参数进行综合分析以判断凝血状态 CI 正常值在 $-3 \sim +3$, $> +3$ 是高凝, < -3 是低凝

2.CBP 治疗中的监测与评估 CBP 治疗中的监测,不仅要监测体内循环的凝血状态,同时还要监测体外循环管路中的凝血状态,其目的是为了评估是否达到充分抗凝、患者受到抗凝剂影响的程度,以及是否易于出血,并通过与治疗前评估的凝血状态基线进行对比以精准调整治疗中的抗凝剂剂量。

(1)对体内循环凝血状态的评估:根据所使用的抗凝剂选择不同的监测指标进行评估(见表1-4-2),采样时需要注意需从 CRRT 管路上(肝素注入前)采取,不可从应用抗凝剂封管的深静脉导管抽血。

表1-4-2 不同抗凝剂在 CBP 治疗中的监测指标和目标值

抗凝剂种类	监测指标	治疗中监测目标值
肝素	ACT、APTT	静脉端 ACT/APTT 维持治疗前 $1.5 \sim 2.5$ 倍
低分子量肝素	抗凝血因子Ⅹa	无出血倾向患者:维持在 $500 \sim 1\ 000U/L$
		伴有出血倾向患者:维持在 $200 \sim 400U/L$
枸橼酸	游离钙离子浓度、	滤器后游离钙离子浓度 $0.25 \sim 0.35mmol/L$
	ACT、APTT	体内游离钙离子浓度 $1.0 \sim 1.35mmol/L$
		ACT 、APTT 目标值同肝素监测目标值
阿加曲班	APTT	同肝素监测目标值
生理盐水	滤器及管路	体外循环凝血征象

(2)对体外循环凝血状态的评估:包括体外循环凝血征象及体外循环化验指标。

体外循环凝血征象:①血液颜色特别深(发黑);②动静脉壶中出现泡沫,继之血凝块形成血液快速充盈传感器中;③透析器动脉端口出现血凝块;④"拴住现象"(透析器后静脉管路中的血液不能继续进入静脉壶而倒灌入管路部分)。

体外循环化验指标的评估:适用于采用枸橼酸局部抗凝等体外抗凝方式时,采样时需注意从 CRRT 管路静脉端采集样本,由于血液刚刚流过体外循环管路,因此对该样本各项凝血指标的检测可反映体外循环的凝血状态(具体化验指标及目标值见后续章节)。

3.CBP 治疗后的监测与评估 CBP 治疗后对体内循环凝血状态的监测,主要是为了了解患者 CBP

结束后体内循环的凝血状态是否恢复至治疗前的水平,以及是否具有出血倾向,并以此为依据与治疗前的监测指标进行比对以调整抗凝剂剂量。

(二)抗凝剂的选择依据

正如前文所述,拟行 CBP 治疗的危重症患者多合并有凝血功能紊乱,甚至凝血功能紊乱本身就是重症患者 MODS 的一部分,可存在多种凝血功能异常,直接或间接影响 CBP 抗凝方案的制订。因此,在选择抗凝剂前,应从病史、查体及实验室检查三方面对危重症患者的凝血状态进行评估,其目的在于通过对危重症患者凝血状态的评估以排除抗凝药物应用的禁忌证,为治疗中、治疗后凝血状态的评估确立可以参照的基线,并为抗凝剂剂量的调整提供依据。

1.基于危重症患者病理生理改变对抗凝剂的选择

(1)病史评估:主要通过询问病史明确有无出血和高凝风险的现病史和既往史,并根据手术类型对出血风险进行评估(见表1-4-3、表1-4-4)。

表1-4-3 可引起出血及高凝风险的病史

出血风险	高凝风险
1.有无血友病等遗传性出血性疾病	1.患有糖尿病、系统性红斑狼疮、ANCA 相关性血管炎等伴有血管内皮细胞损伤的基础疾病
2.是否长期使用华法林等抗凝血药物或抗血小板药物	2.既往存在静脉血栓、脑血栓、动脉栓塞、心肌梗死等血栓栓塞性疾病
3.既往存在消化道溃疡、肝硬化、痔等潜在出血风险的疾病	3.有效循环血容量不足、低血压、长期卧床
4.严重创伤或外科手术后(大手术术后 7 天内、颅内手术术后 14 天内、脏器活检术后 72h 内)	4.先天性抗凝血酶Ⅲ缺乏或合并大量蛋白尿导致抗凝血酶Ⅲ从尿中丢失过多
	5.合并严重创伤、外科手术、急性感染

表1-4-4 手术后出血风险的分级

出血风险	手术类型
很高危	神经外科手术(颅内或脊柱外科手术)、肝脏外科大手术(肝切除术、肝移植术、肝门静脉高压分流或断流术)
高危	血管外科和大外科(腹主动脉瘤修复术及主动脉-股动脉旁路移植术)、腹部外科大手术(胰十二指肠切除术、前列腺切除术)、下肢关节外科大手术(髋膝关节置换术)、口腔外科手术、肺叶切除术、外科肠道吻合手术、肾穿刺活检或结肠多部位活检
中危	其他腹腔、胸腔和关节外科手术、永久心脏起搏器或除颤仪置入术
低危	腹腔镜胆囊切除、腹股沟疝修复术、皮肤或眼外科手术、胃镜或肠镜检查、骨髓或淋巴结活检、心包腔、胸腹腔、关节腔穿刺
很低危	单个拔牙、洗牙、皮肤活检及小肿瘤切除、白内障手术、冠状动脉造影术

(2)查体评估:危重症患者由于其病理、生理改变导致的出凝血功能紊乱,在很多情况下会引起出血或高凝相关的体征,因此通过治疗前认真细致的查体可以发现球结膜出血、牙龈出血、皮肤淤点淤斑等出血体征及下肢不对称性水肿等血栓形成的体征。

(3)化验评估:危重症患者由于其病理、生理改变引起血小板、凝血因子、抗凝血酶、TFPI 等物质在数量和(或)功能上发生紊乱,进而导致出凝血系统的异常。通过对凝血酶原时间、部分凝血活酶时间等指标的监测,可以帮助临床医生评估危重症患者体内循环的凝血状态,为选择抗凝剂提供依据,并为抗凝剂量的调整提供可对比的基线数据。

(4)常用抗凝药物的评估:通过病史、查体及化验三方面对危重症患者的凝血状态进行基线评估后,可以进行抗凝剂的选择,但危重症患者选择何种抗凝剂作为首选制剂用于连续性血液净化治疗,目前尚未达成共识。临床上认为理想的抗凝剂应具有以下特点:明确的抗凝和抗血栓作用,最好能局部抗凝,对全身凝血系统没有明显影响,风险小,药物抗凝作用监测简便准确,适于床旁进行,有特异性拮抗药物,长期使用无蓄积、无毒副作用和不良反应。因此,在选择抗凝剂时,应在了解患者治疗前体内循环凝血状态的基础上,结合常用抗凝药物的优、缺点(见表1-4-5)进行个体化的选择,以达到或在最大程度上接近理想抗凝剂的要求。

表1-4-5 常用抗凝剂的作用机制和优、缺点

抗凝药物	作用机制	优点	缺点
肝素	抗凝血酶Ⅲ,抑制凝血酶、Ⅸa、Ⅹa、Ⅺa、Ⅻa	抗凝作用强;半衰期短,30min 至 3h;PTT 监测简单易行;可用鱼精蛋白对抗;临床应用经验丰富;价格低廉	全身出血风险;重症患者半衰期延长;药代动力学复杂;需要定期进行 APTT 监测;APTT 不是患者出血风险的良好预测指标;血小板激活和肝素相关性血小板减少症(HIT)风险;抗血栓作用较弱
低分子量肝素	抑制Ⅹa 活性	抗凝作用高效,稳定的药代动力学和抗凝作用,对血小板影响较小	全身出血风险;只能部分被鱼精蛋白对抗;采用抗Ⅹa 活性检测抗凝效果,但临床不常用
枸橼酸钠	钙离子螯合剂	局部抗凝,抗凝机制符合生理过程,有特异性拮抗药物,滤器寿命明显延长	常见代谢性并发症,需要密切监测体内和滤器内离子钙浓度,有代谢性碱中毒等不良反应
直接凝血酶抑制剂(重组水蛭素、阿加曲班、比伐卢定)	抑制凝血酶的活性	能抑制与凝血块结合的凝血酶,抗凝作用不需要抗凝血酶或其他内源性因子参与。在抑制已经形成的凝血酶的作用与标准肝素同样有效,对血小板作用较小,可用于HIT 患者的抗凝治疗	无特异性拮抗药物,价格较贵,临床经验较少
前列环素	抑制血小板聚集	可单独或联合使用	价格高,扩血管效应可能影响血流动力学
蛋白酶抑制剂(甲磺酸萘莫司他)	抑制凝血酶、Ⅹa、Ⅻa 的活性,并抑制血小板聚集功能	对血小板数量无影响,半衰期短,较小的全身性抗凝作用	价格高,临床应用经验较少
无抗凝	减少纤维蛋白形成	无抗凝导致的全身出血风险,无须频繁进行抗凝监测	容易发生滤器及管路凝血

通过对危重症患者病史、查体及化验指标的评估,临床医生对危重症患者病生理改变导致的凝血异常状态有了较精确的认识,再结合不同抗凝剂的优缺点,可以对抗凝剂做出合适的选择(见表1-4-6)。

表1-4-6 基于危重症患者病理、生理改变对抗凝剂的选择依据

病史及查体评估	化验评估	可选抗凝剂种类
没有出血性疾病的发生和风险	血浆抗凝血酶Ⅲ活性在50%以上,血小板计数、血浆部分凝血活酶时间、凝血酶原时间、国际标准化比值、D-双聚体正常或升高	普通肝素
临床上没有活动性出血性疾病,具有潜在出血风险	血浆抗凝血酶Ⅲ活性在50%以上,血小板数量基本正常,血浆部分凝血活酶时间、凝血酶原时间和国际标准化比值轻度延长	低分子量肝素
存在明确的活动性出血性疾病或明显的出血倾向或合并肝素诱发的血小板减少症	血浆部分凝血活酶时间、凝血酶原时间和国际标准化比值明显延长或先天性、后天性抗凝血酶Ⅲ活性在50%以下	阿加曲班或枸橼酸钠
存在明确的活动性出血性疾病或明显的出血倾向	血浆部分凝血活酶时间、凝血酶原时间和国际标准化比值明显延长	无抗凝剂

2.基于指南对抗凝剂的选择 在2012年改善全球肾脏病预后组织(KDIGO)发表的指南中,对需行CRRT治疗的患者如何选择抗凝方式及抗凝剂有如下的建议:

(1)对没有高出血风险、凝血功能障碍,以及未接受全身抗凝治疗的RRT患者,推荐使用抗凝治疗(1B)。

(2)对于无凝血功能障碍及未接受全身抗凝治疗的患者行CRRT,无论有无高出血风险,若无枸橼酸使用禁忌证,建议首选局部枸橼酸抗凝(2B)。

(3)对于无凝血功能障碍及未接受全身抗凝治疗行CRRT的患者,若存在枸橼酸使用禁忌证,无高出血风险者,建议使用肝素或低分子量肝素抗凝(2C);对于有高出血风险患者,建议不使用全身和局部抗凝(2C)。

由于局部枸橼酸抗凝与肝素等其他抗凝剂相比具有显著延长滤器使用寿命、减少滤器活化诱导的补体活化和中性粒细胞脱颗粒、降低出血风险等优点,局部枸橼酸抗凝在CRRT治疗中的应用越来越多,本章第三节会对枸橼酸抗凝进行详细介绍。

(三)抗凝剂过量与不足的处理原则

危重症患者行CBP时如抗凝剂选择错误或剂量不精确,会造成抗凝剂的使用出现过量或不足,进而导致出血和凝血两种并发症的发生。而出血或凝血时要对其发生的原因进行认真分析,调整抗凝剂种类及剂量。

1.抗凝剂过量(出血)

(1)常见原因:①抗凝剂剂量使用过大;②合并出血性疾病;③抗凝治疗前对患者出血风险及凝血状态评估不足。

(2)处理原则:①对于发生出血的患者,应重新评估患者的凝血状态,停止使用抗凝药物或减少抗凝药物剂量,重新选择抗凝药物及其剂量。②针对不同出血的病因给予相应处理,并针对不同的抗凝剂给予相应的拮抗剂治疗。如肝素或低分子量肝素过量可给予适量的鱼精蛋白;枸橼酸钠过量可补充

钙制剂;阿加曲班过量可短暂观察,严重过量可给予凝血酶原制剂或血浆。

(3)预防原则:①抗凝前准确评估患者的出血风险;②应在抗凝治疗前对患者的凝血状态充分评估,并在监测 CRRT 治疗过程中凝血状态变化的基础上,确定个体化的抗凝治疗方案。

2.抗凝剂不足(凝血) 主要包括透析器和管路凝血,透析过程中或结束后发生血栓栓塞性疾病。

(1)常见原因:①抗凝剂剂量不足。②因患者存在抗凝禁忌证而没有应用抗凝剂。③抗凝治疗前没能精准评估患者高凝风险及凝血状态,导致抗凝剂种类及剂量选择不当。如患者先天性或因大量蛋白尿引起的抗凝血酶Ⅲ不足或缺乏,而选择普通肝素或低分子量肝素作为抗凝药物。

(2)处理原则:①发生滤器及管路凝血后应及时更换滤器及管路;②出现血栓栓塞性并发症的患者应给予适当的抗凝、促纤溶治疗。

(3)预防原则:①应在抗凝治疗前对患者的凝血状态充分评估,并在监测 CRRT 治疗过程中凝血状态变化的基础上,确定个体化的抗凝治疗方案;②有条件时应检测血浆抗凝血酶Ⅲ的活性,明确是否适用肝素或低分子量肝素;③对于合并出血或出血高危风险的患者,应尽可能选择枸橼酸钠或阿加曲班作为抗凝药物,避免采用无抗凝剂的 CRRT;④如行无抗凝剂的 CRRT,应加强滤器和管路的监测,并加强生理盐水的冲洗。

第二节 肝素与低分子量肝素抗凝

(一)抗凝的理论基础

肝素与低分子量肝素的理化特性、体内外代谢过程、抗凝机制分别见表 1-4-7、表 1-4-8、表 1-4-9。

表 1-4-7 肝素与低分子量肝素的理化特性

项目	肝素	低分子量肝素
成分	硫酸化的葡萄糖胺聚糖混合物	从普通肝素中分离或降解后再分离而得
分子量	3~15kDa	<7kDa
理化特点	带有大量负电荷,呈酸性	同肝素

表 1-4-8 肝素与低分子量肝素体内外代谢过程

	肝素	低分子量肝素
分布	静脉注射后立即起效,大部分(80%)与血浆蛋白结合,其分布容积甚小	不同分子量的低分子量肝素分布不同
代谢部位、半衰期	主要在肝脏中经肝素酶分解代谢,半衰期因剂量而异,个体差异较大,为 30min 至 3h	生物利用度高,半衰期较长,为 2~5h
体内排泄	主要由网状内皮系统清除,小部分以原型经尿排出	体内不易被消除
体外循环的影响	因与凝血酶等血浆蛋白结合,一般不能通过透析膜	不与血浆蛋白结合,具有较高的生物利用度

表1-4-9 肝素与低分子量肝素抗凝机制

	凝血系统		抗凝系统		纤溶系统
	凝血因子	血小板	细胞抗凝	体液抗凝	
肝素	间接增强: 抗Ⅱa活性++++ 抗Ⅹa活性++	+	—	直接增强抗凝血酶Ⅲ(ATⅢ)活性	活化纤溶酶+
低分子量肝素	间接增强: 抗Ⅱa活性++ 抗Ⅹa活性++++	—	—	同肝素	活化纤溶酶+++

注:+~++++表示作用依次增强;—无作用。

1.肝素

(1)对抗凝系统的影响:肝素在体内和体外均有强大的抗凝作用。静脉注射后,抗凝作用立即发生。可使血液中活化部分凝血活酶时间(APTT)轻度延长,对凝血酶原(PT)影响弱,抗因子Ⅹ的活性(反映药物的抗血栓能力)明显增强。

1)增强抗凝血酶Ⅲ(ATⅢ)活性:肝素通过催化血浆中ATⅢ形成可逆性复合物,间接对一些凝血酶发挥抑制作用:增强与凝血酶的亲和力,使Ⅱa-ATⅢ反应速率加快1 000倍,加速凝血酶灭活;ATⅢ还可抑制内源性和共同通路活化其他凝血因子,包括因子Ⅸa、Ⅹa、Ⅺa、Ⅻa;ATⅢ与凝血酶一旦结合后,肝素分子就自复合物解离,并重复其激活循环。

2)激活肝素辅助因子Ⅱ(HCⅡ):高浓度肝素与HCⅡ结合,激活HCⅡ,可提高对凝血酶抑制速率达100倍以上。

(2)对纤溶系统的影响:肝素促进血管内皮细胞释放组织型纤溶酶原激活剂(t-PA)和内源性组织因子途径抑制剂(TFPI),有抗血栓作用。

2.低分子量肝素 与普通肝素相比,不同之处在于由于低分子量肝素的分子链变短,使得其与凝血酶结合能力较肝素大大减弱,但对凝血因子Ⅹ的影响不大。抑制Ⅹa作用强,不能加速ATⅢ抑制凝血酶:抗因子Ⅹa/Ⅱa活性比值明显增加,这样使抗血栓作用与出血作用分离,保持了肝素的抗血栓作用而降低了出血的风险。

(二)肝素与低分子量肝素抗凝在连续性血液净化治疗中的应用

1.监测与评估

(1)肝素

1)评估方法:采用活化凝血时间(ACT),也可采用活化部分凝血活酶时间(APTT)进行监测。

2)达标标准:肝素全身抗凝,推荐理想状态应为血液净化过程中,从血液净化管路静脉端采集样本的ACT/APTT维持于治疗前的1.5~2.5倍,治疗结束后从血液净化管路动脉端采集的样本ACT/APTT基本恢复治疗前水平;肝素局部抗凝,治疗中需分别从肝素前动脉端、肝素后动脉端及鱼精蛋白后静脉端抽血监测ACT或APTT,维持肝素后动脉端的APTT 100s左右,体内APTT正常范围内。

(2)低分子量肝素抗凝

1)评估方法:监测抗凝血因子Ⅹa活性。

2)达标标准:建议无出血倾向的患者抗凝血因子Ⅹa活性维持在500~1 000U/L,伴有出血倾向的血液透析患者维持在 200 ~ 400U/L。但抗凝血因子Ⅹa活性不能即时检测,临床指导价值有限。

2. 初设剂量及调整

（1）肝素全身性抗凝

1）初设剂量设定:CRRT 采用前稀释的患者,一般治疗开始前注射首剂量 15 ~ 20mg,治疗开始后追加剂量 5 ~ 10mg/h。采用后稀释的患者,一般首剂量 20 ~ 30mg,追加剂量 8 ~ 15mg/h,静脉注射或持续性静脉注射(常用)。血液透析、血液滤过或血液透析滤过,一般首剂量 0.3 ~ 0.5mg/kg,追加剂量 5 ~ 10mg/h,间歇性静脉注射或持续性静脉注射(常用)。

2）剂量调整:①治疗时间越长,给予追加剂量逐渐减少;②根据监测指标调整剂量;③治疗结束前 30 ~ 60min 停止追加。

（2）肝素局部抗凝

1）初设剂量设定:①测定肝素和鱼精蛋白的中和比例。取干燥试管 2 支,各加患者血 1mL,立即计算时间,第一管为对照组,测定凝血时间;第二管先加入肝素 2mg,再加鱼精蛋白 1.4mg 后,超过对照组的凝血时间,则再加入 0.1mg 的鱼精蛋白(从再加入鱼精蛋白时起计时),直到与第一管的凝血时间相近为止。合计鱼精蛋白的用量则是中和肝素 2mg 的量。②透析开始不给首剂量。③体外循环动脉端血路使用肝素泵均匀泵入,肝素量(mg/h) = 血流量(mL/min) × 0.3(U) × 60(min)/100。同时静脉端血路均匀泵入等比例鱼精蛋白。每 100U 肝素需鱼精蛋白 0.6 ~ 2mg 中和(存在个体差异)。

2）剂量调整:①根据监测指标调整剂量;②透析结束前 10min 停用肝素和鱼精蛋白;③透析结束后继续监测体内的凝血时间,以防止肝素发生回跳现象。

（3）低分子量肝素抗凝

1）初设剂量设定:CRRT 患者首剂给予 60 ~ 80U/kg 静脉注射,每 4 ~ 6h 给予 30 ~ 40U/kg 静脉注射。血液透析、血液灌流、血浆吸附或血浆置换的患者无须追加剂量。

2）剂量调整:①治疗时间越长,给予的追加剂量应逐渐减少;②根据监测指标调整剂量。

（三）使用注意事项

1. 禁忌证

肝素和低分子量肝素抗凝剂可适用于血液净化的抗凝治疗,但在以下情况时需禁用:

（1）患者既往存在肝素或低分子量肝素过敏史。

（2）患者既往曾被诊断过肝素相关性血小板减少症(HIT)。

（3）合并明显出血性疾病。

（4）有条件的单位推荐检测患者血浆 ATⅢ活性,对于 ATⅢ活性 < 50% 的患者,不宜直接选择肝素或低分子量肝素。

2. 并发症及处理

（1）HIT:指患者使用肝素后不久或在肝素治疗过程中出现的血小板减少。国外报道,HIT 发生率为 1% ~ 5%。根据发病机制分为:Ⅰ型 HIT 为非免疫介导的一过性轻度血小板减少;Ⅱ型 HIT 由免疫介导,与血栓形成危险性相关。

1）病因:使用肝素后,体内血小板可产生血小板因子 4(PF4),并形成肝素 - 血小板复合体(H-PF4)所致。

2）诊断:应用肝素类制剂治疗后 5 ~ 10 天血小板下降 50% 以上或降至 $10 \times 10^9/L$ 以下,合并血栓、栓塞性疾病(深静脉最常见)以及 HIT 抗体阳性可以临床诊断 HIT;停用肝素 5 ~ 7 天后,血小板计数可恢复至正常则更支持诊断。

3)治疗：Ⅰ型 HIT 临床表现轻微，继续使用肝素也可自行缓解；Ⅱ型 HIT 血小板下降较为严重，不会自行缓解，停止使用肝素 1~2 周可以缓解，并预防血栓形成，这类患者应避免使用肝素，即使使用低分子量肝素也不安全。

(2)骨质疏松、高脂血症

1)病因：长期使用肝素及低分子量肝素所致。

2)预防及处理：在保障充分抗凝的基础上，尽量减少肝素或低分子量肝素剂量，对明显存在骨代谢异常或高脂血症的患者，优先选择低分子量肝素，给予活性维生素 D、钙剂调脂药物治疗。

(四)小结

(1)普通肝素抗凝有较高出血风险、诱导 HIT 的风险，且 ATⅢ 缺乏的患者不适用，使全身抗凝的临床应用受到一定限制。但普通肝素易获得、不能被滤器清除、抗凝效果容易监测、价格低廉，且鱼精蛋白的拮抗作用可靠，因此临床应用较多。

(2)低分子量肝素由普通肝素水解得到，出血风险较低，常用于全身抗凝。与肝素抗凝效果相比，低分子量肝素的滤器寿命与安全性都没有显著差别，但费用较高(Ⅱ级证据)。低分子量肝素全身抗凝的检测指标推荐应用抗 Xa 活性，目标维持在 0.25~0.35U/mL。低分子量肝素也可诱发 HIT，因此对普通肝素诱发的 HIT，同样不能应用低分子量肝素(Ⅴ级证据)。

第三节 局部枸橼酸抗凝

局部枸橼酸抗凝(regional citrate anticoagulation,RCA)已经广泛应用于连续性血液净化治疗的抗凝，具有局部抗凝效果确切、对系统凝血功能无影响等优点，对多脏器功能衰竭合并高危出血患者尤为合适，是一种安全有效的方法。2012 年 KDIGO 指南推荐指出，如没有禁忌证，AKI 患者需连续性血液净化治疗时首选 RCA。枸橼酸抗凝风险的发生与否常取决于对枸橼酸代谢的个体差异，因此运用时要重点监测评估和调整剂量。

(一)抗凝的理论基础

1.常用枸橼酸抗凝剂理化特性 临床常用的枸橼酸抗凝剂型有 4% 枸橼酸钠(thiazide - sensitive Na$^+$ - Cl$^-$ cotransporter,TSC)、血液保存液 ACD - A 等(见表 1 - 4 - 10)。前者的主要成分为枸橼酸钠，化学式 $C_6H_5Na_3O_7 \cdot 2H_2O$，分子量为 294Da，溶液 pH 值约为 8，是一种弱酸强碱盐，且易溶于水，难溶于乙醇。ACD - A 为复方制剂，每 1 000mL 主要组分为枸橼酸钠 22g、枸橼酸 8g、葡萄糖 24.5g，溶液 pH 值约为 5。这两种枸橼酸抗凝剂中的枸橼酸根具有金属离子络合能力，对 Ca^{2+}、Mg^{2+} 等金属离子具有良好的络合能力，对其他金属离子如 Fe^{2+} 等离子也有很好的络合能力。此外，最近有 2 种专门用于连续性血液净化的等张枸橼酸置换液在欧洲已经上市：Prismocitrate 10/2 (含枸橼酸根 10mmol/L、枸橼酸 2mmol/L、钠 136mmol/L)；Prismocitrate 18/0(含枸橼酸根 18mmol/L、钠 140mmol/L)。目前没有哪种配方被证实具有更多的临床优势。

表 1 - 4 - 10　常用枸橼酸抗凝剂

药物名称	3% ACD - A 液（600mL/袋）				4% TSC（200mL/袋）
组分	二水枸橼酸三钠	一水枸橼酸	一水葡萄糖	合计	二水枸橼酸三钠
分子式及分子量	$C_6H_5Na_3O_7 \cdot 2H_2O$ 294Da	$C_6H_8O_7 \cdot H_2O$ 210Da	$C_6H_{12}O_6 \cdot H_2O$ 198Da	—	$C_6H_5Na_3O_7 \cdot 2H_2O$ 294Da
含量(g/L)	22.0	8.0	24.5	—	40
浓度 mmol/L　枸橼酸根	75	38		113	136
Na^+	225	—	—	225	408
葡萄糖	—	—	120	120	
优、缺点	优点:Na^+比较合适 缺点:葡萄糖含量高,影响血糖				优点:不影响血糖 缺点:Na^+浓度偏高

　　2. 体内外代谢过程　枸橼酸(tricarboxylic acid,TCA)又称为柠檬酸,是人体内的一种生理性物质,正常情况下血清中 TCA 含量约为 0.1mmol/L。生理情况下 TCA 是三羧酸循环反应中的第一个中间产物,当葡萄糖氧化分解成丙酮酸,丙酮酸氧化脱羧生成乙酰 CoA,乙酰 CoA 进入 TCA 循环（线粒体中进行）,代谢产生 CO_2 并供能。枸橼酸代谢的主要部位为肝、骨骼肌、肾皮质,其中肝是主要代谢场所。肾降解枸橼酸的能力几倍于对内源性枸橼酸的摄取能力,而且也可以通过尿液排泄掉循环中的部分枸橼酸,约 0.5g/d。枸橼酸从肾小球滤出后,滤过负荷的 85% 被肾小管重吸收,每分钟廓清 20mL。对肾衰竭的患者,枸橼酸的代谢和清除与正常人并无差异。

　　局部枸橼酸抗凝时体内枸橼酸水平取决于三方面因素:枸橼酸输注速度、体内枸橼酸清除率和体外枸橼酸透析清除率。体内枸橼酸的负荷量为输注量的 40% ~ 60%,其半衰期仅为 5min。不同患者枸橼酸钠的代谢速度存在较大差异。有文献显示枸橼酸药物代谢动力学服从一级消除,且枸橼酸本身分子量小,分布于细胞外液,容易通过弥散和(或)对流被清除,在局部枸橼酸抗凝时体外清除则受血液净化方式、血流速度、滤器、超滤率等的影响。当停止输入枸橼酸根 30min 后,机体即能将其完全代谢,使体内离子钙及枸橼酸根浓度恢复正常。

　　目前对枸橼酸的安全浓度还并不十分清楚,相关研究也甚少。Bunker 等认为人体内枸橼酸的中毒浓度在 2.5mmol/L 以上,Bolan 等则认为安全浓度在 1 ~ 2mmol/L,一般认为安全浓度以不超过 3mmol/L 为宜。文献报道,枸橼酸输入速度一般是 17.5 ~ 25.8mmol/h,根据这一速度及代谢动力学模型理论计算,推测其稳态浓度一般 <2mmol/L。滤器中血枸橼酸根浓度在 4 ~ 6mmol/L 时可达到最理想的局部抗凝效果。

　　3. 抗凝机制　钙离子(凝血因子Ⅳ)为凝血过程中的必需物质,可促进凝血活酶(凝血因子Ⅲ)、凝血酶和纤维蛋白的形成,以及激活血小板释放凝血因子反应等,枸橼酸通过与钙离子螯合进而阻断了血液凝固过程(见表 1 - 4 - 11),而这种作用是可逆的,只要再加入足量的钙离子,凝血功能则能立即恢复正常。局部枸橼酸抗凝通过在血路管的动脉端输入枸橼酸钠,枸橼酸根离子与血液中游离钙离子结合成难以解离的可溶性复合物枸橼酸钙,使血液中有活性的钙离子明显减少,阻止凝血酶原转化为凝血酶,以及凝血过程的其他很多环节,从而达到充分的体外抗凝作用,保证良好的透析效果。

　　血中的部分枸橼酸钙和部分枸橼酸被透析器清除,而进入体内的枸橼酸钙迅速解离出钙离子,加上在血路管静脉端补充的钙,就能够使体内钙离子浓度保持在正常范围,故无体内抗凝作用。同时,进入体内的枸橼酸和解离出的枸橼酸根在肝、骨骼肌和肾皮质的线粒体通过三羧酸循环迅速被代谢为碳酸氢根,最终生成 CO_2 和 H_2O,释放能量。其中 1mol 枸橼酸根可以代谢出 3mol 碳酸氢根。

表 1-4-11　枸橼酸抗凝机制

	凝血系统		抗凝系统		纤溶系统
	凝血因子	血小板	细胞抗凝	体液抗凝	
枸橼酸抗凝剂	√(主要是直接影响钙离子,间接影响与钙相关的凝血因子)	√(激活血小板释放凝血因子反应)	—	—	—

注:√有作用;—无作用。

(二)局部枸橼酸抗凝在连续性血液净化中的应用

基于枸橼酸的理化特性及体内外代谢过程,枸橼酸可以只在体外循环有抗凝作用,而不影响体内凝血。枸橼酸盐已被指南广泛推荐用于连续性血液净化的抗凝,尤其是在有活动出血、肝素诱导的血小板减少症、高钙血症时,枸橼酸抗凝作为首选。

枸橼酸抗凝应用于连续性血液净化有两种方法:一种是枸橼酸盐溶液作为置换液兼抗凝剂使用,另一种是仅作为抗凝剂使用。枸橼酸盐溶液作为置换液兼抗凝剂行连续性肾脏替代治疗过程中其疗效可靠安全。已有资料显示,治疗过程中超滤率、血肌酐、尿素清除率、纠正酸中毒及内环境紊乱均与传统肝素或者低分子量肝素抗凝无差别。枸橼酸钠溶液作为置换液,枸橼酸根、钠离子浓度稳定,只要持续补钙,监测钙离子浓度,使之保持在正常范围,临床上均无明显不良反应。由于没有成品的含枸橼酸盐的置换液,目前临床上应用较多的还是枸橼酸盐作为抗凝剂使用,其应用方式非常多样,但大多是使用无钙透析液或置换液,外周补充钙剂,近年来才逐渐发展为使用含钙的普通透析液或置换液。

1. 监测与评估　应用枸橼酸盐抗凝进行连续性血液净化前要对患者病情、凝血状态等进行评估,治疗过程中要监测抗凝的有效性和患者的安全性,治疗后也要对患者的病情和安全性进行再次评估。主要监测指标、频率及目的如表 1-4-12 所示。

表 1-4-12　枸橼酸抗凝的安全性及有效性评估

监测内容		监测时间和频率			目标值(mmol/L)	监测目的
		上机前	1h 后	2~24h		
钙浓度	体外(滤器后)iCa²⁺	√	√	1 次/(6~8)h	0.2~0.4 或 <0.3~0.5	评估体外循环中(滤器后)iCa^{2+} 水平,用于设定枸橼酸初始剂量或调整枸橼酸维持剂量
	体内 iCa²⁺	√	√	1 次/(4~6)h	1.1~1.25	评估体内循环中 iCa^{2+} 水平,用于设定钙剂初始剂量或调整钙剂维持剂量
	体内 tCa²⁺	√		1 次/(12~24)h		计算钙比率(体内 tCa^{2+}/iCa^{2+})作为枸橼酸蓄积(≥2.5)的指标
	说明	最常用,但需注意,三者必须为同一时刻的血标本方可对比参考				
酸碱指标 pH、AB		√	√	1 次/(4~6)h	正常人血气分析参考值	为了排除酸碱失衡(代谢性酸中毒或代谢性碱中毒,并且必要时调节 RCA 和 RRT 参数)

监测内容	监测时间和频率			目标值（mmol/L）	监测目的
	上机前	1h后	2~24h		
体内血钠			1次/(12~24)h	135~145	排除低钠/高钠血症
体内血镁			1次/(12~24)h	0.8~1.0	必要时调节镁的补充量
体内血乳酸	√		1次/(6~12)h 或根据需要	0.5~1.7	为确认患者是否有枸橼酸累积的高风险，并在RCA过程中调整乳酸水平
体内枸橼酸浓度	最直接，不常用				怀疑枸橼酸累积时，确认是否有高枸橼酸血症

注：iCa^{2+}—离子钙；tCa^{2+}—总钙。

2. 初设剂量与调整

（1）初设剂量：相对于4%枸橼酸三钠，ACD-A可以减少33%的碳酸氢根产生，且钠离子浓度较低，理论上能减少代谢性碱中毒及高钠血症的发生，因此许多中心提出了基于ACD-A的RCA-CV-VHDF方案，并尽可能使用成品化的透析液和（或）置换液，进一步简化RCA方案。实际工作中，4%枸橼酸钠由于不含葡萄糖，对血糖无影响，也安全应用于连续性血液净化治疗的各种模式，取得了很好的抗凝效果，其用量可以参考ACD-A的用量。有文献报道，如果滤器后iCa^{2+}的浓度为0.3~0.5mmol/L，则体外循环中枸橼酸根的浓度为3mmol/L。

1）ACD-A（或4%TSC）泵速（mL/h）：设置为血液流速（BFR）的1.2~1.5倍，将输液管路与血路管的动脉端相连接（最接近患者处）。

2）钙剂的初始补充速度：使用无钙置换液A液时，需补充钙剂。10%氯化钙和10%葡萄糖酸钙提供的钙分别为0.68mmol/L和0.226mmol/L。因此，如钙剂应用10%葡萄糖酸钙，则初始泵速（mL/h）为ACD-A泵速的6.1%；如应用10%氯化钙溶液，则初始泵速为ACD-A泵速的2%（见表1-4-13）。

表1-4-13 枸橼酸抗凝及钙剂的初始设定

项目	设定原则	具体药物	初始速度（mL/h）
枸橼酸	· 与BFR成正比 · 与所用枸橼酸浓度和目标血浓度有关	4% TSC 3% ACD-A	· 为BFR的2%~5%（注意换算单位） · 或BFR（mL/min）×（1.2~1.5） · 或250
钙剂	· 依据枸橼酸输注速度 · A液是否含钙	10%葡萄糖酸钙	约为枸橼酸抗凝剂输注速度的6.1%（无钙置换液）
		10%氯化钙	约为枸橼酸抗凝剂输注速度的2%（无钙置换液）

3）5%碳酸氢钠补充速度：应根据枸橼酸和A液补充速度初设5%用碳酸氢钠量。1mmol的枸橼酸可代谢出3mmol的HCO_3^-，1mmol枸橼酸三钠可代谢出相当于3mmol的碳酸氢钠（1/3）。换算后：1mL 4%枸橼酸钠理论上（部分被滤器清除）可相当于0.7mL 5%碳酸氢钠提供的HCO_3^-。

（2）剂量调整

1）根据表1-4-14调整ACD-A泵速或4%TSC泵速。

表 1 - 4 - 14　ACD - A 或 4% TSC 输注速度调整方案

体外 iCa²⁺ (从滤器后静脉取血部位取血)	ACD - A 或 4% TSC 输注速度调整
< 0.20mmol/L	降低 5mL/h
0.20 ~ 0.40mmol/L	维持不变
0.41 ~ 0.50mmol/L	增加 5mL/h
> 0.50mmol/L	增加 10mL/h

2) 根据表 1 - 4 - 15 调整氯化钙或葡萄糖酸钙溶液泵速。

表 1 - 4 - 15　氯化钙或葡萄糖酸钙溶液输注速度调整方案

体内 iCa²⁺ (从外周静脉或动脉取血)	氯化钙输注速度调整	葡萄糖酸钙输注速度调整
> 1.45mmol/L	降低 2mL/h	降低 6.1mL/h
1.21 ~ 1.45mmol/L	降低 1mL/h	降低 3.1mL/h
1.00 ~ 1.20mmol/L	维持不变	维持不变
0.90 ~ 1.00mmol/L	增加 1mL/h	增加 3.1mL/h
< 0.90mmol/L	0.1mL/kg 推注后,增加 2mL/h	0.31mL/kg 推注后,增加 6.1mL/h

(三)使用注意事项

1. 禁忌证

(1)肝衰竭,总胆红素(TB) > 60μmol/L;肝衰竭患者枸橼酸的代谢下降,但根据肝功能的水平尚不能可靠预测枸橼酸的清除量。有研究表明,通过加强血 iCa^{2+} 的监测并及时调整枸橼酸剂量和钙泵速度,可以使 RCA 安全用于严重肝功能异常和肝移植术后的 CBP 中以及肝衰竭患者分子吸附再循环系统(MARS)治疗中。

(2)不可逆的低血压,BP < 90/60mmHg。

(3)不可逆的低氧血症,PaO_2 < 60mmHg。

2. 并发症及其处理

(1)代谢性酸中毒

1)原因:严重肝衰竭、低血压休克、严重低氧血症、氰化物中毒、获得性线粒体细胞病等导致的线粒体抑制,均可使枸橼酸代谢不充分,导致碳酸氢钠产生不足;枸橼酸的输注与排出速度比例不恰当(碳酸氢钠输注过少)也可出现代谢性酸中毒。

2)诊断及处理:以血清总钙/离子钙水平的比值作为判断标准,认为 >2.5 说明枸橼酸量超过肝脏代谢及 CBP 清除能力,即可能存在枸橼酸根的蓄积,这种判断方法还需与血清枸橼酸根浓度的监测进行对照。应将血气分析结果与血清离子钙水平的变化结合,来判断体内枸橼酸根的代谢情况。如果离子钙水平降低,而酸碱状况良好,说明补钙量不足,需要增加补钙量;如果离子钙水平的降低伴进行性加重代谢性酸中毒,则说明枸橼酸根蓄积,需降低枸橼酸根的输入速度(降低枸橼酸泵速或停止枸橼酸 10 ~ 30min,然后按照之前速度的 70% 开始)。

(2)代谢性碱中毒

1)原因:体内枸橼酸负荷量过大,1mmol 枸橼酸能够产生 3mmol 的 HCO_3^-,导致碱负荷过多。另外补充碳酸氢钠过多,也可导致代谢性碱中毒。

2)诊断与处理:体内动脉血气分析结果可以判断是否存在代谢性碱中毒。如为体内枸橼酸负荷量大,若 HCO_3^- 增加 >10mmol/L,需要先排除枸橼酸输注部位错误。如直接进入了患者体内,降低枸橼酸泵速25%,2~4h后测定HCO$_3^-$。若测定结果仍不正常,再次降低枸橼酸泵速25%,同时减少或限制含枸橼酸血制品的输注,增加枸橼酸清除(增加透析液/置换液流量)。如为补充碳酸氢钠过多,应减少碳酸氢钠的输注,增加碳酸氢钠的清除。

(3)低钙血症和高钙血症

1)原因:低钙血症常见原因为枸橼酸蓄积和(或)静脉端补钙不足。前者表现为低钙血症同时伴有代谢性酸中毒,后者常表现为单纯低钙血症。高钙血症的原因则为枸橼酸输注不足和(或)静脉端补钙过量。

2)诊断与处理:治疗的起始阶段,随着枸橼酸螯合钙形成和超滤清除钙,iCa^{2+}的浓度会降低。一旦枸橼酸代谢达到稳定状态,枸橼酸螯合钙即被释放到体内钙池中,此时仅存在经过超滤丢失的钙(该部分钙需要体外补充)。根据导致低钙或高钙血症的原因给予相应处理,低钙血症则减少枸橼酸输注速度和(或)加大补钙速度,高钙血症则增加枸橼酸输注速度和(或)降低补钙速度。

(4)高钠血症

1)原因:忽略枸橼酸三钠中钠的影响,没有降低透析液/置换液中钠浓度。

2)诊断与处理:若患者血Na$^+$上升10mmol/L或>155mmol/L,降低枸橼酸三钠泵速25%,2~4h后测定血Na$^+$。测定结果仍不正常者,输注5%葡萄糖液。

(四)小结

RCA已经广泛用于危重患者的CBP治疗的抗凝,安全、有效、可行。其关键环节是根据连续性血液净化的参数,初设枸橼酸抗凝的有关参数。治疗过程中重点在于对抗凝效果和患者安全性的评估,并根据评估结果适时、正确地调整抗凝的各项参数,包括调整枸橼酸的输注速度、钙剂的补充速度、5%碳酸氢钠的用量等,并维持患者体内外电解质及酸碱状态的平衡,及时处理并发症,保证CBP的顺利进行。

第四节 其他抗凝

一、阿加曲班

(一)抗凝的理论基础

1.**理化特性** 阿加曲班为合成的左旋精氨酸衍生物。阿加曲班注射液(达贝、诺保思泰),分子式C$_{23}$H$_{36}$N$_6$O$_5$SH$_2$O,分子量526.66Da。无色或微黄色澄清溶液,熔点188~191℃。

2.**体内外代谢过程** 在体内阿加曲班主要分布于细胞外组织,包括肝、肾、消化道,分布容积是174mL/kg。代谢部位及排泄在肝脏,即主要是在肝脏经羟化作用代谢,约65%被代谢为4个代谢产物。主要代谢产物在体外有一定的抗凝作用,但作用仅为原药的1/5~1/3,其他3个代谢产物在尿中含量甚低,在血浆和粪中未检测出。阿加曲班主要是通过胆汁从粪便中排出。健康成人使用阿加曲班以300μg/min的速度静脉滴注30min,到给药后24h之内,22.8%以原型药、1.7%以代谢物由尿中排泄,12.4%以原型药、13.1%以代谢产物在粪便中排泄。给药后24h内在尿、粪中的原型药、代谢物的总排泄量为50.1%,主要代谢物为喹啉环的氧化物。健康人在静脉注射阿加曲班后期清除半衰期为

40～50min,约54%的阿加曲班与血中蛋白结合(20%与白蛋白结合,34%与糖蛋白结合)。

在体外,阿加曲班经肝微粒体细胞色素P450酶CYP3A4/5代谢的产物有4种,这些代谢产物在体外有一定的抗凝作用,但仅为阿加曲班的1/5～1/3。在体内,阿加曲班经CYP3A4/5的代谢可能并不重要,因为在使用红霉素抑制CYP3A4/5后,阿加曲班的药物动力学特性并不会发生变化。由于阿加曲班经肝代谢,所以,在肾功能受损包括赖于透析的患者,并不需要调整阿加曲班的剂量,另外,也不用根据年龄和性别来调整剂量。即阿加曲班具有快速和剂量依赖性抗凝效果。

3. 抗凝机制 见表1-4-16。

表1-4-16 阿加曲班抗凝机制

	凝血系统		抗凝系统	纤溶系统
	凝血因子	血小板		
阿加曲班	√	√	√	√

注:√有作用。

(1)对凝血系统的影响:能选择性地与凝血酶催化活性位点(包括丝氨酸-组氨酸-精氨酸结构)可逆地结合,不依赖机体内抗凝血酶Ⅲ的水平,直接抑制凝血酶活性,从而抑制血小板聚集,防止纤维蛋白、蛋白C和凝血因子Ⅴ、Ⅷ、Ⅷ的生成,并阻断凝血级联反应的正反馈,间接抑制凝血酶的形成。阿加曲班在直接作用于凝血酶的同时并不抑制其他丝氨酸蛋白酶如胰蛋白酶、Ⅹa因子、血纤维蛋白溶解酶和激肽释放酶等。因阿加曲班的分子量小,不但能同血循环中溶解状态下的凝血酶相结合,而且可穿过纤维蛋白栅栏有效作用于与血凝块相结合的凝血酶,发挥抗凝作用。由此可见,阿加曲班与凝血酶结合的速度非常快,而且是一种完全可逆的过程,同时阿加曲班对凝血酶具有高度亲和性。

(2)对抗凝系统的影响:阿加曲班主要是通过抑制蛋白C影响抗凝系统。

(3)对纤溶系统的影响:阿加曲班增强溶栓药物如组织纤溶酶原激活剂(t-PA)的疗效。

(二)阿加曲班在体外循环抗凝中的应用

1. 监测与评估 注射阿加曲班前停用所有肝素制剂,并查APTT,注射2h后复查。以后每日复查APTT,并根据APTT调整剂量,使APTT达到基线值的1.5～3倍(不超过100s);或给药后5～10min开始监测ACT,保持150～250s。如果CRRT治疗期间管路动脉端APTT延长过多,可暂停追加20～30min,随后适当减量追加。每次调整剂量后2h复查APTT。

2. 初设剂量与调整 2010年《血液净化标准操作规程》指出,对CRRT患者,阿加曲班一般首剂量250μg/kg,追加剂量2μg/(kg·min),或2μg/(kg·min)持续滤器前输注,CRRT患者给予1～2μg/(kg·min)持续滤器前输注,血液净化治疗结束前20～30min停止追加。对于危重症患者,0.02～0.06μg/(kg·min)的剂量就能达到较好的抗凝效果,且无严重的出血事件。多器官功能衰竭患者,以低剂量0.5～1.2μg/(kg·min)维持,阿加曲班就能起到预期的抗凝效果。在肝功能障碍的患者,半衰期大大延长,从50min延长至181min,故应尽量避免使用,或应根据肝功能调整剂量。一般认为Child-pugh分级为A、B级者,阿加曲班的起始剂量应减少到0.5μg/(kg·min),但Child-pugh分级为C级者以0.05μg/(kg·min)维持剂量达到目标值,从而降低出血风险。选择合适剂量的阿加曲班从血滤器前输入,在血滤器中充分发挥抗凝作用,而流入体内后因稀释作用而失活并被快速代谢,从而不影响患者体内凝血状态。阿加曲班虽是全身抗凝药物,但合理应用能达到单纯体外循环内抗凝的效果。而且,透析器对其清除有限,不需频繁调整剂量。

（三）使用注意事项

1. 禁忌证

（1）阿加曲班以肝脏代谢为主，所以严重肝衰竭患者慎用阿加曲班抗凝。

（2）应用阿加曲班的患者，有可能出现荨麻疹、血压降低、呼吸困难等过敏症状，严重者可发生过敏性休克。

2. 并发症及处理

（1）出血：阿加曲班具有良好的安全性，不良反应主要与出血有关。日本进行的阿加曲班对脑梗死和慢性动脉闭塞性疾病治疗的总结中，各观察了近 3 800 例患者，其不良反应包括：出血性脑梗死（在梗死组占 1.2%，在慢性动脉闭塞组为 0）、血尿（在梗死组和慢性动脉闭塞组各占 0.3%）、胃肠道出血（0.1%）、脑出血（0.1%）、其他部位出血（在梗死组占 0.3%，在慢性动脉闭塞组为 0.5%）。阿加曲班无特异的拮抗剂，一旦出血，可以输注新鲜冰冻血浆或凝血酶原制剂。

（2）药物过敏：一旦发现过敏症状，应终止给药，并给予抗过敏治疗。

（四）小结

阿加曲班可直接与凝血酶催化活性位点可逆性结合，灭活凝血酶，有效抑制纤维蛋白的形成、血小板聚集与凝血因子 V、Ⅷ和Ⅷ和蛋白 C 的活性。此外，阿加曲班还有调节内皮细胞功能、抑制血管收缩、下调各种导致炎症因子的作用。并且长期使用阿加曲班不会导致抗血小板抗体或其他与阿加曲班结合的抗体生成。其主要的作用特点是：

（1）直接灭活凝血酶的活性，对凝血酶的产生没有直接作用，其作用不依赖于抗凝血酶Ⅲ。

（2）不仅能灭活液相凝血酶，还能灭活与纤维蛋白血栓结合的凝血酶。

（3）阻断凝血瀑布的正反馈，间接抑制凝血酶的产生。

（4）治疗剂量下，对血小板功能无影响，不会导致血小板减少症的发生。

（5）具有良好的剂量 – 反应关系，抗凝效果和安全性可以预测。

（6）与活化部分凝血活酶时间或活化凝血时间相关性良好，临床便于监测。

二、生理盐水冲洗

（一）抗凝的理论基础

生理盐水冲洗是一种物理抗凝方法。

（二）生理盐水冲洗在连续性肾脏替代治疗抗凝中的应用

（1）血液透析、血液透析滤过、血液滤过治疗前给予 500U/L 的肝素生理盐水预冲，保留 20min 后，为防止肝素进入患者体内，再给予生理盐水 500mL 冲洗。

（2）血液净化治疗中每 30~60min 给予 100~200mL 生理盐水冲洗管路和滤器。

（3）CRRT 治疗时肝素生理盐水预冲量及浓度和治疗中间断冲洗盐水量可适当加大，另外可适当缩短治疗中冲洗盐水时间，并且尽可能应用前稀释。

（4）在患者可耐受的情况下，尽可能采用高血流量（250~300 mL/min）。

（5）尽可能选择生物相容性好的合成膜，如聚丙烯腈膜、AN69 ST 等。

（三）使用注意事项

（1）在血液净化的抗凝治疗中适用于有活动性出血、高危出血倾向，应用其他抗凝剂有禁忌的患者。

（2）这种抗凝方式无抗凝剂的副作用，但不可避免滤器使用寿命缩短，不能达到有效治疗效果。

（3）此种抗凝方法不能阻断血液净化过程中的凝血活化，对于血液高凝或存在 DIC 风险的患者，有加重 DIC 发生和血栓栓塞性疾病的风险。

（4）需要在血液净化治疗中密切监测透析中动静脉压的变化，静脉滤网有无纤维素析出等凝血现象，做到提前预防。

（5）避免透析中输血和脂肪乳液，避免高超滤率。

（6）肝素生理盐水预冲时吸附到滤器膜上的肝素也可以重新入血，影响患者的体内凝血状态，因此，肝素生理盐水的浓度不宜过大，且预冲、保留灌注后应给予生理盐水冲洗。

（7）反复盐水冲洗，加重患者的容量负荷，有引起心衰、肺水肿的风险。

（8）Nagarik 等对 APTT 在 45~55s 及 APTT>55s 的患者分别应用肝素抗凝和无肝素生理盐水冲洗法，结果显示，二者体外抗凝效果相当，而后者出血发生率及死亡率较前者低。但也有研究认为，在 CRRT 的高危出血患者中使用生理盐水冲洗体外循环管路对预防管路凝血并无帮助，故目前不推荐广泛应用。

（9）高危出血患者血液透析时应用抗凝剂，仍然是很棘手的问题，国内报道在活动性出血如术后 3 天内，消化道出血、眼底出血、明显血尿的患者血液透析时，分别采用无肝素或低剂量阿加曲班加生理盐水冲洗法，结果发现后者抗凝效果明显优于前者，透析充分性也较高。所以目前"杂合式"抗凝技术在各种抗凝剂选择有顾虑时可以考虑应用。

三、甲磺酸奈莫司他

甲磺酸奈莫司他是人工合成的丝氨酸蛋白酶抑制剂，分子量 539.58，在血中和肝脏代谢，血液透析可清除 40%（主要被具有强阴离子电荷的透析膜吸附）。作用机制是通过直接抑制凝血酶，活化的凝血因子 X、XII 以及纤溶酶，抑制磷脂酶 A2 而抑制血小板聚集，从而具有良好的抗凝活性。由于半衰期短（5~8min），动脉端输入充分达到滤器管路抗凝，静脉端回输体内经稀释和快速代谢，不影响体内的凝血过程，因此适用于具有出血倾向和术后的血液净化患者。体外循环的参考剂量为 1mg/（kg·h），持续点滴。不良反应为过敏及胃肠道不适等症状。

四、利伐沙班

利伐沙班分子量 435.89，代谢产物 50% 经肾排出，50% 通过粪便途径排出。另外其血浆蛋白结合率高，不可被透析清除。作用机制主要是通过高选择性直接抑制凝血因子 Xa 阻断凝血酶的产生，阻断凝血过程。目前在血液透析患者中的应用尚无成熟经验。不良反应主要是出血及消化道症状。

五、硫酸皮肤素

硫酸皮肤素分子量 15 000~45 000，通过增强肝素辅助因子 II 的作用选择性地抑制凝血酶，此外还能增强活化蛋白 C 灭活凝血因子 V 的作用，刺激血管内皮细胞分泌组织型纤溶酶原激活剂。因此具有抗凝、抗血栓作用。与普通肝素相比，出血风险小，每次透析参考剂量为 6~10mg/kg。

六、磺达肝癸钠

磺达肝癸钠分子量 1 708.08，选择性加速 AT III 与凝血因子 Xa 的复合物形成，显著抑制凝血因子

Xa的活性,从而抑制凝血活化和凝血酶生成。大部分经肾排泄,不良反应少,大量应用可导致出血。

七、前列环素类物质

前列环素类物质具有抗血小板聚集、防止血栓形成的作用,静脉滴注半衰期为3min左右。因其具有舒张血管、降低血压的作用,故一般不单独用于重症患者肾脏替代治疗的抗凝。其与肝素联合应用可延长滤器寿命,并缓解血小板降低,提高抗凝效果,减少肝素用量。有出血倾向者或血流动力学不稳定者禁用。参考用量:起始剂量5ng/(kg·min),酌情每20min增加剂量1ng/(kg·min),最大剂量10~20ng/(kg·min)。

【参考文献】

[1] 罗自强.生理性止血[M]//朱大年,王庭槐.生理学.8版.北京:人民卫生出版社,2013:72-74.

[2] 张启良.凝血与抗凝血平衡紊乱[M]//陈主初.病理生理学.7版.北京:人民卫生出版社,2001:313.

[3] 万林骏.常见出凝血重症[M]//曹相原.重症医学教程.北京:人民卫生出版社,2014:366-370.

[4] DAVENPORT A. What are the anticoagulation options for intermittent hemodialysis[J]. Nat Rev Nephrol,2011,7(9):499-508.

[5] 刘松桥,杨从山.持续肾脏替代治疗中的抗凝[M]//杨毅,于凯江.重症肾脏病学.上海:上海科学技术出版社,2014:213-215.

[6] 血液净化的抗凝治疗[M]//陈香美.血液净化标准操作规程(SOP).北京:人民军医出版社,2010:44.

[7] RABBITTS J A,NUTTALL G A,BROWN M J,et al. Cardiac risk of noncardiac surgery after percutaneous coronary intervention with drug-eluting stents[J]. Anesthesiology,2008,109(4):596-604.

[8] 邱晓华,刘玲.肾脏替代治疗的实施[M]//杨毅,于凯江.重症肾脏病学.上海:上海科学技术出版社,2014:168.

[9] Anon. KDIGO Clinical Practice Guideline for Acute Kidney Injury[J]. Kidney international,2012,2(Suppl 1):95-96.

[10] 陈建国.影响血液及造血系统的药物[M]//杨世杰,杨宝峰.药理学.2版.北京:人民卫生出版社,2010:261-263.

[11] MORABITO S,PISTOLESI V,TRITAPEPE L,et al. Regional citrate anticoagulation for RRTs in critically ill patients with AKI[J]. Clin J Am Soc Nephrol,2014,9(12):2173-2188.

[12] 刘松桥,杨从山.持续肾脏替代治疗中的抗凝[M]//杨毅,于凯江.重症肾脏病学.上海:上海科学技术出版社,2014:216-220.

[13] 黄莹,古英明.抗凝剂的应用[M]//陈晓辉.血液净化在ICU的应用.北京:科学技术文献出版社,2012:122-125.

[14] 陈香美.血液净化标准操作规程[M].北京:人民军医出版社,2010:46-49.

[15] OUDEMANS-VAN STRAATEN H M,KELLUM J A,BELLOMO R. Clinical review:anticoagulation for continuous renal replacement therapy-heparin or citrate[J]. Crit Care,2011,15(1):202.

[16] YIXIONG Z,JIANPING N,YANCHAO L,et al. Low dose of argatroban saline flushes anticoagulation in hemodialysis patients with high risk of bleeding[J]. Clin Appl Thromb Hemost,2010,16(4):440-445.

[17] ROBERT W Y,IK-KYUNG J. Argatroban update[J]. American heart journal,2006,151(6):1131-1138.

［18］ COINTAULT O,KAMAR N,BORIES P,et al. Regional citrate anticoagulation in continuous venovenous haemodiafil-
tration using commercial solutions［J］. Nephrol Dial Transplant,2004,19(1):171 – 178.

［19］ 刘松桥,杨从山.持续肾脏替代治疗中的抗凝［M］//杨毅,于凯江.重症肾脏病学.上海:上海科学技术出版
社,2014:222.

［20］ SANER F H,TRECKMANN J W,GEIS A,et al. Efficacy and safety of regional citrate anticoagulation in liver trans-
plant patients requiring post – operative renal replacement therapy［J］. Nephrol Dial Transplant, 2012, 27(4):
1651 – 1657.

［21］ 黄建萍,都娟.儿童暴发性肝衰竭血液净化治疗的凝血功能监测［J］.中国实用儿科杂志,2014,29(3):180 –
183.

［22］ 管向东,孙冠青,陈娟.持续性肾脏替代治疗抗凝技术的应用［J］.中国实用内科杂志,2012,32(6):419 – 422.

［23］ FAYBIK P,HETZ H,MITTERER G,et al. Regional citrate anticoagulation in patients with liver failure supported by
a molecular adsorbent recirculating system［J］. Crit Care Med,2011,39(2):273 – 279.

［24］ 赵志权,徐瑾.阿加曲班在血液净化抗凝治疗中的应用［J］.内科,2016(2):211 – 213,235.

［25］ CRUZ – GONZALEZ I,PEREZ – RIVERA A,LOPEZ – JIMENEZ R,et al. Significance of the learning curve in left
atrial appendage occlusion with two different devices［J］. Catheter Cardiovasc Interv,2014,83(4):642 – 646.

［26］ KENNED YB,GARGOUM FS,KENNEDY L,et al. Emerging Anticoagulants［J］. Curr Med Chem,2012,19 (20):
3388,3416.

［27］ YARBROUGH P M,VAREDI A,WALKER A,et al. Argatroban dose reductions for suspected heparin – induced
thrombocytopenia complicated by child – pugh class C liver disease［J］. Ann Pharmacother,2012,46(11):e30.

［28］ NAGARIK AP,SONI SS,ADIKEY GK,et al. Comparative study ofanticoagulation versus s – aline flushes in continu-
ous renal replacement therapy［J］. Saudi J Kidney Dis Transpl,2010,21(3):478 – 483.

［29］ PANPHANPHO S,NAOWAPANICH S,RATANARAT R. Use of saline flush to prevent filter clotting in continuous
renal replacement therapy without anticoagulant［J］. J Med Assoc Thai,2011,94(Suppl 1):S105 – S110.

第二篇

肾脏疾病的血液净化治疗

第一章 严重水、电解质、酸碱平衡紊乱

第一节 水中毒

水中毒(water intoxication 或 water poisoning)指的是各种原因导致人体内水分过剩,进而引起低钠血症的一种疾病状态,轻则导致头晕眼花、呕吐、虚弱无力、心跳加快等症状,重则诱发脑水肿甚至危及生命。

【病因与发病机制】

1. 水的摄入过多 引起水摄入过多最常见的原因是精神性烦渴,见于精神疾病患者。其次是水钠丢失时补水不当,常见于剧烈运动、马拉松比赛或高温工作岗位。术后或危重症患者的输液过多也可能引起水中毒。

2. 水的排泄减少 急性肾衰竭的少尿期和无尿期,肾的稀释和浓缩功能都发生障碍,水分排泄减少,此时即使水分摄入不多,也可能发生水中毒。此外,任何原因(如严重心衰或肝硬化)使肾血流量不足或肾小球灌注量严重减少,过多的水分不能排出,在合并低渗的情况下,易发生水中毒。

(1)体内水的分布失衡:低渗性脱水的患者,细胞外液向细胞内转移可引发细胞内水肿;而细胞外液已处于低渗状态,此时过多的水分摄入,可以发生水中毒。甚至有人提出在高渗性脱水时,由于有细胞脱水,如快速、大量输入无盐的液体,有时亦可发生水中毒。

(2)抗利尿激素(ADH)分泌过多:抗利尿激素具有促进肾远曲小管和集合管上皮细胞重吸收水的作用,故各种原因引起的 ADH 分泌过多,均可使水分经肾排出减少,从而使机体易于发生水中毒。常见 ADH 分泌过多的情况包括:①各种原因引起的 ADH 分泌异常增多综合征。②药物:促进 ADH 释放和(或)使其作用增强的药物有异丙肾上腺素、吗啡和对乙酰氨基酚等,抗利尿但其机制未明者有环磷酰胺、阿米替林和氟奋乃静等。③各种原因所致的应激:见于手术、创伤及强烈精神刺激等。④有效循环血容量减少。⑤肾上腺皮质功能低下。⑥甲状腺功能低下。

【临床表现】

由于脑细胞水肿,颅内压增高,可出现视力模糊、疲乏、淡漠、头痛、恶心、呕吐、嗜睡、抽搐和昏迷,此外还有呼吸、心跳减慢、视神经盘水肿,乃至惊厥、脑疝。由于水潴留,细胞外液容量增加可出现水肿。可有唾液及泪液分泌增加。初期尿量增多,以后尿量减少甚至无尿。重者可出现肺水肿。

1. 急性水中毒 发病急。由于脑神经细胞水肿和颅内压增高,故脑症状出现最早而且突出,可发生各种神经精神症状,如凝视、失语、精神错乱、定向失常、嗜睡、烦躁等,并可有视神经盘水肿,严重者可因发生脑疝而致呼吸、心搏骤停。

2. 慢性水中毒 症状一般不明显,往往被原发疾病的症状所掩盖。可有嗜睡、头痛、软弱无力、恶心呕吐及肌阵挛等,体重增加,皮肤苍白而湿润。

【辅助检查】

水中毒最重要的检验指标变化是血浆渗透压降低和血清钠的浓度降低。对于水中毒的发病,血浆渗透压和血清钠浓度降低的速度比其下降的数值更为重要。如急性水中毒患者血清钠浓度从140mmol/L 在 1～2 天内迅速降至120mmol/L,其水中毒的程度比血清钠长期维持在 115mmol/L 的慢性水中毒患者严重得多。

由于水中毒时细胞外液和血液中水分过多,其血红蛋白、平均红细胞血红蛋白浓度、血细胞比容均可降低。当水分大量转移到细胞内时,平均红细胞体积可以增大。

尿比重可因 ADH 升高而变高,但并不特异。

【诊断标准】

一般根据患者的病史、临床表现、实验室检查血钠和渗透压低于正常可诊断。

【治疗】

1.去除诱因 首先应防治原发疾病,去除可能引起水中毒的原因。轻症患者在限制水摄入量后可自行恢复。

2.非血液净化治疗 对于重症急性水中毒患者,应立即静脉输注甘露醇、山梨醇等渗透性利尿剂或呋塞米等强利尿剂,以减轻脑水肿,促进体内水分的排出。

高容量者以脱水为主,减轻心脏负荷。首选呋塞米或托拉塞米等祥利尿药。对于有效循环血容量不足的患者,要注意补充有效血容量。明确为 ADH 分泌过多者,可选用 ADH 拮抗剂治疗。保护心脏、减轻心负荷,可用硝普钠、硝酸甘油等血管扩张剂。

低渗血症(特别是已出现精神神经症状)者应迅速纠正细胞内低渗状态,除限水、利尿外,应使用3%～5%氯化钠注射液。但需注意钠离子过多可使细胞外液容量增大而加重心脏负荷,故应严密观察心肺功能等,调节剂量及滴速,一般以分次补给为宜。可同时应用利尿药,以减少血容量。注意纠正合并的钾代谢失常及酸中毒。

3.血液净化治疗 多数水中毒患者不需要进行血液净化治疗,对于明确为高容量的水中毒危急病例或常规治疗无效者,可采取血液净化治疗。单纯的血液超滤可快速清除水分,但对电解质紊乱没有改善,而水中毒多伴有低钠血症;血液透析和 CRRT 可清除水分,纠正水电解质平衡紊乱,故常采用,后者更适合血流动力学不稳定患者,可根据患者情况选择最适合的血液净化治疗模式。另外需要注意的是,水中毒的纠正速度,主要是根据血钠水平来确定,不宜过快。详见低钠血症章节。

第二节 高钠血症

高钠血症(hypernatremia)是指血钠浓度 >145mmol/L 并伴有血浆渗透压 $>300mOsm/(kg \cdot H_2O)$。高钠血症是一种常见的电解质失衡,与患者的高死亡率密切相关。

【病因与发病机制】

1.钠的摄入过多 多为医源性,见于短期内输入大量含钠液体,如为纠正酸中毒输入大量碳酸氢钠,或血液透析机故障等。口服钠盐过多引起的高钠血症罕见。

2. 高渗性失水 是高钠血症的主要病因,通常有大量失水,可有失钠但程度小于失水。大量出汗、呕吐、腹泻等均丢失低张性液体,可引起血容量减少、血钠升高。发热或高代谢状况时身体非显性失水增多,也可能导致高钠血症。渗透性利尿特别是糖尿病非酮症酸中毒时,大量高渗性物质从尿中排泄,如补水不及时可引起严重高钠血症。

3. 尿崩症(diabetes insipidus, DI) 尿崩症是由于下丘脑-神经垂体病变引起抗利尿激素(ADH)不同程度的缺乏,或由于多种病变引起肾对 ADH 敏感性缺陷,导致肾小管重吸收水的功能障碍的一组临床综合征,分别称为中枢性尿崩症(central diabetes insipidus, CDI)和肾性尿崩症(nephrogenic diabetes insipidus, NDI)。尿崩症时大量水分丢失,可引起高钠血症。

(1)中枢性尿崩症:任何导致 ADH 的合成和释放受损的情况均可引起 CDI 的发生,其病因有原发性、继发性及遗传性 3 种。①原发性:原因不明,占尿崩症的 30%~50%,部分患者在尸检时可发现下丘脑视上核和室旁核细胞明显减少或消失。②继发性:头颅外伤、下丘脑-垂体手术、肿瘤、肉芽肿结节病、组织细胞增多症、类肉瘤、黄色瘤、脑炎、脑膜炎、结核、梅毒、血管病变动脉瘤、动脉栓塞和自身免疫性疾病等。③遗传性:可为 X 连锁隐性、常染色体显性或常染色体隐性遗传。

(2)肾性尿崩症:由于肾脏对 ADH 无反应或反应减弱所致,分遗传性和继发性 2 种。①遗传性:90% 的 NDI 患者为 X 连锁遗传,其中至少 90% 可检测出 ADH 受体 2 型(ADHR2)基因突变;其余 10% 的患者为常染色体遗传,其突变基因为水通道蛋白 2(AQP2),其中 9% 为显性遗传,1% 为隐性遗传。②继发性:肾小管间质性病变如慢性肾盂肾炎、阻塞性尿路疾病、肾小管性酸中毒、肾小管坏死、淀粉样变等;代谢性疾病如低钾血症、高钙血症等;药物如抗生素、抗真菌药、抗肿瘤药、抗病毒药等,其中碳酸锂可能因为干扰肾对水的重吸收而导致 NDI。

【临床表现】

由失水引起的高钠血症早期为细胞外液失水,但因为细胞内液转移到细胞外,血容量尚能维持,病情加重可能引起血压下降。高钠血症因为导致脑细胞水肿,最主要引起神经系统的症状。急性高钠血症起病急骤,主要表现为淡漠、嗜睡、进行性肌张力增加、运动失调、惊厥、癫痫发作,甚至昏迷而死亡。严重高钠血症还可导致颅内血肿、硬膜下血肿和大静脉窦血栓形成等。婴幼儿可表现为呕吐、发热和呼吸困难。慢性高钠血症症状较轻,初期可不明显,严重时主要表现为烦躁或淡漠、肌张力增高、深腱反射亢进、抽搐或惊厥等。

【辅助检查】

1. 常用血液检验指标

(1)血清钠浓度升高,>145mmol/L。多伴有高氯血症,且两者上升程度一般一致。

(2)血浆晶体渗透压常升高。

(3)血红细胞计数、血红蛋白、血浆蛋白及血细胞比容基本正常或轻度下降。

(4)红细胞体积缩小,平均红细胞血红蛋白浓度升高。

2. 常用尿液检验指标

(1)尿钠浓度:多明显升高,但应激反应早期的患者多有所下降;内分泌紊乱者,尿钠浓度多降低。

(2)尿氯浓度:与尿钠浓度的变化一致。

(3)尿渗透压和尿相对密度:与尿钠浓度的变化一致,多数患者由于钠排出增多,水分吸收增多,渗透压和相对密度皆明显升高;内分泌紊乱者,尿渗透压和相对密度较低。

【诊断标准】

一般根据患者的病史、临床表现,结合实验室检查结果(血钠 >145mmol/L)可诊断。

【治疗】

1. 去除诱因　积极治疗原发病,去除诱因。

2. 非血液净化治疗

(1)对于低容量状态者,应输入等张盐水,直至血流动力学稳定,以后应用0.45%盐水或5%葡萄糖溶液。

(2)对于高容量状态者,以清除多余的钠为主,应使用利尿剂和5%葡萄糖溶液,必要时透析治疗。

纠正血钠的速度过快可能出现神经系统症状好转后再度恶化,称为等渗水中毒综合征,常见于糖尿病酮症酸中毒的儿童。一般建议在48~72h内纠正血钠。

3. 血液净化治疗　血液净化治疗在快速降低血钠方面较传统药物治疗优势明显。此外,血液净化治疗能更好地控制水和电解质平衡,尤其是在复杂的失衡情况下。使用低钠透析液进行常规血液透析即可快速降低血钠。Pazmino曾报道使用血钠110mmol/L的透析液治疗3例高钠血症患者,速度最快者经过8h血钠降低43mmol/L。有报道指出,在一名血钠为187mmol/L的患者治疗过程中,采用最高钠浓度(150mmol/L)的透析液常规透析2h,血钠降低21mmol/L。尽管上述报道未出现副作用,但使用血液透析快速降低血钠时仍需谨慎,过快有引起脑水肿的风险。一般来讲,慢性高钠血症更应该缓慢降钠,多数医生建议降钠速度 <0.5mmol/(L·h),一般24h内不超过12mmol/L。对于数小时内发展而来的急性高钠血症,此标准可放宽,但目前尚没有公认的指南,需要医生严密监测患者血钠水平及症状来调整治疗方案。CRRT治疗降钠速度相对较慢,更适合血流动力学不稳定或脑水肿风险高的患者。

第三节　低钠血症

低钠血症(hyponatremia)是指血钠 <135mmol/L。若在36~48h内血钠 <125mmol/L且伴有中枢神经系统症状时称为急性低钠血症, <115mmol/L称为急性严重低钠血症。

【病因与发病机制】

正常血钠水平的维持依靠口渴中枢对饮水量的改变、抗利尿激素(ADH)分泌的调节及根据肾血液渗透浓度改变尿浓缩、稀释情况等。当任何原因导致进水过多、抗利尿激素分泌过多或肾不能正常稀释尿液时均可出现低钠血症。

1. 有效血容量减少的低钠血症

(1)肾外丢失:肾外丢失常见于胃肠道引流、造瘘、严重腹泻、大量出汗及液体大量进入第三间隙等。

肾病综合征和肝硬化腹水时,细胞外液量正常,但体液异常分布于第三间隙,使血管内容量不足,诱发 ADH 分泌过多。

（2）肾丢失：包括：①利尿剂应用过量。②渗透性利尿,如未控制的糖尿病、尿路梗阻解除、应用甘露醇等。③肾上腺皮质功能减退:盐皮质激素缺乏。④失盐性肾病。⑤近端肾小管酸中毒。⑥大脑盐消耗。

2. 等容性低钠血症　最常见的是抗利尿激素分泌失调综合征(SIADH),包括神经垂体分泌过多、垂体外分泌 ADH 过多及外源性药物增强 ADH 作用。但 SIADH 的诊断需排除其他原因,如低血容量、水肿、内分泌功能紊乱、肾衰竭及药物等。

中枢神经系统疾病,包括脑膜炎、脑炎、脑瘤、创伤、卒中及急性卟啉症时可有 ADH 分泌过多,可能是以上疾病对下丘脑渗透中枢刺激而致。不少严重肺部慢性疾病,如肿瘤、结核、炎症或结节病时,可有 ADH 分泌过多,原因尚不明确。

有些药物可刺激中枢 ADH 分泌,如氯磺丙脲、卡马西平、吗啡、氯贝丁酯、三环类抗抑郁药、长春新碱和异环磷酰胺等。有些药物可加强 ADH 对肾的作用,包括氯磺丙脲、非甾体类抗炎药、对乙酰氨基酚、环磷酰胺等。ADH 的类似物有催产素和去氨基 D – 精氨酸血管升压素。

3. 高容量性低钠血症　充血性心衰时,心脏泵功能衰竭,不能有效地将血液泵到周围组织,易出现低钠血症。主要机制是向远端肾单位运送液体减少和抗利尿激素(ADH)释放增多。

【临床表现】

低钠血症的临床表现与导致低钠血症的原因、严重程度和发病速度有关。

1. 急性低钠血症　一般当血钠 $<120mmol/L$、血渗透压 $<240mOsm/(kg \cdot H_2O)$ 时,出现症状主要为厌食、疲劳、乏力、恶心和呕吐等,有时有轻微腹胀不适;随即出现神经精神症状,如头痛、注意力不集中、记忆力减退、抽搐、易激惹、不合作、嗜睡或失眠等,检查可发现肌力减退和腱反射迟钝等。血钠 $<110mmol/L$ 时,可出现幻觉、意识模糊、大小便失禁、木僵和抽搐,病理征阳性;血钠下降至 $105mmol/L$ 时,出现惊厥、昏迷,少数可因脑疝而死亡。

2. 慢性低钠血症　症状一般不特异,且与低钠血症严重程度无关,往往被原发疾病的症状所掩盖,可有疲乏、失定向、呃逆、痛性肌痉挛、神经错乱等。

【辅助检查】

（1）血电解质、血渗透压、肾功能、ADH 水平。

（2）尿电解质、尿渗透压。

【诊断标准】

根据患者病史、临床表现及血钠水平 $<135mmol/L$ 即可诊断低钠血症。

SIADH 的诊断标准：

必需标准:①细胞外液渗透压 $<270mOsm/(kg \cdot H_2O)$;②尿浓缩不当,尿渗透压 $>100mOsm/(kg \cdot H_2O)$;③临床上血容量正常;④水盐摄入正常时尿钠浓度升高;⑤无肾上腺、甲状腺、垂体或肾功能不全;⑥未用利尿剂。

补充标准:①水负荷试验异常[饮水 20mL/kg 后 4h 内不能排泄 90% 或尿渗透压不能低于 100 mOsm/(kg · H_2O)];②血浆血管升压素不适当增高;③扩容后血浆钠水平纠正不明显,但限制液体后改善。

【治疗】

低钠血症的治疗原则是:对于无症状的低钠血症,不必急于纠正,因为应用高张盐水有潜在危险;有神经系统症状时才需要立即处理。

1. 非血液净化治疗

(1)无症状性低钠血症:对于此类患者,仅需要处理原发疾病,停用可能引起低钠血症的药物,限制液体摄入,每天液体摄入量应较尿量少 500mL。

(2)急性严重低钠血症:有神经系统症状时,可用输液泵输注 3% 盐水,在最初 6h 内提高血钠 4~6mmol/L,直至症状改善。在最初 48h 内血钠升高不宜 >20mmol/L,血钠水平不宜 >130mmol/L。同时使用呋塞米可防止肺水肿,加快血钠升高。

(3)慢性严重低钠血症:患者对于低钠血症已有一定程度的适应,但不足以完全代偿。低钠血症 1~2 天者在最初 6h 内提高血钠 4~6mmol/L,在最初 24h 内血钠升高不宜 >10mmol/L。低钠血症 ≥2 天或不清楚者在最初 6h 内提高血钠 4~6mmol/L,在最初 24h 内血钠升高不宜 >8mmol/L。当症状缓解、血钠≥120mmol/L 或纠正幅度已达 15~20mmol/L 时,应暂停补钠。

迅速纠正严重慢性低钠血症可能发生中心性脑桥髓鞘溶解(CPM),Ayus 的回顾性分析指出,CPM 的发生与 48h 内血钠升高 >25mmol/L 有关。

另外,近年来一些口服的血管升压素受体阻滞剂,如托伐普坦等开始用于治疗心衰、肝硬化伴低钠血症及抗利尿激素分泌失调综合征等,并取得了不错的疗效。这些药物能增加肾脏水的排泄,而没有明显的电解质丢失,对于血浆肾素、醛固酮、尿素及肌酐水平也没有明显影响。

2. 血液净化治疗　对于慢性低钠血症一般不需要血液净化治疗,当急性严重低钠血症尤其是伴肾功能不全时可使用血液透析或 CRRT 治疗。血液净化是治疗低钠血症最快的方法之一,应用钠浓度为 145mmol/L 的透析液常规透析 4h,血钠可从 110mmol/L 升至 130mmol/L,相当于每小时升高 5mmol/L。过快的速度容易引起渗透压性脱髓鞘综合征,尤其是在慢性低钠血症,严重者可致命。应尽可能参照前文所述的推荐速度来纠正,急性情况可适当放宽。因为常规血液透析时透析液钠浓度很难调整到 130mmol/L 以下,血流量和透析液流量均较大,很难控制降钠的速度到理想范围,这种情况下可选用 CRRT,自行配制低钠浓度的透析液或置换液进行治疗。

第四节　高钾血症

血钾浓度 >5.5mmol/L 称为高钾血症(hyperkalemia)。高钾血症是临床上最常见的电解质紊乱之一,据报道有 1.1%~10% 的住院患者存在高钾血症,其中 10% 左右程度严重(血钾 >6mmol/L)。高钾血症与死亡率增加相关,严重高钾血症是需要紧急处理的临床急症。

【病因与发病机制】

1. 钾的摄入过多　通常的原因是静脉补钾过多,如输入大量库存血或青霉素钾。存放 7 天的血中钾浓度高达 23mmol/L,42 天后可达 50mmol/L。在没有病史的正常人,口服补钾很难导致高钾血症;而某些特殊患者则应注意,摄入少量钾即可导致高钾血症。有报道指出,在伴有低肾素性醛固酮减少症的糖尿病患者的治疗过程中,口服 32mmol 钾可导致患者血钾在 3h 内从 4.9mmol/L 升高到 7.3mmol/L。

2. 钾的排泄减少 最常见的为各种原因导致的急、慢性肾衰竭。肾上腺皮质功能不足、某些肾小管疾病也可能导致肾排钾减少,引起高钾血症。

3. 体内钾的分布失衡 钾是细胞内含量最高的阳离子,在某些情况下钾从细胞内转移到细胞外,可能引起高钾血症。常见的如:①溶血、组织损伤、肿瘤或炎症细胞大量坏死,组织缺氧、休克、烧伤、肌肉过度挛缩等;②酸中毒;③高血钾周期性瘫痪;④注射高渗盐水及甘露醇后,由于细胞内脱水,改变细胞膜的渗透性或细胞代谢,使细胞内钾移出。

4. 某些引起高钾的药物 常见引起高血钾的药物有保钾利尿剂、血管紧张素转换酶抑制剂(ACEI)、血管紧张素受体阻滞剂(ARB)类药物、钙调磷酸酶抑制剂(环孢素和他克莫司)、肝素及非甾体类抗炎药等。使用时应注意监测血钾,尤其是对于已有肾功能损伤的患者。

【临床表现】

血钾升高影响最大的是心血管系统和骨骼肌系统。心血管系统和神经肌肉系统症状的严重性取决于血钾升高的程度和速度,有无其他电解质和水代谢紊乱合并存在。终末期肾病患者对高血钾耐受力增加,常无明显症状。

1. 心血管症状 高钾使心肌受抑心肌张力减低,故有心动过缓、心音减弱,易发生心律失常但不发生心衰。心电图有特征性改变且与血钾升高的程度相关。当血钾在 5.5~6.5mmol/L 时,心电图表现为 T 波高尖对称,基底狭窄而呈帐篷状;血钾在 6.5~8mmol/L 时,出现 T 波高尖、PR 间期延长、P 波振幅降低及 QRS 波增宽;血钾 >8mmol/L 时,可出现 P 波消失、室内传导阻滞、分支阻滞、束支性传导阻滞、QRS 轴偏移、QRS 波进行性增宽、窦室节律乃至室颤。

2. 神经、肌肉症状 早期常有四肢及口周感觉麻木,极度疲乏,肌肉酸痛,肢体苍白湿冷。血钾浓度达 7mmol/L 时,可有四肢麻木软瘫,先为躯干后为四肢,最后影响到呼吸肌,发生窒息。中枢神经系统可表现为烦躁不安或神志不清。

3. 其他症状 由于高钾血症引起乙酰胆碱释放增加,故可引起恶心呕吐和腹痛。

【辅助检查】

1. 电解质 血电解质水平是最基本的检查。患者出现肾功能急剧恶化时应警惕高钾血症。

2. 心电图 心电图对高钾血症的诊断有一定帮助,高钾血症时几乎各种心律失常皆可发生,主要表现为窦性心动过缓、传导阻滞和异位心律失常,如心室期前收缩和心室颤动,一般早期出现 T 波高尖、QT 时间缩短,随着高钾血症的进一步加重,出现 QRS 波增宽、幅度下降、P 波形态逐渐消失,但由于高钾血症常合并低钙血症、酸中毒、低钠血症等,上述情况也可影响心电图的改变,需加以区别。

3. 其他 对于原因尚不明确的高钾血症应进行较全面的检查,血液检查包括血常规、电解质、血尿素氮、血肌酐、血渗透压、血肾素、血管紧张素、醛固酮等,尿液检查包括尿常规、尿渗透压、尿肌酐、尿电解质水平等。

【诊断标准】

(1)血清钾 >5.5mmol/L。

(2)有导致血钾升高和(或)肾排钾减少的基础疾病。

需注意排除假性高钾血症:①采血时止血带过紧过久,反复握拳或局部拍打,抽血或向试管放血不当,均可使红细胞内的钾释出,或血标本溶血均可致假性高钾血症。②血钾水平和体内总钾含量不一定呈平行关系。钾过多时,可因细胞外液过多或碱中毒而使血钾不高;反之,钾缺乏时,也可因血液浓缩和酸中毒而使血钾升高。

【治疗】

应根据高钾血症的轻重缓急来确定治疗方案。目前尚没有公认的高钾血症严重程度分级标准,一般认为,血钾 >6.5mmol/L 者,或未达此标准但有高钾血症心电图表现者需要紧急处理。

1. 非血液净化治疗

(1)轻中度高钾血症

1)去除诱因:去除高钾血症的病因或治疗引起高钾血症的疾病,停用可能导致高血钾的药物。

2)低钾饮食:每天摄入钾限于 50～60mmol。

3)口服阳离子交换树脂:俗称降钾树脂,其中的钠离子可与钾离子发生交换,减少肠道钾吸收,促进体内钾的排出。常用的如聚磺苯乙烯,据研究口服 60g 降钾树脂后,24h 内急性肾衰竭患者血钾可下降 1mmol/L 左右,慢性肾衰竭患者可下降 0.8mmol/L 左右。口服降钾树脂可导致便秘,使用时需注意。亦可使用降钾树脂灌肠,可将 40g 树脂置于 200mL 20% 山梨醇液中做保留灌肠,保留 1h 后解出大便。

(2)急性严重高钾血症

1)稳定心脏:高血钾可使心肌细胞兴奋性增加,增加心律失常及心搏骤停的风险。钙离子能稳定心肌兴奋性,可对抗钾对心肌的毒性。常在心电监护下用 10% 葡萄糖酸钙 20mL 加 5% 葡萄糖注射液 20mL 缓慢静脉注射。1～3min 即可见效,持续 30～60min。如未见效果,可再重复注射。因钙的作用维持时间短,故在静脉注射后,可持续静脉滴注。可在生理盐水 500mL 或 5% 葡萄糖液中加入 10% 葡萄糖酸钙 20～40mL 静脉滴注。

2)快速降低血钾:将血浆与细胞外钾暂时移入细胞内。①可静脉滴注高渗葡萄糖及胰岛素,如使用 10% 葡萄糖液 500mL 加 10IU 普通胰岛素快速静脉滴注,持续 1h 以上。如遇心衰或少尿患者,输注速度宜慢。如果要限制入水量,可将葡萄糖液浓度调高至 25%～50%,高血糖者可只用胰岛素。在滴注过程中密切监测血钾及血糖变化。一般注射后 10min 开始起效,维持 4～6h,可降低血钾 0.6～1.0mmol/L。②亦可以 5% 碳酸氢钠 150～250mL 静脉滴注。此方法更适合有代谢性酸中毒的患者,既可使细胞外钾移入细胞内,又可纠正代谢性酸中毒。注意碳酸氢钠不得与钙剂混合。但碳酸氢钠的降钾存在争议,有报道使用碳酸氢钠 6h 后平均降低血钾 0.7mmol/L,但也有人报道碳酸氢钠不能有效降低血钾。③β_2肾上腺素能受体激动剂可使钾转移至细胞内,但临床上使用较少。

3)使用利尿剂:利尿剂可促进钾从肾排泄,在肾功能不全患者此法效果有限,但在低肾素性醛固酮减少症等患者效果较好。在肾功能不全患者需注意,口服利尿剂宜选用生物利用度高、肾脏代谢少的药物(如托拉塞米);静脉注射利尿剂宜选用肝脏代谢少的药物(如呋塞米);联合袢利尿剂和噻嗪类利尿剂效果更好,但可能降低肾小球滤过率;需注意利尿剂的最大剂量。

2. 血液净化治疗 所有模式的肾脏替代治疗都可有效清除血钾,腹膜透析能清除血钾,使用 2L 腹膜透析液,每小时交换一次平均清除血钾 5mmol。但血液透析仍然是降钾最快和最有效的方法,平均 4h 血液透析可清除 40～120mmol 钾离子,其中 85% 是透析清除,15% 是超滤清除。在血流动力学不稳定的患者,CRRT 使用更多。清除的钾 40% 左右来自细胞外液,其余来自细胞内。在大多数患者,透析开始 1h 内血钾清除效果最佳(下降 1.2～1.5mmol/L),尽管清除速度减慢,但直到透析结束仍能有效清除血钾。

钾清除量取决于透析器型号和表面积、血流速、透析液流速、透析时间及血/透析液钾浓度梯度等。但有时候钾的清除速度很难用这些因素解释,可能与体细胞内外钾的分布有关。无糖透析液在清除钾上更有效,这可能与内源性胰岛素水平变化有关,同时伴有钾离子进入细胞内。这也提示患者在饥饿状态下进行血液透析时钾清除更快。使用 $β_2$ 受体阻滞剂会将钾的清除降低 40% 左右。透析液 pH 值变化也影响钾的清除,有报道称透析液使用较高浓度的碳酸氢盐清除血钾速度更快,但最终低浓度碳酸氢盐组清除的钾总量更多。

血和透析液钾的浓度梯度无疑是影响血钾清除的最重要因素,一些肾脏病学家使用"7 法则",即透析液钾浓度和血钾浓度相加等于 7mmol/L。按这个法则,血钾超过 7mmol/L 的患者应该使用无钾透析液。但使用极低钾(1mmol/L)或无钾透析液导致血钾水平降低过快也可能有不良反应,包括透析中高血压、心律失常等,应谨慎使用。不应当使用极低钾或无钾透析液的高危因素包括使用洋地黄类药物、有心律失常史、冠心病、左室肥厚、高收缩压或高龄。如果使用应常规予以心电监护。对于严重高血钾患者,可以考虑使用程序化的透析液钾浓度设定,即从 3~4mmol/L 开始,之后每小时降低透析液钾浓度。

需要警惕有些患者可能会出现透析后的血钾反跳,多见于损伤组织的大量释放,如横纹肌溶解和溶瘤综合征,因此需要严密监测血钾变化,及时再进行血液透析。维持性透析患者有时也会出现这种情况,危险因素包括透析前过度高钾、输入葡萄糖和胰岛素、透析早期进食、β 受体阻滞剂、透析液钠浓度过高等。

第五节　酸中毒

一、呼吸性酸中毒

呼吸性酸中毒(respiratory acidosis)是指是以原发的动脉 CO_2 分压($PaCO_2$)增高及 pH 值降低为特征的高碳酸血症。

【病因与发病机制】

呼吸性酸中毒主要是由于肺泡低通气造成,常见原因如下:①中枢性疾病:药物过量(麻醉剂、吗啡、镇静剂)、大脑创伤或缺氧后损伤、颅内肿瘤、感染。②神经肌肉性疾病:脊髓灰质炎、脊柱后侧突、肌无力、肌营养不良。③气道相关疾病:上气道阻塞、慢性阻塞性肺疾病(COPD)、哮喘。④肺实质性疾病:肺气肿、尘肺、气压伤。⑤其他:肥胖、低通气。

【临床表现】

轻度呼吸性酸中毒一般没有特异的症状或体征,除了原发疾病相关表现,可能会有头痛、疲乏和无力。气道阻塞时可能表现为呼吸费力;呼吸中枢抑制可见浅慢呼吸或长吸呼吸;COPD 时往往有喘息、呼吸深快。严重呼吸性酸中毒患者可出现意识模糊、嗜睡、昏迷甚至死亡。

有慢性肺部疾病的患者发生严重呼吸性酸中毒称为肺性脑病,常见精神异常和意识障碍。患者可能易激惹、抑郁、欣快、躁狂、有幻想,严重时可致命。肺性脑病发展缓慢时可不昏迷,直到 $PaCO_2$ 超过 80mmHg。急性患者即使 $PaCO_2$ 仅有 60mmHg 也可能发生昏迷。

【辅助检查】

主要依赖动脉血气分析。急性呼吸性酸中毒时,肾脏代偿还来不及起作用,动脉血气的表现为 pH 值下降,$PaCO_2$ 上升,HCO_3^- 正常或轻度增高。慢性呼吸性酸中毒因为肾脏代偿保留 HCO_3^- 使 pH 值升高。

【诊断标准】

(1)低 pH 值(<7.35)伴高 $PaCO_2$ (>45mmHg),急性时碳酸氢根正常,慢性时可能升高(>26mmol/L)。

(2)乏力、意识模糊或头痛。

(3)心肌收缩力下降,肺动脉压升高。

【治疗】

主要是找出低通气的原因,治疗原发病。呼吸性酸中毒不建议血液净化治疗。

1. 急性呼吸性酸中毒 严重的急性呼吸性酸中毒是可以致命的,需在治疗原发病基础上,保证气道通畅的情况下重建足够的肺泡通气,必要时可采用无创通气甚至气管插管通气。

2. 慢性阻塞性肺疾病并发急性呼吸性酸中毒

(1)氧疗:如果 PaO_2 <55mmHg,应当给氧以保证足够氧合。

(2)保持气道通畅。

(3)治疗支气管痉挛:可通过雾化器给予支气管扩张剂;静脉或口服茶碱;应用激素,有些患者需长期吸入激素。

(4)抗感染治疗。

(5)药物治疗无效时,可采用无创通气甚至气管插管机械通气。

二、代谢性酸中毒

代谢性酸中毒(metabolic acidosis)是指以原发的血碳酸氢根(HCO_3^-)降低(<21mmol/L)及 pH 值降低(<7.35)为特征的一种酸碱平衡紊乱。它是临床中最常见的酸碱平衡紊乱,根据患者有无阴离子间隙(anion gap,AG)增大可分为 AG 正常和 AG 增大的代谢性酸中毒两类。

【病因与发病机制】

1. AG 正常的代谢性酸中毒(高氯血症)

(1)肾外 HCO_3^- 丢失:常见于腹泻、肠瘘、胰瘘和胆瘘等消化道液体大量丢失时,患者排出液体的 HCO_3^- 含量较血浆中更高。输尿管乙状结肠吻合术后,尿液潴留在乙状结肠内时间较长,尿中 Cl^- 进入细胞外液,HCO_3^- 停留在乙状结肠排出体外。碳酸酐酶抑制剂(如乙酰唑胺)抑制肾小管上皮细胞碳酸酐酶活性,H^+ 分泌减少,HCO_3^- 重吸收减少,从而导致 AG 正常高血氯型酸中毒。

(2)肾脏丢失 HCO_3^- :肾小管酸中毒(renal tubular acidosis,RTA)是一组以肾 HCO_3^- 重吸收和 H^+ 分泌受损为特征的疾病,肾小球滤过率下降与肾小管受损不成比例。一般分为近端肾小管酸中毒和远端肾小管酸中毒,远端肾小管酸中毒又可分为伴低钾血症和高钾血症两种。常见 RTA 的原因见表

2-1-1。

表2-1-1 常见肾小管酸中毒的原因

类 型	原 因
近端型	原发性,胱氨酸病,肝豆状核变性,铅、汞中毒,淀粉样变性或骨髓瘤,肾病综合征,髓质囊性病,过期四环素
远端型(低血钾)	原发性,高钙血症,肾钙质沉着症,多发性骨髓瘤,红斑狼疮,两性霉素B,甲苯,肾移植排斥,髓质海绵肾
远端型(高血钾)	醛固酮减少症,梗阻性肾病,镰状细胞病,红斑狼疮,镇痛药性肾病,肾移植排斥,环孢素,其他少见间质性疾病

(3)医源性:可见于应用氯化铵、盐酸精氨酸或盐酸过多后,血中 Cl^- 增加,HCO_3^- 减少,引起代谢性酸中毒。酸性药物、氨基酸、水解蛋白等输入过多时也可能引起代谢性酸中毒。

2. AG 增大的代谢性酸中毒

(1)体内有机酸形成过多:在组织缺血、缺氧严重时,机体可产生大量丙酮酸和乳酸,发生乳酸性酸中毒(lactic acidosis),主要原因包括原发性组织氧合减少(休克、肠系膜缺血及低氧血症),能量过度消耗(癫痫、极限运动及高热),代谢紊乱(糖尿病酮症酸中毒、恶性肿瘤及乙醇、异烟肼、一氧化碳等药物中毒),乳酸清除障碍(肝衰竭)。糖尿病、长期饥饿和妊娠剧吐者体内脂肪分解过多,酮体生成增加超过肝外利用能力,造成体内大量酮体积聚,导致酮症酸中毒。一些罕见的先天代谢缺陷(丙酸血症、异戊酸血症、甲基丙二酸尿症等)也可引起酸中毒。服用过量水杨酸也是导致老年人代谢性酸中毒的常见原因。

(2)酸分泌障碍:肾每天排泄人体产生的 $1 \sim 3mmol/kg$ 的酸,在急、慢性肾衰竭时,血中有机酸和一些未测定阴离子 HPO_4^{2-}、SO_4^{2-} 均可潴留,表现为 AG 正常、正常血氯性代谢性酸中毒。

【临床表现】

轻度代谢性酸中毒可无症状或仅有疲劳、恶心、食欲减退、呕吐等非特异的症状,往往容易被原发病症状掩盖。重度代谢性酸中毒者出现疲乏、眩晕乃至嗜睡,伴有感觉迟钝或烦躁不安。严重者神志不清甚至昏迷,患者面部潮红、心率快、血压偏低。比较典型的是呼吸深快、急促或张口呼吸(Kussmaul 呼吸),有时呼气有酮味。

【辅助检查】

主要依赖于血电解质及动脉血气分析。代谢性酸中毒时,血气分析显示 pH 值 <7.35,碱剩余(BE)为负值,缓冲碱(BB)降低,实际碳酸氢盐(AB)和标准碳酸氢盐(SB)均减少,血电解质检查可见二氧化碳结合力(CO_2CP)降低,尿液一般为酸性。

代谢性酸中毒部分代偿时,血 pH 值、HCO_3^- 和 PCO_2 均有一定程度降低,代谢性酸中毒失代偿时,血 pH 值、HCO_3^- 和 PCO_2 明显下降,血 Cl^- 和 K^+ 可升高。如肺功能正常,由于肺的呼吸代偿,PCO_2 <40mmHg。对于大于或少于预期的 PCO_2 降低,提示分别同时存在原发性碱中毒或呼吸性酸中毒等其他代谢紊乱。

【诊断标准】

(1)可能导致代谢性酸中毒的病史。

(2)动脉血气分析显示 HCO_3^- 降低(<21mmol/L)及 pH 值降低(<7.35)。

【治疗】

1. 去除病因 治疗原发病,去除病因。

2. 非血液净化治疗

(1)轻度代谢性酸中毒:对于 HCO_3^- 在 16~18mmol/L 以上的轻度患者,在病因消除后往往可自行缓解,不需要补充碱剂。

(2)重度代谢性酸中毒:对于 HCO_3^- <10mmol/L 的重度代谢性酸中毒患者,在治疗原发病的同时应予补碱治疗,原则是分次补给、宜小不宜大。当症状改善,血 HCO_3^- 回升至 14mmol/L 以上时可暂停补碱。补碱过多或过快可导致低钾、低钙、高钠及代谢性碱中毒,可能诱发手足抽搐、神志改变和惊厥。

补碱量可根据公式计算,所需 HCO_3^- (mmol) = (HCO_3^- 正常值 - HCO_3^- 测得值) × 体重(kg) × 4。可先在 2~4h 内补充总量的 1/3~1/2,再根据症状及复查结果调整。一般认为在 24h 内将 pH 值提高到 7.20 即可。常用补碱药物为碳酸氢钠,通常用 5% 碳酸氢钠溶液。在紧急情况下,可先予 5% 碳酸氢钠溶液 2~4mL/kg,再根据血气分析结果调整用量。

如果代谢性酸中毒的原因是由于某些无机酸增加时,使用碳酸氢钠指征明确。如果是有机酸潴留导致酸中毒,是否用碳酸氢钠还存在争议,但大多数专家认为在严重代谢性酸中毒时(pH 值 <7.20),应使用碳酸氢钠。

3. 血液净化治疗 严重酸中毒(一般指血液 pH 值 <7.10)是血液净化治疗的指征,尤其是合并肾功能不全时。血液透析及 CRRT 均能有效改善代谢性酸中毒,对于伴随的其他电解质紊乱也有纠正作用,治疗时间通常需要 24~72h。因为 CRRT 治疗血流动力学更易耐受,纠酸比较温和,对于重症患者可能更适合。可适当提高置换液及透析液 HCO_3^- 浓度,增加透析液和置换液流量。目前碳酸氢盐透析液最常用,但也还有商业化的乳酸盐透析液,价格便宜且易保存。研究表明,乳酸盐透析液在纠正酸中毒上效果与碳酸氢盐相当;但在乳酸酸中毒、肝衰竭及休克时,肝不能及时代谢乳酸盐,可能导致乳酸聚集,这种情况下应使用碳酸氢盐透析液。Macias 报道用大容量 CVVH 治疗 13 例严重乳酸酸中毒患者,患者 pH 平均值为 7.15; HCO_3^- 平均值为 11mmol/L;乳酸平均值为 15mmol/L;置换液 HCO_3^- 浓度起始为 25~50mmol/L,最终平均为 52mmol/L。治疗 72h 有 10 例患者 HCO_3^- 恢复正常。使用局部枸橼酸抗凝时需考虑到枸橼酸在体内按 1:3 的比例生成 HCO_3^-,需严密监测体内酸碱水平。

当酸中毒十分严重,CRRT 纠正较慢时,如果患者能够耐受,可以选用常规血液透析,因为它的清除速度更快。可调整的参数包括:提高碳酸氢盐浓度,增加血流量,延长透析时间,增加透析频次等。

第六节 其他电解质紊乱

一、高钙血症

血钙 >2.75mmol/L 即为高钙血症(hypercalcemia)。高钙血症分为轻、中和重度,轻度高血钙为血总钙 <3.0mmol/L,中度为血总钙 3.0~3.5mmol/L,重度为血总钙 >3.5mmol/L。如果同时出现多饮、多尿、严重脱水、循环衰竭、氮质血症等症状,称为高钙危象,如不及时抢救,患者可死于肾衰竭和循环衰竭。

【病因与发病机制】

(1)恶性肿瘤:恶性肿瘤的体液性高钙血症,局部溶骨性高钙血症,肿瘤产生骨化三醇,肿瘤异位分泌甲状旁腺素。

(2)原发性甲状旁腺功能亢进症:腺瘤、增生及癌,多发性内分泌瘤病 1 型和 2a 型。与第一个原因合起来占高钙血症的 90%。

(3)家族性低尿钙高钙血症。

(4)新生儿严重甲状旁腺功能亢进症。

(5)其他内分泌异常:甲状腺功能亢进症、肢端肥大症、嗜铬细胞瘤、急性肾上腺功能不全。

(6)肉芽肿性疾病:结节病、肺结核、铍中毒、播散性球孢子菌病或念珠菌病、组织胞浆菌病、麻风病、肉芽肿脂质性肺炎、嗜酸细胞性肉芽肿、农民肺及硅诱导的肉芽肿。

(7)维生素 A 和(或)维生素 D 过量。

(8)长期制动。

(9)肾衰竭:急性肾衰竭多尿期(尤其是横纹肌溶解后)、慢性肾衰竭、肾移植术后。

(10)医源性:导致乳-碱综合征的治疗,噻嗪类利尿剂、锂、生长激素、膦甲酸钠、茶碱和氨茶碱、雌激素和选择性雌激素受体调节物、舒血管肠肽,营养过剩。

(11)婴儿原发性高钙血症。

(12)血清蛋白水平升高:血液浓缩、多发性骨髓瘤引起的高球蛋白血症。

【临床表现】

1. **全身表现**　不适、疲劳、乏力。

2. **神经精神系统**　注意力不集中、记忆力减退、头痛、困倦、冷漠、定向力丧失、抑郁、偏执、幻觉、语言障碍、视觉障碍、听觉障碍、瘙痒、精神发育异常、木僵、昏迷。

3. **神经肌肉系统**　肌无力、反射减弱或无反射、张力减退,肌肉痛、关节痛、骨痛,关节腔渗出,软骨钙质沉着病。

4. **胃肠道**　食欲减退、口干、口渴、多尿、多饮、恶心呕吐、便秘、腹痛、消瘦,急性胰腺炎、消化道溃疡、急性胃扩张。

5. **肾**　多尿、夜尿增多、肾钙质沉着、钙石症、间质性肾炎、急性和慢性肾衰竭。

6. **心血管系统**　心律失常、心动过缓、Ⅰ度心室传导阻滞、短 QT 间期、血管钙化、高血压。

7. **转移性钙化**　角膜病、红眼综合征、结膜钙化、肾钙质沉着。

【辅助检查】

1. **测定钙浓度**

(1)多次测定血清中钙浓度,因为血清总钙受血清白蛋白的干扰,因此,有人认为测定血清离子钙比测定血清总钙为优。但是血清钙离子受血 pH 值的影响,故也可发生误差。

(2)测定血清总钙时应同时测定血清白蛋白,测定离子钙时应同时测血 pH 值,以便纠正所测结果。

2. **其他辅助检查**

(1)肾功能、血甲状旁腺素、单羟及双羟维生素 D、尿钙等。

（2）依据病史和症状,选做骨密度、B 超、X 线检查、核素扫描和 CT 检查。

【诊断标准】

一般根据患者的病史、临床表现及血钙水平即可诊断。

【治疗】

首先应防治原发疾病,去除可能引起高钙血症的原因,如原发性甲状旁腺功能亢进症可考虑切除甲状旁腺。再根据高钙血症的严重程度进行治疗。常用药物见表 2 - 1 - 2。

表 2 - 1 - 2　高钙血症常用治疗药物

	治疗	剂量	不良反应
水化或促钙排泄	静脉盐水	200 ~ 500mL/h,视患者心功能及肾功能而定	充血性心衰
	呋塞米	20 ~ 40mg 静脉注射,在水化后	脱水,低钾,低镁
一线用药:静脉滴注双磷酸盐	氨羟二磷酸二钠	60 ~ 90mg 放入 50 ~ 200mL 盐水或 5% 糖水中静脉滴注 2h 以上	肾衰竭,短暂的流感样综合征(伴头痛、寒战和发热)
	唑来磷酸二钠	4mg 放入 50mL 盐水或 5% 糖水中静脉滴注 15min 以上	肾衰竭,短暂的流感样综合征(伴头痛、寒战和发热)
二线用药	糖皮质激素	如泼尼松 60mg/d,持续 10 天	低钾、高血压、高血脂、高血糖、免疫抑制、库欣综合征
	普卡霉素	25μg/kg 放入盐水中静脉滴注 4 ~ 6h	血小板减少、血小板聚集缺陷、白细胞减少、贫血、肝炎、肾衰竭
	降钙素	4 ~ 8IU/kg 皮下或肌内注射,每 12h 一次	脸红、恶心、逃逸现象
	硝酸镓	100 ~ 200mg/m² 体表面积,静脉给药,持续 5 天	肾衰竭

1. 非血液净化治疗

（1）轻度高钙血症:是指血钙在 2.75 ~ 3.0mmol/L。如无威胁生命的高钙血症、骨密度正常者可进行监测,观察血清钙、肾功能、骨密度和尿钙排泄。

（2）中度高钙血症:指血钙浓度在 3.0 ~ 3.5mmol/L。患者症状与血钙升高的速率有关。除治疗引起高钙血症的原发性疾病外,可采取下述治疗措施:

1）静脉滴注生理盐水扩容,使患者轻度"水化"。

2）可用袢利尿药(但禁用噻嗪类利尿药)。静脉滴注生理盐水加用袢利尿药,可使血钙在 1 ~ 2 天下降 0.25 ~ 0.75mmol/L。

3）可加用双磷酸盐口服。

（3）重度高钙血症:指血钙在 3.5mmol/L 以上,伴有症状者即高钙危象。不管有无症状均应紧急处理,治疗方法包括:

1）静脉补液以增加细胞外容积,随后用呋塞米,可增加尿钠排出,则尿钙排出亦相应增加,从而纠正高钙血症。但有肾功能不足、充血性心衰的患者禁用。

2)静脉磷酸盐治疗:使钙同磷酸盐结合,形成磷酸钙,并沉积在软组织中。但此法可以引起肾功能衰竭,因此应慎用。

3)降钙素及肾上腺皮质激素:降钙素可以抑制骨吸收,增加尿钙排出,但使用后有些患者很快失效,有些患者则效果不佳。皮质激素可以抑制肠钙吸收,并可以增强降钙素的作用。

4)细胞毒性药物:如普卡霉素,可使正在发生吸收的骨组织受到药物的直接毒性作用,因此对高钙血症有效。

5)西那卡塞:是被称为拟钙剂的新一类化合物中第一个药物,能激活甲状旁腺中的钙受体,从而降低甲状旁腺素的分泌。除了用于治疗进行透析的慢性肾病的继发性甲状旁腺功能亢进症,还可用于治疗甲状旁腺癌患者的高钙血症以及无法接受甲状旁腺切除术的重度高钙血症。

2. 血液净化治疗 一般高钙血症无须血液净化治疗,但对于威胁生命的严重高钙血症患者或有特殊情况者需要进行血液净化治疗,如昏迷、有心电图改变、严重肾衰竭、不能接受补液、药物治疗无效等。使用低钙或无钙透析液进行常规血液透析可快速有效降低血钙,且没有明显不良反应。有研究报道使用无钙透析液进行血液透析,1h 后血钙水平从最初的(2.92 ±0.21)mmol/L 下降到(2.58 ±0.16)mmol/L,2 ~ 3h 后进一步下降到(2.16 ± 0.33)mmol/L。离子钙从(1.44 ± 0.14)mmol/L 下降到(0.99 ±0.2)mmol/L。没有患者出现麻木、抽搐等低钙症状。CRRT 也可用于治疗高钙血症,但降钙速度较慢,适用于血流动力学不稳定的患者。血液净化时使用枸橼酸盐抗凝同时有结合钙的作用,可能效果更佳。需要注意的是,血液净化治疗降钙是暂时性的,如果造成高钙的病因未解除,透析后血钙很快升高。因此要持续控制血钙需采取综合手段,最重要的仍然是去除诱因。

二、高磷血症

成人血磷 >1.61mmol/L 即为高磷血症(hyperphosphatemia),儿童血磷上限可达 1.94mmol/L,婴儿甚至可达 2.38mmol/L。

【病因与发病机制】

1. 肾脏磷排泄下降 见于急性肾损伤、甲状旁腺功能减退症、假性甲状旁腺功能减退症、肢端肥大症、瘤样钙质沉着、双磷酸盐。

2. 外源性磷摄入过多 见于食入磷、含磷的制剂,静脉输入含磷药物。

3. 磷的再分布 见于呼吸性或代谢性酸中毒、肿瘤裂解综合征、横纹肌溶解、溶血性贫血、分解代谢状态。

4. 假性高磷血症 见于高球蛋白血症、高脂血症、溶血、高胆红素血症。

【临床表现】

高磷血症本身无特异症状。急性高磷血症的症状往往与伴随的低血钙相关。慢性高磷血症时,可引起继发性甲状旁腺功能亢进症及肾脏代偿作用。合并补钙时可出现高血钙,钙磷乘积升高,易导致心血管系统及软组织钙化。

【辅助检查】

肾功能、电解质、甲状旁腺素等。还需根据原发病情况选择合适的检查。

【诊断标准】

一般根据患者的病史、临床表现及血磷水平即可诊断。

【治疗】

1. 非血液净化治疗

(1)急性高磷血症:常伴有低钙血症,需要紧急处理。应停止磷的摄入,在患者情况允许时予静脉输入葡萄糖溶液水化,同时加用胰岛素和利尿剂。若药物效果不佳或伴肾衰竭,应进行血液净化治疗。

(2)慢性高磷血症

1)减少磷的摄入。

2)口服磷结合剂:早期使用含铝的磷结合剂,因易造成铝中毒,已不再使用。目前常用的含钙磷结合剂包括碳酸钙、醋酸钙,但可能导致高钙血症。新型不含钙的磷结合剂也开始使用,包括司维拉姆和碳酸镧,可以避免高钙血症。新的含铁磷结合剂也已上市。

2. 血液净化治疗

对于药物治疗效果不佳的严重高磷血症患者,可进行血液净化治疗。常规血液透析和 CRRT 均能有效降磷。单次血液透析 4h 即能将血磷降到较低水平,甚至出现低血磷。有研究者观察低通量滤器血液透析对磷的清除情况,常规 4h 血液透析可清除 15~30mmol 的血磷,血磷可从透析前的(2±0.53)mmol/L 降到透析后(0.84±0.21)mmol/L。有人认为通过提高透析器膜面积、延长透析时间、增加血流量等均能增加血磷清除。但也存在争议,有研究使用两个透析器并联,结果与一个透析器相比并未显著增加血磷清除。值得注意的是,对于多数维持血液透析患者来说,透析后 1h 血磷即开始回升,12h 可恢复到透析前 80% 水平。因而透析器等因素并非控制血磷的关键,要达到持续控制血磷的效果,需要采取综合手段,最重要的是控制磷摄入。

【参考文献】

[1] VERRUA E,MANTOVANI G,FERRANTE E,et al. Severe water intoxication secondary to the concomitant intake of non-steroidal anti-inflammatory drugs and desmopressin:a case report and review of the literature[J]. Hormones (Athens),2013,12(1):135-141.

[2] SIEGEL A J. Fatal water intoxication and cardiac arrest in runners during marathons:prevention and treatment based on validated clinical paradigms[J]. Am J Med,2015,128(10):1070-1075.

[3] VASKO R,MULLER G A,RATLIFF B B,et al. Clinical judgment is the most important element in overhydration assessment of chronic hemodialysis patients[J]. Clin Exp Nephrol,2013,17(4):563-568.

[4] MUHSIN S A,MOUNT D B. Diagnosis and treatment of hypernatremia[J]. Best Pract Res Clin Endocrinol Metab,2016,30(2):189-203.

[5] KALRA S,ZARGAR A H,JAIN S M,et al. Diabetes insipidus:the other diabetes[J]. Indian J Endocrinol Metab,2016,20(1):9-21.

[6] BICHET D G. Genetics and diagnosis of central diabetes insipidus[J]. Ann Endocrinol (Paris),2012,73(2):117-127.

[7] BOCKENHAUER D,BICHET D G. Pathophysiology,diagnosis and management of nephrogenic diabetes insipidus[J]. Nat Rev Nephrol,2015,11(10):576-588.

[8] PAZMINO P A,PAZMINO B P. Treatment of acute hypernatremia with hemodialysis[J]. Am J Nephrol,1993,13(4):260-265.

[9] NUR S,KHAN Y,NUR S,et al. Hypernatremia:correction rate and hemodialysis[J]. Case Rep Med,2014:736073.

［10］DANGOISSE C,DICKIE H,TOVEY L,et al. Correction of hyper - and hyponatraemia during continuous renal replacement therapy［J］. Nephron Clin Pract,2014,128(3 - 4):394 - 398.

［11］THOMPSON C,HOORN E J. Hyponatraemia:an overview of frequency,clinical presentation and complications［J］. Best Pract Res Clin Endocrinol Metab,2012,26(Suppl 1):S1 - S6.

［12］RONDON - BERRIOS H,AGABA E I,TZAMALOUKAS A H. Hyponatremia:pathophysiology,classification,manifestations and management［J］. Int Urol Nephrol,2014,46(11):2153 - 2165.

［13］CUESTA M,THOMPSON C J. The syndrome of inappropriate antidiuresis (SIAD)［J］. Best Pract Res Clin Endocrinol Metab,2016,30(2):175 - 187.

［14］AYUS J C,ARIEFF A I. Hyponatremia and myelinolysis［J］. Ann Intern Med,1997,127(2):163.

［15］VASSALLO D,CAMILLERI D,MOXHAM V,et al. Successful management of severe hyponatraemia during continuous renal replacement therapy［J］. Clin Kidney J,2012,5(2):155 - 157.

［16］YESSAYAN L,YEE J,FRINAK S,et al. Treatment of severe hyponatremia in patients with kidney failure:role of continuous venovenous hemofiltration with low - sodium replacement fluid［J］. Am J Kidney Dis,2014,64(2):305 - 310.

［17］LEE HAMM L,HERING - SMITH K S,NAKHOUL N L. Acid - base and potassium homeostasis［J］. Semin Nephrol,2013,33(3):257 - 264.

［18］ARRAMBIDE K,TOTO R D. Tumor lysis syndrome［J］. Semin Nephrol,1993,13(3):273 - 280.

［19］STERNS R H,GRIEFF M,BERNSTEIN P L. Treatment of hyperkalemia:something old,something new［J］. Kidney Int,2016,89(3):546 - 554.

［20］KOVESDY C P. Management of hyperkalemia:an update for the internist［J］. Am J Med,2015,128(12):1281 - 1287.

［21］ALLON M,SHANKLIN N. Effect of bicarbonate administration on plasma potassium in dialysis patients:interactions with insulin and albuterol［J］. Am J Kidney Dis,1996,28(4):508 - 514.

［22］ROSEMAN D A,SCHECHTER - PERKINS E M,BHATIA J S. Treatment of life - threatening hyperkalemia with peritoneal dialysis in the ED［J］. Am J Emerg Med,2015,33(3): e473 - e475.

［23］AYERS P,DIXON C,MAYS A. Acid - base disorders:learning the basics［J］. Nutr Clin Pract,2015,30(1):14 - 20.

［24］AYERS P,WARRINGTON L. Diagnosis and treatment of simple acid - base disorders［J］. Nutr Clin Pract,2008,23(2):122 - 127.

［25］BEREND K,DE VRIES A P,GANS R O. Physiological approach to assessment of acid - base disturbances［J］. N Engl J Med,2014,371(15):1434 - 1445.

［26］SHARMA S,GUPTA A,SAXENA S. Comprehensive clinical approach to renal tubular acidosis［J］. Clin Exp Nephrol,2015,19(4):556 - 561.

［27］ADEVA - ANDANY M M,FERNANDEZ - FERNANDEZ C,MOURINO - BAYOLO D,et al. Sodium bicarbonate therapy in patients with metabolic acidosis［J］. Scientific world journal,2014:627673.

［28］TOVBIN D,SHERMAN R A. Correcting acidosis during hemodialysis:current limitations and a potential solution ［J］. Semin Dial,2016,29(1):35 - 38.

［29］LALAU J D,KAJBAF F. Metformin poisoning:a debate on recommendations for extracorporeal treatment［J］. Crit Care Med,2015,43(11):e534.

［30］MORABITO S,PISTOLESI V,TRITAPEPE L,et al. Regional citrate anticoagulation in CVVH:a new protocol combining citrate solution with a phosphate - containing replacement fluid［J］. Hemodial Int,2013,17(2):313 - 320.

[31] KRAFT M D. Phosphorus and calcium：a review for the adult nutrition support clinician[J]. Nutr Clin Pract，2015，30 (1)：21 – 33.

[32] AHMAD S，KURAGANTI G，STEENKAMP D. Hypercalcemic crisis：a clinical review[J]. Am J Med，2015，128(3)：239 – 245.

[33] MAIER J D，LEVINE S N. Hypercalcemia in the intensive care unit：a review of pathophysiology，diagnosis，and modern therapy[J]. J Intensive Care Med，2015，30(5)：235 – 252.

[34] MENG Q H，WAGAR E A. Laboratory approaches for the diagnosis and assessment of hypercalcemia[J]. Crit Rev Clin Lab Sci，2015，52(3)：107 – 119.

[35] CHANG W T，RADIN B，MCCURDY M T. Calcium，magnesium，and phosphate abnormalities in the emergency department[J]. Emerg Med Clin North Am，2014，32(2)：349 – 366.

[36] FLOEGE J. Phosphate binders in chronic kidney disease：a systematic review of recent data[J]. J Nephrol，2016，29 (3)：329 – 340.

[37] WANG M，LI H，LIAO H，et al. Phosphate removal model：an observational study of low – flux dialyzers in conventional hemodialysis therapy[J]. Hemodial Int，2012，16(3)：363 – 376.

[38] TONELLI M，WANG W，HEMMELGARN B，et al. Phosphate removal with several thrice – weekly dialysis methods in overweight hemodialysis patients[J]. Am J Kidney Dis，2009，54(6)：1108 – 1115.

第二章　重症急性肾损伤

急性肾损伤(acute kidney injury,AKI)是近十余年来提出的重要概念,不仅涵盖了既往人们熟知的急性肾衰竭(acute renal failure,ARF)或急性肾功能不全的内容,同时体现了肾损害、血肌酐升高前的肾的状态,更利于 ARF 早期诊断、早期治疗,降低 ARF 死亡率、提高肾存活率。

血液净化(blood purification)或肾脏替代治疗(RRT)用于 ARF 的治疗已经长达半个多世纪,此期间随着材料科学、血液净化设备的发展,对 ARF 诊治水平的提高,衍生出多种血液净化模式,但是,重症 AKI 患者的病死率仍然高达50% ~80%,AKI 与无 AKI 患者相比院内死亡率高4倍,幸存者41%的 AKI 发展为慢性肾脏病(chronic kidney disease,CKD),13%的患者将会在3年内进入 RRT。临床研究结果提示,血液净化的开始时机、治疗剂量等是影响 AKI 预后的重要因素,但是对于重症 AKI 患者采取何种血液净化方法,血液净化介入的最佳时机、最佳治疗剂量、终止血液净化时机等等许多问题,一直是肾脏病学界和危重病学界学者们探讨和争论的热点。

一、AKI 的早期识别

减少 AKI 病死率的关键是早期诊断、早期防治。传统的 ARF 是一组以肾小球滤过率迅速下降为特点的临床综合征。早期临床指标为肌酐、尿素、其他代谢废物及体液潴留,重要的临床表现与水钠潴留、容量超负荷、高血钾及酸中毒有关。血肌酐(SCr)水平一直作为代表肾小球滤过率(GFR)的指标用于肾功能的评价,但是,对于危重患者来说,机体代谢常常处于不稳定状态,消化道出血、蛋白质摄入、某些药物、容量状态、肾小管排泄以及肾脏替代治疗等都会影响 SCr 水平,简单运用 SCr 和肌酐清除率(Ccr)来判断肾功能并不可靠,结果可能过高估计 GFR(低估实际 GFR 损伤程度),不利于 AKI 早期诊断。

2004 年 ADQI(acute dialysis quality initiative,急性透析质量建议)工作组制定了 AKI 的 RIFLE 分层诊断标准,将 AKI 分为5个阶段:高危(high - risk)阶段、损伤(injury)阶段、衰竭(failure)阶段、失功能(loss)阶段及终末期肾病(ESRD)期。明确了根据 SCr 的基线水平和尿量作为 AKI 的定义标准,在临床上有一定的适用性。

由于 RIFLE 标准未考虑到年龄、性别、种族等因素对 SCr 的影响,仅适合于急性肾小管坏死(acute tubular necrosis,ATN)而不适用于肾小球疾病引起的急性肾衰竭,因此存在一定的局限性。2005 年 AKIN(acute kidney injury network)工作组对 RIFLE 进行了修订,制定了 AKIN 标准,正式将 ARF 更名为 AKI。此后的临床研究证实,两种标准诊断的 AKI 发生率有1%的差异,能够较好地预示 AKI 的预后,但对病死率的预示作用二者无差异;两种诊断标准漏诊率均较高。

2012 年 KDIGO(改善全球肾脏病预后组织)发布了 AKI 临床指南,明确了 AKI 定义,指出符合以下三条其一即可诊断 AKI:①48h 内血清肌酐(SCr)升高≥26.5μmol/L;②已知或确定在过去7天内 SCr 升高≥基线值的1.5倍;③尿量减少[<0.5mL/(kg·h)]超过6h。AKI 的严重程度依照以下标准(见表2 - 2 - 1)来分级。KDIGO 指南降低了 AKI 的早期漏诊率,有利于 AKI 的早期治疗。

表2-2-1 2012年KDIGO关于AKI严重程度的分级诊断

分级	血清肌酐	尿量
1	基线值的1.5~1.9倍,或升高≥26.5μmol/L	<0.5mL/(kg·h)6~12h
2	基线值的2.0~2.9倍	<0.5mL/(kg·h)超过12h
3	基线值的3倍,或升高≥353.6μmol/L,或启动肾脏替代治疗,或低于18岁患者中,eGFR降至35mL/(min·1.73m²)	<0.3mL/(kg·h)超过24h或无尿超过12h

根据现有文献资料,尽管AKI的RIFLE标准、AKIN标准、KDIGO关于AKI指南仍存在不足之处,如临床多种因素可对血肌酐、尿量产生影响,可能干扰医生对AKI的早期识别。其敏感性和特异性以及是否能够适用于AKI不同病因和临床背景(包括门诊、住院患者,ICU和非ICU患者等),能否成为指导开始或终止肾脏替代治疗时机的指标,还有待进一步大规模临床数据验证。AKI概念的提出,不仅仅意味着ARF的更名,更体现了人们对ARF疾病发展过程认识的深化。AKI诊断将走向规范化、统一化,更便于今后深入研究。

除此之外,随着分子生物学和AKI病理生理的研究进展,陆续报道有利于AKI早期诊断、判断预后的生物学标记物如胱抑素C(cystatin C)、白介素-18(IL-18)、肾损伤分子-1(KIM-1)、中性粒细胞明胶酶相关蛋白(NGAL)等,但是,哪种生物学标记物能够作为危重症患者发生AKI的预测指标、早期诊断指标以及预后指标等方面还在进行积极探索,广泛应用于临床尚有很大差距。

二、AKI病因和流行病学

美国AKI发病率为2 100/100万人口,ICU中约2/3患者在病程中发生AKI。ICU中发生AKI常见的病因:脓毒症及其相关的感染性休克(48%)、大手术(34%)、心源性休克(27%)、低血容量(26%)、应用肾毒性药物(19%)、肝肾综合征(5.7%)。Bagshaw报告了在33 375例全身感染患者中,并发AKI者高达42.1%,全身炎症常常会蔓延至先前没有涉及的器官,从而引发多器官功能障碍综合征(MODS)。单纯的AKI病死率约10%,伴有脓毒症或MODS的AKI病死率超过50%,需要行肾脏替代治疗的患者病死率高达80%。

三、AKI的治疗原则

AKI的治疗原则是:积极寻找并纠正原发病因或加重因素,积极防治AKI相关并发症,保持内环境稳定,降低病死率,提高肾存活率。AKI治疗包括对症支持治疗和肾脏替代治疗。

支持性治疗主要包括:积极寻找并纠正AKI发生的可逆因素,如纠正血容量不足,治疗原发病,改善血流动力学,纠正水、电解质和酸碱平衡失调,提供适当的营养物质和能量摄入,以及及时调整药物剂量等。

四、重症AKI的肾脏替代治疗

肾脏替代治疗(RRT)是AKI治疗的非常重要的有效手段。现代医学观点认为,对于重症患者进行的RRT,不仅仅是代替肾发挥部分功能(清除体内废物和多余的水分),更重要的是器官支持作用,RRT还具有非肾脏适应证,如严重高钠血症(血钠>160mmol/L)、低钠血症(血钠<110mmol/L)、充血性心衰,临床需要大剂量输注液体、胃肠外营养、血液制品但又有发生急性肺水肿或ARDS风险的患者。因此称之为血液净化治疗或肾脏支持治疗(renal support therapy,RST)更合适。

根据治疗时间,血液净化可分为间歇性治疗(治疗时间<24h)和连续性治疗(CRRT、CAPD等,治疗时间至少24h)。间歇性治疗又包括多种治疗技术,如间歇性血液透析(IHD)、血液滤过(HF)、血液透析滤过(HDF)、持续缓慢低效每日透析/透析滤过(SLEDD/SLEDD-f)或长时每日透析(extended daily dialysis,EDD)等多种治疗模式。连续性静脉-静脉血液滤过(CVVH)、连续性静脉-静脉血液透析(CVVHD)、连续性静脉-静脉血液透析滤过(CVVHDF)等是目前CRRT的主要治疗模式。由于HF或CVVH溶质清除的低效率,目前应用较少。

(一)RRT模式的选择

腹膜透析(PD)具有血流动力学稳定、能够清除中大分子物质的特点,有一定优势,但是,PD较少应用于重症AKI的救治中,尤其对于高分解代谢AKI,腹膜透析清除溶质效率不足,腹膜炎风险增加,影响呼吸功能,不利于血糖控制,以及腹部外科手术或腹腔感染脓毒症患者应用受限。尽管如此,急性腹膜透析仍然是一些AKI患者的治疗选择,尤其在那些血流动力学不稳定、严重凝血功能障碍、无法建立血管通路或者在没有其他透析方式可供选择的情况下,可考虑选用。近年来有报告持续流量PD,每日交换的液体量可以达到60L,可用于无高分解状态或轻度高分解状态的AKI患者。

ICU中接受RRT的AKI患者中,80%患者应用连续性治疗[连续性静脉-静脉血液滤过(CVVH)和CVVHDF模式最常用],16.9%接受间歇治疗,3.2%接受PD或SCUF(缓慢连续性超滤)。显然,CRRT已经成为危重症AKI的主流治疗模式,但其优越性并没有得到公认。对于没有明显合并症和高分解状态的AKI,在患者死亡率方面IHD并不比CRRT差;而对于危重的MODS患者,CRRT并未进一步提高患者存活率。CRRT相比IHD的优势可能体现在疾病严重程度适中的患者,在这些患者中采用CRRT方案可明显改善患者近期和远期预后。

IHD依赖弥散原理清除溶质,通过超滤清除容量负荷,溶质清除程度即所谓的"透析剂量",同等透析剂量下可根据患者分解代谢状况、容量状态和血流动力学稳定性等方面决定透析时间和频率,但常用于无高分解状态的患者。AKI的治疗常采用的方案:每日透析或隔日透析,3~4h/次,血流量200~300mL/min,透析液流量500~800mL/min。

IHD可以快速清除溶质和体内多余的水分,利于短期内较快速纠正电解质紊乱如高钾血症和容量超负荷,对抗凝要求不高。缺点是需特定的水处理系统,不能移动;由于清除效率高,血流动力学波动较大,20%~30%患者治疗中发生低血压;失衡综合征和心律失常等IHD并发症发生率相对较高。尽管应用可调钠、可调超滤,降低透析液温度、适度提高透析液钙离子浓度等手段可增加血流动力学稳定性,仍然有约10%的AKI患者因血流动力学不稳定原因不能耐受IHD治疗。低血压影响透析效果,导致溶质、容量清除、酸中毒纠正不充分,影响患者预后。此外低血压导致或加剧肠道缺血,致使肾功能恢复延迟和脓毒症患者细菌迁移。失衡综合征会加剧肺水肿和脑水肿,对于脑外伤和肝性脑病合并AKI患者更有脑疝形成的风险。

CRRT最大的优势是缓慢、连续清除溶质和容量负荷,机体内环境波动小,血流动力学稳定,能够满足临床需要大量液体输注的要求,能够在患者床旁进行,根据病情和相关临床指标,调整透析液/置换液离子浓度和碱基浓度,更有利于治疗个体化。但治疗成本(医疗费用、医护人力配备)高、抗凝要求高,人体必需的营养物质丢失增加。

重症患者AKI病情复杂,单一血液净化治疗模式往往不能满足临床治疗的需求,可能需要多种模式序贯或联合应用,杂合式血液净化或杂合式肾脏替代治疗(hybrid renal replacement therapy,HRRT)是近年来发展较快的一种血液净化技术,也属于间歇性治疗,介于IHD和CRRT之间,在一定程度上避免了二者的缺点。包括多种治疗模式,SLEDD/SLEDD-f 或 EDD 通过延长每次透析时间、降低血流速及透析液流速等手段降低清除效率,可以减少 IHD 可能发生的低血压、失衡综合征等并发症风险。广义来讲,HRRT 还应包括与 IHD 等联合使用的血浆置换、血液灌流、人工肝、联合滤过血浆吸附(CPFA)等血液净化手段。

新近完成的 CONVINT 研究纳入了 252 例 ICU 中需要透析治疗的 AKI 患者,随机进入每日 IHD 治疗组或 CVVH 治疗组。结果显示,两组患者 14 天生存率无显著性差异(IHD vs CVVH,39.5% vs 43.9%,$P = 0.50$),RRT 治疗天数、使用升压药物时间、机械通气天数和 ICU/住院天数均无显著性差异。因此得出结论,对于需要透析治疗的 AKI 患者,使用间断或连续性 RRT 治疗都是可行的。最好是每次治疗前都对患者进行再评估,病情较稳定的患者可以从短期的 IHD 治疗中获益,而病情不稳定的危重症患者(如需要经常性、较大量输液或使用升压药物者)应用连续性肾脏替代治疗是有益的。

总之,针对 AKI 有多种 RRT 模式可供选择,间歇性和连续性 RRT 都可以有效地清除溶质和体内多余的液体,通过调整透析液/置换液离子浓度、碱基浓度等纠正电解质紊乱和酸碱失衡。具体方式选择应根据患者病情需要和当时医疗条件、医护的专业知识等决定,从理论上讲,CRRT 更符合正常的生理状况,对于血流动力学不稳定、重要脏器功能障碍如脑水肿、肺水肿、心衰、机械通气、临床需要大量输注液体等情况时建议选择 CRRT,病情稳定后可酌情改为 SLEDD/SLEDD-f、EDD 或 IHD。

这些血液净化模式的技术细节请参见第一篇第二章。

(二)RRT 指征和开始时机选择

1. RRT 适应证 公认的 AKI 的 RRT 适应证通常包括:①难治性液体过剩;②顽固的高钾血症(血钾浓度 >6.5mmol/L)或血钾水平快速升高;③尿毒症征象,如心包炎、神经病变或其他原因不明的精神状态衰退以及过高的 BUN 水平(如 BUN >21.4mmol/L);④代谢性酸中毒(pH 值 <7.1)。这些潜在的有生命危险的情况是开始 RRT 的绝对适应证。

2. 有关开始 RRT 时机的临床研究 有学者认为,对于危重症 AKI 容量负荷增加 10%、血肌酐轻度升高都会导致死亡风险大大增加,加之,AKI 患者常常需要更强有力地控制毒素水平、容量负荷、电解质酸碱平衡,不应等到出现威胁生命的并发症再开始 RRT,即应该早期开始 RRT。一些观察性研究数据也显示,在出现 RRT 绝对适应证之前开始 RRT,患者生存率改善。在临床实践中很多学者也逐渐接受这一治疗理念,并进行了关于治疗时机与 AKI 预后的积极探索。

用来评价开始 RRT 的指标有多种,如尿量、尿素、血清肌酐、收入 ICU 时间、诊断 AKI 到开始 RRT 的时间、RIFLE 标准等。设定各自的阈值界定"早期"或"晚期"。

Karvellas 对 RRT 时机预后关系的观察性研究进行 meta 分析后指出,早期开始 RRT 患者生存率改善。但是,也有研究结论与之矛盾,认为早期 RRT 和 AKI 病死率无关。新近发表的相关文章中,有学者甚至提出了质疑:AKI 患者是否应该早期或更早期开始 RRT。

目前有 3 个评估 RRT 时机的 RCT 研究。Bouman 将 106 例少尿患者分配至早期大容量 CVVH 组、早期低容量 CVVH 组和晚期低容量 CVVH 组。三组患者 28 天生存率(分别为 74%、69% 和 75%)无显著性差异。遗憾的是,该研究结果中较高的总体生存率(相对于其他重症 AKI 的研究)提示其纳入的人群并不能代表典型的 ICU 患者。Jamale 对 208 例社区获得性 AKI(病因感染、胃肠炎、脓毒症等)随机分为早期组[102 例 BUN ≥25mmol/L 和(或)SCr >619μmol/L]和晚期组(106 例,具备传统的 RRT 绝对适应证)进行 RRT,结果表明,两组病死率无显著性差异。另一项来自加拿大的多中心 RCT 研究(STARRT-AKI 研究,2015 年,$n = 100$ 例)(一组 $n = 48$;一组 $n = 52$,符合传统的 RRT 绝对适应证)开始 RRT 比较,患者预后无明显差异。综上,关于 RRT 时机－预后关系的研究结论存在很大差异甚至是矛盾的,其中的原因是多方面的,采用的用以界定"早""晚"的标准不一致,即使使用同一指标,但是各个研究中用此指标判断"早期""晚期"的界定值也不同。

近来,Leite 应用 AKIN 分级诊断标准(根据尿量和血清肌酐水平)进行 RRT 治疗时机的研究中,限定达到 AKIN 3 级标准后 24h 内开始 RRT 治疗者进入早期组。结果表明早期组死亡率低于晚期组(51.5% vs 77.9%,$P = 0.001$),早期开始 RRT 治疗死亡风险降低 30.5%(95% CI $14.4\% \sim 45.2\%$,$P = 0.02$),另外早期组的机械通气持续时间、肾脏替代治疗时间和 ICU 住院天数均短于晚期组。此研究未纳入 AKIN 3 级以前的患者,更早期 AKI 阶段进行 RRT 患者是否能够获益还不清楚。另外也有学者指出,此研究中未提供容量负荷相关数据,早期开始 RRT 减少机械通气时间这一结论缺乏说服力。

当然,各个研究纳入的导致 AKI 的疾病谱不同、病情严重程度不同等,都会影响结果的判断。很多研究设计有一定局限性,如非随机分组,研究中排除了最终没有接受 RRT(如因死亡或肾功能经保守治疗恢复)的 AKI 患者。

3. 过早开始 RRT 的不利影响   值得注意的是,上述三项 RCT 研究中均报告了部分患者因肾功能恢复而最终没有进行 RRT 治疗。如 Bouman 的研究中,进入晚期组的 36 例患者中,只有 30 例接受了 RRT 治疗,6 例未接受 RRT 治疗,其中 4 例 RRT 开始前肾功能恢复,2 例在达到开始 RRT 的方案标准前死亡。Jamale 报告早期组 6 例/102 例,晚期组 12 例/106 例。STARRT－AKI 研究中晚期组 13 例/52 例。说明有相当一部分 AKI 患者可能根本不需要 RRT,肾功能即恢复。提示早期开始(在出现 RRT 绝对适应证前)RRT 对部分患者有治疗过度的嫌疑,由此引出另一个学者们感兴趣的话题,即接受 RRT 治疗 AKI 的死亡风险高于未接受 RRT 者,这其中有无因接受 RRT 治疗导致的负面影响的原因。毕竟 RRT 并非生理过程,有很多潜在 RRT 相关的急性或慢性并发症,有的并发症可能是致命的。

过早开始启动 RRT,除了增加医疗费用、占用医疗资源外,更应考虑到对 AKI 患者带来潜在的危险,例如:①透析导管植入相关的致命的机械并发症,导管相关血流感染增加患者病死率;②血流动力学不稳定导致的低血压,严重心律失常延迟肾功能恢复;③大剂量、高频率 IHD 或 CRRT 发生低磷血症,机械通气患者撤机失败率增加;④抗凝导致的出血风险、生物不相容性,体内有益物质(维生素、微量元素、营养物质等)、治疗用药被清除导致的药物剂量不足等。当然,这些可能不必要的 RRT 是否会导致病情进一步恶化、死亡风险增加或肾功能恢复延迟等负面影响尚需进一步论证。

2012 年 KDIGO 发布的关于 AKI 开始 RRT 时机的建议:如果存在危及生命的水、电解质和酸碱紊乱,应紧急 RRT(未分级)。不要仅用尿素氮和肌酐的阈值来决定是否开始 RRT,而需要考虑更广泛的临床背景,是否存在可以通过 RRT 改善的疾病状态,以及实验室检查的变化趋势(未分级)。

总之,目前关于开始 RRT 的最佳治疗时机还有待于进一步研究,更早期开始 RRT 或者预防性 RRT 能否带来临床益处或生存益处还未得到证实。现有的研究仍无法客观评价对 AKI 预后的影响,没有可比性,也不能够解决临床医生面临的困惑。

在没有获得充足证据之前,我们建议重症 AKI 患者的血液净化时机:①出现生命威胁的并发症(RRT 绝对适应证)时需要紧急启动 RRT。②在没有其他特异性适应证的情况下,参考血 BUN、SCr 水平上升速度可能比某一固定值更重要。③综合考虑患者整体情况,如原发病、合并的基础病,病情危重程度和发展趋势、炎症介质水平、尿量、容量负荷、电解质酸碱情况,以及其他重要脏器功能状态等情况,并同时进行权衡 RRT 治疗利与弊,适时合理地开始 RRT,避免过度医疗。

(三)RRT 剂量选择

RRT 主要通过清除体内溶质及溶剂发挥其治疗作用,清除剂量会直接影响治疗效果。过低的治疗剂量可能导致治疗效果差(尤其是高分解状态患者),进而可能与患者预后直接相关;而治疗剂量过大,则可能造成体内有益物质丢失过多,同时造成医疗资源不必要的浪费、临床工作量和医疗费用增加。因此,RRT 最佳治疗剂量一直是学者们研究的热点问题之一。用于慢性维持性透析治疗的透析充分性可以被可靠计算,这是因为患者病情稳定,每日毒素的产生是稳定的。但不同的 AKI 患者毒素产生速度是不同的,用于终末期肾病维持性透析治疗的透析充分性评估方法不能被用于 AKI 透析充分性的评估。AKI 的透析充分性要综合判断,并经常检查容量负荷、各种血液生化指标、凝血指标,以判断内环境情况,调整治疗方案。

(四)RRT 治疗剂量和 AKI 预后

重症 AKI 患者进行 IHD 的治疗剂量可应用 ESRD 患者 IHD 治疗剂量指标即 Kt/V。但是,重症患者体内代谢状态不稳定,甚至处于高分解代谢状态,AKI 的治疗剂量不同于需要透析的 ESRD 患者,Kt/V 存在一定的局限性。

较早期的研究表明,ICU 中的病情严重程度中等的 AKI 患者,应用较大的透析剂量($Kt/V > 1.0$)生存率改善。对于病情较轻的 AKI 患者,透析治疗的强度对结局的影响较小。近年来的研究则显示,高频率 IHD(平均每周透析 6.2 次,每次 3.3h,Kt/V 0.92)患者低血压时间发生率低,肾功能恢复时间缩短,预后更好,但是此研究排除了因为血流动力学原因接受 CRRT 治疗的患者。相比之下,2008 年美国进行的 VA/NIH ATN 研究,纳入 1 124 例 AKI 患者,根据血流动力学情况,接受 IHD、CRRT、间断的肾脏替代治疗(IRRT),随机分配至强化治疗组[血液透析和 IRRT 6 次/周,每次治疗目标 Kt/V 值 1.2 ~ 1.4;CRRT 的流出速度 35mL/(kg·h)]和非强化治疗组[IHD 和 IRRT,3 次/周,每次治疗目标 Kt/V 值 1.2 ~ 1.4;CRRT 的流出速度 20mL/(kg·h)],并未发现强化透析剂量方案和非强化剂量方案的 RRT 之间 60 天、90 天死亡率存在差异,强化治疗组低血压发生次数增加,得出结论:强化 RRT 相对于标准的一周 3 次的治疗方案或标准的 CRRT[20mL/(kg·h)]并未改善结局。Hanover 透析结局(hanover dialysis outcome,HAND - OUT)研究比较了时间延长的透析(一日透析 8h)与更强化的透析方案(透析时间 >8h/d,以维持 BUN <15.0mmol/L 为治疗目的)。更强化的治疗后发现生存率或肾功能恢复情况并无差异。

进行 CRRT 治疗的 AKI 的治疗剂量通常用单位时间内滤出液总量[置换液/透析液流速与超滤速度之和,mL/(kg·h)]表示。2000 年 Ronco 关于 CRRT 治疗剂量的 RCT 研究结果显示,相较于 20mL/(kg·h),使用 35mL/(kg·h)能改善 AKI 患者的生存率,脓毒症患者使用更大剂量[45mL/(kg·h)]获益。由此提出肾脏替代治疗剂量[20 ~ 35mL/(kg·h)]和脓毒症治疗剂量[42.8mL/(kg·h)],奠定了 RRT 治疗剂量与 AKI 患者预后研究的基础。两项随机对照试验 ATN 及 RENAL 研究却得出阴性结论,即治疗剂量与预后无关,但是,有学者指出这两项研究中实际完成的剂量与计划治疗剂量相距较大,所谓的"大剂量组"的剂量均 <35mL/(kg·h),两项研究仅能说明剂量在 20 ~ 35mL/(kg·h)之间没有差别。一般认为 CRRT 增大治疗剂量,炎症因子清除增加,可能使脓毒症 AKI 患者获益。高容量血液滤过(HVHF)用于脓毒症 AKI,HVHF 要求治疗剂量达到 50 ~ 100mL/(kg·h)。IVOIRE 研究中应用 35mL/(kg·h)与 70mL/(kg·h)剂量治疗感染性休克,结果显示两组生存率并无显著性差异。综上,现有的关于 RRT 剂量 - 预后的 RCT 研究表明,与标准强度剂量相比,更高强度的治疗剂量并没有改善生存率或带来更多的临床获益。

KDIGO 指南建议,RRT 的目标是满足患者对于电解质、酸碱平衡、溶质及容量负荷的需求。在间断 RRT 或长期维持性 RRT 的患者中,推荐 Kt/V 值达到 3.9/周。进行 CRRT 治疗时,推荐剂量为 20 ~ 25mL/(kg·h)。

临床上,常常因多种原因中断 RRT 治疗或未完成治疗,实际完成的剂量远低于预先设定的 RRT 处方剂量,DO - RE - MI 研究纳入 338 例进行 CRRT 治疗的患者,CRRT 的中位实际剂量为 27mL/(kg·h),而处方中位剂量为 34.3mL/(kg·h),因此为保证治疗效果,建议处方透析剂量应超过实际需要剂量 20% ~25%。

(五)RRT 停止治疗时机

初始接受 CRRT 治疗的患者何时转为 SLEDD/SLEDD - f、EDD、IHD 或停止 RRT 等问题,目前仍然无统一定论。过早停止治疗,常导致治疗不充分、预后不良。一项多中心研究表明,反复接受 CRRT 的患者与成功摆脱 RRT 的患者相比较,住院病死率更高。但是,过度的 RRT 不仅增加医疗费用,还会为患者带来 RRT 的潜在危害,造成医源性损伤。

临床上,多根据接受 CRRT 治疗的患者病情危重程度、血流动力学稳定性、器官功能状况、代谢状况、液体平衡等方面,综合判断是否转为间断 RRT 治疗;根据 RRT 治疗间期观察和监测肾功能恢复程度,决定是否摆脱 RRT。后者常用的衡量指标为:尿量、血肌酐水平。BEST 研究提出尿量 >500mL/d 可能是成功停止 RRT 的最佳预测指标。一项多中心研究显示,停机前一天尿量在成功停机组多于重复上机组(1 500mL vs 180mL,$P < 0.000 1$),Logistic 回归分析提示尿量在预测 CRRT 患者成功停机中具有重要作用,尤其在不应用利尿剂情况下,根据尿量判断停机时机的准确性最佳。Oh 认为上机前 6h 尿量可用于评估患者预后。但是尿量容易受到利尿剂和 RRT 超滤脱水等因素的影响,对于非少尿型 AKI 不适用,判断停机的尿量阈值标准也需进一步验证。

通过血肌酐水平判断肾功能恢复与否:在 RRT 剂量不变的前提下,每次 RRT 治疗前监测血肌酐浓度,达到峰值后如进行性下降,则提示肾功能有恢复迹象;也可测定肌酐清除率判断。在 ATN 研究中,尿量 >30mL/h 时,收集 6h 尿液,结合血肌酐水平评估肌酐清除率(Ccr),Ccr >20mL/min 可考虑停止 RRT,Ccr <12mL/min 不能终止 RRT,Ccr 介于二者之间时终止 RRT 需谨慎。

关于 RRT 终止时机,目前临床最常用的是尿量、血肌酐和肌酐清除率指标。在进行停机判断前尽量避免利尿剂及超滤脱水带来的干扰,另外患者的综合情况亦应考虑在内,如根据当前的液体出入量判断停止 RRT 后是否会液体正平衡,患者分解代谢状态、电解质酸碱状况在停止 RRT 后能否获得很好的控制。在停止 RRT 过程中,可逐渐降低 RRT 频率和强度,进行上述指标监测,直至完全终止治疗。近年来有应用 AKI 生物标志物如中性粒细胞明胶酶相关脂质运载蛋白(NGAL)判断肾功能恢复程度,结合尿量判断 RRT 停机,值得期待。

(六)RRT 中需要特别关注的几个问题

(1)RRT 是一项侵入性治疗,无论间歇性治疗还是连续性治疗,血液在体外循环流动,会发生同 ESRD 患者维持性血液透析治疗类似的并发症,如首次使用综合征、失衡综合征、低血压、心律失常、出血倾向等,并发症的发生也有可能会掩盖患者接受 RRT 治疗带来的益处,应尽力避免,一旦出现应及时处理。

(2)抗凝不足经常性导致滤器和体外循环凝血,可加重贫血,同时导致实际治疗剂量低于处方治疗剂量,调整抗凝剂量的同时应加强凝血功能监测。无枸橼酸钠禁忌者,建议局部枸橼酸抗凝,尤其对于有出血倾向或活动性出血患者。

（3）血管通路中以不建立隧道的中心静脉导管最常用，置管部位根据患者实际情况选择右颈内静脉或股静脉，尽量避免选择锁骨下静脉，操作中严格遵循无菌原则，警惕导管感染尤其是导管相关血流感染，疑似导管感染时尽早进行相应检查（如血培养）和干预，必要时果断拔除导管。

（七）RRT 治疗中的营养物质丢失与补充

AKI 的营养支持治疗占有重要的地位，进行 RRT 治疗时，对物质的清除是非选择性的，对人体有益的物质也会被清除，被清除物质的种类和数量与 RRT 治疗模式、治疗剂量呈正相关，需要相应的补充。

1. **蛋白质丢失** CVVH 治疗中每日可丢失蛋白质 10 ~ 15g，IHD 每日丢失蛋白质 6 ~ 8g。重症患者通常处于分解代谢增强状态，如过度地摄入或补充蛋白，可能会增加蛋白代谢终产物的蓄积，胃肠外营养可能会造成容量超负荷，患者易发生代谢和电解质紊乱，如高甘油三酯血症、高钠血症、低钠血症等。建议 CVVH 治疗的患者每日蛋白补充 1.1 ~ 2.5g/kg，IHD 者每日补充 1.1 ~ 1.2g/kg。

2. **钾丢失** 5% ~ 25% 接受 RRT 治疗的患者可能由于透析液/置换液钾离子浓度较低导致低钾血症。

纠正办法：RRT 治疗前应注意查看患者电解质情况，评估患者治疗中有无失钾因素，如腹泻、呕吐等。

防治措施：增加钾摄取，适当调整透析液/置换液钾离子浓度。必要时治疗中、治疗后监测血钾水平。另外，RRT 前如存在高钾血症，不建议应用无钾或极低钾离子浓度透析液/置换液，防止血钾浓度单位时间内下降过快导致患者心律失常发生，防止短时间内将血钾降至 3mmol/L 以下。血钾 < 3mmol/L 与死亡率增加有关。对于因容量超负荷开始 RRT 治疗者，建议应用生理钾离子浓度的透析液/置换液，避免发生低钾血症。

3. **磷丢失** 一般透析液和自行配置的置换液中不含磷，大剂量或高频次 RRT 治疗可导致大量磷丢失，加之患者摄入减少等因素可发生低磷血症。低磷血症发生率报道不一（10.9% ~ 65%）。因磷可参与机体多种代谢过程，如参与组织支持、酶促过程、氧的转运、能量转化等。有报道机械通气患者的脱机失败与低磷血症有关。

防治措施：可应用商品化含磷置换液，明显低磷血症者可经静脉或肠道补充。

4. **镁丢失** 发生率较低，一般 < 3%。置换液或透析液中加入镁离子浓度为 0.99 ~ 1.48mmol/L，通常可将血镁维持在正常水平。如出现明显低镁血症，可静脉适量补充。

5. **碳水化合物丢失** 葡萄糖是人体三大营养物质之一，具有重要的生理功能，重症患者可出现应激性高血糖，高血糖是重症患者预后不良的重要因素。进行 RRT 时，糖的丢失量可通过滤出液如置换液/透析液计算得出。有报道，应用含糖和不含糖置换液进行 CHDF 治疗时，糖丢失量分别为（82 ± 61）g/d、（57 ± 22）g/d。对于 RRT 中丢失的糖是否进行补充，目前尚无统一意见，但可确定的是维持重症 AKI 患者正常血糖浓度是有益的，应在补充充足热量的前提下，避免过高血糖或低血糖的发生。

【参考文献】

[1] CAI G Y, RU B U, NEPHROLOGY D O. Evolution of definition and diagnostic criteria for acute kidney injury[J]. Chinese journal of kidney disease investigation, 2013(3): 115 – 119.

[2] BELLOMO R, RONCO C, KELLUM J A, et al. Acute renal failure – definition, outcome measures, animal models, flu-

id therapy and information technology needs:the second international consensus conference of the Acute Dialysis Quality Initiative (ADQI) Group[J]. Crit Care,2004,8(4):R204 - R212.

[3] MEHTA R L,KELLUM J A,SHAH S V,et al. Acute Kidney Injury Network:report of an initiative to improve outcomes in acute kidney injury[J]. Crit Care,2007,11(2):R31.

[4] Anon. KDIGO Clinical Practice Guideline for Acute Kidney Injury[J]. Kidney Int,2012,2(suppl):1 - 138.

[5] WANG Y F,PENG Y,WANG X Y,et al. Analysis of incidence and prognosis in ICU hospitalized patients with acute kidney injury[J]. Clinical focus,2014(11):13.

[6] MURUGAN R,KELLUM J A. Acute kidney injury:what's the prognosis[J]. Nat Rev Nephrol,2011,7(4):209 - 217.

[7] LU R H,FANG Y,GAO J,et al. The incidence and risk factors associated with prognosis of acute kidney injury in hospitalized patients[J]. Chinese journal of nephrology,2012(3):7.

[8] ZHU J,ZHANG M. Analysis of the characteristics of patients suffering from acute kidney injury following severe trauma receiving renal replacement therapy[J]. Chinese critical care medicine,2015,27(5):349 - 353.

[9] SCHEFOLD J C,VON H S,PSCHOWSKI R,et al. The effect of continuous versus intermittent renal replacement therapy on the outcome of critically ill patients with acute renal failure (CONVINT):a prospective randomized controlled trial[J]. Critical care,2014,18(1):R11.

[10] RICCI Z,ROMAGNOLI S. Renal replacement therapy for critically ill patients:an intermittent continuity[J]. Critical care,2014,18(2):115.

[11] 季大玺. 早期导入透析有利于患者长期生存吗[J]. 中国中西医结合肾病杂志,2011,12(9):753 - 755.

[12] KARVELLAS C J,FARHAT M R,SAJJAD I,et al. A comparison of early versus late initiation of renal replacement therapy in critically ill patients with acute kidney injury:a systematic review and meta - analysis[J]. Critical care,2011,15(1):R72.

[13] ZHAO X,ZUO L,NEPHROLOGY D O. Optimal timing of dialysis therapy[J]. Chinese journal of clinicians,2015(17):3156 - 3160.

[14] JAMALE T E,HASE N K,KULKARNI M,et al. Earlier - start versus usual - start dialysis in patients with community - acquired acute kidney injury:a randomized controlled trial[J]. American journal of kidney diseases the official journal of the national kidney foundation,2013,62(6):1116 - 1121.

[15] WALD R,ADHIKARI N K J,SMITH O M,et al. Comparison of standard and accelerated initiation of renal replacement therapy in acute kidney injury[J]. Kidney international,2015,88(4):897 - 904.

[16] LEITE T T,MACEDO E,PEREIRA S M,et al. Timing of renal replacement therapy initiation by AKIN classification system[J]. Critical care,2013,17(2):R62.

[17] CLARK E G,BAGSHAW S M. Unnecessary renal replacement therapy for acute kidney injury is harmful for renal recovery[J]. Semin Dial,2015,28(1):6 - 11.

[18] VATS H S. Complications of catheters:tunneled and nontunneled[J]. Advances in chronic kidney disease,2012,19(3):188.

[19] HU Z. Indications and complications of continuous renal replacement therapy[J]. Chinese journal of practical internal medicine,2012(6):415 - 418.

[20] SUI Z,WANG L,WANG M. Meta - analysis of high dose continuous renal replacement therapy for acute kidney injury[J]. Beijing medical journal,2011(2):106 - 110.

[21] PAGANINI E P,TAPOLYAI M,GOORMASTIC M,et al. Establishing a dialysis therapy/patient outcome link in intensive care unit acute dialysis for patients with acute renal failure[J]. American journal of kidney diseases,1996,28

(5):S81 - S89.

[22] PALEVSKY P M, ZHANG J H, O'CONNOR T Z, et al. Intensity of renal support in critically ill patients with acute kidney injury[J]. New England journal of medicine, 2008, 359(1):7 - 20.

[23] FAULHABER - WALTER R, HAFER C, JAHR N, et al. The Hannover Dialysis Outcome study: comparison of standard versus intensified extended dialysis for treatment of patients with acute kidney injury in the intensive care unit [J]. Nephrol Dial Transplant, 2009, 24(7):2179 - 2186.

[24] RONCO C, BELOMO R, HOMEL P, et al. Effects of different doses in continuous veno - venous haemofiltration on outcomes of acute renal failure: a prospective randomised trial[J]. Edtna Erca J, 2002(Suppl 2):7 - 12.

[25] INVESTIGATORS R R T S, BELLOMO R, CASS A, et al. Intensity of continuous renal - replacement therapy in critically ill patients[J]. New England journal of medicine, 2009, 361(17):1627.

[26] JOANNESBOYAU O, HONORé P M, PEREZ P, et al. High - volume versus standard - volume haemofiltration for septic shock patients with acute kidney injury (IVOIRE study): a multicentre randomized controlled trial[J]. Intensive care medicine, 2013, 39(9):1535.

[27] VESCONI S, CRUZ D N, FUMAGALLI R, et al. Delivered dose of renal replacement therapy and mortality in critically ill patients with acute kidney injury[J]. Critical care, 2009, 13(2):R57.

[28] OH H J, SHIN D H, LEE M J, et al. Urine output is associated with prognosis in patients with acute kidney injury requiring continuous renal replacement therapy[J]. Journal of critical care, 2013, 28(4):379 - 388.

[29] ENDRE Z H, PICKERING J W, WALKER R J, et al. Improved performance of urinary biomarkers of acute kidney injury in the critically ill by stratification for injury duration and baseline renal function[J]. Kidney international, 2011, 79(10):1119 - 1130.

第三章 危重症慢性肾衰竭

慢性肾衰竭(chronic renal failure,CRF)是由于各种原因导致的慢性肾脏病(CKD)持续进展,肾功能不可逆丧失,发展至终末期肾病阶段,需要接受肾脏替代治疗(RRT)。此过程一般进展缓慢,但也有部分患者因多种因素发生严重、急性并发症或合并其他器官系统的急症,肾功能短期内急剧恶化,临床情况变得复杂、多变,成为危重症 CRF,死亡风险大大增加,幸存者较早进入肾脏替代治疗。危重症 CRF 救治是临床医生面临的一个巨大的挑战。

一、危重症 CRF 的识别

目前,还没有关于危重症慢性肾衰竭的准确定义,一般认为,危重症患者是指存在威胁生命的高风险疾病、经过恰当的治疗有可能恢复的患者。危重症慢性肾衰竭范围较广,常见以下几种情况。

1.**肾脏本身疾病** 肾脏原发病短期内急剧进展伴随严重并发症,如慢性肾脏病基础上发生急性肾损伤,尿毒症脑病,尿毒症性心包炎,狼疮肾炎发生狼疮危象,ANCA 相关性血管炎,抗 GBM 抗体病复发有肺出血风险等。

2.**伴随其他器官系统危重症或功能障碍**

(1)心血管疾病:如急性冠状动脉综合征、心力衰竭、严重心律失常、血流动力学不稳定。

(2)急性脑血管病:较大面积脑出血、脑梗死。

(3)呼吸系统疾病:急性呼吸窘迫综合征(ARDS)、呼吸衰竭。

(4)合并重症感染:全身炎症反应综合征(SIRS)、脓毒症、感染性休克等。

(5)严重水、电解质、酸碱平衡紊乱:如容量超负荷,重度高钠血症或低钠血症、严重高钾血症、高钙或低钙危象、严重酸中毒(pH<7.1)等。

(6)其他系统危重症:出血或凝血功能障碍、消化道出血、严重创伤或大型手术围手术期、药物或毒物中毒。

二、危重症 CRF 病情严重程度评估

对危重症 CRF 患者进行准确识别和对病情严重程度进行判断,不仅有利于判断预后、规避医疗风险,还可回顾分析各种治疗利弊,进行深入临床研究。

危重症 CRF 评估内容重点包括:主要器官功能状况、容量负荷情况、电解质及酸碱状况、出血及凝血系统功能等。

相应的危重症评分系统有助于客观评价病情严重程度,如早期预警评分(EWS),急性生理功能和慢性健康状况评分Ⅱ、Ⅲ(APACHⅡ、Ⅲ),简化急性生理评分(SAPS),昏迷程度评分(GCS),多器官功能不全评分(MODS),急诊脓毒症评分(MEDS),序贯器官衰竭估计评分(SOFA)等。

三、危重症 CRF 的血液净化治疗

(一)血液净化指征

利尿剂抵抗的容量超负荷、高钾血症(血钾 >6.5mmol/L)、代谢性酸中毒(pH <7.1)、明显的尿毒症症状、尿毒症心包炎、尿毒症脑病、药物或毒物等常常是紧急开始肾脏替代治疗的情况。如出现抗GBM 抗体病或 ANCA 相关血管炎肺出血、高黏滞综合征等指征时,亦应及时进行血浆置换。

(二)血液净化实施前准备

应重点对患者进行血液净化相关的评估,以便于选择血液净化血管通路、治疗模式,设定适宜的治疗处方(如抗凝方案、透析液或置换液离子、碱基浓度、治疗剂量、治疗中监测指标等)。

主要包括:血流动力学是否稳定、重要器官功能(如有无严重心律失常、心衰、急性冠状动脉综合征、肝衰、肺水肿、颅内高压或脑水肿)状况、电解质及酸碱平衡状态、出血与凝血功能、有无出血倾向、容量状态(出入量平衡)等。此评估不仅仅在首次 RRT 前进行,每次 RRT 前都要再次评估。

如果存在能够用药物或其他手段短期内改善的合并症如严重的心律失常、凝血功能障碍、高钾血症等情况,应在 RRT 准备的同时进行相应的干预,为 RRT 创造有利的上机条件,尽量改善血流动力学不稳定因素,改善凝血,降低置管和血液净化抗凝带来的出血风险。

(三)选择血液净化治疗模式

可供选择的治疗模式有多种,如间断性治疗方式(HD、HF、HDF、SLEDD/SLEDD - f、EDD),或连续性治疗方式(SCUF、CVVH、CVVHD、CVVHDF 和 PD)。上述任何一种治疗模式都可以有效地清除容量负荷。HD、CVVHD 清除小分子物质效率高(分子量 <500Da,如肌酐、尿素、电解质等);HF、CVVH 采用对流原理,可有效清除中大分子(如炎性因子等),小分子物质清除效率相对较低;HDF、CVVHDF 兼顾中分子和小分子的清除。间断性治疗时间较短(一般 <12h),单位时间内清除率/超滤率高于持续性治疗(持续至少 24h),患者内环境变化较大,容易出现低血压、心律失常等相关并发症。

具体选择何种方式,取决于患者的代谢状态、血流动力学稳定性、是否合并严重感染以及治疗的基本目标[是清除溶质(如尿毒症、高钾血症),还是去除多余的水负荷,或者二者都需要清除]。此外还要考虑治疗本身对患者的负面影响(如长时间抗凝问题、营养物质丢失等)和本医疗单位的实施条件(如相关治疗模式所需设备,医护人员对治疗模式的掌握及其经验)。

2012 年 KDIGO 指南建议:对于血流动力学不稳定或伴有急性脑损伤,或其他病因引起颅内高压或广泛脑水肿的患者建议使用 CRRT,而不是标准的间断 RRT。

(四)危重症 CRF 的血管通路建立

常见的 RRT 血管通路有 3 种类型:自体动静脉内瘘(arteriovenous fistula,AVF)、人工血管动静脉内瘘(arteriovenous graft,AVG)和中心静脉导管(central venous catheter,CVC)。

1. 已建立血管通路的重症 CRF 部分患者入院前已经或即将接受常规的血液透析,血管通路已经建立。对此类患者,因住院期间多种因素如低血压、翻身压迫、非专科护士操作等可危及血管通路,建议每日评价已有血管通路情况。计划选择间断性血液净化治疗者可以继续应用原来通路,但应该由有经验的血液净化专科护士进行相关操作,否则应另外建立中心静脉导管。如选择 SLEDD 或 CRRT,由于治疗时间长,患者内瘘侧肢体长期置于固定体位,可能引起患者不适,或影响休息、加重心理负担,不利于定时翻身、拍背等护理工作,长时间抗凝容易出现拔针后压迫止血时间延长,进而内瘘出血、血栓形成概率增加,此时也应该建立中心静脉导管。总之,重症 CRF 血管通路推荐使用中心静脉导管。

2.置管部位选择 常用的置管部位有股静脉、右颈内静脉、锁骨下静脉。应考虑到患者体位,如是否较长期卧床、有无平卧困难,以及血管有无解剖学变异或是否存在血管病变等情况。

(1)股静脉置管:可快速、安全地建立、止血压迫方便,在颈内静脉或锁骨下静脉进行血流动力学指标监测或治疗需要时应用。有研究显示,股静脉中心静脉导管感染率和导管功能不良发生率并不比颈内静脉感染率高,原因可能与重症患者卧床、导管护理加强,或因其他部位感染应用抗生素等有关。有研究者建议重症患者首选股静脉置管作为 RRT 的血管通路。

(2)右颈内静脉置管:右颈内静脉是稳定透析患者 CVC 置管的首选部位,但是,危重症 CRF 患者可能存在心衰、平卧困难,凝血功能紊乱有高危出血风险,以及机械辅助通气、计划植入或已经植入心脏起搏器等情况,尽量避免颈内静脉留置导管。对于计划进行血浆置换治疗或应用枸橼酸抗凝者,亦应谨慎在右颈内静脉留置导管。如在颈内静脉置入导管后、第一次使用前,需进行胸部 X 线片检查。

提倡使用超声引导穿刺置管,能够提高穿刺成功率,减少置管出血、血肿、气胸、血胸等即刻并发症,降低感染风险。如有出血、血肿或误穿动脉时,应及时、有效地压迫,密切观察血肿有无扩大,相应调整抗凝方案。尽量避免锁骨下置管,为其后长期透析保护血管资源。

(五)制订 RRT 抗凝方案

血液净化体外循坏需要抗凝。然而,抗凝不足容易导致体外循环凝血、失血,治疗不充分可加重患者病情;抗凝过量又会增加患者出血风险。制订合理、个体化的抗凝方案至关重要。

1.常用的抗凝剂和抗凝方法 普通肝素(UHF)、低分子量肝素(LMWH)抗凝等。抗凝方法有局部枸橼酸抗凝、阿加曲班抗凝、局部肝素化法抗凝、无抗凝剂等,具体使用剂量见相关章节。

2.危重症 CRF 凝血功能特点 CRF 患者是血栓栓塞性疾病的高危人群,危险程度随肾功能降低而增加。合并糖尿病、高脂血症、系统性红斑狼疮、血管炎等,进一步加重血液高凝状态。另一方面,尿毒症毒素、内皮细胞受损、血小板功能低下等因素又可导致止血功能异常,CRF 容易合并出血倾向。危重症患者更是如此。

3.病程中影响抗凝方案制订的因素 危重症 CRF 患者治疗中有多种因素会影响抗凝方案的制订,如抗凝药物、抗血小板药物的使用;输注血液制品或静脉高营养;经治疗病情缓解,凝血功能随之改善;近期手术或有创操作等。在选用抗凝剂时均需考虑到。每次血液净化治疗前都要确定有无这些相关因素,实时、动态评估患者的凝血状态,调整抗凝方案。

4.合理制订抗凝方案 应熟悉各抗凝方法的适应证和禁忌证,监测指标及调整方法,制定并发症或过量的治疗措施。

低危出血风险的患者进行间断 RRT,可使用普通肝素或低分子量肝素抗凝;CRRT 时建议使用局部枸橼酸抗凝,如有枸橼酸使用禁忌,可使用肝素或低分子量肝素抗凝。治疗期间要监测各个抗凝剂相关凝血指标,使用低分子量肝素者,有条件时应监测抗 Xa 因子活性。

总之,危重症患者血液净化的抗凝治疗应该在评估患者凝血状态的基础上,个体化选择合适的抗凝剂和剂量,定期监测、评估和调整,既要保证血液净化的顺利实施,又要最大限度地将患者出血风险降至最低。局部枸橼酸抗凝用于血液净化的安全性、有效性已经得到证实,加之此法能够抑制补体活化、提高生物相容性、减少氧化应激反应,对危重症患者无疑是有利的,提倡无使用禁忌证者应用,但应监测相关指标。

(六)透析液或置换液处方

透析液或置换液都是含有生理成分的电解质溶液,可以根据患者电解质、酸碱状况相应调整透析液或置换液的溶质浓度,通过弥散或对流方式清除或补充相应的电解质和(或)碱基,达到纠正电解质、酸碱紊乱的治疗作用。

1. **透析液或置换液钾离子浓度的确定** CRF既容易出现高钾血症又容易发生低钾血症。血钾快速升高或血钾水平过高,可导致恶性心律失常甚至猝死。高钾血症是启动RRT的最常见的原因之一。需迅速进行药物降钾,同时积极准备RRT,根据患者透析前血钾水平,制定合理的透析液钾离子浓度(见表2-3-1)。高钾血症的紧急RRT目标不是清除体内钾负荷,而是尽快降血钾水平至正常范围内,以免致命性心律失常发生。

表2-3-1 制定高钾血症的透析液处方

透析前血[K^+](mmol/L)	透析液[K^+](mmol/L)	备注
<4.0	4.0	伴有严重代谢性酸中毒及透析前血钾<3.0mmol/L,透析液钾浓度可适当调至4.5mmol/L
4.0~4.5	3.5	经典的透析液钾浓度是2.0~4.0mmol/L
4.5~5.5	3.0	如果透析间期血钾快速升高,可使用含钾2.0mmol/L的透析液,保持透析后血钾水平在正常低限
5.5~8.0	2.0~3.0	存在心律失常风险或使用洋地黄类药物者,透析液钾浓度应增加3.0mmol/L,透析后目标血钾水平为4.0mmol/L
>8.0	1.0	加强监测,警惕低钾血症

透析液钾离子浓度的确定取决于患者血清钾离子浓度绝对值和透析间期血钾上升的速度。如果透析后血钾水平快速升高,应每日进行透析治疗,而不是单纯地降低透析液钾浓度。

不建议使用无钾透析液。即使使用含钾1.0mmol/L的透析液,亦应加强监测(每30~60min检查一次血钾水平),一旦血钾降至6.0~7.0mmol/L,应更换成含钾2.0mmol/L的透析液继续治疗。

要注意的是:使用与血钾水平相差较大的低钾或极低钾浓度透析液时应加强监测血钾水平和心律,避免血钾水平下降过快或出现低钾血症。

钾清除还受多种因素影响:如透析液葡萄糖浓度;RRT前应用药物,如使用β受体阻滞剂,静脉滴注葡萄糖和胰岛素、碳酸氢钠等。制定透析液钾离子浓度时应考虑到这些因素。

2. **透析液或置换液钠离子浓度的调整** 透析液钠浓度的选择对患者容量和血流动力学有重要的影响。调整透析液或置换液钠离子浓度,主要用于两种情况:①在透析机上设定钠曲线(不增加患者体内钠负荷的前提下,设定钠浓度由高到低),提高危重症患者血流动力学稳定性,减少低血压发生率,常同时与超滤曲线联合使用。设定方法同稳定的维持性血液透析治疗。②治疗严重的高钠血症或低钠血症。

应用RRT治疗严重钠平衡失调的原则与传统的非RRT治疗原则相同。RRT需要制定恰当的钠离子浓度,不恰当的透析处方危害很大,如快速纠正慢性高钠血症患者的血钠浓度可导致脑水肿和神经脱髓鞘综合征。

(1)低钠血症:①急性低钠血症。在治疗开始的前3~4h血钠每小时升高1.5~2.0mmol/L,缓解临床症状即可。②慢性低钠血症。血[Na^+]>125mmol/L,透析液钠浓度应为[140+(140-透析前血清钠)]mmol/L,透析液钠浓度不超过血钠水平15~20mmol/L,治疗的首个24h血钠升高幅度<10mmol/L,48h血钠升高幅度<18mmol/L。建议在数天时间内进行多次透析,以达到治疗目标。

（2）高钠血症：试图通过采用低钠透析液纠正高血钠是非常危险的。当透析液钠浓度低于血钠浓度 3~4mmol/L 时，增加了透析中并发症如低血压、肌痉挛、脑水肿、失衡综合征等发生的概率。

宜用接近血钠浓度（2mmol/L 之内）的透析液钠浓度进行透析，然后通过缓慢输注等渗盐水或轻度低钠的等渗溶液纠正高血钠。

CRRT 具有缓慢、低效清除溶质的优点，相较于 IHD 更能够个体化调整透析液或置换液离子浓度。应用 CRRT 治疗严重钠平衡紊乱具有一定优势，但同样也需要在治疗中加强血钠浓度的监测，同时应考虑长时间抗凝等对患者的不利影响。

3. 透析液或置换液中的缓冲剂 纠正代谢性酸中毒，避免其对心血管的有害作用及其引起的激素反应，是 RRT 治疗的目标之一。目前多用碳酸氢盐作为透析液或置换液缓冲剂，避免了使用醋酸盐缓冲剂时对血流动力学的影响，能够更好地纠正酸中毒。

碳酸氢盐浓度根据患者酸碱状态决定，慢性透析时应用的标准碳酸氢根浓度是 33~35mmol/L。

（1）酸中毒：危重症 CRF 患者出现代谢性酸中毒时可适当调高碱基浓度，但是，如果是严重的代谢性酸中毒（$[HCO_3^-]$ <10mmol/L），过度纠正会导致脑脊液酸化和组织乳酸产生增加的危险，宜分次部分纠正，首次治疗血碳酸氢盐水平达到 15~20mmol/L 即可，必要时也可延长透析时间或选用 SLEDD、CRRT 治疗。另外，低潮气量机械通气（low-tidal volume ventilation）患者适当增加透析液碳酸盐浓度，可抵消高碳酸血症导致的呼吸性酸中毒。要警惕强化 RRT 出现的医源性代谢性碱中毒。

（2）碱中毒：严重的碱中毒可出现恶心、嗜睡、头痛、心律失常等表现。治疗目标应使血 pH 值正常化。决定 RRT 前，应确定碱中毒的性质和严重程度，是持续产生还是暂时性的，如果是持续性产生的碱中毒，需考虑长时间多次透析或 CRRT 治疗模式。如果是暂时性的，一般一次治疗即可能纠正。

如果患者透析前存在代谢性或呼吸性碱中毒，使用标准浓度的碳酸氢盐透析液可能加重碱血症，发生低氧血症、心律不齐、甚至死亡。应将透析液或置换液碳酸氢盐浓度降至 15~28mmol/L。呼吸性碱中毒患者其透析后血碳酸氢盐水平达到低于正常的水平即可。

对现代透析机，可根据临床需要，通过设定机器碱基参数（调整范围 20~40mmol/L，调整幅度精度为 1mmol/L）调整碳酸氢盐浓度。CRRT 机器暂时无此功能，需人为调整置换液配方。

4. 透析液或置换液钙离子浓度的调整 传统的维持性血液透析使用的透析液钙离子浓度主要有3 种规格：1.25mmol/L、1.5mmol/L 和 1.75mmol/L。为避免高钙血症和高钙磷沉积导致的转移性钙化，目前多用 1.25mmol/L 和 1.5mmol/L 两种钙离子浓度透析液。

危重症 CRF 由于代谢紊乱或伴随的其他疾病，可发生低钙血症或高钙血症，当血钙水平 ≥ 3.75mmol/L 时称为高钙危象，系内科急症，需紧急抢救。血液净化治疗时可通过调整透析液或置换液中钙离子浓度进行纠正。透析前血钙正常或偏高者，应选用 1.5~1.25mmol/L 的透析液，避免高钙血症的发生。

透析前血钙水平过低，随着 RRT 酸中毒纠正，会进一步降低游离钙水平。虽应用高钙（1.75mmol/L）透析液，仍可能出现低钙性抽搐，甚至癫痫发作。在准备 RRT 阶段可先静脉应用钙剂进行初步纠正。

对于高钙血症患者，RRT 中应避免离子钙的水平迅速下降，以防出现低血压、肌痉挛、严重心律失常、QT 间期延长甚至心搏骤停。血液透析治疗中，透析液钙浓度梯度每增加 0.5mmol/L，心脏性猝死风险增加 50%。

5. 透析液或置换液中的其他离子成分

（1）磷：尿毒症时高磷血症高发，常规 IHD 使用的透析液不含磷。危重症 CRF 由于营养不良、强化透析治疗等可出现低磷血症,严重低磷血症可造成呼吸肌无力、呼吸抑制、机械通气脱机困难,血红蛋白与氧关系的改变而致心律失常发生。将磷加到透析液中,浓度为 1.3mmol/L,或甘油磷酸钠 10mL + 10% 葡萄糖 500mL(含磷酸钠 2.16g,其中磷 10mmol、钠 20mmol)静脉滴注 4~6h。

(2)镁:镁离子具有血管舒张作用。低镁血症可诱发致命性心律失常,影响甲状旁腺激素的作用和释放,低钾血症也因低镁血症存在而难以纠正。高镁血症可抑制心肌收缩,诱发低血压、心律失常。透析液或置换液镁离子浓度范围在 0.25~0.75mmol/L,根据患者实际情况调整。

(3)葡萄糖:现代维持性血液透析使用的透析液不含葡萄糖。危重症 CRF 尤其是合并败血症、糖尿病、使用β受体阻滞剂的患者,应用不含糖的透析液出现低血糖的危险大大增加,可适当进行调整或治疗中监测血糖。CRRT 使用的置换液或透析液可根据需要调整葡萄糖浓度。

应用含糖透析液或置换液可减少低血糖的危险,同时降低与透析相关副作用的发生率。但是,使用高于生理葡萄糖浓度的透析液或置换液常常导致过多糖的摄入及高血糖,对于危重症患者预后不利。

透析液处方除了根据临床需要调整上述离子浓度和碱基浓度外,治疗中还可调节透析液流速,增加或降低溶质清除效率。慢性透析患者可以通过透析机设定透析液温度,进行低温透析(35℃),有助于防止低血压。但是对于重症患者,应用低温透析可能会对终末器官灌注、心肌功能、凝血功能、肾功能恢复产生不利的影响。透析液温度设定不宜与患者实际体温相差过大。

(七)RRT 治疗剂量

每次 RRT 前应该制定治疗剂量,经常评价实际完成的治疗剂量以调整处方。在未获得足够的关于进一步增加治疗剂量是否改善危重患者预后证据之前,目前建议:危重症 CRF RRT 治疗剂量与维持性血液透析治疗或延长的 RRT 时的剂量一致,每周透析 3 次,每次透析 Kt/V 达到 1.3,超滤剂量达到 20~25mL/(kg·h)以上,存在高分解状态时适当增加置换液量。

重症患者可能因为肾脏替代治疗中血流动力学的不稳定、通路、技术、滤器凝血等问题中断治疗,导致经常性实际的 RRT 剂量低于处方剂量,通常需要设定更高的处方剂量才能达到推荐的治疗剂量。采用前稀释进行血液透析滤过时,也要相应上调治疗剂量。

需要注意的是:评价危重症 CRF 患者透析充分与否,不仅仅是需要达到毒素清除的治疗剂量(Kt/V),还应达到改善水、电解质、酸碱失衡的治疗目标,这些指标往往比 Kt/V 更加重要。

枸橼酸钠含钠,且每个枸橼酸根可代谢出 3 个碳酸氢根,所以 CRRT 治疗应用局部枸橼酸钠抗凝时,应该选择无钙、低钠、低碳酸氢盐置换液或透析液;IHD 应用局部枸橼酸钠抗凝时,宜选择低钙浓度透析液,通过透析机设定钠(低钠)和碳酸氢根浓度(低碱),即低钙、低钠、低碱透析液。应限制枸橼酸钠输入速度,以防止枸橼酸盐在体内的蓄积(尤其是在肝功能不良者),应用最小的枸橼酸钠输入量达到抗凝效果即可。在使用枸橼酸盐抗凝的透析过程中,除了监测抗凝效果,还要监测动脉血气、血钙浓度。

(八)RRT 相关治疗参数设定

RRT 需在评估患者病情后,设定治疗参数,如血流速、透析液或置换液流速、超滤量等。

血流速设定除由中心静脉导管内径、长度、置管部位决定外,还要根据选择的 RRT 治疗模式及患者血流动力学和所要清除的溶质浓度设定。首次 IHD 者要实施诱导透析;IHD 治疗,血流速和透析液流速较高,溶质清除过快,可导致血浆渗透压降低,发生低血压。单位时间内超滤脱水量(超滤率,UFR)越大,低血压发生风险越高。SLEDD 和 CRRT 具有连续缓慢低清除的特点,能够最大限度地降低低血压发生率,所以不能耐受 IHD 者可改变 RRT 模式,选择 SLEDD 或 CRRT。

(九)RRT 中的容量管理和液体平衡

1. **容量管理**　危重症患者常因静脉用药及营养治疗等输入大量液体。CRF 患者病情恶化后,肾功能可能急剧下降,极易出现水钠潴留,患者现有体质量增加超过基线体质量(入院前体质量)的 10% 说明存在容量超负荷,众多研究证实危重症患者容量负荷耐受力明显降低。容量超负荷可导致组织器官水肿,组织氧合和代谢障碍,毛细血管微循环和淋巴回流受阻,进而出现或加重器官功能障碍,与不良预后关系密切。反之,容量不足,可造成组织低灌注,全身器官功能损害,同时肾功能恢复延迟。容量超负荷或容量不足可以发生在血液净化治疗前、治疗中和治疗后。

目前尚无对容量状态准确评估的最理想指标,如何准确评估患者容量状态是众多学者关注和争论的热点问题,是临床医生面临的重大挑战。可以根据组织器官灌注情况、临床症状、体征、影像学检查、中心静脉压、脑钠肽等指标综合分析。近年也有应用生物电阻抗、监测治疗中相对血容量变化、脉波轮廓温度稀释连续心排量技术(PICCO)等方法进行危重症患者血容量管理。

2. **液体平衡**　重症 CRF 患者的液体平衡(正平衡、零平衡、负平衡)应尽早开始进行计算,血流动力学不稳定者应缩短计算周期,依据病情危重程度可以每 12h、6h、4h 甚至每 1h 计算一次出入量,计算时尤应注意将不显性失水量、引流量和超滤脱水量包括在内。精确的液体管理有助于容量状态的准确评估,更有利于 RRT 超滤的合理设定,避免 RRT 中血流动力学波动。因为即使持续较短时间的低血压也会导致重要脏器的灌注减低。

四、小结

危重症 CRF 者容易合并多器官系统受累,尤其合并多种慢性病者,病情复杂、多变,肾脏替代治疗不同于慢性常规透析治疗,血管通路选择、治疗模式选择、透析处方等更需要个体化设计,治疗方案随病情发展需随时动态调整,治疗中更应兼顾重要器官系统的功能状态,使肾脏替代治疗真正起到器官支持治疗的作用。加强 RRT 治疗中相关指标监测很重要。

【参考文献】

[1] BELLOMO R,KELLUM J A,RONCO C. Acute kidney injury[J]. Lancet,2012,380(9843):756 - 766.

[2] Kidney Disease Outcomes Quality Initiative. KDIGO clinical practice guidelines for acute kidney injury[J]. Kidney Int,2012,2(Suppl 2):1 - 138.

[3] YANG W C,LIU X X,WANG Y,et al. The evaluation of reasonable application of CRRT in ICU[J]. Chinese pharmaceutical journal,2016(11):935 - 941.

[4] DAUGIRDAS J T,BLAKE P G,ING T S. Handbook of dialysis[M]. 4th ed. Philadelphia:Lippincott Williams & Wilkins,2007.

[5] PHILLIP R,MARK R,Thomas A. Acute hemodialysis prescription[Z]. UpToDate,2014.

[6] MACIEL A T,PARK M,MACEDO E. Physicochemical analysis of blood and urine in the course of acute kidney injury in critically ill patients:a prospective,observational study[J]. BMC Anesthesiol,2013,13(1):31.

[7] PUN P H,HORTON J R,MIDDLETON J P. Dialysate calcium concentration and the risk of sudden cardiac arrest in hemodialysis patients[J]. Clin J Am Soc Nephrol,2013,8(5):797 - 803.

［8］MASEVICIUS F D,DUBIN A. Has Stewart approach improved our ability to diagnose acid – base disorders in critically ill patients ［J］. World J Crit Care Med,2015,4(1):62 –70.

［9］FUJIGAKI Y. Different modes of renal proximal tubule regeneration in health and disease［J］. World J Nephrol,2012,1(4):92 –99.

［10］MCDERMID R C,RAGHUNATHAN K,ROMANOVSKY A,et al. Controversies in fluid therapy:type,dose and toxicity［J］. World J Crit Care Med,2014,3(1):24 –33.

［11］YUNOS N M,BELLOMO R,HEGARTY C,et al. Association between a chloride – liberal vs chloride – restrictive intravenous fluid administration strategy and kidney injury in critically ill adults［J］. JAMA,2012,308(15):1566 – 1572.

［12］HOUSE A A,HAAPIO M,LENTINI P,et al. Volume assessment in mechanically ventilated critical care patients using bioimpedance vectorial analysis,brain natriuretic Peptide,and central venous pressure［J］. Int J Nephrol,2010,2011:413760.

［13］BESEN B A,GOBATTO A L,MELRO L M,et al. Fluid and electrolyte overload in critically ill patients:an overview ［J］. World J Crit Care Med,2015,4(2):116 –129.

第四章　重症肾小球疾病

第一节　抗肾小球基底膜病

抗肾小球基底膜(glomerular basement membrane, GBM)抗体病是由于循环中出现抗 GBM 抗体,在肾和(或)肺组织中沉积导致损伤的一种自身免疫性疾病。根据受累器官的不同,可表现为肺出血 - 肾炎综合征(肺、肾同时受累)、急进性肾炎 I 型(仅肾受累)和较少见的单纯肺出血。本病主要特点是外周血中抗 GBM 抗体阳性,肾活检抗 GBM 抗体沿 GBM 线样沉积。多数患者起病急骤、病情进展迅猛、预后差,常常迅速进入终末期肾病(ESRD)或死于肺出血。未经治疗患者死亡率高达 75% ~90%。应用血浆置换联合免疫抑制剂治疗后,死亡率降至 20% ~40%。血清抗 GBM 抗体水平与疾病活动性及病变程度相关,早期诊断,迅速降低或清除血清抗 GBM 抗体及减轻血管炎症,成为缓解肺、肾损害的关键治疗。血浆置换能清除循环抗 GBM 抗体,显著改善抗 GBM 抗体病患者预后。

【病因与发病机制】

本病病因及发病机制尚未完全明确。多在一定诱因及遗传背景下发生,约半数以上有呼吸道感染的前驱症状,多为病毒感染。外源性理化刺激因素包括吸烟、接触碳氢化合物(如汽油)、有机溶剂、氧化剂等。部分患者具有遗传易感性。

抗 GBM 抗体是各种因素作用于肾小球基底膜(GBM),使其结构发生改变或暴露,诱发机体产生的自身抗体,其目标靶抗原位于Ⅳ型胶原 $\alpha3$ 到 $\alpha5$ 链 NC1 区域,此区域受 $\alpha3 - \alpha4 - \alpha5$ 胶原蛋白异三聚体的控制。多数患者抗 GBM 抗体结合在Ⅳ型胶原(多位于肾、肺)的 $\alpha3$ 链(也可结合在 $\alpha5$ 链),形成抗原抗体复合物,使肾小球受损。肺泡基底膜、链球菌胞膜与 GBM 在结构上有交叉抗原性,抗 GBM 抗体可与之反应,导致肺泡毛细血管基底膜受累。

【临床表现】

本病可发生于任何年龄。有 2 个发病高峰:第一个高峰在 20 ~30 岁,男性多见,多表现为肺出血 - 肾炎综合征;第二个高峰在 50 ~70 岁,女性多见,肾单独受累(抗 GBM 肾小球肾炎)多见。

20% ~60% 患者在发病前 1 个月左右有前驱感染史,起病多突然,但也可隐匿起病,病情进展迅速。

1. **全身症状**　发病前数周或数月可能出现疲劳、乏力、周身不适、食欲减退、肌痛、关节痛、发热等非特异症状。

2. **典型临床表现**　为急进性肾炎综合征伴或不伴肺出血。

(1)肾损害表现:镜下血尿或肉眼血尿、蛋白尿、水肿、高血压,肾功能迅速恶化,可能数天内即出现少尿或无尿,数周内或数月内即可达到尿毒症水平。少数缓慢起病者,早期仅表现为镜下血尿,肾功能正常。

（2）肺损害表现：多数患者最初表现为类似于上呼吸道感染症状，约 2/3 有肺出血，表现为咳嗽、痰中带血或血丝，也可为大咯血、胸痛、呼吸短促等。肺部叩诊浊音，听诊可闻及湿啰音。重者可出现较严重贫血、呼吸衰竭。肺出血是患者死亡的第一位原因。

【辅助检查】

1. **尿液检查**　可为肉眼血尿或镜下见大量红细胞，少量至中等量尿蛋白。

2. **血液常规及生化检查**　贫血出现早，可进行性加重，常为正细胞正色素性或小细胞低色素性贫血，白细胞可升高。血尿素氮、肌酐进行性增高，血清白蛋白降低。

3. **痰液检查**　肺出血 – 肾炎综合征慢性肺出血者，痰液中含铁血黄素细胞呈阳性。

4. **免疫学检查**　抗 GBM 抗体检测：放射免疫法、间接免疫荧光法或 ELISA 法等均可检测到血清中抗 GBM 抗体，对本病诊断有重要价值。其滴度高低与肾受累程度和预后有关（抗体阳性患者肾移植后可在移植肾复发），而与肺受累程度无关，临床上常用其监测病情的发展。此外，近年发现在抗 GBM 抗体阳性患者中，约 1/3 患者同时合并有抗中性粒细胞胞浆抗体（anti – neutropil cytoplasmic antibody，ANCA）阳性，称为双抗体阳性。抗体双阳性（抗 GBM 抗体、ANCA）者与单一抗 GBM 抗体阳性者预后相似，但前者临床症状更显著，且具有较高的复发倾向。补体一般正常，C 反应蛋白、红细胞沉降率（简称血沉，ESR）增高。

5. **肾 B 超检查**　双肾体积增大或正常大小，但皮、髓质交界不清。

6. **肺部 X 线检查**　典型肺出血 – 肾炎综合征患者，胸片可见弥漫或局限性由肺门向肺野扩散的斑点状或云雾状阴影。

7. **肾活检**　病理表现：光镜下多表现为新月体性肾炎，也可表现为纤维素样坏死，免疫荧光检查可见 IgG、C3 沿 GBM 线样沉积，IgA、IgM 沉积较少见。

【诊断标准】

本病的诊断，除应有上述临床表现外，还应具备以下 2 个必要条件：①血清中抗 GBM 抗体阳性；②免疫荧光法检查，肾活检组织中可见 IgG（可伴有 IgM 和补体 C3）沿肾小球基底膜呈线状沉积。

肺出血 – 肾炎综合征的诊断还应包括肺出血的临床表现和肺部 X 线改变。

【治疗】

本病进展迅速、病情凶险。尽管应用强化血浆置换、强化免疫抑制治疗使得本病死亡率大幅度降低，但是肾存活率仍然很低，这可能是由于诊断和开始治疗的延误所致。尽早做抗 GBM 抗体检测和肾活检有助于早期确诊、及时治疗。

1. **一般治疗**　对有水、电解质及酸碱平衡紊乱者，应积极纠正。同时要积极治疗高血压及贫血。本病常合并感染或因大剂量免疫抑制剂治疗引起感染，应积极寻找感染灶，包括较隐匿的感染灶，加强抗感染治疗。丙种球蛋白 400mg/（kg·d）静脉滴注，5 天为 1 个疗程，必要时可重复疗程，尤其对于合并较重感染的急进性肾炎患者。

2. **免疫抑制治疗**　重症患者应予甲泼尼龙冲击（甲泼尼龙 0.5~1.0g，加入 5% 葡萄糖溶液中 1h 滴完，每日或隔日一次，3 次为 1 个疗程，可用 1~3 个疗程，每个疗程间隔 1 周）。其后改泼尼松口服，1mg/（kg·d），6~8 周后递减。同时加用环磷酰胺治疗［口服 2mg/（kg·d）或静脉给药，0.5~1.0 g/m² 体表面积，加入 5% 葡萄糖溶液 250mL 中静脉滴注，每个月 1 次。累积剂量 6~8g 后停药］。

轻者可用泼尼松标准疗程加环磷酰胺治疗。一般免疫抑制剂治疗应持续 6~12 个月，直至抗

GBM抗体转阴。不推荐维持免疫抑制治疗。

3. **血浆置换（PE）治疗** 已经明确循环中抗GBM抗体具有诊断性和致病性的双重意义。由于免疫球蛋白分子半衰期相对较长，IgG半衰期17～21天，免疫抑制治疗不能在较短时间内降低抗GBM抗体水平。仅用免疫抑制治疗也仅有18%～22%的患者肾功能得到改善。PE用于治疗抗GBM抗体病的唯一RCT研究显示：PE治疗组抗GBM抗体下降速度明显快于对照组（<50天，$P<0.05$），透析依赖患者显著低于对照组（25% vs 56%，$P<0.05$），PE疗程结束后，血清肌酐水平明显低于对照组[（362±44）μmol/L vs（813±62）μmol/L，$P<0.05$]。PE能迅速降低抗原、抗体、免疫复合物浓度，有效减少靶器官损害，使病死率下降，66%的患者肾功能好转，尤其是诊断为肾功能轻中度受损的患者，经早期开始的联合治疗后，1年的肾和患者存活率分别达到95%和100%。美国血浆置换学会（The American society for apheresis，ASFA）发布的治疗性血浆置换指南将肺出血肾炎综合征列为PE适应证的I类疾病。

(1)原理：循环中抗GBM抗体是致病的关键因素，应用离心式或膜式血浆分离器进行血浆置换均可分离患者的血浆成分，以正常人血浆或白蛋白置换，达到清除循环中抗GBM抗体和对机体组织有损伤作用的补体及炎症介质等成分的作用。单份血浆容量置换可以将血浆中大分子量物质的水平降低60%，而一次置换1.4倍血浆容量，会使血浆中中大分子量物质的水平降低75%。

(2)适应证：2012年改善全球肾脏病预后组织（KDIGO）指南建议：所有抗GBM肾炎予血浆置换联合环磷酰胺、糖皮质激素作为初始治疗。初始血肌酐>500μmol/L或需要透析治疗者，因肾功能难以恢复，即使进行PE治疗也难以从血浆置换治疗中获益，除非肺出血时可采用。

一旦确诊应立即开始治疗。若高度可疑，在等待确诊前，可先予血浆置换及大剂量皮质激素治疗。

(3)治疗方案：置换液应用5%白蛋白溶液、血浆。近期手术包括肾活检或有肺出血患者，建议应用新鲜冰冻血浆并改变抗凝方案（建议枸橼酸钠抗凝或无抗凝剂）。一般置换1～1.5倍血浆容量（2～4L）。大多数患者抗GBM抗体为IgG$_1$亚型，IgG血管外分布约占50%，PE治疗间期体内抗GBM抗体水平会回升，在PE后的24～36h中，血浆IgG水平将从置换后基础水平的35%回升至60%，所以，置换频率建议每天1次或隔天1次。2～3周为一疗程。必要时可重复疗程，直至肺出血停止和（或）监测循环中抗GBM抗体水平显著减少或消失。注意不完全以抗GBM抗体阳性与否作为开始或停止PE治疗的标志，因为小部分患者可能抗体滴度较低而肺出血严重，或非活动性疾病患者可能存在抗体。

双重血浆置换（double filtration plasmapheresis，DFPP）是近年来在膜式血浆分离技术上发展出的血浆置换新技术，利用血浆成分分离器进一步分离患者血浆中分子量远大于白蛋白的致病因子，如免疫球蛋白、免疫复合物等，将含有大量白蛋白的血浆成分回输至体内。与传统单重血浆置换相比，每次治疗只丢弃或补充其10%～15%的血浆量，减少了过敏、感染、出血倾向、低白蛋白血症等并发症发生率，尤其是在血浆缺乏的情况下也能及时进行治疗。

(4)主要并发症：血浆置换需大量血浆，由此可能会发生过敏、感染性疾病、低血压、低钙血症等并发症，应积极防治。如应用大量白蛋白置换液或晶体溶液进行血浆置换，应警惕大量凝血因子（因子V、因子VII、因子VIII、因子IX、因子X）、纤维蛋白原、白蛋白丢失导致的出血倾向、低白蛋白血症等并发症。可适当提高白蛋白溶液浓度（5%～8%）、补充凝血因子等。

(5)疗效：大多数患者经强化血浆置换治疗和免疫抑制治疗，2周内循环中抗GBM抗体即能明显下降或转阴。

4.其他血液净化疗法

(1) 肾脏替代治疗(RRT):很多患者起病时即出现严重的肾衰竭,需要透析治疗,应及时给予肾脏替代治疗。治疗模式可根据患者病情和本单位医疗资源选择间歇性血液透析(IHD)、连续性肾脏替代治疗(CRRT)、腹膜透析(PD)。肾活检前、后或肺出血的患者可根据本单位实际情况进行枸橼酸钠抗凝、无抗凝剂透析或PD。

(2)免疫吸附治疗(IA):采用膜式血浆分离器分离患者血浆,再将血浆经过免疫吸附柱(GBM吸附柱或蛋白A吸附柱等)以清除致病抗体或免疫复合物,吸附后的自身血浆可以回输。Bygren等于1985年首先报告应用IA成功治疗了1例血浆置换治疗无效的肺出血-肾炎综合征患者,此后陆续有个案报道IA能有效降低抗GBM抗体水平,迅速缓解肺出血,但改善肾功能的疗效受肾病变程度的影响。目前关于IA用于抗GBM抗体病的确切疗效尚缺乏大规模的临床研究。

【预后】

早期未经治疗的病例中约90%的患者进入终末期肾衰竭或死亡。经及时血浆置换及甲强龙、CTX治疗,约一半患者预后明显改善。

预后不良的因素:诊断时,血肌酐>530.4μmol/L,肾活检肾小球内有较多(>85%)纤维性新月体、严重肾小管萎缩及间质纤维化。

进展至ESRD阶段计划肾移植者,应待血中抗GBM抗体转阴数月或半年以上,方可接受肾移植。因患者移植肾亦有可能发生抗GBM抗体病,肾移植前应彻底清除循环中的抗GBM抗体。

总之,抗GBM抗体病大多起病急骤、病情凶险,病死率和肾存活率低,尽早诊断、及时治疗是关键,血浆置换联合糖皮质激素加环磷酰胺治疗缺一不可,此外,治疗中应积极防治治疗带来的相关并发症。最近有一些新的免疫治疗药物或生物制剂问世,它们对抗GBM抗体病的治疗效果还有待临床研究证实。

第二节 抗中性粒细胞胞浆抗体相关性血管炎

血管炎是指以血管壁的炎症和纤维素样坏死为病理特征的一组系统性疾病。2012年最新的血管炎分类诊断共识,仍根据受累血管的大小将血管炎分为3类,即大血管炎、中等血管炎和小血管炎。原发性小血管炎中肉芽肿性血管炎(granulomatosis with polyangiitis,GPA)、显微镜下多血管炎(microscopic polyangiitis,MPA)和变应性肉芽肿性血管炎(allergic granulomatosis with polyangiitis,AGPA)具有相似临床和病理表现,发病与抗中性粒细胞胞浆抗体(anti-neutrophil cytoplasmic antibodies,ANCA)相关,故称之为ANCA相关性血管炎(ANCA-associated vasculitis,AAV)。临床呈多系统损害表现,肺和肾是最常见的受累器官。血清ANCA检测阳性,组织活检有毛细血管袢坏死、新月体形成。在有效治疗出现之前,AAV 2年内死亡率为93%,肾衰竭和呼吸衰竭为死亡主要原因。由于免疫抑制以及血液净化疗法的出现,患者1年生存率可达到90%,10年生存率为75%。血浆置换主要用于严重急性肾衰竭、肺出血或同时合并抗GBM抗体病的患者。

【病因与发病机制】

AAV 的病因及发病机制尚不明确,目前认为系由中性粒细胞、T 细胞和 B 细胞等多种免疫细胞所介导的系统性自身免疫性疾病。动物模型中证实了 ANCA 通过直接或间接方式致血管内皮细胞损伤。流行病学研究显示,欧洲人以 GPA 较常见,而中国、新西兰及日本等地非欧洲裔人群中则以 MPA 更为多见。GPA 在直系亲属间有明显遗传倾向,而远亲间则没有明显遗传倾向。这种地域上的差异及遗传倾向提示在 AAV 的发病机制中基因与环境之间存在相互影响。

【临床表现】

各年龄组均可发病,中老年为主,40% 患者为 65 岁以上的老年人。急性或隐匿起病。临床表现因受累血管类型、部位及病理特点不同而表现各异,常累及全身多系统,最常见于肾、肺、皮肤和中枢神经系统,也可局限于某一脏器。

1. **非特异症状** 病初数日到数周内可表现为流感样症状。常出现不规则发热、疲乏、关节肌肉疼痛和体重下降等。

2. **肾损害** 活动期多表现为血尿,多为镜下血尿,可有红细胞管型。蛋白尿,肾功能受损,半数以上可表现为急进性肾炎综合征。可有少尿、水肿、高血压。也有少部分患者隐匿起病,无症状性镜下血尿和蛋白尿,数月后进展。MPA 的肾受累发生率高,且肾可成为唯一受累器官。

3. **肺损害** 咳嗽、咯血或痰中带血,哮喘、呼吸困难。一半患者出现肺出血,弥漫性肺泡出血发生呼吸衰竭而危及生命。

4. **头颈部受累表现** 红眼病、畏光流泪、视力下降;中耳炎、耳鸣、听力下降;鼻窦炎、鼻息肉、鼻甲肥大;咽鼓管炎,声门下狭窄。

5. **神经系统** 多发性单神经炎、感觉过敏、迟钝等。

6. **皮肤** 可有皮疹、溃疡、坏疽、结节、网状青斑。

7. **其他系统受累表现** 如厌食、恶心、腹痛等;关节肌肉疼痛、行走受限;前列腺炎、睾丸炎等。

【辅助检查】

1. **一般性指标** 血红蛋白降低,白细胞及血小板可升高,血沉增快,多 > 100mm/h,C 反应蛋白增高。补体 C3 正常或偏低。血尿、红细胞管型,少量至中等程度蛋白尿,血肌酐和尿素升高。

2. **特异性指标——ANCA 检测阳性** ANCA 是 AAV 的血清标志物,联合应用间接免疫荧光法(IIF)和酶联免疫吸附试验(ELISA)检测 ANCA 是最佳方法。免疫荧光下可分为胞浆型(cANCA)和核周型(pANCA)。髓过氧化物酶(MPO)和蛋白酶 3(PR3)是 ANCA 主要的靶抗原,用 ELISA 法检测可将 ANCA 分为 MPO-ANCA 和 PR3-ANCA。PR3-ANCA 和 MPO-ANCA 分别在 GPA 患者和 MPA 患者中最常见。

3. **影像学检查**

(1)胸部 X 线检查:显示双侧中下野小叶性炎症,或因肺泡出血呈密集的细小粉末状阴影,由肺门向肺野呈蝶形分布。

(2)胸部 CT 检查:常可见肺间质纤维化征象。老年患者还常可见支气管扩张、肺大疱和肺间质病变共存。GPA 患者的肺部可见非特异性炎症浸润、多发结节或空洞形成。

4. **肾活检病理** 肾病理学检查常具有多种不同病变和(或)病变的不同阶段表现,如细胞性和纤维性新月体、节段性坏死性肾小球和肾小球球性硬化等病变同时存在。典型表现为:少免疫沉积性坏死性新月体肾炎。光学显微镜检查多表现为局灶节段性肾小球毛细血管袢坏死和新月体形成,约有40%患者达到新月体肾炎的诊断标准,即50%以上的肾小球有大新月体形成。免疫荧光和电镜检查一般无免疫复合物或电子致密物,或仅呈微量沉积。

【诊断标准】

目前尚无统一、公认的临床诊断标准,结合临床表现、ANCA 检测、病理学证据及参考1990年美国风湿病学会(American college of rheumatology,ACR)制定的诊断标准(见表2-4-1)进行诊断。其中病理学证据为诊断的"金标准"。

表2-4-1　ACR 制定的 AAV 诊断标准(1990 年)

---

1. 肉芽肿性血管炎(GPA)诊断标准

　　(1)鼻或口腔炎症:痛性或无痛性口腔溃疡,脓性或血性鼻腔分泌

　　(2)胸部 X 线片异常:胸部 X 线片示结节、固定浸润病灶或空洞

　　(3)尿沉渣异常:镜下血尿(红细胞 >5 个/HP)或出现红细胞管型

　　(4)病理性肉芽肿性炎性改变:动脉壁或动脉周围,或血管(动脉或微动脉)外区域有中性粒细胞浸润形成肉芽肿性炎性改变

　　符合以上4条标准中2条或2条以上时可诊断为 GPA

---

2. 变应性肉芽肿性血管炎(AGPA)诊断标准

　　(1)哮喘史

　　(2)血嗜酸性粒细胞增多,大于白细胞分类计数的10%

　　(3)单发性或多发性神经病变:系统性血管炎所致的单神经病变、多发单神经病变或多神经病变(即手套或袜套样分布)

　　(4)游走性或一过性肺内浸润:X 线片上出现由系统性血管炎所致的迁移性或一过性肺浸润

　　(5)鼻窦炎:有急性或慢性鼻旁窦疼痛或压痛史,X 线片上鼻旁窦模糊

　　(6)血管外嗜酸粒细胞浸润:病理活检显示动脉、微动脉、微静脉在血管外周有嗜酸粒细胞浸润,甚至肉芽肿形成

　　具备以上6项标准的4条或4条以上即可诊断

---

3. 显微镜下多血管炎(MPA)诊断标准

　　(1)体重下降≥4kg

　　(2)网状青斑

　　(3)睾丸痛或压痛

　　(4)肌痛、无力、腿肌压痛

　　(5)单或多神经病变

　　(6)舒张压≥90mmHg

　　(7)血尿素氮或肌酐升高

　　(8)血清 HBV 标记阳性

　　(9)动脉造影异常

　　(10)活检示中小动脉炎症

　　符合以上10条中至少3条可以考虑为 PAN(包括 MPA)

2012 年美国 Chapel Hill 会议(Chapel Hill consensus conference,CHCC)的系统性血管炎分类标准中根据 ANCA 检测结果又将 AAV 细分为 3 类:MPO - ANCA 相关性 AAV、PR3 - ANCA 相关性 AAV、ANCA 阴性血管炎。

【治疗】

一经诊断,应立即开始治疗。本病分为诱导缓解和巩固维持两个治疗阶段。治疗原则是:活动期尽快控制病情,争取完全缓解;缓解期长期保护肾功能,减少复发,减少包括药物治疗在内的并发症。可参考伯明翰系统性血管炎活动评分(Birmingham vasculitis activity score,BVAS)评估患者的病情活动程度,BVAS 最高分为 63 分,≥25 分可考虑病情高度活动。

1. 药物治疗

(1)诱导缓解治疗:建议糖皮质激素及环磷酰胺(CTX)用于初始治疗,可使 90% 的患者病情得到控制,75% 可达到完全缓解。

泼尼松:1mg/(kg·d),4~6 周,病情控制后或 12 周内逐步减量,至 10~20mg/d 维持。病情危重如出现新月体肾炎、肺出血或其他内脏严重血管炎,可予甲泼尼龙 1.0g/d,每日或隔日 1 次冲击治疗。继之按上述口服激素治疗。

环磷酰胺:两种使用方案。①静脉:10~15mg/kg(最大剂量 1.2g),每 2 周 1 次。②口服:2mg/(kg·d)(最大剂量 0.2g/d),具体使用剂量根据患者的年龄和肾功能状况调整。对于未合并肾外表现的患者,CTX 治疗 3 个月后仍未摆脱透析,建议停止 CTX 治疗。

对 CTX 有禁忌者或病情不重者可选用利妥昔单抗及糖皮质激素作为初始治疗。利妥昔单抗:375mg/m^2,每周 1 次,共用 4 次。

其他药物:霉酚酸酯、甲氨蝶呤等。

(2)巩固维持阶段:小剂量糖皮质激素联合静脉 CTX,维持 18~24 个月。

泼尼松:7.5~15mg/d。

环磷酰胺:0.75mg/m^2,每 3 个月一次。

其他药物:也可应用利妥昔单抗 375mg/m^2,每 6 个月一次。或者应用硫唑嘌呤、甲氨蝶呤等药物。

2. 血液净化治疗 对于肾功能严重受损,有透析指征者,应进行肾脏替代治疗,透析方式根据患者病情和当地医疗条件等情况选用间歇性血液透析(IHD)、连续性肾脏替代治疗(CRRT)。

有血浆置换(PE)指征者应尽快实施。欧洲风湿病防治协会(the European league against rheumatism,EULAR)推荐血浆置换疗法作为重度中小血管炎导致急进性肾功能损害的患者的辅助治疗手段。对于有肾上腺皮质激素或细胞毒药物禁忌的患者,血浆置换可单独作为初始的诱导治疗,并获得满意的临床缓解,但后续仍需免疫抑制治疗,以控制抗体产生。

(1)原理:ANCA 是致病性抗体,具有直接损伤肾和肺毛细血管的作用,应用血浆置换去除致病血浆,同时等量补充新鲜的不含致病因子的置换液[血浆和(或)白蛋白溶液],在短期内可快速清除体内 ANCA,从而控制 AAV 活动,有助于急性肾衰竭患者摆脱透析。此外有报道 PE 还可改善血管内皮功能。

(2)适应证:美国血浆置换协会 2013 年治疗性血浆置换(therapeutic plasma exchange,TPE)指南将 ANCA 相关性血管炎中三种情况列为 I 类适应证,即急性肾衰竭依赖透析、肺出血、合并抗 GBM 抗体。

(3)治疗方案:治疗量为 1~1.5 倍血浆容量,对于暴发型或合并肺出血的病例建议每日 1 次,连续 5 天,然后每 2~3 天一次,共 6~9 次为一疗程。如果紧急症状无明显改善,可再重复一疗程。是否根据循环中 ANCA 滴度决定 TPE 治疗持续时间,还缺乏相应的研究。

置换液可应用新鲜冰冻血浆和白蛋白溶液,弥漫性肺泡出血的患者建议应用新鲜冰冻血浆(FFP)为置换液,FFP 含有所有的血浆蛋白,包括凝血因子和补体,是较理想的置换液。如血浆缺乏,条件许可时,可应用双重血浆置换(DFPP),或 5% 白蛋白及晶体液作为置换液,但是可能导致患者出血风险增加,使用过多晶体液,应警惕低血压发生。但是,在血管炎的发病机制中,除了 ANCA 这种抗体,多种细胞因子可能也参与了致病,DFPP 的效果有待临床研究证实。

(4)疗效:循证医学数据显示,对于急性肾衰竭(血肌酐 > 500μmol/L)、弥漫性肺泡出血或合并抗 GBM 抗体阳性的患者有很强的血浆置换适应证,疗效确切,降低病死率,有利于肾功能恢复。一项纳入 137 例新确诊的 AAV 患者的多中心 RCT 研究显示,TPE 联合免疫抑制治疗与仅应用免疫抑制治疗相比较,3 个月内肾功能恢复率较高(69% vs 49%)。TPE 对于肌酐 < 500μmol/L 或轻度到中等程度的肺出血患者是否受益,还缺乏足够证据。

3. 其他血液净化疗法 免疫吸附(IA)是利用高度特异性的抗原或抗体,或者有特定物理化学亲和力的物质制成吸附剂,选择性或特异地吸附清除体内相应的致病因子。蛋白 A 与 IgG 特异性地、可逆性地结合,循环使用蛋白 A 吸附柱,能有效吸附循环中的致病介质。与血浆置换相比,免疫吸附无须补充血制品,无输血反应及其相关传染病发生的可能。但临床用于 AAV 尚缺乏大样本数据或 RCT 研究,其作用机制及对 AAV 预后的影响仍需进一步论证。

【小结】

ANCA 相关性血管炎是一组累及多器官系统的自身免疫性疾病,早期诊断、及时治疗可改善患者预后。循证医学证据显示对于肺泡出血、急性肾衰竭和合并抗 GBM 抗体阳性的患者应在强化免疫抑制治疗(糖皮质激素联合环磷酰胺)的同时,尽快进行血浆置换。

【参考文献】

[1] BECK L,BOMBACK A S,CHOI M J,et al. KDOQI US commentary on the 2012 KDIGO clinical practice guideline for glomerulonephritis[J]. Am J Kidney Dis,2013,62(3):403 – 441.

[2] KAPLAN A A. Treatment of anti – GBM antibody (Goodpasture's) disease[Z]. UpToDate,2012.

[3] 王树龙. 抗肾小球基底膜病临床特点分析[D]. 吉林大学,2014.

[4] 尚伟锋,王迪,葛树旺,等. IgA 肾病合并抗肾小球基底膜病病例报告并文献复习[J]. 内科急危重症杂志,2015,21(1):40 – 43.

[5] 陈骏良,崔昭,曲贞,等. 肾组织中缺乏 IgG 线样沉积的抗肾小球基底膜病患者的临床病理特点[J]. 中华肾脏病杂志,2011,27(12):871 – 876.

[6] 牟利军,陈丽萌,左来孟,等. 抗肾小球基底膜病临床病理及血浆置换疗效分析[J]. 中华肾脏病杂志,2011,27(4):230 – 235.

[7] 胡水怡,崔昭,贾晓玉,等. 抗肾小球基底膜病的自身免疫性 T 细胞的抗原决定簇研究[C]. 全国免疫学学术大会,2014.

[8] 司宇君,季红,魏岚,等. 42 例肾小球肾炎抗 GBM 抗体检测及临床意义[J]. 中国实验诊断学,2014(5):845 – 846.

[9] 王艳华. 抗 p40 抗体抑制实验性小鼠抗 GBM 肾炎的作用及机制研究[D]. 华中科技大学,2013:1 – 47.

[10] KIMURA T,ITO C,KOMINATO S,et al. A case of MPO – ANCA – positive granulomatosis with polyangiitis followed by rapidly progressive glomerulonephritis mediated by anti – GBM antibody[J]. Nihon toseki igakkai zasshi,2015,48 (9):535 – 541.

[11] FLOSSMANN O,BERDEN A,DE GROOT K,et al. Long – term patient survival in ANCA – associated vasculitis [J]. Ann Rheum Dis,2011,70(3):488 – 494.

[12] JENNETTE J C,FALK R J,BACON P A,et al. 2012 revised International Chapel Hill Consensus Conference Nomenclature of Vasculitides[J]. Arthritis Rheum,2013,65(1):1 – 11.

[13] SCHWARTZ J,WINTERS J L,PADMANABHAN A,et al. Guidelines on the use of therapeutic apheresis in clinical practice – evidence – based approach from the Writing Committee of the American Society for Apheresis:the sixth special issue [J]. Clin Apher,2013,28(3):145 – 284.

[14] KDIGO. KDIGO Clinical practice guideline for glomerulonephritis[J]. Kid Int,2012,2(Supple 2):259 – 274.

[15] 汤海莲. ANCA 相关性血管炎肾脏损害的临床和病理相关性分析[C]//中国中西医结合学会肾脏疾病专业委员会 2015 年学术年会资料汇编,2015.

[16] 王芳,孙羽,肖慧捷,等. 儿童系统性红斑狼疮合并 ANCA 相关性小血管炎一例[C]//中华医学会第十七次全国儿科学术大会论文汇编(上册),2012.

[17] 邵俊华,薛静,吴华香. ANCA 相关性血管炎 25 例临床分析[C]//浙江省风湿病学学术午会论文集,2012.

[18] 王诚. ANCA 相关性血管炎发病机制及相关研究进展[J]. 现代医药卫生,2016,32(15):2339 – 2342.

[19] 闵彦,王燕,胡成进. ANCA 相关性血管炎的实验室诊断及研究进展[J]. 海军医学杂志,2016,37(1):95 – 97.

[20] 汤海莲,郑素琴,陈光磊,等. ANCA 相关性血管炎肾脏损害的临床和病理特征[J]. 河北医学,2016,22(4):668 – 670.

[21] 汤海莲. ANCA 相关性血管炎肾脏损害的临床和病理相关性分析[C]//中国中西医结合学会肾脏疾病专业委员会 2015 年学术年会资料汇编,2015.

[22] 刘国平,王春艳,徐丽斌,等. ANCA 相关性血管炎肾脏及其他系统损害的临床和病理与预后的相关研究[J]. 临床肾脏病杂志,2016,16(8):457 – 461.

[23] 周培一,白文英,武剑,等. 激素冲击和激素冲击联合血浆置换治疗 ANCA 相关性血管炎的疗效比较[J]. 临床和实验医学杂志,2016,15(10):994 – 996.

[24] 韩肖晓,桂淑玉. ANCA 相关性血管炎肺脏受累的临床特点及危险因素分析[J]. 临床肺科杂志,2016(2):248 – 252.

[25] 张清,周惠琼,李艳红,等. 抗中性粒细胞胞质抗体相关性血管炎 46 例临床分析[J]. 中华医学杂志,2016,96 (27):2146 – 2149.

第五章　肾移植受者围手术期管理

第一节　肾移植术前处理

肾移植术前受者的准备和处理工作关系到整个肾移植的成败,直接影响移植肾的存活时间,因此必须得到高度重视。术前处理的主要目的是改善受者的全身状况,纠正水、电解质及酸碱紊乱,控制和治疗全身各系统并发症,使患者在较好的内环境基础上顺利度过围手术期。

首先需要认真评估肾移植受者术前的一般情况、重要脏器功能、原发疾病和伴随疾病、既往疾病史等。根据患者的原发疾病、既往疾病和现状、经济状况等,全面权衡肾移植、血液透析和腹膜透析哪种治疗更适合患者,哪种治疗方法能够更好地改善患者的生活质量、有更好的预后,预测每种治疗方法可能会发生的并发症和对患者可能产生的不利影响,分析患者进行肾移植手术的不利因素,积极预防术后并发症。同时在术前需要改善患者的一般情况,积极治疗合并的疾病,包括消化道溃疡、肝炎等,尽快纠正贫血。对高敏患者术前就进行预处理以提高移植成功率。肾移植术前处理一般包括术前透析、纠正贫血、控制感染、治疗消化道溃疡,以及高敏患者的预处理等。

一、肾移植术前透析

终末期肾病患者体内潴留大量毒素,往往合并营养不良、贫血、酸中毒、容量负荷过重、电解质紊乱等并发症,在等待移植过程中一般需要采用透析治疗予以纠正,以维持患者内环境相对稳定,为肾移植成功实施创造理想条件。肾移植前透析充分的目标如下:干体重达标,没有水钠潴留;无酸中毒和电解质紊乱;贫血基本纠正;血浆白蛋白水平基本在正常范围;血压控制在150/90mmHg以下;心肺功能正常。一般术前血液透析频率为每周3次,每次透析4~5h。常规透析患者,如果手术当天距离末次透析时间较长,可在移植术前24h内增加透析一次,便于术中和术后补液等治疗。腹膜透析患者,一般持续腹膜透析至术前,保证机体内环境稳定及术中、术后病情稳定,并可明显减少伤口渗血及感染的机会。手术前应该对腹膜透析液进行常规检测,必要时进行细菌学送检,防止亚临床腹水感染的存在。腹膜透析患者手术前应该将腹膜透析液完全排空。

透析种类可以根据患者情况进行选择,不论是血液透析还是腹膜透析都可以顺利过渡到肾移植,透析方式并不影响肾移植术后存活率。

透析并非是肾移植受者术前的必经阶段。只要患者一般状况良好,并且有合适的供肾时,完全可以不经过透析治疗直接行肾移植手术。已有研究表明,透析时间超过2年者的长期存活率低于透析时间短于2年者,因此不主张肾移植术前透析时间过长。

二、肾移植术前贫血的治疗

肾性贫血是终末期肾病患者的常见并发症之一。以往认为术前输血可以提高移植肾的存活率,减少排斥反应的发生。近年来由于使用了强效的免疫抑制剂,急性排斥的发生率较以前有了明显的下降。同时由于输血可导致患者致敏产生抗人类白细胞抗原(HLA)抗体,增加巨细胞病毒感染、病毒性肝炎、疟疾、艾滋病等传染性疾病发生的机会以及发生血清病等并发症,目前主张应尽量避免术前输血,特别是二次移植和经产妇患者对输血作用的致敏性显著高于其他人,移植前输血应格外慎重。自从人类重组红细胞生成素(rHuEPO)问世以来,透析患者的贫血纠正已经不再依赖于输血。药物治疗纠正贫血的方法包括皮下注射红细胞生成素,口服或静脉补充铁剂、口服叶酸及维生素 B_{12} 等。如使用药物治疗后贫血仍然严重,血红蛋白(Hb)水平在 60g/L 以下者,可考虑输血以纠正贫血,但必须输注去除白细胞的洗涤红细胞悬液。

贫血治疗的目标值为 Hb 110～120g/L[血细胞比容(HCT)0.33～0.36],若间隔 2 周或者以上连续 2 次 Hb 检测值均低于 110g/L,排除铁缺乏等其他贫血病因后,应开始实施 rHuEPO 治疗。使用 rHuEPO 之前,应该检测患者的铁代谢情况,计算所需 rHuEPO 的剂量。rHuEPO 的初始使用剂量:皮下给药每周 100～120 IU/kg,共用 2～3 次,静脉给药每周 120～150IU/kg,共用 3 次;对于 Hb 水平 <70 g/L 的患者应适当增加初始剂量,对于血压偏高、糖尿病以及并发严重心血管事件的患者应从最小剂量开始使用。根据铁代谢和患者对 rHuEPO 治疗反应情况的不同决定使用剂量的增减。rHuEPO 治疗期间应定期监测 Hb 水平变化,诱导治疗阶段每 2～4 周检测一次,维持治疗阶段每 1～2 个月检测一次,根据 Hb 水平增长速度调整 rHuEPO 用量。初始治疗 Hb 增长速度应控制在每个月 10～20g/L,4 个月达到靶目标值。如每个月 Hb 增长速度 <10g/L,排除其他贫血原因后应增加 25% rHuEPO 使用剂量;如每个月 Hb 增长速度 >20g/L,应减少 25%～50% rHuEPO 使用剂量。维持治疗阶段 rHuEPO 使用剂量约为诱导治疗期的2/3。若维持治疗期 Hb 水平每个月改变 >10g/L,应酌情增加或减少 25% rHuEPO 剂量。

使用 rHuEPO 的主要不良反应是高血压。由于终末期肾病患者多数合并高血压,使用 rHuEPO 时更需注意血压变化。此外,贫血纠正后血液中红细胞数量增多,透析后容量降低,血液相对浓缩易造成血栓形成,使用过程中应注意防治。长期大剂量应用红细胞生成素仍无法纠正贫血时,应检测血中 rHuEPO 抗体的水平,一旦确诊应该及时更换 rHuEPO 种类。影响 rHuEPO 疗效的因素还有以下情况:体内铁缺乏、rHuEPO 剂量不足、合并其他类型贫血、合并感染、合并失血性疾病、骨髓造血功能障碍、铝中毒等。移植手术前应用 rHuEPO 是否会导致术后继发性红细胞增多症还没有定论。

在补充红细胞生成素的同时还应重视铁剂的补充。血清铁蛋白水平 <100μg/L 者为绝对铁缺乏,每日应至少给予 200mg 铁剂,保证转铁蛋白饱和度维持在 20% 以上,从而促进 rHuEPO 的纠正贫血作用。一般情况下可先口服铁剂补铁,如硫酸亚铁 0.3g/d,富马酸亚铁 0.2～0.4g/d,葡萄糖酸亚铁 0.3～0.6g/d;合并胃肠道疾病的尿毒症患者对口服铁剂吸收很差,静脉补铁是最佳补铁途径。静脉铁中蔗糖铁是最安全的静脉补铁制剂,其次是葡萄糖酸铁,右旋糖酐铁有引起急性过敏反应的风险。转铁蛋白饱和度 <20% 和(或)血清铁蛋白 <100μg/L 者需每周静脉补铁 100～125mg,持续 8～10 周;转铁蛋白饱和度 ≥20% 和(或)血清铁蛋白 ≥100μg/L 者需每周静脉补铁 25～125mg;转铁蛋白饱和度 ≥50% 和(或)血清铁蛋白 ≥800μg/L 时应中止静脉补铁 3 个月,若复查转铁蛋白饱和度 <50% 和(或)血清铁蛋白 <800μg/L 则恢复静脉补铁,但用量为原剂量的 1/3～1/2,此外需同时补充叶酸 5～10 mg/d。

三、肾移植术前病毒性肝炎的治疗

肾移植术前病毒性肝炎的治疗是肾移植术前需要关注的重要问题。尿毒症患者,尤其是维持性血液透析患者的肝炎病毒感染率高于一般人群,最多见的是乙型病毒性肝炎(hepatitis B virus,HBV,简称乙肝)和丙型病毒性肝炎(hepatitis C virus,HCV,简称丙肝)。我国透析人群中的 HBV 和 HCV 患病率为 10% 左右或者更高。虽然由于输血的减少、消毒隔离措施的完善和乙肝疫苗的应用,肝炎发病率有逐年下降的趋势,但是肾移植后由于应用大量的免疫抑制剂和长期应用皮质激素,使得患者对病毒的抵抗力下降,肝炎病毒活动,复制增加,同时抗排斥药物的使用加重了肝脏负担,由此导致肝损害、肝硬化、肝衰竭,显著影响肾移植受者的长期存活,是引起移植肾失功和患者死亡的重要原因之一。因此肾移植术前病毒性肝炎的监测、预防和治疗对肾移植受者非常重要。

1. 肝炎状况的评估 所有等待肾移植的尿毒症患者,均应定期检查病毒血清学状况和肝功能情况。对于 HBV 表面抗体(HBsAb)阴性的患者,应在术前接种乙肝疫苗,有利于增强患者肾移植术后对乙肝病毒的抵抗力,并且应在接种后监测乙肝抗体的滴度,以了解接种效果,必要时可以复种。

对于乙肝病毒表面抗原(HBsAg)或 HCV 抗体阳性的患者来说,在等待移植期间,应定期检查病毒复制情况和肝功能,必要时可进行肝组织活检,以评估肝硬化的程度和进展。

如 HBV - DNA 阳性,或乙肝病毒 e 抗原(HBeAg)阳性,伴有肝功能异常,提示存在病毒复制活跃,传染性较强,近期应禁止移植,应当在术前进行抗病毒治疗,待病毒复制控制并肝功能稳定后再择期肾移植。HCV - RNA 阳性伴有肝功能异常者,术前亦应进行抗病毒治疗,待 HCV - RNA 转阴后再考虑择期肾移植手术。

对于有明确临床或放射学证据存在肝门静脉高压,或经肝活检证实有肝硬化,估计不能耐受移植手术或术后药物治疗者,可考虑采取肝肾联合移植。

2. 治疗方法 包括抗病毒治疗、护肝及支持治疗。对于存在病毒复制,且同时存在肝功能异常的患者,应在移植前进行抗病毒治疗。对于慢性活动性乙型肝炎的患者,可以使用拉米夫定抑制 HBV 转录酶活性,用法为 100mg 口服, 1 次/d,需长期服用,停药常常会使病情反跳,而且单独使用易引起病毒变异。较新的抗乙肝药物恩替卡韦有长期服用安全性高、病毒变异机会少等优点,建议作为首选抗病毒治疗药物。其他抗病毒药物包括替比夫定、替诺福韦、阿德福韦等,在单用药物发生病毒变异时可使用联合用药,但是需要注意部分药物有潜在的肾毒性,临床注意评估和诊断并及早处理。在 HBV - DNA 转阴和肝功能等活动指标稳定 3 ~ 6 个月后,可考虑行肾移植手术。

HCV 活动性感染时可选用干扰素、聚乙二醇干扰素,或与利巴韦林联合治疗。单用干扰素效果差,约 50% 在治疗停止后 1 ~ 3 个月复发。聚乙二醇干扰素联合利巴韦林是最佳的选择,可以有效降低复发率,提高应答率,延长复发时间。由于利巴韦林经肾代谢,尿毒症患者容易造成蓄积和中毒,故应根据清除率严格计算后使用。一般认为抗病毒治疗应当持续到 HCV - RNA 转阴,肝功能稳定 3 ~ 6 个月,方可停药,并在停用干扰素至少 1 周,最好 6 个月后,再行肾移植手术。干扰素治疗影响机体免疫功能,可能诱发移植肾排斥,因此移植后的 HCV 治疗需要慎重,尽量避免使用,尽可能在移植前控制病毒的复制和活动状态。目前已有新型的抗丙肝药物如索非布韦和西咪匹韦两种新药联合使用(在一些病例中还加用了利巴韦林),经观察发现,这种疗法在 12 周内治愈了 93% 的丙肝患者,而且患者的耐受性良好。临床需要进一步证实和推广使用。

发生肝损害时,可采用还原型谷胱甘肽、必需磷脂、维生素 C 等药物抗氧化、稳定细胞膜,或应用强力宁、复方水飞蓟宾、西利宾胺等降酶治疗。同时注意休息、合理营养。

另外对于 HBV 患者在肾移植术后早期可采用乙肝免疫球蛋白治疗,以减低乙肝病毒的负荷,减少移植后乙型肝炎的复发或加重。

四、肾移植术前感染控制

感染是肾移植受者最常见的内科并发症和主要死亡原因之一,有些移植中心报道肾移植受者移植后1年内各种感染累计发生率高达50%~70%,死亡率3%~10%,发病率和死亡率明显高于一般人群。主要易感因素有:①原发病的长期慢性消耗,受者存在营养不良,一般情况差;②尿毒症患者的贫血、低蛋白血症、代谢性酸中毒、凝血障碍和重要脏器功能病变,导致免疫功能减退;③供肾摘取过程中的污染,供者的感染性疾病通过移植物带入受者体内;④尿毒症患者接受大血管和泌尿系统手术,抵抗力下降,手术后易发生伤口积血、积液、尿漏等;⑤抗生素的广泛使用,菌群失调,造成机会性感染;⑥免疫抑制剂的使用,使患者处于免疫抑制状态,抵抗力下降;⑦抑制细胞代谢周期的免疫抑制药物的使用,引起粒细胞减少,严重者可导致骨髓抑制,大大增加了感染尤其是机会性感染的危险;⑧移植手术前后的有创性诊疗措施,如各种导管、穿刺管的留置及血液透析等,增加了感染机会。因此肾移植术前良好的感染控制是预防肾移植患者术后感染的重要手段,以提高肾移植手术的成功率及移植后人与肾的长期存活率。肾移植术前感染控制包括以下几个方面。

1. **针对原发病的治疗** 充分透析,改善营养不良和心血管并发症,纠正贫血、低蛋白血症、代谢性酸中毒和凝血障碍,稳定机体内环境,治疗其他重要脏器功能病变。

2. **术前检查** 肾移植受者术前应借助咽拭子、痰、中段尿、腹膜透析液细菌、真菌培养+药敏,低热患者应拍摄胸部X线片或肺部CT扫描排除结核的可能性,做心脏超声以排除感染性心内膜炎的可能,加强病原学的实验室检测手段,包括细菌、真菌、病毒感染检测。通过手术前各项指标的严格诊断性筛查,确认病因并治愈后方可考虑行肾移植术。

3. **病肾切除** 对于合并恶性高血压,长期反复尿路感染,伴发肾肿瘤及肾增大,明显妨碍肾移植手术的患者,应切除原病肾,减少术后并发症,改善肾移植效果。病肾切除绝对指征:反复发作的肾盂肾炎伴梗阻、反流和结石;巨大多囊肾伴反复肾囊肿出血或感染。病肾切除相对指征:双肾静脉血栓形成或严重蛋白尿。肾结核患者除切除病肾外,应该联合抗结核药物治疗1年以上方可移植。

4. **手术前解除尿路梗阻** 尿道瓣膜、前列腺增生和尿道狭窄等患者,术前必须先予以纠正后再考虑肾移植。对于存在尿路结石的患者,尽可能通过体外冲击波碎石或泌尿外科腔镜下激光碎石或取石,减少移植术后泌尿系统感染的机会。

五、肾移植术前溃疡病的治疗

消化性溃疡目前已不再是肾移植手术的禁忌证,但由于移植术后需应用大剂量的免疫抑制药物,尤其是激素,可导致3%~10%的患者发生消化道应激性溃疡。因此,术前应详细了解肾移植受者是否有溃疡病及消化道出血的病史,必要时行消化道造影和内窥镜检查,同时检测是否存在幽门螺杆菌感染。研究发现,由幽门螺杆菌导致的消化道溃疡发病率高达80%,幽门螺杆菌感染还是胃癌发生的高危因素之一,肾移植受者同时也是肿瘤高发人群,因此在肾移植术前治疗幽门螺杆菌感染对受者有重要意义。

有消化道溃疡的患者需要进行系统治疗,包括对症治疗和对因治疗。对症治疗包括改善消化道症状和止血、抑酸、促进溃疡愈合,以利于术后应用免疫抑制剂。嘱患者停用或禁用非甾体类抗炎药,保持良好的生活习惯,劳逸结合,避免过度劳累和精神紧张,进餐要定时,避免食用辛辣、过咸食物和饮用浓茶、咖啡等饮料,牛奶和豆浆不宜多饮,戒除烟酒。药物治疗包括抑制胃酸及使用 H_2 受体拮抗剂、质子泵抑制剂、胃黏膜保护药。对因治疗主要是指根除幽门螺杆菌的治疗。

对于幽门螺杆菌检测阳性者,不论溃疡处于静止期还是活动期、初发还是复发、是否有并发症,都应该进行根除幽门螺杆菌治疗。由于大多数抗生素在胃内低 pH 值环境中活性降低,不易穿透黏液层到达细菌,目前尚无单一药物可达到根治效果,必须采用联合用药方案,以避免治疗不彻底而造成细菌耐药和复发,影响移植疗效。目前最有效也是最常用的三联方案包括:以质子泵抑制剂(如奥美拉唑 20mg/次,每天 2 次)为基础用药再加 2 种抗生素组成三联疗法,其中克拉霉素(0.5g/次,每天 2 次)和阿莫西林(1.0g/次,每天 2 次)或甲硝唑(0.4g/次,每天 2 次)这几种抗生素最常用,联合用药 7 天为一疗程。初次治疗失败者,可试用四联疗法,即质子泵抑制剂、枸橼酸铋钾合并 2 种抗生素。

消化道溃疡特别是十二指肠溃疡的愈合与抑酸强度和时间成正比。常用的抗酸分泌药物包括质子泵抑制剂和 H_2 受体拮抗剂两大类。质子泵抑制剂抑制胃酸分泌的作用更强且持续时间更久。十二指肠溃疡一般疗程为 4~6 周,胃溃疡一般疗程为 6~8 周。胃黏膜保护剂包括 3 种:①硫糖铝。主要作用机制为黏附覆盖在溃疡面上阻止胃酸、胃蛋白酶腐蚀溃疡面,以及促进内源性前列腺素合成,常用于胃溃疡的治疗,主要不良反应是便秘。②枸橼酸铋钾除了与硫糖铝有类似的作用机制外,还有较强的抗幽门螺杆菌作用,短期服用可用于根除幽门螺杆菌联合治疗,不良反应为舌发黑,不宜连续长期服用。③米索前列醇。可增加胃十二指肠黏膜碳酸氢盐的分泌,增加黏膜血流,从而起到抑制胃酸分泌的作用,主要用于非甾体类抗炎药相关性溃疡的预防,主要不良反应为腹泻,孕妇忌服。

溃疡病经治疗后已愈合的肾移植受者在等待手术前直至术后仍应继续接受支持治疗和定期复查,术后常规接受预防性抑酸药物。患有消化道溃疡的肾移植受者,待大便潜血检查多次为阴性,消化道内窥镜检查证实溃疡已治愈,幽门螺杆菌检测已转阴且复查没有复发,溃疡病变已完全稳定半年以上者再考虑行肾移植术。对于溃疡病严重患者,可先手术治疗,然后再行肾移植。

六、肾移植术前高敏患者的预处理

肾移植术前高敏患者需要预处理,以减少急性体液性排斥反应。临床上常用的手段主要有免疫吸附、血浆置换、静脉注射大剂量丙种球蛋白、应用抗 CD20 单克隆抗体、诱导治疗等。

1. **免疫吸附** 免疫吸附是利用葡萄球菌蛋白 A 吸附柱相对选择性吸附受者体内 DSA,可以高效清除高敏受者体内的绝大部分抗体,主要清除 IgG 型抗体。术前高度致敏受者经过 3~5 次免疫吸附之后,大部分群体反应性抗体(PRA)可以明显降低,术后体液性排斥发生率降低。但是免疫吸附只是直接清除体内抗体,不能抑制抗体产生,容易出现 PRA 反弹。因此免疫吸附后需要免疫抑制剂维持。由于免疫吸附清除大量球蛋白,受者体液免疫能力明显降低,因此在免疫吸附一个疗程结束后应补充丙种球蛋白针以增加患者抵抗力,同时可以中和体内残留的致敏抗体。

2. **血浆置换** 血浆置换通过先进的血细胞和血浆成分分离技术,将全血中的血细胞和血浆分离开来,然后将分离出来的血浆用新鲜血浆替换(一次分离)或通过高选择性的膜再一次根据不同的分子量分离血浆的不同成分(二次分离)。由于群体反应性抗体属于一种 IgG 类型的抗体,它的分子量较大并游离于血浆中,决定了它可以通过血浆置换(二次分离)获得清除。通过血浆置换可以清除血液循环中已经存在的 PRA,但不能抑制新抗体的产生,而且清除后容易发生抗体水平的反弹,临床可补充免疫球蛋白中和剩余抗体,同时口服吗替麦考酚酯和他克莫司进一步抑制新抗体的产生。

3. **静脉注射大剂量丙种球蛋白** 使用大剂量丙种球蛋白也是一种有效的中和致敏抗体的常用方法。丙种球蛋白作为一种免疫球蛋白,如果较大剂量应用,可以发挥中和、封闭 PRA 的作用;并且由于提高了血中免疫球蛋白的浓度,可以发挥反馈抑制淋巴细胞产生新PRA的作用,是一种较为安全有效的治疗方法。高敏受者肾移植术前应用静脉注射大剂量丙种球蛋白方法尚无统一方案。国外文献报道:先予以 2g/kg 丙种球蛋白(最大剂量不超过140g)静脉注射,每个月1次,同时监测抗 HLA 抗体的变化,直到抗体水平降到理想范围内,但是一般主张连续应用不超过4次。如果交叉配型良好,即可以移植,移植后第1个月可继续给予一次静脉注射。治疗反应较差的受者,可以联合血浆置换或者抗 CD20 单克隆抗体。

4. 应用抗 CD20 单克隆抗体 抗 CD20 单克隆抗体(利妥昔单抗)是针对 B 细胞上特有 CD20 抗原的高亲和力的单克隆抗体,能够通过多种途径清除 B 细胞,治疗抗体介导的排斥反应、移植后淋巴细胞增生性疾病(PTLD)、高致敏移植受者和 ABO 血型不符的器官移植。利妥昔单抗作用持久,与血浆置换、免疫球蛋白治疗联合,已成为高致敏受者预处理的重要手段。已有应用利妥昔单抗治疗后 DSA 滴度下降,成功接受肾移植的报道,还有报道血浆置换、免疫球蛋白联合利妥昔单抗治疗后成功实施 ABO 血型不相容的肾移植,目前缺乏大样本前瞻性临床研究结果。

5. 诱导治疗 所谓诱导治疗是在移植前和术后早期应用一些单克隆或多克隆抗体,主要有抗人胸腺细胞免疫球蛋白(ATG)、抗人淋巴细胞免疫球蛋白(ALG)、抗 CD3 单克隆抗体(OKT3)、达利珠单抗、巴利西单抗等,以清除患者体内淋巴细胞并封闭一些关键受体,抑制淋巴细胞的激活,从而减少排斥反应的发生。

临床上具体采用上述哪种预处理方案或几种预处理方案联合使用,则需要医生根据高敏患者的具体情况来进行综合分析后决定,需要考虑的因素主要有:PRA 值的高低、可能的等待时间、身体状况、经济条件和对各种治疗措施的反应等。目前国际上一般主张采用以血浆置换或免疫吸附为基础的联合治疗方案。

组织配型过程同时还须考虑以下策略:①减少引起致敏的高危因素和风险。尽量避免移植术前输血,减少接触同种异体抗原。②注重组织配型。由于 PRA 检测技术及 HLA 配型手段不断更新,配型过程尽量避开 PRA 阳性位点。如果条件允许的话,可做抗人免疫球蛋白强化的淋巴细胞毒交叉配型试验(CDC – AHG)、流式细胞仪交叉配型试验(Flow – XCM)等敏感性更高的配型检查,以避免超急性排斥和急性加速排斥发生。③术后选择较强的免疫抑制方案,减少 AR 发生。④术后定期监测 PRA,如果出现进行性升高,应予以积极去抗体处理,以改善预后。

第二节 肾移植术后早期管理

肾移植受者围手术期的早期管理要注意护理是否到位,并发症处理是否及时和正确,免疫抑制剂的组合是否科学,这些对术后恢复和移植肾长期存活有着非常重要的意义。

一、术后早期常规管理

尿毒症患者本身抵抗力差,加之手术创伤、大剂量激素及免疫抑制药物的应用,术后易并发感染和其他并发症。因此在肾移植术后早期需要密切观察患者的生命体征,维持水、电解质、酸碱平衡,合理使用免疫抑制剂。

肾移植术后常规监测的项目包括血压、尿量、体温及一系列实验室指标的动态观察,以方便临床医生对肾移植受者的病情及时诊断和处理。

1. **血压的监测** 术后血压监测非常必要,维持良好的血压对移植肾功能的恢复及尿量至关重要。术后每半小时测量血压1次,平稳后第2天改为每1~2h一次,第3天改为每4~6h一次。肾移植术后患者血压应维持在(130~150)/(70~85)mmHg。大多数肾移植受者术前都有高血压,需了解患者术前血压情况,根据术前基础血压确定术后的血压水平,确保其不高于术前血压,同时也不能下降过多,以确保移植肾的有效血液灌注。

血压过高易引起患者心脑血管意外、血管吻合口漏血、伤口内渗血等。故当血压过高时,应使用口服降压药,如钙离子拮抗类药物、美托洛尔、可乐定等。若口服降压药不能有效降低血压,可改用静脉降压药如硝酸异山梨酯、尼卡地平、乌拉地尔、硝普钠等,常能达到降压的目的。

当血压过低时,应首先排除出血原因,在此基础上适当补液和使用多巴胺升压,否则血压偏低可能造成血栓形成或肾功能延迟复功。当血压急剧波动时,应考虑心血管意外和伤口大出血可能,必须及时正确诊断,若有外科指征需要及时正确地诊断并积极处理。

2. **尿量的监测** 尿量是术后观察移植肾功能的主要指标,应监测每小时尿量,并及时了解尿量变化情况。术后第1天内,每小时尿量最好维持在300mL/h以上,不少于100mL/h。大多数患者由于移植肾肾小管缺血损伤及尿毒症,往往有体内水钠潴留,术后早期会出现多尿现象,多者每小时可达1 000~2 000mL,此时液体补充需要及时平衡才可避免容量不足。当尿量<100mL/h时,可适当给予呋塞米20~60mg利尿,如无明显利尿反应,需查明原因予以相应处理。

若2h之间的尿量突然下降一半时,应注意检查导尿管是否通畅、有无血块堵塞、液体进出是否平衡、血压是否稳定、有无心衰及肺水肿发生等。少尿伴有移植肾区肿胀、疼痛,除了出血外还应考虑尿漏,为了明确原因,应立即行B超检查,如有外科情况并有手术指征,必要时及时手术探查。

3. **体温的监测** 术后预防性抗生素使用同一般外科手术,但要避免使用有肾毒性的药物,如氨基糖苷类抗生素等。肾移植受者与一般手术患者相比具有一定的特殊性:机体抵抗力弱,肺部常存在一定病变基础(如一定程度的肺水肿、肺间质纤维化等),术后加用免疫抑制药物等。因此要特别注意监测体温,并应根据情况适当加强预防性抗生素的使用。肾移植患者围手术期体温变化主要有以下两大特点:其一,体温逐渐上升,但无尿量减少和血肌酐上升,这一般提示存在感染,而预防性使用抗生素的效果欠佳。这时除加强检查明确诊断外,宜升级抗生素并以抗杆菌为主,另外要适时考虑使用抗真菌药物。其二,体温突然上升且持续高热,并伴有尿量明显减少和血肌酐上升,这时应考虑急性排斥的可能,可行移植肾穿刺明确诊断后行相应抗排异治疗。

4. **创口引流物的观察** 放置引流管有利于及时了解术后创口的变化,以便及时处理,但一定要放置有效的引流物,如果引流不畅,将适得其反。现常规放置引流管接负压器引流。术后应根据引流液的量、颜色等判断创口出血情况,有无淋巴漏和尿外渗等,严重时需外科处理。一般引流液<20mL时可拔除引流管。

5. **实验室监测** 常规行肾脏保存液细菌培养,1周内每天检测肝、肾功能及电解质、血常规、尿常规,1周后可减少为每周2次,如检查结果稳定可酌情减少检测次数。环孢素A(CsA)或他克莫司(FK-506)及吗替麦考酚酯(MMF)浓度测定每周2次,浓度稳定后酌情减少检测次数,住院期间检测药物药-时曲线下面积(AUC)1次。细菌、真菌培养(痰、咽拭子、中段尿)每周1次。移植肾彩超术后

10 天左右可常规检测一次,有条件者最好术后 3 个月、12 个月行常规计划性移植肾活检,方便及时诊断亚临床排斥和其他异常病理改变并及时处理。

6. 其他临床观察　术后使用大剂量甲泼尼龙冲击后少数患者会出现明显的精神症状,此时应停止继续使用激素类药物,应用氯丙嗪等镇静治疗,并加强护理以免发生意外。另外需观察胃肠功能的恢复情况,常规使用止/抑酸药如洛塞克等以预防溃疡病发生。MMF 可引起胃肠道反应如腹痛、腹泻,出现上述症状时可减量或暂停使用。注意监测肝功能和血象变化,如出现丙氨酸转氨酶和胆红素升高、骨髓抑制现象,则要考虑减少或停用某些免疫抑制药物,如 CsA、FK - 506 和 MMF;若胆红素进行性升高并出现胆酶分离情况,需要排除肝炎暴发的可能。

二、水、电解质平衡的处理

水、电解质平衡的维持对机体保证正常新陈代谢和各种生理功能的发挥起着重要的作用。肾是维持水、电解质平衡中的重要器官,肾移植术后移植肾功能处于恢复期,此时尚未完全恢复对水、电解质平衡的维持能力。术后早期对水、电解质的平衡处理不当可影响内环境的稳定、肾功能的恢复,严重者可能危及生命。水、电解质的平衡是肾移植术后早期重要的临床问题,重视水、电解质平衡的维持,对促进肾移植患者的恢复有着重要的临床意义。

肾移植术后早期,根据患者体内容量负荷情况和血流动力学监测数据制订个体化的治疗方案,是保证肾移植患者体内容量充分,移植肾血流灌注良好的重要方法。术后早期绝大部分患者表现为多尿,如何维持水、电解质平衡是治疗的关键。患者一般在移植肾动静脉吻合完成,开放移植肾血液循环后 2 ~ 10min 即可泌尿。但由于尿毒症患者术前有不同程度的水钠潴留,血清肌酐、尿素氮持续增高导致渗透性利尿,移植肾接受热缺血、冷缺血损伤后肾小管浓缩功能下降等因素,早期尿量多在 5 000 ~ 10 000mL/d,有时每小时可达 1 000mL 以上。尿中钠、钾排出增多,处理不当可引起低钠、低钾、严重脱水等表现。因此在肾移植围手术期需要高度重视水、电解质和酸碱平衡。

(一)肾移植术后多尿补液方法

1. 补液量的计算　量出为入,补液量包括静脉补充的液体和口服补充的液体,每日补液量根据以下部分计算:①每小时尿量。②不显性失水(每小时 30 ~ 60mL)。③各种引流液及其他显性液体丧失。④"第三间隙"作用造成的失水后延迟表现。由于存在"第三间隙"作用,使得患者体内液体不足延后到术后 12 ~ 24h 才表现出来。⑤术后第一天尚需考虑手术过程中血液丢失及液体补充情况。

2. 补液配方　目前临床常常采用的循环补液方式为:生理盐水与 5% 葡萄糖 1:1 配比溶液,按每 2 000mL 循环液中加入 10% 氯化钾 6mL、25% 硫酸镁 1.6mL。每 2 000mL 循环液与 5% 碳酸氢钠 125mL 同步静脉滴注,每日补充 10% 葡萄糖酸钙 30mL。如术后显著多尿,容易出现低血钾,则根据每日化验情况适当调整补充。

目前国内有多种配方,也有肾移植中心推荐以下配方(见表 2 - 5 - 1)进行补液。

(二)肾移植术后少尿和无尿的处理

肾移植后 24h 尿量 <400mL 为少尿,< 100mL 为无尿。当出现尿量偏少时,首先需检查导尿管引流是否通畅,看有无导尿管滑出,如滑出则重新置入导尿管。若有血块堵塞导尿管,可予生理盐水抽吸冲洗膀胱以清除血块并更换大号导尿管。排除导尿管因素后,如果患者血容量过多(全身浮肿、胸片提示肺水肿、中心静脉压增高),应予静脉注射呋塞米或托拉塞米等利尿剂;如果血容量不足,可快速补液 250 ~ 500mL,观察补液反应,如果血容量正常,可快速补液后加用利尿剂观察利尿反应,也可适当

表 2-5-1 补液配方

补液顺序	液体名称	补液量(mL)
1	平衡液	500
2	10% 葡萄糖液	500
3	林格液	500
4	5% 葡萄糖盐水	500
5	平衡液	500
6	5% 葡萄糖液 + 10% 葡萄糖酸钙	500 + 10
7	林格液	500
8	5% 碳酸氢钠	125
9	平衡液	500
10	10% 葡萄糖液	500
11	林格液	500
12	MG-3 溶液	500

补充白蛋白后予利尿剂治疗。如果血压偏低,可予多巴胺以提升血压,增加肾血流灌注,并有适当扩张肾动脉、增加利尿的作用。如果经上述处理后尿量仍不增加,需进一步完善相关检查,如进行移植肾多普勒超声、放射性核素扫描等检查以明确病因。如果少尿和无尿仍一时不能恢复,需停止循环补液,严格限制液体量,必要时予血液净化治疗调节体内毒素及液体量。

(三)肾移植术后常见的电解质代谢紊乱的处理

1. **高钾血症** 肾移植后高钾血症很常见。免疫抑制剂的副作用、肾功能不全、饮食钾排泄慢以及 ACEI 或 ARB 类药物可能是术后早期引起高钾血症最常见的原因。代谢性酸中毒及钾的跨细胞转移也是一个因素。高钾血症的治疗包括:控制饮食中钾的摄入,停用或减少引起高钾的药物,降钾治疗,部分患者需要透析治疗。

2. **低钾血症** 肾移植术后低钾血症常见原因:存在显著多尿,尿钾丢失较多;术后食欲减退,进食少;术后存在呕吐、腹泻等情况。一般易纠正,可予加强饮食补钾、口服钾盐、循环补液中增加钾的补充等处理。

3. **高磷血症** 高磷血症常见于移植后早期,在移植后远期较少见。患者患病时间较长,存在严重的钙磷代谢紊乱,高磷血症长期未纠正,一般术后不需特殊处理,1 周内能恢复正常。当移植后远期有高磷血症时,要考虑存在甲状旁腺功能亢进症,应检查甲状旁腺激素(PTH)水平。另一方面,高磷血症可能是由于移植肾功能不全造成。治疗可以采用饮食限磷、口服磷结合剂,或给予口服钙剂及维生素 D 升高血钙水平来抑制升高的 PTH。必要时进行甲状旁腺切除术。

4. **低钙血症** 移植后引起低钙血症的常见原因:①低镁血症(<0.4mmol/L)引起 PTH 所致的骨钙释放受损,降低 PTH 分泌;②严重的高镁血症也能抑制 PTH 分泌,引起低钙血症。给予大剂量维生素 D 和补充钙可缓解持续的低钙血症。

5. **低镁血症** 肾移植后低镁血症常见。其中肾脏镁丢失是最主要的原因,FK-506 与 CsA 引起尿镁丢失也可导致低镁血症。低镁血症的症状主要与这些代谢改变有关。低镁血症易发生室性心律失常。减少 CsA 或 FK-506 用量可改善低镁血症及相应的低钾血症,有时需静脉或口服补充镁。

三、原发性移植物无功能和移植物功能延迟恢复

(一)原发性移植物无功能

原发性移植物无功能(primary graft dysfunction,PGD)是器官移植后短期内发生的严重并发症,在不同器官移植中的具体定义不尽相同。根据器官来源的不同,PGD发生率在1.5%~8.3%。原发性移植肾无功能的定义:肾移植术后72h内血肌酐没有下降,肾功能没有恢复,需要血液透析支持。

造成PGD的原因:最常见原因是器官保存过程中的损伤、缺血再灌注损失及术后发生急性肾小管坏死,也包括移植肾血管急性栓塞、急性排异反应、移植肾灌注不足、尿液外渗和输尿管梗阻等,如果能够找到明确的导致移植肾功能异常的继发性原因,则不能诊断为PGD。发生PGD的危险因素:供体年龄偏大、供体有高血压病史、供体血清肌酐水平升高、器官缺血时间过长等。

目前尚无成熟的监测PGD发生的指标,但有一些和炎症反应、凝血机制相关的细胞因子、趋化因子已被研究证实可用于监测PGD。

(二)移植物功能恢复延迟

肾移植手术是个系统工程,有多种因素影响着移植肾功能的恢复,造成移植物功能延迟恢复(delayed graft function,DGF)。这些影响因素包括供体因素、供肾因素和受体因素。随着边缘供肾(expanded criteria donors,ECD)和心脏死亡后供肾(donation after cardiac death,DCD)的使用增加,DGF的发生率也随之上升。尸体肾移植术后DGF的发生率为10%~50%,亲属活体肾移植中DGF发生率约为6%。

1.DGF的定义　一般指肾移植术后1周内血肌酐未恢复正常,至少需要进行一次透析治疗为标准。

2.造成DGF的原因

(1)供者因素:包括供者性别、年龄,以及原有基础疾病如高血压、糖尿病等。由于供者器官的短缺,将有越来越多的边缘供肾者提供肾源。

(2)供肾因素:供肾摘取前低血压、低灌注,供肾缺血再灌注损伤,供肾热、冷缺血时间较长,供肾原有慢性肾病基础等。

(3)受者因素:围手术期血容量不足、低血压导致移植肾灌注不足;术前受者PRA较高;术后急性肾小管坏死、各种排斥反应、感染、药物毒性反应、肾血管血栓性病变、移植肾肾小球病;术后尿漏、尿路梗阻等。

3.DGF的病理表现　DGF的病理改变主要表现为移植肾肾小管上皮的坏死,肾小管上皮细胞刷状缘消失,细胞核消失。较为严重的可见肾小管上皮细胞明显的水样变性,形成空泡,细胞核完全消失。更严重者可见肾小管上皮全层坏死,大量脱落在肾小管管腔内,坏死的小管上皮细胞核消失。临床表现为术后少尿或无尿,排除排斥反应等其他因素,一般在数天至数周,少数患者可达数月才恢复功能,尿量恢复一般在肾小管上皮细胞再生修复后出现,多尿期过后肾功能逐渐恢复。

4.DGF的诊断与鉴别诊断　目前DGF的诊断主要根据临床表现、实验室检查、影像学资料初步诊断,最终需要移植肾穿刺病理活检来明确。

(1)临床表现:主要表现为肾移植术后少尿或无尿,部分患者表现为早期尿量较多,而后尿量突然减少,血清肌酐不降反升,经过血液净化治疗后尿量逐渐恢复正常,血肌酐进行性下降至稳定水平。可伴有低血压或高血压、水肿、胸闷等容量过多的症状。

(2)生化检查:血清肌酐下降缓慢或呈先降后升的 U 型变化。如未透析,血钾呈逐渐上升。血红蛋白恢复缓慢或下降。

(3)影像学检查:彩超可见移植肾肿胀、肾皮髓质界面模糊、髓质锥体明显低回声和阻力指数增高等。CT 及 MRI 对移植肾和肾周的情况判断同样具有一定帮助。

(4)移植肾活检:经皮移植肾穿刺活组织病理检查是诊断 DGF 和鉴别诊断的金标准。

发生 DGF 的临床表现和病理检查,绝大多数属于急性肾小管坏死(ATN)。广义 DGF 还包括术后早期加速性排斥或急性排斥反应、药物肾毒性、移植肾动静脉血栓、肾小球肾炎复发、输尿管梗阻等。

5. DGF 的预防与治疗

(1)预防:一般来说,DGF 的预防比治疗更重要。应主要针对可能存在的危险因素加强预防,减少 DGF 的发生。

1)尽量避免应用高龄供体,减少边缘供肾机会,尤其是亲属父母活体供肾时更明显。

2)摘取供肾时应注意保持适当的灌注压、灌注量和灌注时间。灌注压力过低易造成供肾灌注不充分,压力过高可造成供肾灌注损伤。灌注时应尽快将肾的温度降低至 0~4℃。尽量减少热缺血和冷缺血时间,在冷缺血时供肾温度应保持在 0~4℃,温度过低、过高均可对供肾造成一定损伤。

3)肾移植前尽量使受者的身体状况得到充分改善,对于 PRA 较高的致敏患者,应在适当处理后,最好能在 PRA 转阴后再行肾移植,配型时避开致敏位点。

4)由于尿毒症患者一般都有肾性高血压,手术中开放移植肾血供之前将血压保持在比正常血压高出 10~20mmHg 的水平,中心静脉压保持在 12cmH$_2$O,并在术后早期将血压保持在此水平附近,以保证移植肾的灌注量。

5)合理有效的免疫抑制剂方案可有效减少急性排斥反应的发生。

6)其他:包括缺血预处理、使用血管扩张剂、应用抗炎症反应制剂和诱导免疫抑制治疗等,但这些方法尚未成熟应用于实际临床。

(2)治疗:包括移植肾功能延迟恢复的常规治疗及针对 DGF 的病因治疗。常规治疗如下:

1)透析治疗:移植肾发生 DGF 后出现少尿或无尿,需记录 24h 出入量,量出为入,行血液净化过渡治疗。维持患者体内水、电解质和酸碱平衡,清除体内的炎症介质,减轻水钠潴留,防止心衰,可使用细胞膜稳定剂促进移植肾小管的再生与功能的恢复。等待移植肾功能恢复过程中需要注意维持血压稳定,避免脱水过度。如有出血倾向,血液透析时应减少抗凝剂使用剂量或无肝素透析。

2)免疫抑制剂的调整:在透析过渡期间,免疫抑制剂需做调整,可使用较大量的激素和霉酚酸酯,钙调磷酸酶抑制剂(CNI)可选择应用他克莫司,常规减半维持浓度在 4ng/mL 左右。急性排斥反应风险较大者可考虑抗人胸腺细胞免疫球蛋白(ATG)、抗人淋巴细胞免疫球蛋白(ALG)或抗 CD3 单克隆抗体(OKT3)抗排斥治疗,必要时可应用免疫球蛋白静脉滴注。肾穿刺提示有急性排斥时应尽早使用 ALG、ATG 或 OKT3,抗体介导的排斥反应需要采用血浆置换或免疫吸附联合免疫球蛋白治疗。

3)其他药物治疗:必要时可应用利尿剂和改善微循环的药物如前列腺素 E 等以促进移植肾功能恢复。

4)预防感染及支持治疗:发生 DGF 时患者仍处于尿毒症状态,加上肾移植后为防止急性排异发生仍需使用免疫抑制剂,体内抵抗力较差。如患者进食少、营养较差,易发生低蛋白血症,更增加感染机会,可在透析过程中输注白蛋白或血浆,预防感染发生。

(三)原发性移植物无功能与移植物功能恢复延迟的预防

原发性移植物无功能(PGD)是器官移植后短期内发生的严重并发症。加强对供体肾的筛选,以及移植后的患者的密切检测,是预防 PGD 的有效措施。移植物功能恢复延迟(DGF)在肾移植中较为常见,可增加移植物早、晚期丢失的风险,缺血再灌注过程中的多种基因表达的上调或下调与 DGF 的出现密切相关,因此减少缺血再灌注损伤是预防 DGF 的重要措施。

四、肾移植围手术期护理

随着临床肾移植的不断进步和发展,对肾移植的护理也日益受到重视。肾移植目前主要的困难是器官来源短缺和长期生存率仍有待进一步提高,因此在肾移植术前应该对供受者进行严格的评估和积极术前准备,以取得最佳移植效果。同时,加强对康复期患者的护理和健康指导也是目前护理的重要内容之一。

(一)手术前准备

1.活体肾移植供体手术前准备 由于活体肾移植供体为健康人,因此取肾手术对供体是一种伤害性手术,术前对活体供体进行充分的宣教对术后身体和心理的恢复显得尤为重要。

(1)一般事项准备:主要进行生活用品等必需品准备。包括脸盆、毛巾、拖鞋、3~5 包面巾纸、牙膏、牙刷、温度计、腹带等术前或术后可能使用的必需品。

(2)心理准备:供体在捐肾前应该通过对医生和护士的咨询充分了解捐肾手术的风险,术后对自身有何影响,有充足的时间经过独立和成熟的思考,并征得家人的同意和支持,再次确定捐肾决心,然后在移植医生指导下进入捐肾术前准备程序。

(3)特殊事项准备

1)术前全面检查:包括 ABO 血型、人类白细胞抗原系统检查、淋巴细胞毒交叉试验、血肝肾功能检查、肾小球滤过率检查、肾脏 CT 检查、磁共振检查等。

2)药物过敏试验。

3)皮肤准备:手术前一天洗澡,除去假牙、眼镜、首饰等贵重物品。

4)肠道准备:手术前当天晚上 8 点后禁食禁饮,清洁灌肠,手术日早晨排空大小便后更换清洁衣裤。

2.肾移植受体手术前准备

(1)一般事项准备:主要进行生活用品等必需品准备。包括脸盆、毛巾、拖鞋、3~5 包面巾纸、牙膏、牙刷、温度计、腹带等术前或术后可能使用的必需品。

(2)心理准备:详细了解手术风险和可能发生的并发症,对可能出现的困难有充分的准备,和家人沟通,获得家人的支持。积极调整身体状况,以良好的身体和心理状态等待手术。

(3)术前体液管理:准确记录液体出入量,如有高血压、心功能不全和水肿者应限制水分摄入量,每日入水量应控制在前一天的排出量(包括尿、呕吐物、大便等)+500mL 左右。

(4)高血压用药管理:合理使用降压药物并定期测定血压,及时调整降压药物。

(5)自身防护:做好个人卫生,避免受凉、感冒和接触已有病毒或其他病原体感染的患者。

(6)特殊事项准备

1)术前全面检查:包括 ABO 血型鉴定,血肝、肾功能检查,淋巴细胞毒交叉试验,人类白细胞抗原检查,群体反应性抗体(PRA)检查,重要脏器心、肝、肺、脑等功能检查,B 超检查等。

2）药物过敏试验。

3）皮肤准备：手术前清洁皮肤，除去假牙、眼镜、首饰等物品。

4）肠道准备：手术前禁食、禁饮 8～12h，手术前清洁灌肠，排空大、小便后更换清洁衣裤。

5）血液透析患者通路如有颈内临时导管或颈内长期导管，则在术前以 0.2% 稀肝素封管。腹膜透析患者于手术前放出腹腔内腹膜透析液。

6）手术前用药：遵医嘱手术前给予免疫抑制剂口服、静脉输注免疫抑制剂［如抗胸腺细胞免疫球蛋白（ATG）、IL-2 受体单克隆抗体等］。

7）特殊物品、药品准备：有条件者手术前入住层流无菌病房，病室墙壁、床头柜、地面以 1：100 施康消毒液擦拭。层流设备于患者入住前 4h 打开。准备好白蛋白、利尿剂、血管活性剂如多巴胺、免疫抑制剂等药品。监护仪、吸氧装置、吸引器、中心静脉压测定仪等均处于备用状态。

8）准备隔离衣、隔离裤、消毒或清洁的拖鞋、一次性的帽子和口罩等。

（二）手术后护理

1. 肾移植供体手术后护理

（1）监测体温、脉搏、血压、经皮血氧饱和度、尿量的变化并记录。观察腹部伤口敷料有无渗血、渗液情况。保持伤口引流管、导尿管通畅，并妥善固定。

（2）体位与活动：术后 6h 内平卧，6h 后半卧位，24h 后床上适当活动躯体和四肢，术后第 2～3 天鼓励下床活动。术后 1 个月内勿负重。

（3）饮食护理：肠蠕动恢复后，按医嘱进食，给予高热量、高蛋白、高维生素、易消化的软食，体重稳定的患者鼓励多饮水，保持大便通畅。

2. 肾移植受体手术后护理

（1）监测体温、脉搏、血压、经皮血氧饱和度的变化并记录。液体出入量的管理：术后 24h 内每小时记录尿量，每 2h 总结进出量；24h 后每 2h 记录尿量，每 4h 总结进出量。并根据结果调节补液速度。

（2）体位与活动：术后卧床 3 天，移植侧肢体可屈曲 15°～25°，术后第 2 天行床上活动。

（3）饮食护理：肠蠕动恢复后，按医嘱进食，给予高热量、高蛋白、高维生素、易消化的软食，体重稳定的患者鼓励多饮水，保持大便通畅。

（4）做好各种管道的护理：如引流管、导尿管、血液透析导管、腹膜透析导管等的护理。

（5）做好皮肤、口腔的护理：防止皮肤破损、口腔霉菌感染。

（6）心理护理：观察患者精神状态变化并及时给予心理安慰与疏导，必要时遵医嘱应用镇静和抗焦虑药物。

（7）并发症的护理：观察胃肠功能的恢复情况，遵医嘱应用抑酸剂预防溃疡病的发生。观察有无腹痛、腹泻、丙氨酸转氨酶和胆红素升高、血红蛋白降低、白细胞降低等现象，如有遵医嘱及时给予对症处理。同时，密切观察患者有无发热、尿量减少、血肌酐升高、移植肾区肿痛等排斥反应的表现，并适时遵医嘱给予药物治疗，安慰患者以打消其顾虑，取得患者合作，促进其康复。

（三）健康指导

1. 肾移植供体健康指导

（1）自我监测：注意观察血压、尿量变化，如有不适应及时就诊。

（2）饮食指导：饮食与正常人无异，但应注意戒除不良饮食习惯，做到荤素搭配、均衡饮食。

(3)休息与活动:术后1个月内忌剧烈运动及负重。

(4)用药指导:避免使用肾毒性的中药或西药。

(5)定期复诊:观察尿常规、尿微量蛋白、健肾功能及其影像学形态变化。术后1个月、3个月、6个月、1年复查一次,以后每年复查一次。

2. 肾移植受体健康指导

(1)自我监测:定期监测血、尿常规及血生化指标、免疫抑制剂浓度。注意个人卫生,勤换衣、勤洗澡,避免去人群密集处,避免接触花草,不要饲养家禽和宠物,以免受到病毒、细菌、真菌等病原体感染。观察体重、尿量、血压、体温变化,如有异常,及时来院就诊。

(2)饮食指导:给予低盐、低糖、适量优质蛋白、高维生素、低脂饮食,戒烟酒,荤素均衡,少食煎、炸、干硬、辛辣刺激性食物。不饮浓茶、咖啡。饮食宜新鲜、洁净。禁用各类补品和有肾毒性的药物。

(3)休息与活动:避免剧烈的体育运动和过度劳累,保证充分休息,可以进行游泳、散步、打太极拳等轻柔的体育运动。

(4)用药指导:他克莫司、泼尼松、霉酚酸酯、环孢素等抗排斥药物应按时、遵医嘱服用,不得自行调整或停用药物。服药期间注意大便性状。

(5)消毒:保持室内空气新鲜、流通。有条件者,可在居室内装紫外线灯,定时进行空气消毒。

(6)心理护理:保持精神愉快,避免精神紧张、悲观等不良情绪。

(7)定时复诊和随访:指导患者及其家属掌握感染与排异的观察方法,一旦发现异常应即刻到医院就诊。复查时间为:术后3个月内每周复查一次,术后3~6个月每2周复查一次,术后6个月至1年每个月复查一次,以后每2~3个月复查一次。复诊内容包括血常规、尿常规、肝功能、肾功能、血脂、血糖、尿酸、电解质、血药浓度等,同时每年需要进行1次全面体检。

第三节 肾移植排斥反应

一、排斥反应的免疫学机制

同种异体或者异种移植通常都会引发机体产生移植排斥反应,其本质是针对异型移植物抗原的特异性免疫应答。在进行同种异体器官移植时,受者免疫系统可识别移植物中的异体抗原,使免疫细胞增殖、活化。随后,免疫细胞激发产生细胞免疫和体液免疫等效应,最终导致移植排斥反应。

移植排斥反应通常分为宿主抗移植物反应(host versus graft reaction,HVGR)和移植物抗宿主反应(graft versus host reaction,GVHR)[或称移植物抗宿主病(graft versus host disease,GVHD)]。常见的排斥反应为宿主抗移植物排斥反应,见于各种实质脏器的器官移植中;移植物抗宿主反应多见于骨髓移植。下面主要介绍宿主抗移植物反应(HVGR)的免疫学机制。

受者免疫系统通过直接和间接识别方式识别移植物中的异体抗原后,可使效应细胞增殖、活化,产生对移植物的杀伤效应,最终导致排斥反应的发生。

受者体内的 CD4$^+$T 细胞进入移植物后,通过直接或间接途径识别移植物抗原递呈细胞表面的 MHC-Ⅱ类分子-抗原肽复合物,同时,T 细胞表面的 CD28 分子和抗原递呈细胞表面的 B7-1 分子结合,构成 T 细胞激活的双信号,细胞因子构成第三信号,从而启动 T 细胞增殖;受者体内的 B 细胞通过其表面受体 BCR 识别抗原,此时,B 细胞表面的非黏附分子 CD40 识别 CD4⁺T 细胞表面的 CD40 配体,为 B 细胞提供协同刺激信号,CD4⁺T 细胞分泌的 IL-2 和 IFN-γ 等细胞因子和 Th2 细胞分泌的 IL-4、IL-5、IL-6 等细胞因子共同刺激初始 B 细胞增殖。增殖的 T、B 细胞及其他免疫细胞在移植物局部显示为淋巴结大,淋巴结内淋巴细胞增生,并可见母细胞形成,从移植物淋巴管引流的淋巴液内也可发现淋巴母细胞。研究显示,在皮片移植后,局部引流淋巴结内显示细胞免疫应答,而肝、肾等实质器官移植后,移植物局部引流淋巴结的 T 细胞区和 B 细胞区均发生增生反应。

移植排斥反应的杀伤过程涉及一系列的效应机制,主要包括细胞免疫、体液免疫等反应,其中最主要的是 CD4⁺T 细胞介导的迟发型超敏反应和 CTL 细胞介导的细胞毒反应,其他的还包括抗体介导的细胞毒反应等。

(一)针对移植物的细胞免疫应答机制

T 细胞介导的细胞免疫应答在移植排斥反应的效应机制中发挥关键作用,尤其在同种异体急性排斥反应中,CD4⁺T 细胞是主要的效应细胞。激活的 T 细胞产生 IL-2,IL-2 分子与自身淋巴细胞表面的 IL-2R 结合,促进 IL-2 的分泌,同时,抗原递呈细胞分泌的 IL-6 和 T 细胞表面的 IL-6 受体结合,又可进一步激活 IL-2,使 Th 细胞处于持续激活状态,并大量浸润移植物局部,释放多种炎性细胞因子(如 IFN-γ、IL-2、TNF-β),IFN-γ 能促进巨噬细胞进入移植物,并发生活化,而 TNF-β 对移植物细胞具有直接毒性作用。以上的细胞因子共同作用导致迟发型超敏反应性炎症,造成移植物组织损伤。此外,这些细胞因子也可通过促进移植物细胞表达 MHC-Ⅰ类分子和 MHC-Ⅱ类分子,从而介导移植排斥反应。IFN-α、IFN-β、INF-γ、TNF-α、TNF-β 促进移植物细胞 MHC-Ⅰ类分子的表达,IFN-γ 促进 MHC-Ⅱ类分子的表达。在排斥反应发生的过程中,例如,在大鼠心脏移植时,最初仅有巨噬细胞表达 MHC-Ⅱ类分子,移植排斥反应启动后,移植物中产生的 IFN-γ 便可诱导血管内皮细胞和心肌细胞表达 MHC-Ⅱ类分子,从而诱导排斥反应。

除 CD4⁺T 细胞外,CD8⁺T 细胞在移植排斥反应中也发挥重要作用。CD8⁺T 细胞可识别移植物中抗原递呈细胞表面的 MHC-Ⅰ类分子-抗原肽复合物结合,并在 CD4⁺T 细胞分泌的 IL-2、IL-12、IFN-γ 等细胞因子的辅助下,分化为效应细胞毒 T 细胞(Tc),通过释放穿孔素和颗粒酶,溶解移植物细胞,或通过其表面的 Fas-L 及 TNF-α 和移植物细胞表面的 Fas 和 TNF 受体结合,从而引起移植物细胞凋亡。在某些情况下,CD4⁺T 细胞识别移植物中的 MHC-Ⅱ类分子后,也可产生细胞杀伤效应,介导移植物排斥反应的发生。

参与移植排斥反应整个效应过程的细胞是由多种类型的细胞包括巨噬细胞、NK 细胞等参与,在这个过程中,Th 细胞起放大免疫应答的作用,而 Tc 细胞主要参与破坏移植物的细胞。当前观点一致认为,Th 细胞发动的是急性排斥反应,Tc 细胞则是排斥起始过程的后期和第 2 次排斥的关键。

近年发现一类新的 T 细胞功能亚群 Th17 细胞,其通过产生 IL-17 而发挥效应。已报道 Th17 细胞在急性排斥反应中发挥重要作用,且其作用时相早于 Th1 细胞。

调节性 T 细胞(Treg)目前被认为在移植排斥反应中也发挥重要调控作用,它可在不同水平抑制 Tc 及 Th 细胞的反应,从而对免疫应答起负性调控作用。但其具体分子机制有待于进一步研究。

(二)针对移植物的体液免疫应答机制

增殖的 B 细胞分化为浆细胞后,产生针对同种异型抗原的特异性抗体。抗体参与移植排斥反应的机制可能有以下四方面:

（1）抗体依赖性细胞介导的细胞毒作用（antibody - dependent cell - mediated cytotoxicity, ADCC）：表达 IgG Fc 受体的 NK 细胞、巨噬细胞和中性粒细胞等通过与已结合在供者细胞表面的 IgG 抗体的 Fc 段结合，释放穿孔素、颗粒酶及小分子物质活性氧（ROS）、NO 等细胞毒物质杀伤靶细胞。

（2）补体依赖的细胞毒作用（complement dependent cytotoxicity, CDC）：特异性抗体与移植物细胞膜表面相应抗原结合，形成复合物而激活补体经典途径，所形成的攻膜复合物对靶细胞发挥裂解效应。最新研究已经证实，补体沉积在急性抗体介导的排斥反应中起重要作用，而在慢性抗体介导的移植排斥反应中，补体可能没有多大作用。在补体和炎性细胞缺失的情况下，抗体仍然可以诱导移植物内皮细胞的活化，例如，针对 MHC - Ⅰ 类抗原的抗体可促进人类脐带静脉和心脏微血管内皮细胞中酪氨酸磷酸化及 NF - κB 的活性，这些因子在体外可促进内皮细胞增生，同时，针对 HLA - Ⅰ 类抗原的抗体可促进内皮细胞表达上皮生长因子受体（EGFR），引发 SRC 磷酸化，导致内皮细胞增生。针对 MHC - Ⅰ 类抗原的抗体在体外激活小鼠内皮细胞产生趋化因子 CCL2 和趋化因子 CXCL1，这种效应在 TNF 存在时会加强。以上激活的分子在慢性抗体介导的排斥反应中都有参与。

（3）免疫调理作用：抗体结合于靶细胞后，使靶细胞易被吞噬细胞吞噬。

（4）抗体和游离的组织相容性抗原结合，形成免疫复合物，沉积于血管内或肾小球基底膜，激活补体，引起第Ⅲ型超敏反应，造成破坏作用。但在某些情况下，抗体与移植物抗原结合形成的免疫复合物可封闭移植物抗原，阻止受者免疫效应细胞对移植物抗原的识别和对移植物的攻击。此即所谓免疫中和作用，由此也可能防止或延缓排斥反应的发生。

（三）NK 细胞参与的排斥应答机制

除了细胞免疫应答和体液免疫应答外，非特异的 NK 细胞也参与排斥反应。人 NK 细胞表达杀伤细胞抑制性受体（KIR），正常情况下，当此类受体与自身细胞 MHC - Ⅰ 类分子或自身抗原肽 - 自身 MHC - Ⅰ 类分子复合物结合时，可产生负调节信号，从而抑制 NK 细胞的杀伤活性。当同种器官移植后，受者 NK 细胞的 KIR 不能识别移植物细胞表面的非己 MHC 抗原，从而被激活，此外，移植物中的过客白细胞激活受者 T 细胞，释放 IL - 2、IFN - γ 等细胞因子，也可激活 NK 细胞，从而对移植物细胞发动攻击，参与排斥反应的发生。

（四）参与移植排斥反应的非特异性效应机制

同种器官移植术中，诸多因素可启动移植物非特异性损伤，例如：①外科手术所致的机械性损伤。②移植物被摘取—植入受者体内—恢复血循环，此过程中不可避免的缺血—再灌注过程可产生大量氧自由基而损伤组织细胞。另外，损伤相关模式分子（damage associated molecule patterns, DAMPs）如高迁移率族蛋白 B1（HMGB1）和热休克蛋白（HSP）与相应配体结合后，可促进树突状细胞的活化和成熟，并促进炎性细胞因子的产生，诱导血管内皮细胞活化，增强移植组织细胞对缺血—再灌注损伤的敏感性等。③移植术后并发细菌感染，可导致急性期反应蛋白和氧自由基等的产生，通过激活补体而形成膜攻击复合体及多种活性片段，从而直接损伤移植物组织细胞或介导移植物局部的炎症反应。此外，近年发现，在局部浸润的巨噬细胞、淋巴细胞和多种炎性因子作用下，移植物血管内皮细胞可表达一种新的凝血酶原酶，将凝血酶原裂解为有活性的凝血酶，导致微血管高凝状态、微血栓形成、微循环障碍，从而进一步损伤移植物血管内皮。上述作用的综合效应是诱导细胞应激，继发炎性"瀑布式"反应，导致移植物组织细胞发生炎症、损伤和死亡。

二、排斥反应分类及特点

排斥反应根据发生的时间、机制和移植肾病理有不同的分类方法。根据排斥反应发生的时间，通常可分为超急性排斥反应、加速性排斥反应、急性排斥反应和慢性排斥反应;根据排斥反应发生的机制不同,分为细胞性和体液性排斥反应;根据移植肾病理形态的不同,可分为小管间质性排斥反应和血管性排斥反应。不同的排斥反应的临床表现、治疗方法及预后大不相同。

(一)超急性排斥反应

超急性排斥反应(hyperacute rejection,HAR)是急性抗体介导的排斥反应的一种特殊类型,是受者对移植肾发生迅速和剧烈的免疫应答,它发生的主要原因是肾移植术前多次妊娠、反复输血、再次移植、长期透析及与肾移植抗原有交叉反应的微生物感染等诱导受者体内预先存在针对供体的特异性抗体(如 ABO 血型抗体,HLA 相关抗体及抗供者血管内皮抗体),通过攻击移植肾内皮细胞以及补体系统的活化来损伤移植肾,属于Ⅱ型变态反应,发生率为 1% ~ 3%。近年来随着术前完善的免疫学检查和配型技术,超急性排斥反应发生率已经明显下降。

超急性排斥反应一般发生在移植肾手术血管开放后即刻至 24h 内,也有延迟到 48h 发生的报道,供肾血供恢复后数分钟内,移植肾刚开始充盈饱满、色泽红润,输尿管间歇性蠕动,之后移植肾逐渐变软,可呈现暗红色至紫色,颜色逐渐加深,并出现花斑,肾动脉搏动会减弱甚至搏动完全消失,移植肾呈现高度肿胀,甚至会出现破裂,肾表面可见细小血栓形成,输尿管蠕动消失,尿液呈明显血尿且分泌减少直到停止。其病理表现为肾内大量中性粒细胞弥漫浸润,肾小球毛细血管和微小动脉血栓形成,肾小球及间质血管坏死,随后发生广泛肾皮质坏死,最终供肾动脉、静脉内均有血栓形成,在免疫组化中可见管周毛细血管 C4d 染色阳性,电镜下可见肾小球毛细血管内皮细胞脱落,血栓形成,上述病理改变可见于同一个肾中,不同活检区域其病变程度也不尽相同。根据术后早期突发血尿、少尿或无尿,移植肾彩超显示皮质血流无灌注伴有明显肿胀,在排除移植肾急性肾小管坏死、移植肾动静脉栓塞及输尿管梗阻外,肾活检显示典型改变者可明确诊断。

对于超急性排斥反应目前尚无有效的治疗,一旦发生多数都不可逆,确诊后就应行移植肾切除术。对于超急性排斥反应关键在预防,移植术前要对供、受者进行良好组织配型,包括 ABO 血型、HLA 配型、淋巴细胞毒试验、淋巴细胞交叉配型及群体抗体的检测,可以检出受者体内预存的抗供体的抗体,预测体内 HLA 抗体和致敏程度,从而最大限度地避免超急性排斥反应的发生。

(二)加速性排斥反应

加速性排斥反应(accelerated rejection,ACR)通常发生在移植术后 24h 至 7 天内,其反应剧烈,进展快,移植肾功能常迅速丧失,其发生机制和病理改变与超急性排斥反应相似,多由于体内预存较低滴度的 HLA 抗体或预先有致敏因素存在。有人把加速性排斥反应也称为延迟性超急性排斥反应。抗体与移植肾抗原结合引起细胞浸润,导致 T 细胞介导的由相同抗原再次刺激引起的再次免疫应答,诱导新的抗体产生并攻击血管内皮细胞,表现为小血管炎症和纤维素样坏死,因此除了体液性因素以外,细胞性因素也在加速性排斥反应中起了重要的作用。

移植肾加速性排斥反应发生时间绝大多数在术后前 4 周内,临床表现为肾移植术后肾功能在恢复过程中尿量突然减少,移植肾功能迅速丧失,移植肾肿胀、压痛,常伴有体温及血压升高,同时还可以出现恶心、腹胀等消化道症状,该类排斥反应较剧烈,病程进展快,血肌酐急速升高。发生时间越早,排斥反应程度就越重,全身症状越明显。发生加速性排斥反应时彩色多普勒超声一般会提示移植肾血管阻力指数增高,肾体积明显增大。病理上该类排斥反应以肾小球和间质小动脉的血管病变为主,表现为坏死性血管炎,淋巴细胞浸润血管内皮细胞,血栓形成,重者可发生血管壁纤维素样坏死,间质出血有肾皮质坏死,免疫组化可发现肾小管周围毛细血管 C4d 沉积,电镜下可见小动脉膜有纤维蛋白及电子致密物的沉积。加速性排斥反应的诊断还需与急性肾小管坏死、肾动脉栓塞、肾静脉血栓形成等鉴别，移植肾活检有助于明确诊断。

加速性排斥反应总体治疗困难，效果较差，目前临床上常用的治疗方法有：①尽早使用抗人胸腺细胞免疫球蛋白（ATG）、抗人淋巴细胞免疫球蛋白（ALG）或抗 CD3 单克隆抗体（OKT3）等，疗程一般 5 ~ 10 天；②大剂量丙种球蛋白，0.4mg/（kg·d），一般使用 7 ~ 10 天；③血浆置换、免疫吸附去除抗体。虽经积极治疗仍有大部分加速性排斥反应无法得到缓解，对治疗无反应或有短暂反应，但最终不能逆转排斥反应。如果加速性排斥反应治疗无效时应尽早切除移植肾，恢复透析状态，以避免感染、充血性心力衰竭和消化道出血等并发症发生。

（三）急性排斥反应

急性排斥反应（acute rejection，AR）是临床最常见的排斥反应，发生率为 10% ~ 30%，可发生在移植后任何阶段，但多发生在肾移植术后 1 ~ 3 个月，随着移植后时间延长，其发生率逐渐下降。对急性排斥反应进行有效的预防、准确的诊断和及时的治疗是延长移植肾及患者长期存活的关键。急性排斥反应危险因素包括：①供者因素。供者年龄大，肾缺血时间长，HLA - DR 不匹配，边缘供肾等。②受者因素。青少年、病毒感染、某些基因多态性。③移植肾功能延迟恢复。④免疫抑制药物的选择。围手术期采用抗体诱导治疗和新型免疫抑制剂他克莫司 + 霉酚酸酯 + 激素的联合治疗，更有利于预防早期急性排斥反应的发生。

急性排斥反应临床主要表现为尿量减少，体重增加，轻中度发热，血压上升，可伴有移植肾肿胀，并有移植肾压痛，还可以伴有乏力、腹部不适、食欲减退等症状。近年来随着新型免疫抑制剂的大量运用，典型的排斥反应已不多见。发生急性排斥时患者血肌酐会显著上升，尿液中蛋白及红细胞也会显著增多；彩色多普勒超声往往提示移植肾胀大，皮髓质交界不清，移植肾动脉阻力系数明显升高等；血常规中有时可见中性粒细胞升高、贫血及血小板减少。近年来尿液中的一些细胞因子、血氧水平依赖的功能磁共振成像（blood oxygenation level dependent magnetic resonace imaging，BOLD MRI）也开始应用于无创性急性排斥反应的诊断。急性排斥反应的病理穿刺提示间质和肾小管上皮细胞单核细胞浸润（小管炎），在较为严重的急性血管性排异中亦可见单核细胞在血管内皮细胞浸润（血管内膜炎），伴有间质水肿等。1991 年由肾脏病理学家、肾脏病学家和肾移植外科学家在加拿大的 Banff 城首次提出移植肾排斥反应的诊断标准（Banff 标准），为临床诊断、治疗、估计预后提供了重要依据，目前在国际上已被广泛接受，最新修订的是 Banff 2007 标准（见表 2 - 5 - 2）。临床上诊断急性排斥反应虽然不是很复杂，但是还需排除急性肾小管坏死、肾后性梗阻、肾动脉狭窄、肾静脉栓塞、环孢素中毒、多瘤病毒感染、移植肾肾盂肾炎等情况，尽早行移植肾活检有助于鉴别。

急性排异反应根据发生机制的不同，可分为淋巴细胞介导的急性细胞性排斥反应和抗体介导的急性体液性排斥反应。前者与 T 细胞的活化增殖有关，而后者主要为 B 细胞的作用。这两者在发生机制、病理表现、免疫检测和治疗方法上均存在较大差异。

1. 急性细胞性排斥反应（acute cellular rejection，ACR）

（1）免疫学机制：包括 T 细胞通过直接和间接途径，依赖于 T 细胞受体刺激双信号，同时在细胞因子和黏附分子的参与下进行活化与增殖。在 T 细胞介导的细胞免疫反应中，CD4$^+$T 细胞是主要的效应细胞。受者体内的 CD4$^+$T 细胞通过直接或间接途径（主要是直接识别途径）识别移植物抗原，同时，T 细胞表面的 CD28 分子和抗原递呈细胞表面的 B7 - 1 分子结合，构成 T 细胞激活的双信号，使 CD4$^+$T 细胞增殖分化为 Th1 和 Th2 细胞，浸润移植物局部，并释放炎性细胞因子，导致迟发型超敏反

表 2 - 5 - 2　Banff 2007 移植肾病理标准

正常的移植肾病理改变(无明确病变)

　　·抗体介导的改变

　　·受体体内存在供体特异性抗体,病理 C4d 阳性,有组织学改变

　　·C4d 阳性,但无活动性排斥反应的形态学依据

　　·C4d 阳性,体内存在供体特异性抗体,无急性或慢性 T 细胞介导的或者抗体介导的排斥反应

　　·不明确是否同时存在临界改变或者急性肾小管坏死

急性抗体介导的排斥反应

　　·C4d 阳性,体内存在供体特异性抗体,有急性组织损伤的形态学依据

　　Ⅰ型:急性肾小管坏死样改变伴轻度炎性细胞浸润

　　Ⅱ型:管周毛细血管或者肾小管毛细血管伴炎性细胞浸润和(或)血栓

　　Ⅲ型:动脉病变

慢性活动性抗体介导的排斥反应

　　C4d 阳性,体内存在供体特异性抗体,慢性组织损伤的形态学依据,如肾小球基底膜双轨,和(或)管周毛细

　　血管基底膜多层,和(或)间质纤维化或肾小管萎缩,和(或)动脉纤维性内膜增厚

临界改变:类似急性 T 细胞介导的排斥反应

　　无动脉内膜炎,但可见灶性肾小管炎伴少量间质性炎细胞浸润或间质性炎性细胞浸润伴轻度肾小管炎

T 细胞介导的排斥反应

　　1. 急性 T 细胞介导的排斥反应

　　　　Ⅰ A 级:肾间质明显细胞浸润(肾实质受累 >25%),灶性中度肾小管炎

　　　　Ⅰ B 级:肾间质明显细胞浸润(肾实质受累 >25%),灶性重度肾小管炎

　　　　Ⅱ A 级:轻、中度动脉内膜炎

　　　　Ⅱ B 级:重度动脉内膜炎,挤压管腔 >25%

　　　　Ⅲ级:透壁性动脉炎和(或)动脉纤维素样变性,中膜平滑肌细胞坏死,伴淋巴细胞浸润

　　2. 慢性活动性 T 细胞介导的排斥反应

　　　　·慢性移植物动脉病变(动脉内膜纤维化,纤维化区伴单核细胞浸润、新生内膜形成)

　　　　·间质纤维化和肾小管萎缩(无其他特异性病因依据)

　　　　·可见非特异性血管和肾小球硬化,由肾小管 - 间质改变来进行分类:

　　　　Ⅰ级:轻度间质纤维化和肾小管萎缩(<25% 肾皮质区)

　　　　Ⅱ级:中度间质纤维化和肾小管萎缩(26% ~50% 肾皮质区)

　　　　Ⅲ级:重度间质纤维化和肾小管萎缩或肾小管消失(>50% 肾皮质区)

其他类型

　　与急性和慢性排斥反应无关的改变

应性炎症,造成移植物组织损伤。急性排斥反应以 Th1 细胞为主。受者体内的 CD8$^+$ T 细胞也可识别移植物抗原,并在 Th1 细胞分泌的 IL - 2、IL - 12、IFN - γ 等细胞因子的辅助下,分化为效应细胞毒 T 细胞,一方面通过释放穿孔素和颗粒酶溶解移植物细胞,另一方面通过分泌趋化因子 IL - 8、IL - 10 等介导炎症发生。

(2)组织病理学改变:以间质水肿和局限性(主要在毛细血管和肾小管周围)炎症细胞浸润最为突出,可造成内皮细胞的变性和坏死。

(3)治疗

1)皮质类固醇冲击治疗:大剂量皮质类固醇冲击是治疗急性排斥反应首选和最常用的方法,一般应用甲泼尼龙 0.5 ~ 1.0g 静脉滴注,连用 3 天,可根据排斥反应的程度适当增减剂量,也可一次或分次注射。对于排斥反应较轻的患者也有使用较小剂量的冲击治疗,如甲泼尼松 120 ~ 250mg[2mg/(kg·d)],连续 3 ~ 5 天。也有文献报道大剂量和小剂量皮质类固醇冲击治疗效果无明显的差别。

2)抗体治疗:对皮质类固醇冲击治疗无效的急性排斥反应称为耐皮质类固醇的急性排斥反应,占急性排斥反应的 20% ~ 40%。对于激素治疗不敏感的急性细胞性排斥反应需要使用单克隆或多克隆抗体。目前常用的主要有抗人淋巴细胞免疫球蛋白(ALG)、抗人胸腺细胞免疫球蛋白(ATG)和抗CD3 单克隆抗体(OKT3)3 种。

a.ALG:抑制经抗原识别后的淋巴细胞激活过程,从而特异性地破坏淋巴细胞,其使淋巴细胞耗竭,其机制包括直接的淋巴细胞毒性、补体依赖性的细胞溶解、调理素作用等。一般应用剂量为 2.5 ~ 5mg/(kg·d),静脉滴注时间应 >6h,7 ~ 10 天为一疗程。为异种血清产品,具有强烈的抗原性,应用前应使用皮质类固醇和抗组胺类药物预防过敏反应。

b.ATG:是一种主要作用于 T 淋巴细胞的选择性免疫抑制剂,可识别排异反应时出现的绝大多数种类的 T 细胞表面的活性物质如 CD2、CD3、CD4、CD8、CD11a、CD25、HLA – DR 等,通过补体依赖的细胞溶解和 Fc 依赖的调理素作用使 T 细胞耗竭。治疗剂量为 1 ~ 1.5mg/(kg·d),静脉滴注时间亦不少于 4h,连用 7 ~ 10 天。应用前也应使用皮质类固醇和抗组胺类药物预防过敏反应。

c.OKT3:是一种针对人体 T 细胞表面 T3 抗原的鼠源性抗体,其通过作用于 T 细胞表面的 T3 抗原识别结构,不仅能清除 $CD3^+T$ 细胞,阻断 T 细胞识别抗原的功能,还能阻断已产生的杀伤性 T 细胞的功能和细胞介导的细胞毒性。治疗剂量为 5mg/d,连续 5 ~ 10 天为一个疗程。

对于反复发作的急性排斥反应,是否再次使用皮质类固醇冲击治疗,应根据情况而定。如果排斥程度较轻,或者是首次急性排斥数周后再次发生的急性排斥,可以考虑再次皮质类固醇冲击治疗。如果发生耐皮质类固醇的排斥反应,或在使用皮质类固醇治疗的同时肾功能急剧恶化,建议及早改用单克隆或多克隆抗体治疗。

2. 急性体液性排斥反应(acute humoral rejection,AHR)

(1)免疫学机制

1)同种异型抗体主要通过 4 条不同途径损伤移植物血管内皮细胞:①通过激活补体经典途径,形成膜攻击复合体;②通过可溶性补体片段募集炎症细胞产生炎症反应;③通过补体裂解片段与移植物内皮细胞表面受体作用激活吞噬细胞的吞噬作用;④通过抗体依赖的细胞介导的细胞毒作用。前 3 条途径均依赖补体,补体片段 C4d 在肾小管周围毛细血管上的沉积是非常有力的证据。目前,检测 C4d 的存在已经成为诊断急性体液性排斥的重要手段。

2)继发于血管内皮损伤的体液性排斥机制包括:血小板的活化和血栓形成;移植物血管内皮细胞和成纤维细胞增生;细胞性和(或)体液性应答引起的免疫细胞浸润。急性体液性排斥反应并不发生像超急性排斥反应那样的血栓形成,而是一个渐进性的移植物损伤—修复—损伤的过程。

(2)组织病理学改变:以急性或亚急性排异性血管炎为主,镜下可见血管内皮细胞水肿、增生肥大和空泡变性,内皮从基底膜分离坏死,肾小球基底膜破坏,微血栓形成并由小血管向大血管蔓延。免疫荧光还能发现受损血管壁上含有多种免疫球蛋白、补体和纤维蛋白沉积物。目前 AHR 的诊断标准主要参考 2013 年制定的 Banff 2013 修订版(见表 2 - 5 - 3)。

表 2 - 5 - 3 　肾移植抗体介导的排斥反应(AMR)的分类(Banff 2013 修订版)

急性或活动性 AMR:所有以下 3 个要素必须具备以做诊断

1. 急性组织损伤的组织学证据,包括下列 1 项或多项:
 · 微血管炎症[G > 0 和(或)PTC > 0]
 · 内膜或透壁性动脉炎(V > 0)
 · 急性血栓性微血管病,排除任何其他原因
 · 急性肾小管损伤,排除其他任何明显的原因

2. 目前或最近的抗体与血管内皮细胞相互作用的证据,包括至少以下 1 项:
 · 肾小管周围毛细血管中线性的 C4d 染色(C4d2 或 C4d3 通过冰冻切片的免疫,或通过石蜡切片免疫组化染色的 C4d > 0)
 · 至少中度的微血管炎症(G + PTC ≥ 2)
 · 内皮损伤的活检组织中基因转录表达增加

3. 供体特异性抗体(DSAs)(人类白细胞抗原或其他抗原)的血清学证据

慢性或活动性 ABMR:所有以下 3 个要素必须具备以做诊断

1. 慢性组织损伤的形态学证据,包括下列 1 项或多项:
 · 移植肾病(CG > 0),如果没有慢性血栓性微血管病的证据
 · 严重的肾小管周围毛细血管基底膜多层化(需要电子显微镜)
 · 新发动脉内膜纤维化,排除其他原因

2. 目前或最近的抗体与血管内皮细胞相互作用的证据,包括以下至少 1 项:
 · 肾小管周围毛细血管中线性的 C4d 染色(C4d2 或 C4d3 通过冰冻切片的免疫,或通过石蜡切片免疫组化染色的 C4d > 0)
 · 至少中度的微血管炎症(G + PTC ≥ 2)
 · 内皮损伤的活检组织中基因转录表达增加

3. 供体特异性抗体(DSAs)(人类白细胞抗原或其他抗原)的血清学证据

C4d 染色无排斥反应的证据,所有这 3 个要素必须具备以做诊断

1. 肾小管周围毛细血管中线性的 C4d 染色(C4d2 或 C4d3 通过冰冻切片的免疫,或通过石蜡切片免疫组化染色的 C4d > 0)

2. G = 0,PTC = 0,CG = 0(通过光镜和电子显微镜,如果有的话),V = 0;没有血栓性微血管病,没有肾小管周围毛细血管基底膜多层化,无急性肾小管损伤(在没有其他明显病因的情况下)

3. 无急性细胞介导的排斥反应(Banff 97 型 1A 或更高)或交界性改变

注:G—Banff 肾小球肾炎得分;PTC—肾小管周围毛细血管得分;V—Banff 动脉炎得分;CG—Banff 慢性肾小球得分。

(3)治疗:抑制和清除产生同种异型抗体的免疫细胞。B 细胞(更确切地说应为浆细胞)是最主要的分泌抗体的细胞,因此在治疗体液性排斥反应过程中,抑制或清除 B 细胞以阻止和减少同种异型抗体的产生非常重要。目前相关的治疗药物和方法有静脉注射免疫球蛋白、抗淋巴细胞抗体、血浆置换和免疫吸附。

1)静脉注射免疫球蛋白(intravenous immunoglobulin,IVIG):IVIG 能迅速降低肾移植受者外周血中同种异型抗体水平,其抑制体液性排斥反应的作用机制包括:①阻断巨噬细胞表面的 Fc 受体;②通过

IgG 与 C3b 和 C4b 结合,抑制补体介导的移植物血管内皮的损伤;③调节细胞因子及细胞因子拮抗剂的产生;④IVIG(即抗独特型抗体)可中和循环自身抗体;⑤选择性刺激某些表达抗原受体的 B 细胞克隆或 T 细胞,对免疫系统进行整体上的调节;⑥通过阻断 T 淋巴细胞受体与抗原递呈细胞的相互作用而抑制 T 淋巴细胞激活。IVIG 的治疗剂量为 $0.4 \sim 2g/(kg \cdot d)$ 较为合适,一般 7 天为一疗程,同时联合血浆置换或免疫吸附治疗。

2)抗淋巴细胞抗体:单克隆抗体通过结合淋巴细胞表面受体清除特定的淋巴细胞亚群和抑制淋巴细胞功能。利妥昔单抗是特异性靶向作用于 B 细胞表面 CD20 分子的单克隆抗体。近年来,越来越多的证据表明利妥昔单抗能明显延长发生了严重的、激素抵抗的体液性排斥反应的移植肾的功能。利妥昔单抗的标准剂量为 $375mg/m^2$,每周 1 次,共 4 次,静脉给药。

3)血浆置换(PE):PE 是将血浆中的异常成分去除分离,然后将细胞成分加入置换液共同输回体内,以清除体内致病物质(自身抗体、同种异型抗原、免疫复合物等),通过 PE 清除受者血液中同种异型抗体和其他血浆因子,是一种有效治疗体液性排斥反应的方法。血浆置换应每日或隔日 1 次,可结合 IVIG 同时应用,血浆置换至少 4 次,治疗效果评估应以供者特异性抗体降至控制水平以下和(或)血清肌酐与治疗前相比降低 20% ~ 30% 为标准。

4)免疫吸附(IA):是在血浆置换的基础上发展而来的,是通过免疫手段高度选择性地吸附某种物质的血浆置换方式。它是将抗原、抗体或某些具有特定物理化学亲和力的物质作为配基与载体结合,制成吸附柱,利用其特异性吸附性能,选择性或特异性地清除患者血中内源性致病因子,从而达到净化血液、缓解病情的目的。对肾移植受者而言,IA 是一种体外特异性清除受者外周血中免疫球蛋白的方法,最初用来预防和治疗 ABO 血型不相符或高致敏受者的体液性排斥反应,近年来则越来越多地应用于治疗和逆转抗 HLA 抗体引起的体液性排斥反应。

(四)慢性排斥反应

慢性排斥反应(chronic rejection,CR)一般发生在移植术后 3 个月以后。据报道慢性排斥反应以每年 3% ~5% 的速度增加,肾移植术后 10 年约有一半的患者发生慢性排斥反应,它是影响移植肾长期存活的主要因素。慢性排斥反应是由体液免疫和细胞免疫共同介导的慢性进行性免疫损伤,有时候也是急性排斥反应未有效逆转的后续反应。其病因包括免疫因素和非免疫因素,如供受体 HLA 匹配不佳、免疫抑制剂不足、供肾缺血再灌注损伤、急性排斥的程度和次数、病毒感染、高血压、高脂血症等。临床表现为蛋白尿、高血压、移植肾功能逐渐减退及贫血等;彩色多普勒超声检查可表现为移植肾体积变小,皮质回声增强,阻力指数增高。慢性排斥反应主要通过移植肾病理穿刺活检诊断,其病理表现为间质广泛纤维化,肾小管萎缩,肾小动脉内膜增厚、管腔狭窄、闭塞,肾间质可见淋巴细胞和浆细胞浸润,肾小球基底膜增厚硬化并逐渐透明样变最终至肾小球硬化。在诊断慢性排斥反应时,应排除急性排斥反应、免疫抑制剂毒性损伤、肾动脉狭窄、移植肾复发性或新发肾炎等情况。

根据发生机制不同慢性排斥反应又可分为慢性抗体介导的排斥反应和慢性 T 细胞介导的排斥反应。前者表现为慢性损伤的组织学证据(包括动脉内膜纤维性增厚、肾小球基底膜变厚分层、管周毛细血管分层、间质纤维化与肾小管萎缩),C4d 在管周毛细血管沉积,血清中抗 HLA 抗体或是其他抗供体的抗体阳性。后者则具有慢性损伤的同时在慢性损伤处有 T 细胞浸润,但没有明显的 C4d 在管周毛细血管沉积,血清中抗 HLA 抗体或是其他抗供体的抗体阴性。

目前对于慢性排斥反应无特别有效的治疗方法,处理原则为早期预防慢性排斥反应的发生及保护残存肾功能。在预防方面,应尽量减少肾脏缺血时间、减少 HLA 错配,减少边缘供肾的利用,避免免疫抑制剂中毒发生,积极预防巨细胞病毒感染等。在减慢肾功能损害的进展速度方面,应积极对症处理高血压、高脂血症及蛋白尿,使用 ACEI 或 ARB 制剂、他汀类药物、冬虫夏草制剂等。此外可以根据移植肾的病理情况,如果免疫活动明显的,可适当增加免疫抑制剂,转换为霉酚酸酯治疗和优化其剂量;如无明显的蛋白尿,还可以考虑引入 mTOR 抑制剂(西罗莫司)治疗;而对于 C4d 阳性诊断抗体介导的慢性排斥反应,可考虑强化免疫抑制治疗,包括血浆置换、免疫吸附和使用丙种球蛋白。

(五)特殊类型的排斥反应

特殊类型的排斥反应如亚临床排斥反应(subclinical rejection,SCR),是指移植肾肾功能稳定,没有临床症状的受者接受移植肾活检(如计划性或程序性活检),病理上表现为肾小管间质大量炎细胞浸润、小管炎或血管炎等符合排斥病理诊断标准的排斥反应。资料显示,10%～30% 程序性活检可出现亚临床排斥反应。一般认为亚临床反应主要与免疫抑制不足有关,供受体 HLA 匹配程度、循环中预存抗体、二次移植、移植肾缺血时间均是其发生的危险因素。亚临床排斥反应最大的危害是隐匿性转变为慢性排斥反应或转变为急性排斥反应,从而引起肾功能下降,肾小管和间质纤维化,并最终影响移植肾长期存活。

【参考文献】

[1] ALPAY N,OZKOK A,CALISKAN Y,et al. Influence of conversion from calcineurin inhibitors to everolimus on fibrosis,inflammation,tubular damage and vascular function in renal transplant patients [J]. Clini Exp Nephrol,2014,18(6):961 – 867.

[2] DE KORT H,WILLICOMBE M,BROOKES P,et al. Microcirculation inflammation associates with outcome in renal transplant patients with de novo donor – specific antibodies [J]. Am J Transplant,2013,13(2):485 – 492.

[3] LI X,ZHUANG S. Recent advances in renal interstitial fibrosis and tubular atrophy after kidney transplantation[J]. Fibrogenesis tissue repair,2014,7(15):1 – 11.

[4] MENG X M,NIKOLIC – PATERSON D J,LAN H Y. Inflammatory processes in renal fibrosis [J]. Nature reviews nephrology,2014,10(9):493 – 503.

[5] GUAN Q,LI S,GAO S,et al. Reduction of chronic rejection of renal allografts by anti – transforming growth factor – beta antibody therapy in a rat model[J]. Am J Physiol Renal physiol,2013,305(2):F199 – F207.

[6] HAAS M, SIS B, RACUSEN L C,et al. Banff 2013 meeting report:inclusion of C4d – negative antibody – mediated rejection and antibody – associated arterial lesions[J]. Am J Transplant,2014,4(2):272 – 283.

[7] MENGEL M,CHAN S,CLIMENHAGA J,et al. Banff initiative for quality assurance in transplantation (BIFQUIT):reproducibility of C4d immunohistochemistry in kidney allografts[J]. Am J Transplant,2013,13(5):1235 – 1245.

[8] KUYPERS D R. Management of polyomavirus – associated nephropathy in renal transplant recipients[J]. Nat Rev Nephrol,2012,8(7):390 – 402.

[9] KRISL J C,TABER D J,PILCH N,et al. Leflunomide efficacy and pharmacodynamics for the treatment of BK viral infection[J]. Clin J Am Soc Nephrol,2012,7(6):1003 – 1009.

[10] HUANG H F,WU J Y,SHOU Z F,et al. Clinical study of single – dose of recombinant humanized anti – CD3 monoclonal antibody injection in kidney transplant recipients[J]. Zhonghua yi xue za zhi,2011,91(8):516 – 519.

[11] VAN DEN HOOGEN M W,HOITSMA A J,HILBRANDS L B,et al. Anti – T – cell antibodies for the treatment of acute rejection after renal transplantation[J]. Expert Opin Biol Ther,2012,12(8):1031 – 1042.

[12] MORGAN R D,OCALLAGHAN J M,KNIGHT S R,et al. Alemtuzumab induction therapy in kidney transplantation: a systematic review and meta – analysis[J]. Transplantation,2012,93(12):1179 – 1188.

[13] SIGDEL T K,LI L,TRAN T Q,et al. Non – HLA antibodies to immunogenic epitopes predict the evolution of chronic renal allograft injury[J]. J Am Soc Nephrol,2012,23(4):750 – 763.

[14] KANEKU H. Annual literature review of donor – specific HLA antibodies after organ transplantation[J]. Clin Transpl,2011:311 – 318.

[15] 张洪宪,赵磊,马潞林.同种异体肾移植受者围手术期管理[J].中华临床医师杂志(电子版),2013,7(1):8 – 10.

[16] 申玲.肾移植受者围手术期疼痛护理管理模式的构建和临床实证研究[D].福建医科大学,2014:1 – 112.

[17] 赵纪强,陈立中,刘洲,等.肾移植受者围手术期医院感染发生及危险因素分析[J].中华移植杂志(电子版),2013,7(2):76 – 82.

[18] 陈莉萍,张晓琳,钱叶勇,等.老年肾移植受者的临床分析与管理[J].中华器官移植杂志,2014,35(2):82 – 85.

[19] 范连慧,刘龙,何龙,等.肾移植围手术期醛固酮的变化与肾功能的关系研究[J].器官移植,2016,7(2):128 – 131.

[20] 胡宁宁.他克莫司对肾移植受者及肾病患者免疫指标的影响及其全血稳态谷浓度范围的优化[D].河北医科大学,2016:1 – 73.

[21] 杨华,李新长,龙成美,等.丙型肝炎病毒阳性患者肾移植术后临床分析(附9例报告)[J].临床泌尿外科杂志,2016(10).

[22] 马艳春,翟秀宇,李红芹.影响肾移植术后移植肾失功的因素[J].中国老年学杂志,2016,36(18):4568 – 4569.

[23] 薛记莲,马井生,邹贵勉,等.肾移植后高同型半胱氨酸血症的发生率及其与心脑血管疾病风险因素的关系[J].国际移植与血液净化杂志,2016,14(3):21 – 24.

[24] 卢峡,朱兰,明长生,等.肾移植后早期抗体介导排斥反应的临床特点与治疗四例报道[J].中华器官移植杂志,2016,37(4):216 – 219.

[25] 郭姣,段学峰,冯红霞,等.肾移植受者健康促进生活方式的调查研究[J].中华器官移植杂志,2015,36(8):469 – 473.

[26] 王显丁,邱阳,宋涂润,等.ABO血型不相容亲属活体肾移植的个体化预处理[J].中华器官移植杂志,2015,36(8):449 – 452.

[27] 熊烈,丁寿宁,杨铁,等.肾移植受者术后焦虑抑郁情况及其对生存质量的影响[J].湖南师范大学学报(医学版),2015,(3):101 – 103.

[28] 王劭亮,徐友明,王书龙,等.肾移植术后自身肾癌的诊治策略分析[J].中华泌尿外科杂志,2014,35(1):28 – 31.

[29] 房爱芳.不同免疫抑制方案对肾移植受者免疫状态的影响[D].华中科技大学,2014:1 – 48.

第三篇

非肾脏疾病的血液净化治疗

第一章　全身疾病

第一节　多器官功能障碍综合征

多器官功能障碍综合征(multiple organ dysfunction syndrome,MODS)是指机体受到休克、创伤、感染、烧伤等严重打击后,短时间内同时或相继发生2个或2个以上器官或系统功能障碍或衰竭,不能维持自身的生理功能,从而影响机体内环境稳定的临床综合征。全身炎症反应综合征(systemic inflammatory response syndrome,SIRS)是发生 MODS 的基础,使用血液净化去除体内过多的炎症介质,对于MODS 患者有一定的临床疗效。

【病因与发病机制】

引起 MODS 的病因往往是多因素、综合性的,常见的病因有机体严重创伤、烧伤和大手术后、低血容量休克、脓毒症及严重感染等。MODS 的发病机制非常复杂,涉及神经、体液、内分泌和免疫等诸多方面。目前尚不清楚 MODS 的确切发病机制,但在炎性失控假说、感染与内毒素假说、缺血再灌注损伤假说、胃肠道假说等多种理论中,现在主流看法是失控的 SIRS 很可能在 MODS 的发生中起主要作用。该学说认为,机体在受到严重打击时,炎症介质在局部组织释放增多并进入血液循环,且诱导炎症细胞大量激活,可导致一种难以控制的全身瀑布式炎症反应,造成组织大面积严重损伤。有证据表明,MODS 患者在出现明显的器官功能障碍之前,多表现为较强烈的全身性炎症反应失控。

【分期和临床表现】

MODS 的分期和临床表现见表3-1-1。

表3-1-1　MODS 的分期和临床表现

脏器系统	1期	2期	3期	4期
一般情况	正常或轻度烦躁	急性病态,烦躁	一般情况差	濒死感
循环系统	需补充血容量	容量依赖性,高血流动力	休克,心搏出量下降,水肿	依赖血管活性药物维持血压,水肿
呼吸系统	轻度呼吸性碱中毒	呼吸急促,呼吸性碱中毒,低氧血症	ARDS,严重低氧血症	呼吸性酸中毒,气压伤,高碳酸血症
肾脏	少尿,利尿剂有效	肌酐清除率降低,轻度氮质血症	氮质血症,有血液透析指征	少尿,透析时循环不稳定
胃肠道	胃肠道胀气	不能耐受食物	应激性溃疡	腹泻,缺血性肠炎
肝脏	正常或轻度胆汁淤积	高胆红素血症,PT延长	临床黄疸	转氨酶升高,重度黄疸
代谢	高血糖,胰岛素需求增加	高分解代谢	代谢性酸中毒,血糖升高	骨骼肌萎缩,乳酸酸中毒

续表

脏器系统	1 期	2 期	3 期	4 期
中枢神经系统	意识模糊	嗜睡	昏迷	昏迷
血液系统	正常或轻度异常	血小板减少,白细胞增多或减少	凝血功能异常	不能纠正的凝血功能障碍

【临床监测】

1. **循环** 监测心率(律)、血压、中心静脉压,必要时需放置 Swan - Ganz 导管、PICCO(脉波轮廓温度稀释连续心排量技术)检测系统等,监测肺动脉楔压(PAWP)/肺毛细血管楔压(PCWP)、肺内压(PA)、每分心排血量(CO)和心排血指数(CI)及其他血流动力学指数。

2. **呼吸** 监测呼吸频率(次/min)及幅度、动脉血气分析。应用机械通气者监测潮气量(TV)、吸呼时间比 (I/E)、呼气末正压通气(PEEP)、吸入氧浓度(FiO_2)、气道峰压等。

3. **胃肠** 胃肠减压者监测胃液的外观颜色、量、pH、隐血,必要时细菌培养;腹部监测腹胀情况、肠鸣音、压痛及触痛;腹部引流者监测引流液的颜色、量、病原学培养及药敏、常规及生化;粪便监测常规、隐血、培养(细菌和真菌)。

4. **肾脏** 监测肾功能(肌酐、尿素氮)、尿量(24h)、尿常规。

5. **肝脏** 监测肝功能(胆红素、总蛋白、白蛋白/球蛋白、转氨酶)、免疫指标、碱性磷酸酶(AKP)、血清甲胎蛋白(AFP)、乳酸脱氢酶(LDH)、谷氨酰转肽酶(GT)、"尿三胆"(尿胆红素、尿胆原及尿胆素)等。

6. **血液** 监测血常规、凝血机制[怀疑 DIC 者查纤维蛋白原(FIB)、3P、D - 二聚体]、骨髓象及细菌培养。

7. **神经系统** 监测神志(意识状态)、瞳孔(大小、形态、光反射)、各种生理及病理反射。有条件者监测颅内压、脑电图。

8. **精神系统** 监测内容包括:

(1)觉醒障碍。

(2)嗜睡、昏睡、浅昏迷、深昏迷、醒状昏迷。

(3)意识内容障碍。包括:

1)意识混浊:表现为注意力涣散,感觉迟钝,对刺激反应不及时、不确切,定向不全。

2)精神错乱:严重的混浊状态,并有思维错杂、反应混乱、胡言乱语、兴奋躁动。

3)谵妄状态:除了精神错乱外,伴有大量错觉、幻觉,具有鲜明生动的内容,常为恐怖性质。

9. **代谢** 监测血电解质(K^+、Na^+、Cl^-、Ca^{2+}、Mg^{2+}、P^{2+})、微量元素(Cu、Fe、Zn、Mg、Ca、Se)及血糖。必要时监测血胰岛素水平、三碘甲腺原氨酸(T_3)、四碘甲腺原氨酸(T_4)、促甲状腺激素(TSH)等。

【诊断标准】

到目前为止,MODS 的诊断标准、病情严重度评估尚无统一标准。Knaus 及 Marshall 的诊断标准见表 3 - 1 - 2 及表 3 - 1 - 3。

【治疗】

目前对于 MODS 尚无特异性治疗手段,主要是对症和支持治疗。

表 3-1-2 Knaus 的 MODS 诊断标准(1985 年)

器官系统	标准(存在下列每一类 1 项以上)
心血管	心率≤54 次/min
	平均动脉压≤49mmHg
心血管	室性心动过速和(或)室颤
	血 pH 值≤7.24,动脉二氧化碳分压(PaCO$_2$)≤49mmHg
呼吸	呼吸频率≥49 次/min,或≤5 次/min
	PaCO$_2$≥50mmHg
	动脉血-肺泡气二氧化碳分压差(AaDO$_2$)≥350mmHg,AaDO$_2$=713FiO$_2$-PaO$_2$
	在器官衰竭的第 4 天依赖呼吸机
肾	尿量≤479mL/24h 或≤159mL/8h
	血清尿素氮(BUN)≥35.7mmol/L
	血肌酐(SCr)≥309μmol/L
血液	白细胞(WBC)≤10×10^9/L
	血小板(PLT)≤20×10^9/L
	血细胞比容(HCT)≤0.20
神经	Glasgow 昏迷计分(GCS)≤6 分(不用任何镇静剂的评分)
肝	丙氨酸转氨酶(ALT)、天门冬氨酸转氨酶(AST)≥正常 2 倍
	胆红素≥102μmol/L
胃肠	应激溃疡
	消化道出血
	胃肠麻痹
代谢	血糖≥20mmol/L
	高乳酸症
	酸碱失衡

表 3-1-3 Marshall 的 MODS 诊断标准(1995 年)

脏器系统	0 分	1 分	2 分	3 分	4 分
呼吸系统(PaO$_2$/FiO$_2$,mmHg)	>300	226~300	151~225	76~150	≤75
肾脏(SCr,μmol/L)	≤100	101~200	201~350	351~500	>500
肝脏(血清胆红素,μmol/L)	≤20	21~60	61~120	121~240	>240
心血管(PAR,次/min)	≤10.0	10.1~15.0	15.1~20.0	20.1~30.0	>30.0
血液(PLT,10^9/L)	>120	81~120	51~80	21~50	≤20
中枢神经系统(GCS,分)	15	13~14	10~12	7~9	≤6

注:① PAR(压力调整后心率)=心率×右心房压(或中心静脉压)/平均动脉压;②计算 PaO$_2$/FiO$_2$ 不考虑是否使用机械通气及机械通气的方式,也不考虑是否应用 PEEP 及其大小;③计算血肌酐时,不考虑是否接受透析治疗;④GCS 对于接受镇静剂或肌松剂的患者,可假定其神经功能正常,除非有意识障碍的证据。

1. **治疗原发病** 积极治疗原发疾病,避免和消除诱发因素是防治 MODS 的关键。

2. **积极控制感染** 彻底清创,应用高效、广谱抗生素,应选用抗革兰阴性杆菌为主的广谱抗菌药,注意防治真菌。加强人工管道的管理。

3. **器官功能支持与保护**

(1)呼吸支持:①呼吸机辅助。呼吸机应尽早使用,PEEP 是较理想模式,但需注意对心脏、血管、淋巴系统的影响,压力宜渐升缓降,一般不宜超过 15cmH$_2$O。潮气量宜小,防止气压伤和肺部细菌及其他病原体向血液扩散。②吸氧浓度不宜超过 60%,否则可发生氧中毒和肺损害。③加强气道湿化和肺泡灌洗,是清除呼吸道分泌物、防治肺部感染、保护支气管纤毛运动的一项重要措施。④避免使用呼吸兴奋药,可合理应用激素、利尿剂、支气管解痉药和血管扩张剂,糖皮质激素使用方法宜大剂量、短疗程,气道内给地塞米松有利于提高 PaO$_2$ 水平,对 ALI、ARDS 治疗有好处。

(2)循环支持:①保证充足的氧输送。一是增加心排血量,维持有效血容量;二是增加动脉血氧合;三是增加血红蛋白浓度(>100g/L)和血细胞比容(>0.30)。②纠正低血压性休克,维持正常灌注。可使用多巴胺和(或)多巴酚丁胺。③改善微循环。④抗心律失常。⑤加强心肌收缩力。

(3)肾功能支持:①维持适当的血容量和血压,避免或减少应用血管收缩药;②解除肾血管痉挛,维持适量尿量(25~40mL/h);③维持水、电解质和酸碱平衡;④进行肾功能监测,包括肾血流、尿素氮、肌酐等;⑤避免应用肾毒性药物;⑥肾衰竭常规治疗无效时考虑血液净化治疗。

(4)肝功能支持:①补充适当热量、蛋白质及能量物质,纠正低蛋白血症;②人工肝治疗、肝移植等。

(5)DIC 防治:一旦血小板进行性下降,有出血倾向,应尽早使用肝素,因 MODS 各器官损害呈序贯性而 DIC 出现高凝期和纤溶期可叠加或混合并存,故肝素不仅用于高凝期,而且亦可在纤溶期使用,但剂量宜小,给药方法采用输液泵控制静脉持续滴注,避免血中肝素浓度波动。补充血小板悬液、新鲜全血或血浆、冷沉淀、凝血酶原复合物和各种凝血因子等及应用活血化瘀中药均有较好疗效。

(6)营养支持:MODS 患者常存在高代谢状态和严重营养不良,采用营养支持可有效补充蛋白质及能量,增加机体免疫和抗感染能力,保护器官功能和创伤组织修复需要。建议每日总热量不超过 105kJ/kg;碳水化合物每日不超过 5g/kg,否则有增加脂肪肝或二氧化碳产物的危险;脂肪每日不超过 1.0g/kg,以免引起低氧血症、菌血症和免疫功能降低等问题;对于蛋白质,由于危重症患者丢失巨大,每日补充应在 1.5~2.0g/kg,且宜选用富含支链氨基酸的蛋白质。

(7)胃肠道支持:①尽量肠内营养,通过对胃肠黏膜的刺激,刺激胰酶及胃肠激素的分泌,维护肠黏膜正常的结构与屏障功能。②保护肠黏膜屏障,改善胃肠黏膜低灌流状态,清除氧自由基。临床用小剂量多巴胺和前列环素改善肠黏膜灌流,可减轻肠黏膜损伤,是保护肠屏障功能的基础措施。氧自由基清除剂如大剂量糖皮质激素、维生素 C 等可缓解氧自由基损伤。③应用双歧杆菌或乳酸杆菌,巩固肠道生物屏障,恢复肠道菌群生态平衡。④抑酸、促胃肠动力等。

(8)脑细胞保护:脱水、降温(亚低温、>33℃)、高压氧等。

4. **抑制全身炎症反应**

(1)糖皮质激素:治疗 MODS 时糖皮质激素尽量不用,或小剂量使用,既可抑制 SIRS,又不会完全抑制免疫系统功能。但当病情危急、休克、ARDS 严重缺氧等状态下,需使用大剂量短疗程冲击疗法。

(2)非类固醇抗炎药:布洛芬、吲哚美辛等可抑制 TXA2 产生,且不抑制免疫功能,可提高 MODS 患者的生存率。

5. 血液净化 应用血液净化技术去除循环中的炎症介质始于 20 世纪 90 年代,通过动物实验发现包括 TNF、IL-1、IL-6、IL-8 等炎症介质的内毒素可被明显吸附,使之不能进入患者体内循环系统而开始逐渐用于临床。CRRT 作为一种体外清除炎症介质和细胞因子的治疗方法,已广泛应用于 ICU 中 MODS 患者的救治。

(1)适应证:主要适用于发病早期(3 天以内)的 MODS 患者。

(2)原理:炎症介质在 MODS 中占有重要地位,使用血液净化方法清除炎症介质,阻断 SIRS 的发展,是逆转 MODS 的有效手段。CRRT 作为连续性肾脏替代疗法,与传统的血液透析相比,更适宜于危重的多器官功能障碍患者,尤其是使用呼吸机或因手术、外伤不能搬动的患者,以及血流动力学不够稳定的患者。

(3)治疗方案:①常规治疗。原发病的处理及器官功能支持与保护。②CRRT 治疗。可采用床旁血滤机连续超滤。具体治疗方案根据患者病情而调整。根据患者全天治疗量、生理需要量及治疗要求脱水量而设定超滤量,根据患者临床出血情况及管路凝血情况调整肝素剂量抗凝。

(4)疗效:①与传统的治疗措施相比,血液净化在治疗 SIRS/MODS 早期的过程中能有效清除血液中的炎症介质(TNF-α、IL-6 等),降低白细胞计数,缩短住院时间,且具有更稳定的血流动力学,但是两种治疗措施的死亡率不具显著差异。②在常规治疗的基础上,MODS 早期行 CRRT 治疗更能有效调节抗炎/致炎因子的比值,并使 APACHE Ⅱ 评分明显优于晚期行 CRRT 治疗组,还可有效减少脏器功能障碍数目,且早期组机械通气时间明显低于晚期组。③早期行 CRRT 治疗与晚期行 CRRT 治疗的选择。MODS 在给予原发病的处理及器官功能支持与保护的基础上,早期给予 CRRT 治疗与晚期给予 CRRT 治疗相比,能明显降低 APACHE Ⅱ 评分,有效减少脏器功能障碍数目,明显减少机械通气时间。肾功能恢复率及病死率早期组均低于晚期组,但都无明显统计学差异。循环证据支持在常规治疗的基础上,在 MODS 发生早期行 CRRT 治疗。

【小结】

MODS 是机体受到休克、创伤、感染、烧伤等严重打击后,短时间内同时或相继发生 2 个或 2 个以上器官或系统功能障碍或衰竭,不能维持自身的生理功能,从而影响机体内环境稳定的临床综合征。对于 MODS 的治疗,除对症支持治疗外,早期进行 CRRT 能最大效率地清除炎症介质,有效阻断疾病进展;晚期进行 CRRT 既延长治疗时间,耗费人力、财力,也不能取得理想的疗效。调节抗炎/致炎因子的比值是 CRRT 调节免疫状态的关键。

第二节　全身急性炎症反应综合征及脓毒症

全身炎症反应综合征(systemic inflammatory response syndrome,SIRS)是由多种不良刺激,如感染、创伤、烧伤、胰腺炎等所引起的一系列复杂病理生理反应,至少具有下列中的 2 项:①体温 >38℃ 或 <36℃;②心率 >90 次/min;③呼吸频率 >20 次/min 或动脉血二氧化碳分压($PaCO_2$) <32mmHg;④外周血白细胞计数 $>12.0 \times 10^9$/L 或 $<4.0 \times 10^9$/L,或未成熟(杆状核)中性粒细胞比例 >0.10。

脓毒症是指由感染引起的 SIRS,若合并由脓毒症引起的器官血流灌注不足或功能障碍,称为严重脓毒症;合并由脓毒症引起的、容量复苏不能纠正的低血压,则为感染性休克,或称脓毒性休克。

【病因与发病机制】

在 SIRS 中,氧化还原系统的失衡降低了体内的谷胱甘肽、硫氧还蛋白、硒等抗氧化物的水平,使机体处于氧化应激状态,继而加剧 SIRS。线粒体电子转运体功能亦出现紊乱,使线粒体内活性氧产物蓄积,细胞和器官因缺乏 ATP 而出现功能障碍。补体系统也参与了 SIRS 的病理生理过程,如 C5a 和受体(C5aR、C5L2)结合后诱发一系列级联反应,如固有免疫系统的抑制、细胞因子的不恰当释放等。越来越多的研究还显示交感神经和副交感神经系统兴奋性的变化也参与了 SIRS。

过去普遍认为,脓毒症 AKI 源自脓毒症休克引起的肾前性灌注不足,但也有研究发现在肾脏灌注正常甚至增多的情况下脓毒症 AKI 仍然出现。学者观察到脓毒症 AKI 病程中多种细胞因子的表达均有不同程度的上调,如血浆和肾脏组织中 TNF-α 水平的倍增。注射 TNF-α 能显著加重脓毒症 AKI 的病情,而使用抗体中和 TNF-α 可有效预防脂多糖诱发的 AKI。在脓毒症 AKI 患者肾活检标本中,研究者发现了肾小管上皮细胞凋亡,提示凋亡可能是脓毒症 AKI 的发病机制。

【临床表现及诊断】

SIRS 的表现,指具有 2 项或 2 项以上的下述临床表现:①体温 >38℃ 或 <36℃;②心率 >90 次/min;③呼吸频率 >20 次/min 或 $PaCO_2$ <32mmHg;④外周血白细胞 $>12 \times 10^9/L$ 或 $<4 \times 10^9/L$,或未成熟中性粒细胞比例 >0.10。

脓毒症患者一般都会有 SIRS 的 1 种或多种表现,主要包括 3 类:①原发感染灶的症状和体征;②SIRS 的表现;③脓毒症进展后出现的休克及进行性 MODS 表现。

【辅助检查】

1. 炎症指标　提供机体处于炎症状态的证据:血常规(白细胞计数、各分类比例)、降钙素原(PCT)、C 反应蛋白(CRP)、血沉(ESR)、白介素-6(IL-6)、体液生化及常规。

2. 病原学检查　是诊断感染的金标准,并提供药物敏感性依据,包括血培养、痰涂片、痰培养、体液(胸水、腹水、脑脊液、尿液、分泌物)培养等。

3. 影像学检查　是提供疾病诊断的辅助依据,并反映病情变化及治疗效果,包括 X 线片、CT、B 超、MRI 等。

【治疗】

SIRS 及脓毒症治疗的基本原则包括维持稳态和控制感染。维持稳态通常涵盖机械通气、容量控制、稳定血流动力学等几个方面;而控制感染有赖于抗菌药物的及时介入,以及尽早分离和确定病原菌及耐药谱。实际上,SIRS 及脓毒症的治疗是一系列综合干预措施,并不能截然分开。

1. 机械通气　充足的氧合是维持脓毒症患者生命的基本前提。积极给予机械通气不仅能满足机体代谢的需要,还可以减少呼吸肌做功,进一步降低氧耗。机械通气的指征为吸氧不能改善的呼吸急促、呼吸肌衰竭、神志异常、严重的低氧血症等。在不能确定是否需要机械通气的情况下,应该采取宁早勿晚的原则积极干预,以规避患者缺氧的风险。机械通气的治疗模式多种多样,基本目标是将血氧饱和度维持在 90%(氧分压 60mmHg)以上。呼吸末正压通气(PEEP)能增加气道平均压力、减少需氧浓度,是脓毒症患者常用的通气模式。高压力 PEEP 有引起气道损伤、扰乱血流动力学的风险,但有研究支持可在必要时短期使用较高的呼吸末正压通气。合并急性呼吸窘迫综合征(ARDS)的患者采取俯卧位可以改善氧合、降低二氧化碳分压,但有研究发现该体位并不能增加患者远期生存率。其他机械通气的治疗手段还有吸入一氧化氮、吸入肺泡表面活性剂、雾化治疗等,但其治疗效果尚待验证。

2. 容量控制 体液容量的有效管理是脓毒症休克复苏的关键环节。与心力衰竭造成的休克不同,脓毒症休克是由微循环障碍引起,而心排血量却可能增加。由于局部微循环不便评估,我们对脓毒症休克患者补液是否充足较难判断。有学者提出使用血乳酸水平、混合静脉氧饱和度、胃黏膜内 pH 值等指标,但没有一项指标能较好地反映容量复苏的充分性。目前最好的评估方法仍然是建立在临床指标(平均动脉压、小便量、皮肤颜色、意识状态等)和实验室指标(乳酸水平等)基础上的综合判断。一项比较人血白蛋白和生理盐水的随机对照实验认为两者治疗 AKI 的扩容效果和疾病转归并无明显差异。羟乙基淀粉溶液是另一种常用扩容胶体液,相对白蛋白价格更便宜,但对于 AKI 的作用存在争议,荟萃分析认为羟乙基淀粉会增加脓毒症患者并发 AKI 的风险及病死率。因此 KDIGO - AKI 指南推荐在不存在失血性休克的情况下,使用等张晶体液进行 AKI 的扩容治疗,而对于脓毒症 AKI 患者更应谨慎使用羟乙基淀粉扩容。临床上,我们还可以通过补液实验来判断容量复苏的水平,即在短时间内快速输入一定量的液体(250mL 或 500mL),同步检测平均动脉压、静脉压和肺动脉楔压的变化,据此决定是否继续补液。既往有研究认为输血会增加脓毒症休克患者的死亡率,但最近的一项观察性研究则发现输血后患者死亡率并不上升,可能与近年来成分输血技术的进步(如输入去白细胞红细胞悬液)有关。

3. 稳定血流动力学 单纯补液常不足以维持组织灌注,此时需要同时使用血管活性药物。各种血管活性药物孰优孰劣目前存在争议。多巴胺能同时激活 α、β 肾上腺素能受体和多巴胺受体,选择性增加内脏血流,被视作升压的一线用药。但一项大型随机对照实验认为低剂量多巴胺并不能保护肾功能,因此最新的 KDIGO - AKI 指南不推荐应用多巴胺治疗急性肾损伤。去甲肾上腺素主要作用于 α 肾上腺素能受体,有强烈的缩血管和升压效果,但存在影响外周灌注的风险,常需与多巴酚丁胺联用。有研究指出去甲肾上腺素治疗脓毒症休克优于多巴胺,但尚无循证医学的支持,因此指南把多巴胺和去甲肾上腺素都列为脓毒症休克的推荐用药。肾上腺素则由于容易诱发内脏缺血而较少应用。脓毒症休克患者循环中血管升压素的水平通常偏低,动物实验显示小剂量使用血管升压素(0.01 ~ 0.04U/min)可提高动脉压,并减少其他升压药物的用量,但目前还没有临床研究的报告。其他药物治疗手段包括激素、TNF - α 抑制剂等,使用指征、禁忌和临床效果仍有待评价。

4. 肾脏替代治疗

(1)连续性静脉 - 静脉血液滤过/透析滤过(continuous venovenous hemofiltration/continuous venovenous hemodiafiltration,CVVH/CVVHDF):CVVH 在脓毒症治疗中应用较多,但其最佳治疗剂量仍在探索中。基于此 Ronco 等首次提出提高 CRRT 剂量有助于改善脓毒症患者的预后。Payen D. 等于 2009 年亦证实早期常规剂量 CVVH[25mL/(kg·h),持续96h]并不能降低脓毒症患者 14 天死亡率,亦不能有效清除血浆炎症介质。CVVHDF 模式将对流清除中大分子和弥散清除小分子结合起来,但目前其治疗剂量同样尚无定论。2006 年 Saudan 等证实了在 CVVH 基础上增加一定的透析剂量可以改善 AKI 患者(脓毒症患者约占 60%)的预后。多中心的 ATN 研究(2008 年)纳入了 1 124 名 AKI 患者,随机分配至高强度治疗组[CVVHDF 35mL/(kg·h)联合间歇血液透析(IHD)或长时低效血液透析(SLED),6 次/周]和低强度治疗组[CVVHDF 20mL/(kg·h)联合 IHD/SLED,3 次/周],两组均按照血流动力学稳定时行 IHD/SLED、不稳定时行 CRRT 的原则进行。结果显示:两组 60 天生存率无差异(高强度组 53.6% vs 低强度组 51.5%,P =0.47),而两组中脓毒症患者均占 50% 以上。在随后(2009 年)的 RE-NAL 研究中,1 464 名 AKI 患者被随机分配至高剂量 CVVHDF 组[40mL/(kg·h)]和低剂量 CVVHDF

组[25mL/(kg·h)],两组28天与90天死亡率无差异(均为44.7%,*P*=0.99),两组中脓毒症患者约占50%,高剂量CVVH并不能提高脓毒症患者生存率(46.8% vs 51.2%,*OR*=0.84,95% *CI* 0.62~1.12)。IVOIRE研究则比较标准剂量[35mL/(kg·h)]与大剂量[70mL/(kg·h)]治疗感染性休克合并AKI的疗效,结果认为大剂量方案无助于改善28天生存率及器官功能。

(2)脉冲式高容量血液滤过(pulse high volume hemofiltration,PHVHF):高容量血液滤过(high volume hemofiltration,HVHF)主要通过提高超滤率[至少45mL/(kg·h),一般50~60mL/(kg·h),超大剂量80mL/(kg·h)]来增加溶质的清除,HVHF可改善难治性脓毒症休克和重症脓毒症患者的病情严重程度,改善MODS患者的存活率,还可改善心肌线粒体功能。但是HVHF要求高血流量和严密的超滤量控制,且置换液消耗量大、治疗费用昂贵,PHVHF模式的出现弥补了这些不足,更能维持脓毒症患者血流动力学的稳定(目标平均动脉压值>70mmHg),减少血管活性药物的使用。有研究发现采用每天CVVH[35mL/(kg·h),16~18h/d]加用PHVHF[85mL/(kg·h),6~8h/d]的方案治疗15名严重脓毒症患者,平均PHVHF治疗次数为3~4次/人。结果28天死亡率为46.7%,较按SPACHE Ⅱ和SAPS评分预期的死亡率(72%、68%)明显降低。采用PHVHF治疗期间及治疗后患者收缩压明显上升并能维持≥130mmHg,去甲肾上腺素用量显著减少,证实PHVHF是一种疗效确切且成本效益比较高的治疗模式。

(3)持续缓慢低效血液透析(sustained low-efficiency dialysis,SLED):SLED是将传统IHD与CRRT"杂合",形成一种介于二者之间的新型持续性血液净化模式,容易维护、花费少,可有效清除危重症患者的低分子小溶质,提供好的血流动力学耐受。

(4)高截止血液滤过(high cut-off hemofiltration,HCOHF):HCOHF采用大孔径的滤过膜以增强对流效应,可以滤过分子量在15~60kDa的大分子,能有效清除IL-6、IL-8、IL-10、TNF-α、高迁移率族蛋白B1(HMGB1)等炎症介质,同时在恢复免疫细胞功能、改善循环、减少白蛋白丢失等方面优于现有的其他CRRT模式。

(5)高吸附血液滤过(high adsorption hemofiltration,HAHF):HAHF通过加快血滤器的更换频率来增加炎症介质吸附,从而有效地减少血管活性药物的使用。也可使用专门的血液吸附柱串联在滤器后,使血液中相应颗粒大小的分子嵌顿在蜂窝状的吸附材料中,起到物理清除炎症因子的效果。

(6)血液灌流(hemoperfusion,HP):HP是将患者血液引入装有固态吸附剂的灌流器中,以清除某些外源性或内源性毒素,并将净化后的血液输回体内的一种治疗方法。与传统血液透析或滤过相比,血液灌流能更有选择性地清除某一分子量范围的溶质,尤其对于中大分子的炎症介质和毒素具有较好的清除作用。

(7)血浆置换(plasma exchange,PE):PE是将脓毒症患者的血液引入血浆分离器,将分离出的血浆弃去,并补充一定量的新鲜血浆或者代用品(如4%人血清白蛋白、林格液等)。血浆置换的优势在于可以非选择性地大量清除患者血浆内的大中小分子,打破炎性瀑布反应,常可获得较好的近期治疗效果。

(8)配对血浆滤过吸附(coupled plasma filtration adsorption,CPFA):CPFA是在传统CRRT基础上串联血浆吸附的新型治疗模式。可明显地减少血管活性药物使用量,且更好地改善患者的免疫抑制状态。

(9)生物人工肾(renal artificial device,RAD):RAD是含有具备生物活性的人远端肾小管细胞的一种生物反应器。RAD使用非自体人肾小管细胞,沿滤器空纤维的内表面生长,串联于CRRT管路中,让肾细胞重新吸附和清除血路中的物质,同时模仿肾小管的转运、代谢和内分泌功能。研究发现 RAD 具有较好的安全性且能有效清除 IL-6、IL-10 等炎症介质,RAD 组的病死相对风险约为 CRRT 组的 50%,且在肾功能恢复和改善存活率方面更有优势,是一种较有前景的治疗手段。

5. 其他治疗 Annane 等发现,低剂量的糖皮质激素能够降低脓毒症休克患者的病死率,但使用指征较难把握。Caspase 系统及其上游的 MEK、GSK3β 分子等是介导凋亡的信号通路,研究发现 Caspase 抑制剂 zVAD、MEK 抑制剂 U0126、GSK3β 抑制剂 TDZD-8 对动物 AKI 模型有保护作用。其他治疗还包括抗氧化剂、TNF-α 抑制剂、血管内皮生长因子等。虽然这些药物在动物实验中显出良好的治疗作用,但在临床研究中还没有确切结论。

【小结】

SIRS/脓毒症是临床中常见的系统性炎症状态,具有病因众多、机制复杂、治疗难度大、需要综合支持等特点。诊断以临床判断为主,病原学证据有助于根据药敏结果选择恰当的抗病原药物。容量管理、器官功能替代治疗在 SIRS/脓毒症的治疗中具有关键性作用,是为患者赢得治疗时间,使其度过急性休克和器官功能障碍时期的保障。肾脏替代治疗已经衍化出众多模式,可针对患者的炎症状态和血流动力学特征灵活选择。抗凋亡、抗氧化、抗细胞因子等新型药物的确切作用有待进一步的临床验证。

第三节　大手术围手术期

慢性肾脏病(CKD)是手术后死亡及心血管事件发生的独立危险因素。成功的围手术期管理需要肾脏科、麻醉科及手术团队的通力合作与沟通。下面主要介绍如何对患者的围手术期进行有效成功的管理。

一、透析患者的术前优化

终末期肾病(ESRD)是一种多器官功能受损的状态,这类患者发生心血管事件的风险很高。对于这类患者,进行手术前需要进行合理的术前准备。主要注意要点如下:

1. 透析纠正代谢环境 患者术前的透析充分性是非常重要的,但这不能仅仅靠生化指标进行简单的判断。患者的每日透析剂量可以通过 Kt/V 进行判断:一周 3 次的透析方案最小的 Kt/V 应该达到 1.2,更好的目标值在 1.4 左右。然而,现在并没有证据证明通过加强透析的方式强行使患者达到理想的透析目标值可以改善手术的预后。

2. 贫血的管理 ESRD 患者促红细胞生成素的减少是引起贫血的主要原因。贫血不能很好地治疗的话,会降低患者的携氧能力和生存质量,使心肌功能进一步恶化。对此需要使用铁剂及注射促红细胞生成素,使患者的血红蛋白维持在 110~120g/L。如果需要减少围手术期输血的情况,则可以谨慎地增加促红细胞生成素的注射剂量,当然使用这个方法要达到目的通常需要数周的时间。在使用过程中,尤其需要注意使用大剂量促红细胞生成素时可能引起的不良反应。为纠正手术引起的贫血或克服创伤带来的炎症反应,术后也可以增加促红细胞生成素的剂量,同时辅以铁剂可以进一步地优化管理治疗。

3. 血压的控制与心衰的治疗 高血压在血液透析的患者中非常常见,对于血压的良好控制,可以降低患者围手术期的不稳定风险。对于高血压的控制,应该综合考虑患者的干体重和容量负荷情况,这些都应作为降压药增加或减少应该考虑的问题。

低血压同样是透析患者中常常见到的现象。低血压通常是由于透析过程中液体过度移除引起的。不同原因的低血压可能会引起心肌功能的紊乱、感染、心包积液、血管的扩张(贫血加重)及交感神经功能异常等。因此,要解决低血压,关键在于找出引起低血压的原因并进行治疗。已有文献证明舒张期低血压可以引起不良的心血管预后。

对于抗心衰药物的使用,需要在术前与麻醉医生进行讨论协调,如果有必要,需要让患者签署知情同意书。一般来说,手术当日应该停用肾素 – 血管紧张素 – 醛固酮(RAAS)抑制剂以及 β 受体阻滞剂,因为它们可能会诱导麻醉低血压情况的发生。

4. 血糖的控制 对于糖尿病患者,血糖的控制很重要,同时也需要减少低血糖发生的可能性。在围手术期,需要制定专门的策略以确保患者的血糖水平控制在合理的区间。有文献建议,血糖的控制目标应该 <10mmol/L。对患者进行更加严格的血糖控制可能会导致低血糖及其他不良事件发生风险的增加,因此并不推荐。使用格列苯脲尤其会增加透析人群低血糖的发生风险,因此应该尽量避免使用。

对于还没有诊断为糖尿病的患者也应该进行血糖评估。因为手术的刺激可能会诱发潜藏的非胰岛素依赖型糖尿病。而透析患者本身也存在空腹低血糖的发生风险。

5. 钙磷代谢的管理 目前对于钙磷代谢紊乱的药物治疗包括磷酸盐结合剂和维生素 D 类似物,但要使用这些药物以达到推荐的目标值很困难。

甲状旁腺切除术近 10 年来应用得越来越多。甲状旁腺功能亢进症术后,患者发生骨饥饿综合征的概率达到 13% ~30%,这会引起手足屡弱、癫痫抽搐及持续性的低钙血症。因此高甲状旁腺激素水平的患者需要行甲状旁腺手术时,主管医生需要在手术当周使用大剂量的骨化三醇以减少术后该并发症的发生风险。术后的钙磷代谢指标需要进行严格的监测。

6. 容量与电解质的保持 需要重点关注患者的"干体重"。如果患者不能很好地达到干体重,那么术后肺水肿、血压控制差及组织愈合慢等的风险会增加。如果患者低于干体重,那么术中麻醉低血压的发生风险会增加,并且由于患者本身可能存在的贫血问题,低血压会愈发严重。另外,一般来说,患者需要以低于正常血钾浓度的状态进入手术。在早期透析后,患者体内的血清钾会有轻微的回升,这可能会影响医生的判断而导致不恰当的钾离子饱和。

7. 营养状态的调整 营养不良是透析患者的常见并发症。透析会引起患者厌食及味觉异常,进而影响患者的营养摄入。提高患者透析的充分性可以改善营养的摄入。其他 ESRD 影响营养不良的因素包括:①限制饮食的摄入,减少热量的可利用度,使食物的吸引力降低;②药物影响营养的吸收,对肠道功能及食欲产生不良影响;③透析期间的营养损失;④透析导致的代谢分解;⑤慢性炎症。

营养不良降低了组织的修复能力,应该尽量纠正,以减少伤口感染及愈合不能的风险。对于择期手术,应该有足够的时间请营养师进行方案的制订,提高透析的充分性,在术前增加营养的摄入。对于不能使用肠内营养的情况,可以使用肠外营养补充或更换口服摄入。

8. 透析通路的保持 透析通路是 ESRD 患者的生命线,肾脏科医生需要和手术团队合作讨论制订方案,以协助血管通路的维持。例如,已知患者有中心静脉狭窄,肾脏科医生应该告知手术医生及麻醉科医生,因为患者的这个情况可能会改变既定的手术或麻醉方案。通常,除非遇到紧急情况,血液透析导管不应该有除透析以外其他的用途,比如做血液标本、中心静脉监测或药物的给入。手术过程中程序相关的低血压可能会增加动静脉内瘘发生血栓的风险。因此,术后的监测应该包括血管通路功能的监测。

9. 感染的管控　透析患者中性粒细胞、淋巴细胞等活性或数量的降低,可能导致对细菌的识别存在障碍,这进一步增加了感染的可能性。感染的病菌包括耐甲氧西林金黄色葡萄球菌(MRSA)、耐万古霉素肠球菌(VRE)、超广谱 β 内酰胺酶菌(ESBL),这些病菌的定植与感染可能与患者接受透析的位置有关,同时也与手术的操作、手术过程中抗菌药物的预防使用有关。透析患者手术感染的可能性要高于普通患者,因此,与手术团队的沟通是十分必要的,要尽最大可能避免感染的发生。

10. 透析与急诊手术　在某些情况下是无法在术前充分透析准备的情况下进行手术的:比如腹主动脉瘤破裂的患者急需手术治疗,而同时没有合适的血液透析血管通路。在这种情况下,尤其需要麻醉科医生在术中监测患者的血钾情况,并且应及早进行术后的透析准备,以保证患者术后的安全。有文献认为对于长期血液透析的患者来说,缓慢血钾升高引起的心肌毒性会小于平时血钾正常的患者,但并不能保证这一结果。也有观点认为术前禁食可以降低血钾增加的风险,这一结果也没有经过确切证实。禁食引起的激素反馈倾向于将细胞内的钾离子转移到细胞外液。

11. 出血风险的管理　ESRD 患者围手术期出血风险也比其他患者大。现有的证据表明,尿毒症的出血与以下因素有关:①有缺陷的血小板颗粒释放血清素及血栓素 A2(激活缺陷);②血小板表面活性受体减少(聚合缺陷);③血管性因子活动减少(黏合缺陷)。

贫血也改变了血管内正常的血流模式:红细胞更趋向于管腔中部流动,而血小板则逐渐在血管壁聚集。因此,一些 ESRD 患者使用阿司匹林或者氯吡格雷以减少血小板的聚集。他们同时也会在围手术期使用普通肝素接受深静脉血栓(DVT)形成的预防治疗。低分子量肝素虽然在 DVT 预防或治疗中比较常见,但是由于它在 ESRD 患者中可能增加出血风险而被限制使用。如果一定要使用低分子量肝素,则需要在剂量上进行调整,并且需要密切监测凝血活性。阿司匹林已经被证实在围手术期使用安全有效,但是氯吡格雷需要在术前 7 天停用,并且术后根据具体情况再考虑是否使用。

在围手术期适当减少透析可以有效促进血小板功能的恢复(临近手术开始使用无肝素透析)。另外,使用去氨升压素可以协助内皮细胞释放因子Ⅷ和血浆血管性血友病因子,这一作用可以持续4 ~ 12h,同时也应该注意预防快速耐药的发生。通过对透析患者使用冷沉淀也可以缩短尿毒症患者的凝血时间,这一作用可以持续 12 ~ 24h。另外,雌激素的使用也可能对凝血有帮助。如果上述方式都无效,则可以尝试使用氨甲环酸,但需要注意的是,氨甲环酸可以在肾衰竭患者的肾脏中累积。

12. 术前的麻醉评估　除了收集患者的基本资料和了解病史,术前评估的关键是识别和校正患者治疗中可能存在的问题,评估手术及麻醉对患者器官功能的负担。其中,心肌缺血情况是术前最常讨论的问题。修正的心脏风险指数(revised cardiac risk index,RCRI)评分一定程度上能够识别高危人群,对于患者心脏的风险评估已经有了比较完备的指南推荐意见。

13. 预后判断　手术的预后主要与内环境变化及机体的炎症反应相关,这些变化会增加围手术期尤其是术后需氧量和耗氧量。而通常情况下机体通过心指数和氧输送的增加及与之相匹配的组织摄氧能力来满足需求。

氧气输送主要取决于心输出量以及血中的氧容量,组织的溶氧能力只能起其中一小部分作用。因此,尽管血红蛋白浓度及饱和度十分重要,但最关键的仍是心指数。尤其对于有心衰的患者,组织需氧量的增加无法依靠自身心肺系统提供,就会发生组织缺氧。组织缺氧可以通过乳酸水平的上升、中静脉氧饱和度的下降(70%~75%)等反映出来。值得注意的是,局部灌注可能在全身环境改变之前引起强烈的局部改变,而这种局部的紊乱可能与手术后的不良预后显著相关。

在围手术期,我们需要识别手术前即存在灌注不足的患者的情况,对于这些患者需要在术前采取一定的措施干预优化其心脏状态、氧的输送摄取及灌注情况。目前,越来越多的人使用心功能测验来评估心脏功能,这项测验主要使用自行车或跑步机进行测验。这项测验可以提供患者在氧气供给不足情况下的机能信息,其中最重要的是患者供氧不能满足机体需求时的临界值,即无氧阈(anaerobic threshold, AT)。现有的证据表明,AT < 11mL/(min·kg)[或在心肌缺血情况下 11~14mL/(min·kg)]时会增加大型非心脏手术不良预后的风险。这些高风险人群应该在术后接受重症监护或高级别的护理支持。

14. 高危人群的血流动力学管理 临床上通常将 AT < 11mL/(min·kg)、RCRI≥3 分或预期术后死亡率 >5% 的患者称为高危人群。针对这部分人群,需要做好以下两点关键措施。

(1)使用中心静脉压(CVP)、动脉压、肺动脉压导管等侵入性监测手段,以监测患者 CVP 或肺动脉楔压(PAWP)来反应容量负荷。对高危患者,使用麻醉药可能引起心输出量和血压的下降;而使用一些常见的血管收缩剂如间羟胺、去氧肾上腺素等,虽然可以维持血压,但是远期仍会减少心脏输出并存在组织缺氧的风险。所以如果没有上述的监测手段,则可能在术中监测中只注重平均动脉压(MAP)达标的情况而忽略患者的心排血量。

(2)监测过程主要集中于如何优化改善患者的血流动力学,提倡为心脏功能及氧的运送制定明确的目标,同时力求让患者的灌注压维持在"安全"的范围。目前越来越多的监测方式可以用于动态监测血管充盈情况,包括动脉波形分析检测收缩压变异(SPV)或脉压差变异(PPV),这些指标都证实与 CVP 和 PAWP 有较好的相关性。关于心脏功能的监测,可以考虑使用相对创伤较小的经食管超声观测,而脉搏波形轮廓分析及经肺热稀释技术也可用于胸腔内血容量、舒张末期容积的计算与监测。

二、术中的常规管理

除了上述措施,围手术期的一些常规管理也应该注意:避免在动静脉瘘侧手臂进行静脉液体输入或血压的监测;手术过程中不应该在瘘所在手臂侧进行挤压或侵入性操作;为避免以后对潜在的血管通路造成影响(如锁骨下静脉),应该避免使用锁骨下静脉中心静脉通路。

1. 药物的选择 围手术期,需要综合考虑机体的容量变化、蛋白丢失情况、药代动力学及代谢学,使用合适的药物。

2. 麻醉剂的选择

(1)丙泊酚是一种静脉诱导制剂,也可以持续使用,使患者保持麻醉或镇静状态。它的药代动力学在 ESRD 患者中并没有明显的改变。

(2)七氟烷是常见的吸入性麻醉剂,体内试验证实其具有肾毒性。尽管如此,使用七氟烷似乎并没有使肾脏病患者或维持性透析的 ESRD 患者血清氟化物浓度与其他正常人有区别。

(3)ESRD 患者胆碱酯酶水平低于正常人,因此使琥珀胆碱以及米库溴铵的作用延长。在慢性肾衰竭患者中,并没有发现使用琥珀胆碱可以明显升高患者的钾离子水平。

(4)阿曲库铵及其异构体存在一种霍夫曼消除反应,这个机制与肝、肾功能无关,因此可以作为慢性肾衰竭患者的神经肌肉阻滞剂。与此相反,维库溴铵和罗库溴铵在肾衰竭患者中清除时间明显延长,不宜用于肾功能受损的患者。

（5）舒更葡糖钠是一种新型的环糊精，它已被证实可以迅速扭转罗库溴铵或维库溴铵引起的神经肌肉阻滞。舒更葡糖钠和罗库溴铵复合物主要通过肾脏排出，但最近一项研究发现，肾衰患者使用舒更葡糖钠在扭转罗库溴铵作用的同时并没有产生任何副作用，这群患者中有 2/3 正在接受透析治疗。关于这个药物的安全性可能需要更多的研究证实。

3. 非甾体类抗炎药的使用　透析患者常常因为要减少心血管事件风险（比如阿司匹林）或缓解慢性疼痛而使用非甾体类抗炎药（NSAIDs）。一项大型的回顾性研究纳入了 28 000 例血液透析患者分析其使用阿司匹林的情况（DOPPS 研究），该研究发现是否使用阿司匹林与患者是否出现胃肠道出血没有关系。但是这一结果与一项使用 NASIDs 的前瞻性研究结论相矛盾。另外，这些药物的使用对残余肾功能的影响等并没有明确。因此，在未明确药物利弊之前，在围手术期使用 NSAIDs 时应该尤为谨慎，并且需要密切监测。

4. 术中的液体管理　术中需要对不同类型性质的液体谨慎使用，如何使用取决于患者术前情况、术中液体丢失情况及容量的动态变化。大量使用 0.9% 生理盐水可能引起高钠血症甚至高氯血症中毒。哈特曼溶液具有较少的钠离子和氯离子，但是有人认为应该避免使用它，因为其中含有钾离子。胶体液目前有很多选择，包括右旋糖酐、凝胶等。低分子量淀粉可以减少肾移植术后肾功能延迟恢复的发生概率，并被越来越多的人作为一线胶体液使用。

三、术后管理

术后患者是否进入 ICU，主要取决于手术的性质、术前评估的情况和评估患者术后出现心肺并发症的可能性。最理想的情况下，透析需要在出血风险降低及体液转移后再使用（一些建议是至少术后 24h）。而根据手术的性质，抗凝剂的使用剂量需要进行调整或者暂停使用。术后透析方案的使用需要密切与肾脏科医生进行沟通共同制订方案。

术后需要立即重点关注患者的液体和电解质的平衡。综合考虑到术中的液体输入及患者的液体丢失，我们倾向术后的液体输入量应维持在一个较低的水平，这样可以降低液体过量的可能性。此外，电解质、尿素和肌酐水平需要在术后早期密切关注。

推荐术后采用多途径的止痛方式。如果患者需要长期使用止痛剂以解决原有的慢性疼痛，那么术后他就需要使用额外的止痛方式来解决其术后镇痛。在欧洲，认为乙酰氨基酚对于胃肠功能还未恢复的患者是有效的。局部麻醉剂、神经阻滞剂、手术区域的局部止痛药及常规的对乙酰氨基酚组合的使用，可以减少阿片类药物的使用，减少代谢产物积累引起的风险。倘若临床医生认为患者应该使用阿片类止痛药（如吗啡），那么尤其需要注意的是需要减少它的用量，并且密切监测。对于 ESRD 人群来说，尽管使用硬膜外阿片类药物注射或持续给药术后有效镇痛的证据不足，但如果需要使用，则需要观察患者是否存在呼吸抑制。

对于患者术前存在的高血压、缺血性心脏病、心衰等情况的管理，应该在术后尽快恢复实行。当然这需要综合考虑患者的术后胃肠道恢复情况及术后可能出现的血流动力学紊乱。对于胃肠道手术的患者，可以采用胃管留置的办法促进药物的给入。

第四节 对比剂肾病

随着造影剂的广泛使用,慢性肾病发病率增加及人口老龄化,对比剂相关并发症的发生随之增加。对比剂肾病(contrast induced nephropathy,CIN)的发生增加,已经成为院内获得性急性肾损伤(AKI)的前三大原因之一。经皮冠脉造影介入后 CIN 发生率为24%,增强 CT 发生率为6%,外周血管造影发生率为9%,静脉肾盂造影为4%。含碘造影剂影响肾脏血供、诱发氧化应激、损伤肾小管,导致急性肾损伤,增加了患者的并发症及死亡风险。

【病因与发病机制】

含碘造影剂相关急性肾损伤发病机制复杂,涉及患者基础疾病、造影剂及操作使用三个方面。

首先,慢性肾病为 CIN 发生的首要危险因素。对择期检查的患者,应尽量完善评估基线肾功能,通常采用血肌酐或肾小球滤过率(GFR)进行评估。研究发现,针对 CKD 3 ~ 5 期患者,GFR < 45mL($min \cdot 1.73m^2$)者静脉造影 CIN 病发生率为12.1%,较 GFR 45 ~ 59mL/($min \cdot 1.73m^2$)者显著升高。年龄 >70 岁、糖尿病肾病、脓毒症、急性肾损伤、容量不足、低血压、难治性高血压、新发心肌梗死、淤血性心衰、周围血管病变、贫血、肝硬化等也是 CIN 的高危因素(见表3-1-4)。

表3-1-4 对比剂肾病常见危险因素

患者相关因素	·年龄 >70 岁 ·慢性肾病(3 期以上) ·糖尿病肾病 ·急性肾损伤 ·脓毒症 ·脱水或容量不足 ·淤血性心力衰竭(NYHA Ⅲ ~ Ⅳ 级),左室射血分数(LVEF)降低 ·24h 内新发心肌梗死	·肝硬化 ·器官移植 ·低血压 ·难治性高血压 ·外周血管疾病 ·胶原性血管疾病 ·贫血 ·低蛋白血症 ·乙肝或艾滋病
造影剂因素	·高渗性造影剂 > 等渗性造影剂 ≈ 低渗性造影剂	
药物因素	·非甾体类抗炎药 ·两性霉素 B ·袢利尿剂 ·氨基糖苷类	·万古霉素 ·磺胺 ·顺铂
操作因素	·动脉内使用造影剂 ·高渗性造影剂 ·大量造影剂剂量	·短期内多次使用造影剂 ·主动脉内球囊起搏

其次,造影剂的种类、给药途径、剂量及频率与 CIN 的发生密切相关。含碘造影剂为水溶性,根据结构可以分为离子型、非离子型;根据含碘数目分为单体、双体;根据渗透压可分为高渗型(是血浆渗透压的 5 ~7 倍,2 000mOsm/kg,如泛影葡胺)、低渗型(是血浆渗透压的 2 倍,600 ~800mOsm/kg,分为非离子型单体、离子型二聚体,如碘海醇、碘帕醇、碘普罗胺等)和等渗型(290mOsm/kg,如碘克沙醇)。肾功能正常的患者,不同类型造影剂 CIN 的风险相当。而对于 CKD 患者,高渗性造影剂较低渗或等渗造影剂增加 CIN 风险。非离子型等渗性造影剂是否优于低渗性造影剂仍存争议。造影剂的黏滞度增加也与 CIN 密切相关。碘克沙醇与碘佛醇的肾脏安全性相当。非离子低渗造影剂中碘海醇、碘普罗胺、碘克酸致 CIN 的概率较其他同类造影剂高。肾功正常的患者单次使用 100mL 以下的造影剂肾脏相对安全。而基础肾功能异常者,CIN 的发生与造影剂剂量/GFR 比值呈正相关。动脉内给药或 72h 内再次血管内使用造影易导致 CIN。

含碘造影剂通过以下多方面机制综合作用造成肾小球滤过率下降、局灶性急性肾小管坏死或凋亡,导致急性肾损伤。

1. 血流动力学改变　含碘造影剂能引起钙离子内流、内皮素释放,激活 RAAS 系统,抑制 NO、前列腺环素的产生。肾脏皮髓交界处肾小球强烈持久动脉收缩,血流重分布,皮质血流增多而外髓肾血流减少,导致局部缺血、缺氧,因而产生氧自由基,反馈加重局部内皮及小管损伤。

2. 渗透及黏滞度毒性　高渗造影剂导致管腔内静水压升高,肾间质压力升高,压迫管周直小血管,加重髓质缺氧。渗透压 >800mOsm/kg 的高渗性造影剂对肾小管损伤造成渗透性肾病,表现为近端肾小管局灶或弥漫的空泡样变性或坏死。而渗透压 <800mOsm/kg 的造影剂,其黏滞度对肾脏的影响更大。高黏滞度造影剂如等渗造影剂引起红细胞聚集,血液黏稠且携氧能力下降,髓质血流缓慢减少,尿液淤滞,增加包曼囊内静水压,降低肾小球滤过压力梯度,导致肾小球滤过率下降。

3. 氧化应激　含碘造影剂抑制肾小管线粒体活性,局部腺苷合成增多,伴随的肌苷产生增多,生成尿酸及过氧化氢增多,局部活性氧增多,氧化应激,加重内皮及小管损伤,导致凋亡或坏死。造影剂结合 Tamm – Horsfall 蛋白、G 蛋白、细胞形成管型,堵塞肾小管。

4. 免疫炎症损伤　造影剂激活补体,血浆 C3a 升高,诱导 IL – 6 释放,激活 NF – κB,募集中性粒细胞及巨噬细胞,引发小管间质炎症。PRATO – ACS 研究中发现造影前高 CRP 患者发生 CIN 的风险较大。此外,高渗性造影剂具有促进高尿酸排泄作用,可能致尿酸相关急性肾损伤。

【临床表现】

CIN 通常表现为非少尿型急性肾损伤,使用造影剂后一过性血肌酐升高。使用造影剂后 48h 内血肌酐升高,3 天左右达高峰,7 ~10 天恢复至基线水平。病程多呈自限性。少数患者表现为少尿型急性肾损伤。通常少尿持续 2 ~5 天,血肌酐在 7 天左右回落至基线值。少尿持续的时间及血肌酐升高的幅度及基础血肌酐水平相关。少尿型 CIN 可能并发心衰、感染、酸碱失衡、电解质紊乱等,延长住院时间,增加死亡风险。不足 1% 的 CIN 患者需要血液净化支持治疗。

【辅助检查】

1. 血液检查　血肌酐升高,伴高钾血症、酸中毒、高磷血症。

2. 尿液检查　尿检大多未见异常。部分可查见肾小管上皮细胞、浑浊的棕色粗颗粒管型或上皮细胞管型,无红细胞或白细胞。白蛋白尿罕见或轻微。含碘造影剂可导致试纸或磺基水杨酸方法检测的尿白蛋白结果假阳性,导致蛋白尿高估 1.5 ~2g/L。因此,应在造影剂使用 24h 后进行蛋白尿检测。

如果初次尿蛋白检测阳性,应该在造影剂使用 48h 后再次重复检测以排除假阳性。尿钠排泄分数通常 <1。尿中性粒细胞明胶酶相关载脂蛋白(NGAL)、肾脏损伤因子 -1(KIM -1)、IL -18、α_2 微球蛋白升高。

3. 影像学检查 超声检查对比剂肾病无特征的影像学改变。静脉肾盂造影或增强 CT 扫描时可见肾盂延迟显像。

4. 肾脏病理 CIN 病程较短,肾脏病理表现为无特异性,表现局部急性肾小管坏死(ATN),故肾活检对 CIN 的确诊意义不大。

【诊断标准】

对比剂肾病定义为血管内注射造影剂后 48~72h 肾功能急剧减退或下降,即血肌酐较基线上升 25%,或绝对值升高 44μmol/L 以上,排除其他可能引起 AKI 的病因如低血压、尿路梗阻、血栓栓塞或中毒等。

KIDGO - AKI 指南推荐,根据尿量、血肌酐可以将 CIN 分为 3 期(见表 3-1-5)。

表 3-1-5 对比剂肾病的分期

分期	血肌酐	尿量
1	基线的 1.5~1.9 倍,或增加 ≥26.5μmol/L	<0.5mL/(kg·h)持续 6~12h
2	基线的 2~2.9 倍	<0.5mL/(kg·h)超过 12h
3	基线的 3 倍以上,或血肌酐 ≥353.6μmol/L,或开始肾脏替代治疗年龄 <18 岁的患者,GFR <35mL/(min·1.73m^2)	<0.3mL/(kg·h)超过 24h,或无尿 ≥12h

【鉴别诊断】

1. 其他原因所致急性肾小管坏死 缺血、低血容量、感染、中毒等原因所致 ATN,病程较长(1~3 周),少尿型居多。

2. 肾小球疾病 造影剂使用前有水肿、高血压、血尿等病史。尿检发现畸形红细胞。造影剂使用 48h 复查仍有蛋白尿。彩超提示肾脏皮质回声增强或结构改变。

3. 急性间质性肾炎 感染或可疑药物接触史,伴网状青斑、皮疹、瘙痒、发热等表现。血嗜酸性细胞或 IgE 比例升高。尿检发现白细胞(或白细胞管型)或嗜酸细胞。

4. 胆固醇栓塞综合征 胆固醇栓塞相关 AKI 常发生于具有动脉粥样硬化、心脑血管疾病等危险因素或服用华法林的患者,可伴皮肤淤点、网状青斑、足趾发紫、坏疽、霍伦霍斯特斑,数字显影间断缺血或梗死表现。不同于 CIN,胆固醇栓子所致肾脏损伤通常发生时间较晚,在造影操作后数天或数周(3~8 周),持续时间长,肾功能几乎无法自行恢复。病程中伴一过性嗜酸细胞增多、低补体血症和血沉升高。

【治疗】

CIN 的治疗如同其他 AKI 治疗一样,无特异性措施,重在预防。一旦 CIN 发生,治疗上主要是对症支持处理,维持液体、酸碱、电解质等内环境稳定。

1. 非血液净化预防措施

(1)识别高危患者—造影剂选择—去除危险因素:KIDGO 指南推荐造影前应评估患者发生对比剂急性肾损伤(CI - AKI)的风险,尤其使用含碘对比剂(静脉或动脉)的患者,均应筛查是否已存在肾功能损伤(未分级)。对 CKD 3b 期及以上的患者静脉使用造影剂应特别警惕防治 CIN。如果无法或未及时行肾功能检查,可以采用随机尿检或问卷方式对高危患者进行筛查。Mehran 风险评分模型可以帮助预测经皮冠脉造影后 CIN 和透析概率。欧洲泌尿生殖放射学会(European society of urogenital radiology,ESUR)推荐使用造影剂前采用 Choyke 问卷对 CIN 高危患者进行筛查;对 GFR <45mL/(min·1.73m²)的糖尿病患者,建议在造影剂使用前暂停用二甲双胍。CI - AKI 高风险患者,应考虑使用其他替代的成像技术,如超声、MRI 或普通 CT 检查,尽可能减少对比剂的剂量(未分级)。2011 年美国心脏病学会基金会(ACCF)、美国心脏协会(AHA)、美国心血管造影和介入联合会(SCAI)的经皮冠状动脉介入治疗(percutaneous coronary intervention,PCI)指南推荐对 CKD 等高危患者造影剂剂量使用应该最小化。PCI 中最大允许造影剂剂量采用 cigarroago 计算公式:5 × 体重(kg)/88.4 × SCr (μmol/L)。CI - AKI 高风险患者,推荐使用等渗或低渗的碘对比剂,而非高渗对比剂;避免使用容量不足或 NSAIDs 药物。

(2)水化扩容:如果无扩容禁忌,造影剂使用前后数小时内补充等渗液体。CI - AKI 高风险患者,不推荐单纯口服液体扩容,建议静脉使用等渗氯化钠或碳酸氢钠溶液扩容。门诊患者,术前 1h 静脉滴注等渗液体 3mL/kg,术中 1~1.5mL/kg,术后 4~6h 至少 6mL/kg。住院患者术前 6~12h 等渗液体以 1mL/kg 开始静脉滴注,持续至术后 6~12h。对危重患者,肾脏水化管理系统或实时监测左室舒张末压力有助于精确地指导液体补充。然而,静脉补充等渗碳酸氢钠并未降低 CIN 患者的死亡、透析风险,未见改善 CIN 患者远期预后。

(3)N - 乙酰半胱甘酸(NAC):NAC 为巯基化合物,具有抗氧化和舒张血管作用,理论上可能通过舒张血管或减少氧自由基防治 CIN。关于 NAC 防治 CIN 的早期研究存在异质性,结果不一致。鉴于其可能有益、耐受良好且相对便宜,2012 年 KIDGO 指南建议对 CI - AKI 高风险患者,口服 NAC 联合静脉等渗晶体液扩容。后续 Wang 等纳入 43 个 RCT 研究进行系统评价,发现 NAC 可以降低冠状动脉造影术(coronary angiography,CAG)及经皮冠状动脉介入治疗(percutaneous coronary intervention,PCI)术后 CIN 发生率(OR 0.666,95% CI 0.532~0.834,I2 =40.11%,P =0.004)。Subramaniam R. M. 等对 CIN 防治措施进行系统评价发现,在降低 CIN 发生率方面,NAC + 静脉输注等渗盐水优于单用等渗盐水,且低渗性造影剂 + NAC + 静脉补充生理盐水、他汀 + NAC + 静脉补充生理盐水两组的 CIN 发生率下降最显著。高剂量(1 200mg,一日 2 次)NAC 较低剂量(600mg,一日 2 次)更能明显降低 CIN。因此,对择期造影的 CIN 高危患者,推荐术前一日及手术当日口服 NAC 1 200mg,一日 2 次,以预防 CIN。而急诊冠状动脉造影患者,术前静脉输注 NAC 预防 CIN 的疗效目前不确定。

(4)他汀类药物:他汀具有改善内皮细胞功能、缓解血管硬度、抗炎及氧化应激等多重效应。近期的观察研究及 RCT 发现,他汀可能降低 CIN 发生。PRATO - ACS 研究将 503 例非 ST 段抬高冠脉综合征患者,造影术前在标准治疗方案基础上分别予瑞舒伐他汀(术日 40mg/d,术后 20mg/d 维持)与安慰剂治疗。他汀组 CIN 发生率、30 天心血管及肾脏事件(死亡、透析、心肌梗死、卒中、CKD)发生率均低于对照组,而阿托伐他汀对 CKD 患者 CIN 预防未见获益。Singh N. 等的荟萃分析显示,含碘造影剂使用前采用大剂量的阿托伐他汀或瑞舒伐他汀有利于预防 CIN。Subramaniam R. M. 等对现有 CIN 预防措施进行荟萃分析,发现他汀联合生理盐水扩容未见优于单用生理盐水组;但他汀 + NAC + 生理盐水组明显优于 NAC + 生理盐水组。尽管证据强度有限,但基于改善长期目标考虑,推荐对急性冠状动脉综合征患者在造影检查前使用他汀。

(5)不推荐使用茶碱、多巴胺、非诺多泮、利尿剂、甘露醇、心房利钠肽、维生素 C、曲美他嗪预防 CIN。

2.血液净化

（1）原理：含碘造影剂分子量 600～1 600Da，水溶性，蛋白结合率低，以原形经肾小球滤过排泄，生理半衰期为 2h。正常肾功能时，约 24h 经肾脏完全清除。肾功能不全时，半衰期延长。单次血液透析或滤过可以清除 60%～90%。

（2）适应证：对比剂肾病高危患者，CKD 3～5 期及透析患者。

（3）治疗方案：血液滤过或血液透析。CIN 高危患者在造影前 4～8h 及造影后 18～24h 给予预防性血液透析或滤过。

（4）疗效：Cruz D. N. 等对肾脏替代治疗预防 CIN 进行了系统评价，纳入了 11 项临床试验，其中 8 个试验关于血液透析，3 个关于连续性血液滤过或血液透析滤过。结果发现与标准治疗相比，预防性的血液透析或血液滤过未能显著降低 CIN 的发生（23.2% vs 21.2%，RR 1.02，95% CI 0.54～1.93），且血液透析可能增加 CKD 3 期患者发生 CIN 的风险（RR 1.61，95% CI 1.13～2.28）。由于 HD 或 HF 能够清除血肌酐，影响肾脏替代治疗组 CIN 发病率的观察。进一步就短期及远期肾脏结局分析发现，与标准治疗组相比，CVVH 或 CVVHDF 组的急诊透析率显著降低（RR 0.22，95% CI 0.06～0.74），而 IHD 组并未见差异。无论是 IHD 还是 CVVH 或 HDF 均未降低透析依赖率或新发终末期肾病（RR 1.47，95% CI 0.56～3.89）。另外，血液净化防治 CIN 的成本价格高，成本效益比高。综上，2012 年 KIDGO 指南不建议对行 CI－AKI 高风险患者预防性间断血液透析或血液滤过治疗以清除对比剂。

目前指南推荐证据多基于冠脉造影术后的人群，主要为短期的 CIN 发生率或透析需求，存在一定局限性。Spini V. 等前瞻性观察研究发现，PCI 前后较仅在 PCI 后进行 CVVH，显著改善 CKD 患者 18 个月的存活率。对于存在容量负荷、感染、中毒、心衰、失血、多脏器功能不全等重症 AKI 患者，血液净化能否降低 CIN 发生或改善远期预后，降低 CKD 或终末期肾病的发生率，有待进一步研究。

CIN 预防的循证医学证据见表 3－1－6。

表 3－1－6　对比剂肾病预防的循证医学证据

CIN 预防措施	研究数目	患者数目	RR(95% CI)
高剂量 NAC + NS vs NS	18	4 336	0.78(0.59～1.03)
低剂量 NAC + NS vs NS	35	4 874	0.75(0.63～0.89)
口服 NAC + NS vs NS	40	6 465	0.77(0.65～0.92)
静脉 NAC + NS vs NS	14	2 864	0.9(0.72～1.12)
NAC + LOCM + NS vs NS	40	6 665	0.69(0.58～0.84)
NAC + IOCM + NS vs NS	7	1 339	1.12(0.74～1.69)
IV NaHCO₃ vs IV NS	19	3 498	0.93(0.68～1.27)
NAC + IV NS vs NaHCO₃	7	930	1.11(0.51～2.41)
他汀 vs IV NS	8	5 024	0.68(0.39～1.2)
他汀 + NAC vs NAC	5	1 477	0.59(0.29～0.93)
维生素 C vs IV NS	6	1 025	0.72(0.48～1.01)
维生素 C vs NAC	3	583	0.89(0.34～2.30)
CVVH vs SMT	3	144/111	0.46(0.12～1.7)
IHD vs SMT	6	225/347	1.61(1.13～2.28)

注：CIN—对比剂肾病；RR—相对危险度；NAC—N－乙酰半胱甘酸；NS—生理盐水；LOCM—低渗性造影剂；IOCM—等渗性造影剂；IV—静脉使用；CVVH—连续性静脉－静脉血液滤过；SMT—标准治疗；IHD—间歇性血液治疗。

【小结】

对 CIN 高危患者不推荐预防性间断血液透析或血液滤过。CIN 病程为一过自限性。对于少尿型 CIN,血液净化治疗原则同 AKI 治疗。对于血液滤过能否改善 CIN 高危患者远期结局,还有待进一步研究。

【参考文献】

[1] YAO L Q,JIN Z C,JI M S,et al. Effect of continuous renal replacement therapy started at different time on patients with multiple organ dysfunction syndrome[J]. Zhonghua yi xue za zhi,2011,91(24):1663 – 1667.

[2] OSTERBUR K,MANN F A,KUROKI K,et al. Multiple organ dysfunction syndrome in humans and animals[J]. Journal of veterinary internal medicine,2014,28(4):1141 – 1151.

[3] RAMIREZ M. Multiple organ dysfunction syndrome[J]. Current problems in pediatric and adolescent health care, 2013,43(10):273 – 277.

[4] RODRIGUEZ – VILLAR S,FERNANDEZ – MENDEZ R,ADAMS G,et al. Basal functional status predicts functional recovery in critically ill patients with multiple – organ failure[J]. Journal of critical care,2015,30(3):511 – 517.

[5] NGUYEN T C,CARCILLO J A. Therapeutic plasma exchange as a strategy to reverse multiple organ dysfunction syndrome in patients receiving extracorporeal life support[J]. Pediatric critical care medicine,2015,16(4):383 – 385.

[6] DELLINGER R P,LEVY M M,CARLET J M,et al. Surviving sepsis campaign:international guidelines for management of severe sepsis and septic shock:2008[J]. Critical care medicine,2008,36(1):296 – 327.

[7] BOSMANN M,WARD P A. The inflammatory response in sepsis[J]. Trends in immunology,2013,34(3):129 – 136.

[8] 赵宇亮,张凌,付平.脓毒症急性肾损伤发病机制和诊断治疗的新认识[J].中华内科杂志,2014,53(1):70 – 73.

[9] RONCO C,BELLOMO R,BRENDOLAN A. Sepsis,kidney and multiple organ dysfunction. Proceedings of the third international course on critical care nephrology[J]. Contrib Nephrol,2004,144:391 – 394.

[10] HALE D F,CANNON J W,BATCHINSKY A I,et al. Prone positioning improves oxygenation in adult burn patients with severe acute respiratory distress syndrome[J]. The journal of trauma and acute care surgery,2012,72(6): 1634 – 1639.

[11] FINFER S,BELLOMO R,BOYCE N,et al. A comparison of albumin and saline for fluid resuscitation in the intensive care unit[J]. The New England journal of medicine,2004,350(22):2247 – 2256.

[12] KDIGO clinical practice guideline for acute kidney injury[J]. Kidney international,2012,2(1 Suppl):1 – 138.

[13] HAVASI A,BORKAN S C. Apoptosis and acute kidney injury[J]. Kidney international,2011,80(1):29 – 40.

[14] PAYEN D,MATEO J,CAVAILLON J M,et al. Impact of continuous venovenous hemofiltration on organ failure during the early phase of severe sepsis:a randomized controlled trial[J]. Critical care medicine,2009,37(3):803 – 810.

[15] SAUDAN P,NIEDERBERGER M,DE SEIGNEUX S,et al. Adding a dialysis dose to continuous hemofiltration increases survival in patients with acute renal failure[J]. Kidney international,2006,70(7):1312 – 1317.

[16] PALEVSKY P M,ZHANG J H,OCONNOR T Z ,et al. Intensity of renal support in critically ill patients with acute kidney injury[J]. The New England journal of medicine,2008,359(1):7 – 20.

[17] BELLOMO R,CASS A,COLE L,et al. Intensity of continuous renal – replacement therapy in critically ill patients

［J］. The New England journal of medicine,2009,361(17):1627 – 1638.

［18］ JOANNES – BOYAU O,HONORE PM,PEREZ P,et al. High – volume versus standard – volume haemofiltration for septic shock patients with acute kidney injury (IVOIRE study):a multicentre randomized controlled trial［J］. Intensive care medicine,2013,39(9):1535 – 1546.

［19］ RATANARAT R,BRENDOLAN A,PICCINNI P,et al. Pulse high – volume haemofiltration for treatment of severe sepsis:effects on hemodynamics and survival［J］. Critical care,2005,9(4):R294 – R302.

［20］ MATHEW A,DEVEREAUX PJ,O'HARE A,et al. Chronic kidney disease and postoperative mortality:a systematic review and meta – analysis［J］. Kidney Int,2008,73(9):1069 – 1081.

［21］ SINGH A K,SZCZECH L,TANG K L,et al. Correction of anemia with epoetinalfa in chronic kidney disease［J］. N Engl J Med,2006,355(20):2085 – 2098.

［22］ KDOQI. KDOQI clinical practice guideline and clinical practice recommendations for anemia in chronic kidney disease:2007 update of hemoglobin target［J］. Am J Kidney Dis,2007,50(3):471 – 530.

［23］ NICE – SUGAR STUDY INVESTIGATORS,FINFER S,CHITTOCK DR,et al. Intensive versus conventional glucose control in critically ill patients［J］. N Engl J Med,2009,360(13):1283 – 1297.

［24］ FLEISHER L A,BECKMAN J A,BROWN K A,et al. ACC/AHA 2007 guidelines on perioperative cardiovascular evaluation and care for noncardiac surgery:executive summary:a report of the American college of cardiology / American heart association task force on practice guidelines (writing committee to revise the 2002 guidelines on perioperative cardiovascular evaluation for noncardiac surgery):developed in collaboration with the American society of echocardiography,American society of nuclear cardiology,heart rhythm society,society of cardiovascular anesthesiologists,society for cardiovascular angiography and interventions,society for vascular medicine and biology,and society for vascular surgery［J］. Circulation,2007,116(17):1971 – 1996.

［25］ POLDERMANS D,BAX J J,BOERSMA E,et al. ESC Committee for practice guidelines (CPG):guidelines for pre – operative cardiac risk assessment and perioperative cardiac management in non – cardiac surgery:the task force for preoperative cardiacrisk assessment and perioperative cardiac management in non – cardiac surgery of the European society of cardiology (ESC) and European society of anaesthesiology (ESA) ［J］. Eur Heart J,2009,30(22): 2769 – 2812.

［26］ NICHOLS D,NIELSEN N D. Oxygen delivery and consumption:a macrocirculatory perspective［J］. Crit Care Clin, 2010,26(2):239 – 253.

［27］ PEARSE R,DAWSON D,FAWCETT J,et al. Changes in central venous saturation after major surgery,and associationwith outcome［J］. Crit Care,2005,9(6):R694 – R699.

［28］ BALADY G J,ARENA R,SIETSEMA K,et al. American heart association exercise,cardiacrehabilitation,and prevention committee of the council on clinical cardiology,council on epidemiology and prevention,council on peripheral vascular disease,interdisciplinary council on quality of care and outcomes research:clinician's guide to cardiopulmonary exercise testing inadults:a scientific statement from the American heart association［J］. Circulation,2010,122 (2):191 – 225.

［29］ MARIK P E,CAVALLAZZI R,VASU T,et al. Dynamic changes in arterial waveform derived variables and fluid responsiveness in mechanically ventilated patients:a systematic review of the literature［J］. Crit Care Med,2009,37 (9):2642 – 2647.

［30］ ETHIER J,BRAGG – GRESHAM J L,PIERA L,et al. Aspirin prescription and outcomes in hemodialysis patients: the dialysis outcomes and practice patterns study (DOPPS) ［J］. Am J Kidney Dis,2007,50(4):602 – 611.

[31] TSENG G Y, LIN H J. Aspirin prescription and outcomes in hemodialysis patients[J]. Am J Kidney Dis,2008,51 (6):1070 - 1071.

[32] None. KDIGO clinical practice guideline for acute kidney injury[J]. Kidney International,2012,2(1 suppl):1 - 138.

[33] OWEN R J,HIREMATH S,MYERS A,et al. Canadian association of radiologists consensus guidelines for the prevention of contrast - inducednephropathy:update 2012[J]. Can Assoc Radiol J,2014,65(2):96 - 105.

[34] MOHAMMED N M,MAHFOUZ A,ACHKARK,et al. Contrast - induced nephropathy[J]. Heart Views,2013,14 (3):106 - 116.

[35] CRUZ D N,GOH CY,MARENZI G,et al. Renal replacement therapies for prevention of radiocontrast - induced nephropathy:a systematic review[J]. Am J Med,2012,125(1):66 - 78.

[36] KLARENBACH S W,PANNU N,TONELLI M A,et al. Cost - effectiveness of hemofiltration to prevent contrast nephropathy in patients with chronic kidney disease[J]. Crit Care Med,2006,34(4):1044 - 1051.

[37] SPINI V,CECCHI E,CHIOSTRI M L,et al. Effects of two different treatments with continuous renal replacement therapy in patients with chronic renal dysfunction submitted to coronary invasive procedures[J]. J Invasive Cardiol, 2013,25(2):80 - 84.

[38] WANG N,QIAN P,KUMAR S,et al. The effect of N - acetylcysteine on the incidence of contrast - induced kidney injury:a systematic review and trial sequential analysis[J]. Int J Cardiol,2016,209:319 - 327.

[39] SUBRAMANIAM R M,SUAREZ - CUERVO C,WILSON R F,et al. Effectiveness of prevention strategies for contrast - induced nephropathy:a systematic review and meta - analysis[J]. Ann Intern Med,2016,164(6):406 - 416.

[40] SINGH N,LEE J Z,HUANG J J,et al. Benefit of statin pretreatment in prevention of contrast - induced nephropathy in different adult patient population:systematic review and meta - analysis[J]. Open Heart,2014,1(1):e000127.

第二章　胰腺及肝脏疾病

第一节　急性胰腺炎

急性胰腺炎是由多种病因导致胰酶在胰腺内被激活后引起胰腺组织自身消化、水肿、出血甚至坏死的炎症反应。临床以急性上腹痛、恶心、呕吐、发热和血胰酶增高等为特点。病变程度轻重不等。轻者以胰腺水肿为主,临床多见,病情常呈自限性,预后良好,又称为轻症急性胰腺炎;少数重者胰腺出血坏死,常继发感染、腹膜炎和休克等,病死率高,称为重症急性胰腺炎。临床病理常把急性胰腺炎分为水肿性和出血坏死性2种。

【病因】

胰腺炎的病因与过多饮酒、胆管内的胆结石等因素有关。

1. **梗阻因素**　由于胆道蛔虫、法特壶腹部结石嵌顿、十二指肠乳头缩窄等导致胆汁反流。如胆管下端明显梗阻,胆道内压力甚高,高压的胆汁逆流入胰管,造成胰腺腺泡破裂,胰酶进入胰腺间质而发生胰腺炎。

2. **酒精因素**　长期饮酒者容易发生胰腺炎,在此基础上,当某次大量饮酒和暴食的情况下,促进胰酶的大量分泌,致使胰腺管内压力骤然上升,引起胰腺泡破裂,胰酶进入腺泡之间的间质而促发急性胰腺炎。酒精与高蛋白高脂肪食物同时摄入,不仅使胰酶分泌增加,同时又可引起高脂蛋白血症。这时胰脂肪酶分解甘油三酯释放出游离脂肪酸而损害胰腺。

3. **血管因素**　胰腺的小动、静脉急性栓塞、梗阻,发生胰腺急性血循环障碍而导致急性胰腺炎;另一个因素是建立在胰管梗阻的基础上,当胰管梗阻后,胰管内高压,则将胰酶被动性地"渗入"间质。由于胰酶的刺激,引起间质中的淋巴管、静脉、动脉栓塞,继而胰腺发生缺血性坏死。

4. **外伤**　胰腺外伤使胰腺管破裂、胰腺液外溢及外伤后血液供应不足,导致发生急性重型胰腺炎。

5. **感染因素**　急性胰腺炎可以发生各种细菌感染和病毒感染,病毒或细菌通过血液或淋巴进入胰腺组织,而引起胰腺炎。一般情况下这种感染均为单纯水肿性胰腺炎,发生出血坏死性胰腺炎者较少。

6. **代谢性疾病**　可与高钙血症、高脂血症等有关。

7. **其他因素**　如药物过敏、血色素沉着病、遗传等。

【临床表现】

急性水肿型胰腺炎主要症状为腹痛、恶心、呕吐、发热,而出血坏死性胰腺炎可出现休克、高热、黄疸、腹胀以至肠麻痹、腹膜刺激征及皮下出现淤血斑等。

1. **一般症状**

(1)腹痛:为最早出现的症状,往往在暴饮暴食或极度疲劳之后发生,多为突然发作,位于上腹正中或偏左。疼痛为持续性进行性加重,似刀割样。疼痛向背部、胁部放射。若为出血坏死性胰腺炎,发病后短暂时间内即为全腹痛、急剧腹胀,同时很快即出现轻重不等的休克。

(2)恶心、呕吐:发作频繁,起初吐出食物胆汁样物,病情进行性加重,很快即进入肠麻痹,则吐出物为粪样。

(3)黄疸:急性水肿性胰腺炎出现得较少,约占1/4。而急性出血坏死性胰腺炎则出现得较多。

(4)脱水:急性胰腺炎脱水主要因肠麻痹、呕吐所致,而重型胰腺炎在短短的时间内即可出现严重的脱水及电解质紊乱。出血坏死性胰腺炎发病后数小时至十几小时即可呈现严重的脱水现象,无尿或少尿。

(5)体温升高:由于胰腺大量炎性渗出,以致胰腺的坏死和局限性脓肿等,可出现不同程度的体温升高。若为轻型胰腺炎,一般体温在39℃以内,3～5天即可下降;而重型胰腺炎,则体温常在39～40℃,常出现谵妄,持续数周不退,并出现毒血症的表现。

(6)淤血斑:少数出血坏死性胰腺炎,胰液以至坏死溶解的组织沿组织间隙到达皮下,并溶解皮下脂肪,而使毛细血管破裂出血,使局部皮肤呈青紫色,有的可融成大片状,在腰部前下腹壁,亦可在脐周出现。

(7)压痛、麻痹性肠梗阻:胰腺的位置深,一般的轻型水肿性胰腺炎在上腹部深处有压痛,少数前腹壁有明显压痛。而急性重型胰腺炎,由于其大量的胰腺溶解、坏死、出血,则前、后腹膜均被累及,全腹肌紧、压痛,全腹胀气,并可有大量炎性腹水,出现移动性浊音。肠鸣音消失,出现麻痹性肠梗阻。

(8)胸腔积液:由于渗出液的炎性刺激,可出现胸腔反应性积液,以左侧多见,可引起同侧的肺不张,出现呼吸困难。

(9)包块、高热:大量的坏死组织积聚于小网膜囊内,在上腹可以看到一隆起性包块,触之有压痛,往往包块的边界不清。少数患者腹部的压痛等体征已不明显,但仍然有高热、白细胞计数增高,以至经常性出现似"部分性肠梗阻"的表现。

2. 局部并发症

(1)胰腺脓肿:常于起病2～3周后出现。此时患者高热伴中毒症状,腹痛加重,可扪及上腹部包块,白细胞计数明显升高。穿刺液为脓性,培养有细菌生长。

(2)胰腺假性囊肿:多在起病3～4周后形成。常可扪及上腹部包块,大的囊肿可压迫邻近组织产生相应症状。

3. 全身并发症 常有急性呼吸衰竭、急性肾衰竭、心衰、消化道出血、胰性脑病、败血症及真菌感染、高血糖等并发症。

【辅助检查】

1. 血常规 多有白细胞计数增多及中性粒细胞核左移。

2. 血尿淀粉酶测定 血清(胰)淀粉酶在起病后6～12h开始升高,48h开始下降,持续3～5天,血清淀粉酶超过正常值3倍可确诊为本病。

3. 血清脂肪酶测定 血清脂肪酶常在起病后24～72h开始升高,持续7～10天,对病后就诊较晚的急性胰腺炎患者有诊断价值,且特异性也较高。

4. 淀粉酶内生肌酐清除率比值 急性胰腺炎时可能由于血管活性物质增加,使肾小球的通透性增加,肾对淀粉酶清除增加而对肌酐清除未变。

5. 血清正铁白蛋白 当腹腔内出血时红细胞破坏释放血红素,经脂肪酸和弹力蛋白酶作用能变为正铁血红素,后者与白蛋白结合成正铁血白蛋白,重症胰腺炎起病时常为阳性。

6.**生化检查** 暂时性血糖升高,持久的空腹血糖 >10mmol/L 反映胰腺坏死,提示预后不良。高胆红素血症可见于少数临床患者,多于发病后 4~7 天恢复正常。

7.**X 线腹部平片** 可排除其他急腹症,如内脏穿孔等,"哨兵袢"和"结肠切割征"为胰腺炎的间接指征,弥漫性模糊影、腰大肌边缘不清提示存在腹腔积液,可发现肠麻痹或麻痹性肠梗阻。

8.**腹部 B 超** 应作为常规初筛检查,急性胰腺炎 B 超可见胰腺肿大,胰内及胰周围回声异常,亦可了解胆囊和胆道情况。后期对脓肿及假性囊肿有诊断意义,但因患者腹胀常影响其观察。

9.**CT 显像** 对急性胰腺炎的严重程度及附近器官是否受累提供帮助。

【鉴别诊断】

1.**消化性溃疡急性穿孔** 有较典型的溃疡病史,腹痛突然加剧,腹肌紧张,肝浊音消失,X 线透视见膈下有游离气体等。

2.**胆石症和急性胆囊炎** 常有胆绞痛史,疼痛位于右上腹,常放射到右肩部,墨菲征阳性,血及尿淀粉酶轻度升高,B 超及 X 线胆道造影可明确诊断。

3.**急性肠梗阻** 腹痛为阵发性,腹胀,呕吐,肠鸣音亢进,有气过水声,无排气,可见肠型,腹部 X 线可见液气平面。

4.**心肌梗死** 有冠心病史,突然发病,有时疼痛限于上腹部,心电图显示心肌梗死图像,血清心肌酶升高,血尿淀粉酶正常。

【治疗】

1.**常规治疗** 防治休克,改善微循环,抑制胰酶分泌,解痉、止痛,营养支持,抗感染,预防并发症的发生,加强重症监护等。

(1)防治休克,改善微循环:应积极补充液体、电解质和热量,以维持循环的稳定和水、电解质平衡。

(2)抑制胰腺分泌:应用 H_2 受体阻断剂、抑肽酶、5－氟尿嘧啶,禁食和胃肠减压。

(3)解痉止痛:应定时给予止痛剂,传统方法是静脉滴注 0.1% 普鲁卡因用以静脉封闭。并可定时将哌替啶与阿托品配合使用,既止痛,又可解除 Oddi 括约肌痉挛。禁用吗啡,以免引起 Oddi 括约肌痉挛。另外,亚硝酸异戊酯、亚硝酸甘油等在剧痛时使用,特别是年龄大的患者使用,既可一定程度解除 Oddi 括约肌的痉挛,同时对冠状动脉供血也大有好处。

(4)营养支持:急性重型胰腺炎时,机体的分解代谢高、炎性渗出、长期禁食、高热等,患者处于负氮平衡及低血蛋白症,故需营养支持。而在给予营养支持的同时,又要使胰腺不分泌或少分泌胰液。

(5)抗生素的应用:是急性胰腺炎综合性治疗中不可缺少的内容之一。急性出血坏死性胰腺炎时应用抗生素是无可非议的。急性水肿性胰腺炎时,为预防继发感染,应合理地使用一定量的抗生素。

(6)腹膜腔灌洗:腹腔内有大量渗出者,可做腹腔灌洗,使腹腔内含有的大量胰酶和毒素物质的液体稀释并排出体外。

(7)加强监护。

(8)间接降温疗法。

(9)手术治疗:虽有局限性区域性胰腺坏死、渗出,若无感染且全身中毒症状不十分严重的患者,不需急于手术。若有感染,则应予以相应的手术治疗。

2.**血液净化治疗** 急性胰腺炎多为自限性疾病,只有 20%~30% 患者恶化并出现器官衰竭,发展为重症急性胰腺炎(severe acute pancreatitis,SAP)。其临床表现凶险,采用手术等治疗并不能阻止胰腺的自身消化和并发症的出血,文献报道病死率高达14%～38%。随着对SAP病理生理机制的进一步研究,尤其是"白细胞过度激活"和"炎症介质二次打击"假说逐渐被认可,连续性血液净化(CBP)以其明确的疗效逐渐被广泛地应用于SAP的临床治疗中。

(1)原理:炎症因子在SAP病理生理机制中发挥着重要作用。CBP以透析、滤过、吸附原理为基础,通过利用天然或人工半透膜,清除血液内过多的水分,减轻组织间质水肿,改善组织的氧利用;有效清除代谢产物,维持内环境稳定,维持体液、电解质和酸碱平衡;清除内源性抗体及炎症介质,恢复机体的免疫调节功能,改善心、肺、肾、肝脏等系统的功能。

(2)适应证:什么时候开始对SAP患者进行CBP治疗,目前尚无统一标准,但大多数学者认为,治疗时间越早,治疗效果越好。早期治疗的目的是在全身炎症反应启动之前或开始启动阶段即清除过度释放的抗炎因子与促炎因子,及早地纠正机体的免疫功能紊乱,从而避免炎症因子对组织的进一步损伤,改善预后。临床上"早期"一般是指起病72h以内。推荐以下情况行CBP治疗:①持续高热(体温>39℃,超过6h);②胰性脑病;③合并多器官功能障碍综合征;④合并少尿或急性肾损伤;⑤明显水肿或容量负荷过多;⑥合并严重电解质紊乱;⑦APACHE Ⅱ评分≥12分。

(3)治疗方案:大量的动物实验及临床研究证实,常规剂量的CVVH治疗,无改善存活率的作用,一般采用连续性高容量CVVH治疗,剂量在35～50mL/(kg·h)以上,至少连续治疗72h,选择超滤系数大、吸附性能好和生物相容性好的滤器。为减轻滤器凝血,置换液以前稀释为主。对于有出血倾向或需进行有创操作的SAP患者,抗凝剂宜选用局部枸橼酸和小剂量低分子量肝素抗凝,必要时不用抗凝剂。

3.去血脂治疗 对于一些存在严重高脂血症的患者,由于高脂血症可能是诱发因素,同时加重病情进展,积极采用血液净化方法可迅速降低血脂以阻断疾病进程,对缓解病情可能起到有益作用。

去血脂治疗方法包括血浆置换、双重血浆置换及吸附疗法。由于患者血脂高于正常上限数倍甚至10倍,会很快导致吸附疗法所使用的吸附柱饱和,清除下降程度有限,因此不推荐使用吸附疗法;而血浆置换要达到有效清除下降程度,交换血浆量需达1.5～2倍血浆量,要消耗大量血制品,但方法简单,一般医院皆可开展;双重血浆置换在选择合适二级成分血浆分离器后,可达到高效清除脂蛋白而丢失血浆蛋白较少的效果。在处理2倍血浆量情况下,脂蛋白下降率一般能达到80%～90%,单次治疗基本即可达到正常水平。唯一缺点是技术复杂,体外循环血量大,对血流动力学的不利影响需有经验医生方能处理好。

【预后】

急性胰腺炎的病死率约10%,出现呼吸功能不全或低钙血症提示预后不良。重症坏死性胰腺炎的病死率达50%或更高,手术治疗可使其降至20%左右。

第二节　急性肝衰竭及肝性脑病

急性肝衰竭是多种因素引起的急性严重肝损害,导致其合成、解毒、排泄和生物转化等功能发生严重障碍或失代偿,出现以凝血机制障碍和黄疸、肝性脑病、腹水等为主要表现的一组临床症候群。

【病因】

在我国引起肝衰竭的主要病因是肝炎病毒(主要是乙型肝炎病毒),其次是药物及肝毒性物质(如乙醇、化学制剂等)。在欧美国家,药物是引起急性、亚急性肝衰竭的主要原因,酒精性肝损害常导致慢性肝衰竭,儿童肝衰竭还可见于遗传代谢性疾病。具体来说主要包括以下几个方面:

1.**缺氧性肝损伤** 如持续一定时间的心衰、休克所致的肝淤血、缺氧。

2.**毒物中毒** 如毒蕈中毒、四氯化碳中毒等。

3.**各型病毒性肝炎** 如甲、乙、丙、丁、戊型病毒性肝炎。也可由2种或2种以上的肝炎病毒混合或重叠感染引起。

4.**其他** 如急性肝豆状核变性、慢性肝衰竭,多发生于慢性重症肝炎、各型肝硬化等疾病过程中。

【分类】

据病理组织学特征和病情发展速度,肝衰竭可被分为4类:急性肝衰竭(acute liver failure,ALF)、亚急性肝衰竭(subacute liver failure,SALF)、慢加急性(亚急性)肝衰竭(acute-on-chronic liver failure,ACLF)和慢性肝衰竭(chronic liver failure,CLF)。急性肝衰竭的特征是起病急,发病2周内出现以Ⅱ度以上肝性脑病为特征的肝衰竭症候群;亚急性肝衰竭起病较急,发病15天至26周内出现肝衰竭症候群;慢加急性(亚急性)肝衰竭是在慢性肝病基础上出现的急性肝功能失代偿;慢性肝衰竭是在肝硬化基础上,肝功能进行性减退导致的以腹水或肝门静脉高压、凝血功能障碍和肝性脑病等为主要表现的慢性肝功能失代偿。

【临床表现】

1.**肝性脑病** 又称肝昏迷,为肝功能衰竭最具有特征性的表现。初期有行为和性格改变,不能正确回答询问,辨向能力和计算能力下降,逐渐发展为兴奋或嗜睡,出现扑击样震颤,脑电图异常,终至昏迷。

2.**黄疸** 开始见尿色加深,很快出现皮肤、黏膜及巩膜的黄染,并迅速加深。因肝细胞大块坏死,肝脏可迅速缩小,在叩诊时肝浊音界缩小,B型超声检查可进一步证实。患者呼出气中有一种霉烂的臭味,即肝臭,其浓淡与肝细胞坏死的程度一致。

3.**出血** 由于肝脏制造凝血因子功能障碍,内毒素血症激活凝血系统等因素,可出现皮肤出血点、淤斑、呕血、便血、衄血等。

4.**脑水肿、肺水肿** 可能与不适当地大量补液、缺氧等有关,易造成脑疝、呼吸衰竭。

5.**腹水** 肝门静脉高压、血浆白蛋白降低等因素可使30%的患者出现少至中量的腹水。

另外,还可出现继发感染、肝肾综合征、休克等严重并发症。慢性肝衰竭发生在慢性活动性肝病的基础上,一般有原有慢性肝病的各种表现,可逐渐发生肝功能衰竭。也可在病程中因某些损肝因素而突然出现肝功能衰竭的征象。

【辅助检查】

(1)转氨酶可增高,但发生弥漫的肝坏死时可不增高。

(2)血胆红素增高。

(3)血小板常减少,白细胞常增多。

(4)血肌酐或尿素氮可增高(肾功能降低所致)。

（5）血电解质紊乱如低钠、高钾或低钾、低镁等。

（6）酸碱失衡,多为代谢性酸中毒,早期可能有呼吸性或代谢性(低氧、低钾等)碱中毒。

（7）出现 DIC 时,凝血时间、凝血酶原时间或部分凝血活酶时间延长,纤维蛋白原可减少,而其降解物(FDP)增多,优球蛋白试验等可呈阳性。

【治疗】

1. **对症处理**　出现肝衰竭的临床表现,应立即采取以下措施：

（1）改变营养方法。可用葡萄糖和支链氨基酸,葡萄糖液可配用少量胰岛素和胰高血糖素。不用脂肪乳剂,限用一般的氨基酸合剂。

（2）口服乳果糖,以每日排软便 2～3 次为度。也可灌肠。可用肠道抗菌药,以减少肠内菌群,如用新霉素和甲硝唑。

（3）静脉滴注醋谷胺(乙酰谷酰胺)、谷氨酸(钾或钠) 或氨酪酸,以降低血氨。

（4）静脉滴注左旋多巴,可能有利于恢复大脑功能。

2. **抗感染治疗**　要处理感染病灶。另外,还要注意由于肝衰竭后免疫能力降低,来自肠道、肝门静脉的细菌毒素可进入全身血流。

3. **防治 MODS**　意识障碍并有视神经盘水肿时需用甘露醇等脱水剂;呼吸加快、口唇发绀等可能为 ARDS 表现,应做血气分析和增加氧吸入、用呼吸机等;尿量过少时需用利尿剂。

4. **血液净化支持肝功能**　包括血浆置换、血液灌流、血液吸附、连续性血液净化、分子吸附再循环等,从原理上可分为非生物型和生物型人工肝支持治疗两大类。非生物型人工肝的机制是通过物理手段,利用特有的生物膜和化学物质的吸附作用,将患者体内的有害物质清除,并补充体内所需的物质,目前普遍使用这种方法。而生物型人工肝是通过体外的生物反应器,利用人源性或动物源性肝细胞代替体内不能发挥生物功能的肝脏而发挥代偿功能,虽然生物型人工肝更符合"人工肝"这一称谓,但由于生物型人工肝目前远没有达到临床的需要,所以目前人工肝的治疗仍是以非生物型为主。

对于非生物型人工肝疗法的作用,目前认为主要是通过清除循环中蛋白结合毒素及一些水溶性毒素,部分缓解临床症状,以提供足够时间窗,等待残存的肝细胞存活再生恢复功能,或等待接受肝移植,因此对于肝脏合成及代谢功能无法起到替代作用,也难以像肾脏替代治疗一样可作为长期维持性治疗手段。

现阶段非生物型人工肝的治疗模式、时机及疗程都无法达到规范,但有一些共识临床医生需清楚：连续性肾脏替代治疗(CRRT)只能清除水溶性毒素,对于以蛋白结合毒素蓄积为主的肝功能衰竭的治疗只相当于非特异性治疗,对维持内环境稳定,非特异性清除一些水溶性毒素,包括炎症因子,以及对改善临床症状起一定作用。血浆置换通过清除血浆蛋白、换入外源性血浆的方法,达到清除蛋白结合毒素的目的,但存在交换容量有限、清除能力不足、治疗结束后反跳明显的缺点,同时可能不利于肝细胞的再生修复。吸附疗法则采用活性炭及阴离子树脂来增加蛋白结合毒素的清除,因两者吸附能力各有侧重,为达到最大清除,一般两者联合使用。

现国际通用的方法即基于吸附疗法,同时联合 CRRT 或透析以清除水溶性毒素。常见的如分子吸附再循环系统(molecular adsorbent recirculating system,MARS),实际上是一种透析方式,透析液采用高浓度外源性白蛋白,能吸引血液中的毒素从所结合蛋白上解离弥散至透析液中并与之结合,再使之通过活性炭及树脂吸附柱吸附再生,恢复结合能力。但由于一些毒素如胆红素与蛋白结合紧密,难以通过这种隔着半透膜的白蛋白的吸引而解离,因此清除效果受到很大影响,且需消耗大量外源性白蛋白,因此临床应用并不广泛。在此基础上改进的 Promethus 系统,则使用一个能漏出白蛋白的滤器作为透析器,使血液中白蛋白带着结合毒素直接弥散至透析液中,再与吸附柱直接接触,从而达到清除蛋白结合毒素的目的。这种方法部分克服了 MARS 系统的缺陷,提高了清除率,但也存在一些问题,最主要的是白蛋白弥散量有限,清除毒素亦有限,且会丢失一部分白蛋白。解放军南京总医院在临床实践中提出了另一种人工肝支持治疗,即采用滤过方式将血液中以白蛋白为主的成分滤出,再通过吸附清除毒素后回输血液,同时结合 CRRT。这种方式是目前所有方式中清除原理最合理、临床验证清除效率最高的模式。

人工肝目前临床应用观察证实可清除一系列导致急性肝衰竭病理生理过程的毒素,从而缓解临床症状,包括肝性脑病、血流动力学不稳定性等,但对改善患者最终预后还缺乏循证医学证据。

第三节　肝肾综合征

肝肾综合征(hepato – renal syndrome,HRS)又称功能性肾功能衰竭,是指在严重肝病时发生的功能性急性肾功能损伤,临床上病情呈进行性发展。其最大的特点是这种急性肾功能损伤为功能性,一般认为此种肾损伤在病理学方面无急性肾小管坏死或其他明显的形态学异常。临床表现为自发性少尿或无尿、氮质血症、稀释性低钠血症和低尿钠。失代偿期肝硬化或重症肝炎出现大量腹腔积液时,由于有效循环血容量不足及肾内血流分布、内毒素血症、前列腺素减少等因素,可发生肝肾综合征。肝肾综合征是重症肝病的严重并发症,其发生率占失代偿期肝硬化的 50% ~70%,一旦发生,治疗困难,存活率很低。

【病因】

肝硬化、肝癌晚期常因严重的肝衰竭而并发特发性、进行性、肾前性肾衰竭,其肾脏组织学可无明显或仅有轻度非特异性改变。患者突然出现无法解释的少尿和氮质血症,主要机制如下:

1.**肾交感神经张力增高**　在严重肝硬化或肝癌晚期肝细胞广泛受损,致肝功能严重损害时,腹腔积液、脱水、上消化道出血及放腹腔积液等均可导致有效循环血容量减少,反射性引起交感 – 肾上腺髓质系统兴奋性增高,使入球微动脉收缩,肾素的合成和分泌增多,血中儿茶酚胺浓度升高,致肾小球滤过率下降,诱发功能性肾衰竭。

2.**假性神经递质增多**　肝衰竭时,血中代谢产物不能被清除,假性神经递质替代了正常末梢交感神经递质,使末梢血管张力减低,引起小动脉扩张,血压下降,肾血流灌注减少,肾小球滤过率下降,而导致肝肾综合征。

【临床表现】

1.**氮质血症前期**　肝失代偿,血尿素氮(BUN)、尿肌酐(UCr)正常或稍高,尿钠下降,进行性少尿,对利尿剂不敏感。

2.**氮质血症期**　血 BUN 显著升高,UCr 中度升高,尿钠进一步下降。

3.**终末期**　无尿,血压下降,甚至处于深昏迷状态。

【辅助检查】

1. **尿常规** 蛋白阴性或微量,尿沉渣正常或可有少量红细胞、白细胞,透明、颗粒管型或胆红素染色的肾小管细胞管型。

2. **尿液检查** 尿比重常 > 1.020,尿渗透压 > 450mOsm/kg,尿/血渗透压 < 1.5,尿钠通常 < 10mmol/L。

3. **血生化检查** ①低钠血症;②血氯低;③BUN 和 SCr 升高;④肝功能表现为丙氨酸转氨酶升高,白蛋白降低,胆红素升高,胆固醇降低,血氨升高。

【诊断】

(1)有肝脏疾病的证据及肝功能衰竭的表现。

(2)24h 尿量 < 500mL,持续 2 天以上伴血 BUN 升高。

(3)原无肾脏病史(或肾功能正常)。

【鉴别诊断】

1. **单纯肾前性氮质血症** 有肾前性因素,如严重低血压、大量利尿、放腹水或失血,试验性补液后肾功能可迅速恢复。

2. **急性肾小管坏死** ①尿钠 > 40mmol/L;②尿/血肌酐 < 10;③尿/血渗透压 < 1;④尿比重低, < 1.015;⑤尿常规有较多蛋白,细胞管型和颗粒管型。

3. **假性肝肾综合征** 毒物中毒、严重败血症或弥散性血管内凝血,可同时损害肝及肾,引起"假性肝肾综合征",但它并非由重症肝病引起,鉴别不难。

【治疗】

1. **常规治疗**

(1)原发病的治疗:因为本病肾衰竭为功能性的,故积极改善患者肝脏功能,对改善肾功能有较好作用。在情况允许的情况下,应积极采取手术、放疗、化疗、介入治疗等针对肝脏肿瘤及肝硬化的治疗。

(2)支持疗法:停用任何诱发氮质血症及损害肝脏的药物,给予低蛋白、高糖饮食,减轻氮质血症及肝性脑病的发展,同时使用保肝降酶药物。

(3)去除诱因:上消化道出血、肝癌破裂出血、大量排放腹腔积液、大剂量应用利尿剂、合并严重感染、手术等是肝肾综合征的常见诱因,应予以及时防治。

(4)纠正水、电解质及酸碱紊乱:在补充有效血容量的基础上增加尿量及尿钠排泄,积极纠正钾、钠、氯、镁离子紊乱及酸碱失衡。

(5)扩容治疗:使用血浆、全血、白蛋白或右旋糖酐等血浆制剂扩容,同时给予呋塞米等,减轻血管阻力,改善肾血流量。如肺毛细血管楔压升高,则不宜扩容。

(6)血管活性药物的应用:应用多巴胺、酚妥拉明可扩张肾脏血管,改善肾血流量,降低肾血管阻力。

(7)前列腺素 PI 与 654-2:对肾脏均有保护作用。

(8)中医治疗:中药制剂丹参注射液静脉滴注,可治疗功能性肾衰竭,降低 BUN 水平。

2. **血液净化治疗** 由于本病预后较差,最终治疗需依赖成功肝移植,因此血液净化治疗手段所起作用只能是缓解临床症状,延长患者生命,使其能等到接受肝移植手术。血液净化方式与急性肝衰竭治疗相似,包括连续性肾脏替代治疗及人工肝支持治疗。相关内容见急性肝衰竭一节。

【预后】

本病预后不佳,多于发生肝肾综合征后的 3~10 天死于肝或肾衰竭的各种并发症。最终预后取决于能否及时接受成功肝移植。

第四节　肝移植围手术期

肝移植手术是通过手术植入一个健康的肝脏到患者体内,使终末期肝病患者肝功能得到良好恢复的一种外科治疗手段。

按照供肝种植部位不同,可分为原位肝移植术和异位肝移植术。原位肝移植按照供肝的静脉与受体下腔静脉的吻合方式不同,可分为经典肝移植和背驮式肝移植。为解决供肝短缺和儿童肝移植的问题,又相继出现了活体部分肝移植、减体积肝移植、劈裂式(劈离式)肝移植、多米诺骨牌式肝移植等。此外,还有辅助性肝移植、肝脏与心脏、肾脏等其他器官联合移植等。目前全球开展最多的是同种异体原位肝移植术,即通常意义上的肝移植,就是切除患者病肝后,按照人体正常的解剖结构将供体肝脏植入受体(患者)原来肝脏所处的部位。

一、手术适应证

原则上,当各种急性或慢性肝病用其他内、外科方法无法治愈,预计在短期内(6~12 个月)无法避免死亡者,均是肝移植的适应证。起初肝移植仅是一个挽救生命的过程,而现在,随着外科技术的不断发展、新型免疫抑制剂的应用和临床经验的不断积累,肝移植围手术期并发症和死亡率显著下降,术后存活率和存活时间不断提高。因此,肝脏病变所产生的症状导致患者的生存质量严重下降时,也成为肝移植的主要适应证之一。

近年来原位肝移植所治疗的疾病病种不断扩大,迄今为止,据不完全统计,肝移植已被成功用于60 多种肝脏疾病的治疗,依据疾病的性质可概括分为:终末期肝硬化疾病、肝脏恶性疾病、先天性代谢疾病、急性或亚急性肝功能衰竭。随着肝移植经验的增加,移植的禁忌证也在不断地减少。许多原先认为的绝对禁忌证现在变成了相对禁忌证;而许多相对禁忌证,现在反而成了适应证。

二、手术禁忌证

1. 绝对禁忌证　一般来说,有以下情况的患者不宜做肝移植:肝外存在难以根治的恶性肿瘤;存在难以控制的感染;难以戒除的酗酒或吸毒者;患有严重心、肺、脑、肾等重要脏器器质性病变;有难以控制的精神疾病。

2. 相对禁忌证　有以下情况的患者目前一般来说做肝移植还要慎重考虑:年龄 65 岁以上者;肝门静脉或肠系膜上静脉血栓者;有来自于胆道系统的败血症者;以往有精神病史或药物滥用史者。

三、术前准备

1. 全面的医学评估　对肝移植候选受者的评估涉及患者的社会心理、经济状况、全身情况、其他疾病对肝移植受体的影响、患者肝脏病变程度及对机体的影响等诸多方面。肝移植候选受者除了要有肝移植的指征,同时也要具备良好的心理素质和经济保障。此外,还需要对可能在围手术期及肝移植后影响患者预后的一些疾病和并发症进行重点评估,如食管胃底静脉曲张、肝细胞肝癌、肝门静脉血栓,以及心、肺、肾疾病等。

2. **术前检查**　肝移植术前全身性系统检查主要是对心、肺、肾等重要脏器功能的评估,心理精神状态的评估,营养状况评估及感染性疾病评估。具体来说可以分为常规检查、特殊检查和个体化检查三类。

(1)常规检查:主要有血液、尿液、粪便、痰液检查,以及胸部 X 线片、心电图、腹部 B 超检查。

(2)特殊检查:主要有肝脏彩色超声和腹部磁共振或 CT 血管成像(了解肝门静脉、肝动脉、肝静脉和下腔静脉的解剖和血流情况),以及胆道系统的磁共振成像(了解肝内外胆道的解剖结构)。

(3)个体化检查:主要是根据初步检查的结果决定是否进行更深入的检查,如乙肝患者加做 HBV - DNA 和病毒耐药变异株的检查;原有心肺疾病患者选择性加做肺功能测定、超声心动图、冠脉造影、24h 动态心电图等。

3. **肝癌患者肝移植需要的检查**　对于肝癌患者,肝移植是最佳的治疗手段,因为肝移植能最大限度地切除肿瘤及硬化的肝脏,从根本上消除肝癌产生的土壤,同时可避免出现肝切除术后肝衰竭等严重的并发症。但其面临的最大问题仍是移植术后的癌症复发。一般认为移植后癌症复发的原因是手术时肝外已存在常规方法检查不出的转移灶或手术操作造成癌症细胞进入血循环。因此,肝癌患者在肝移植前必须进行系统全面的检查,以排除肝外转移灶的存在及多原发肿瘤的可能。

首先是全面的体格检查和包括血清甲胎蛋白(AFP)、CA19 - 9 等的血清肿瘤标志物检查;其次是全面的影像学检查,如胸部 X 线片及 CT 扫描排除肺转移及肺部原发肿瘤,头颅 CT 或 MRI 扫描排除脑转移及脑原发肿瘤,同位素骨扫描排除肿瘤骨转移,腹部 CT、MRI 扫描观察有无腹腔淋巴结转移及血管受侵犯;最后根据病史及检查结果选择进一步检查。此外,PET - CT 可以一次性完成全身扫描,使患者在一次检查过程中对全身各个组织器官进行详细的筛查,有助于发现除了原发肿瘤之外全身其他部位的转移,较 CT 及 MRI 有更高的敏感性和准确性,也克服了全身核素骨扫描图像对除了骨组织以外的其他组织无法提供病变信息的不足,在肝移植术前评估中起着越来越重要的作用,部分患者因此改变了诊断分期及相应的治疗计划。

四、手术时间

肝移植手术时间远远超过常规外科手术。随着外科技术的突飞猛进,在许多肝移植中心,一台经典的原位肝移植手术现在一般只需 4~6h 就能顺利完成。当然,手术时间的长短取决于很多因素,包括患者是否有过上腹部手术史、医生的熟练程度、手术的方式、是否进行体外静脉 - 静脉转流等。手术的复杂程度越高,时间也相对越长。手术时间越短,对患者的术后恢复也越有利。术后的住院时间往往因人而异。大多数患者在术后 3 周到 1 个月的时间内身体状况就能得到恢复,可以顺利出院。但也有少部分患者由于术后早期的并发症或需要调整免疫抑制药物,会适当延长住院时间,情况稳定后才能出院。

五、术后复查

肝移植术后围手术期中,完善的检查必不可少,这样能使医生对患者术后各阶段恢复情况有全面深入的了解并正确指导治疗。通常术后的化验和检查包括以下内容：

1. **生命体征**　包括体温、血压、脉搏、呼吸的定时测定,必要时还会测定中心静脉压、肺动脉压等,随着患者病情恢复逐渐简化。

2. **尿、粪常规和培养**　每周测定 1~2 次。

3. **血常规、电解质和肝、肾功能**　至少每日检查 1 次,恢复正常后每周检查 2 次。

4. **凝血功能检查**　治疗早期每天检查 1 次,恢复正常后可每周检查 1~2 次。

5. **免疫抑制剂血药浓度监测**　每日早晨测定 1 次。待血药浓度基本稳定且达到理想水平后,可每周检查 1 次。

6. **肝炎病毒检测**　常规测定乙肝二对半、丙肝病毒抗体,以及乙肝、丙肝病毒 DNA 复制情况。术后 1 周内进行首次检查,以后根据情况定期复查。

7. **巨细胞病毒、EB 病毒检测**　免疫抑制治疗期间每 2~4 周测定 1 次。

8. **血氨检查**　患者出现神志和精神改变时及时测定并连续观察,平时每周 1 次。

9. **血培养**　当怀疑全身感染时检查并进行抗生素药物敏感试验,指导抗生素应用。

10. **引流物、分泌物细菌培养和真菌检测**　每周 1 次,当怀疑感染应及时复查。

11. **胸部 X 线片**　早期每周 1~2 次床旁胸片,呼吸功能稳定后每 2 周 1 次,当怀疑肺部病变时及时检查。

12. **超声检查**　术后 1 周内每日 1 次床旁彩超,连续多次结果正常后可改为每 2~4 周复查 1 次。超声检查可以在患者完全没有痛苦的情况下帮助医生了解患者有无胸水、腹水、新肝大小和质地、血管和胆道吻合口是否通畅。手术后 1 周内往往是出血、血栓和排异反应等并发症高发的时段,利用彩超可以在患者出现不适症状之前及时发现异常并处理。

13. **肝穿刺活检**　若怀疑肝脏有发生排斥反应的可能,应做肝穿刺病理学活组织检查,这是诊断移植肝脏是否发生排斥的金标准。正常情况下,患者肝功能的各项生化指标平行下降,术后 3~4 周可以恢复到正常,这是移植成功的表现。一旦发生感染、排异、血管和胆道并发症,肝功能的恢复往往需要更长的时间。

六、术后护理

患者康复出院后,需要依靠自我护理,应严格按照医嘱服药,绝不可轻信他人的劝告更改或停药。要掌握服药的剂量、时间、次数、方法。另外患者应该保持生活规律,避免劳累,但这并不意味着只能整天卧床休息,适当的活动是有益的,随着身体的日渐康复,患者完全可以恢复正常的学习和工作。

七、术后随访

1. **手术随访频率**　患者在移植术后的前半年,每个月随访 1 次。术后 3~6 个月,患者需要服用大剂量的免疫抑制剂和激素,这时往往抵抗力较低,容易发生感染。另外,在这个时期,患者机体对移植进入体内肝脏的免疫反应最强,易发生急性排斥。术后 3~6 个月是影响移植肝脏长期存活和患者生活质量的关键时刻。移植术后半年,每 2 个月随访 1 次。移植术后第 2 年,每 3 个月随访 1 次;移植术后第 3 年,每年随访 1~2 次。

2. **手术随访的检查项目**　随访进行检查的主要项目有:血常规、肝功能、FK-506、西罗莫司或环孢素血浓度等。必要时复查胸片、肝脏 B 超、电解质、血脂、凝血功能等。肝癌肝移植患者还需严密监测肿瘤复发情况,随访各项肿瘤指标以及时发现肿瘤的复发和转移,如定期做胸腹部 CT、B 超及检查 AFP 等。另外,有些肝癌患者需在移植术后定期做全身化疗和其他辅助治疗来预防肿瘤的复发,进一步杀灭身体中可能存留的癌细胞。

八、肝移植围手术期的血液净化治疗

肝移植围手术期的血液净化治疗通常包括两个方面:一是术前通过人工肝支持治疗手段,清除肝衰竭毒素,稳定患者临床情况,使患者达到最佳状态,以期成功接受肝移植手术,或术后支持等待移植肝脏功能恢复;二是肾脏替代治疗,以维持水、电解质及酸碱等内环境稳定,同时清除尿毒症毒素。后者主要的适应证包括低钠血症(< 120mmol/L)、高钾血症及严重酸中毒,血肌酐升高(> 265.2μmol/L)。手术中肾脏替代治疗目的在于改善血流动力学稳定性,控制容量状态,对于肾衰竭患者而言,更易出现需要术中治疗的并发症,包括高钾血症、严重酸中毒等,而手术相关因素包括大量输液、乳酸酸中毒及钠代谢紊乱。

肾脏替代治疗方式包括间歇性血液透析(IHD)、腹膜透析(PD)及 CRRT。一般认为,对于血流动力学不稳定、存在肝性脑病的患者,选择 CRRT 更合适。当然,术中治疗只能选择 CRRT 方式。治疗剂量以标准肾脏替代治疗剂量为宜,一般 20 ~ 25mL/(kg·h)液体交换量即可。面临的主要技术难点是体外循环的抗凝。这类患者虽然可能存在凝血障碍,但完全无抗凝剂治疗存在一定难度,患者可能在某些凝血功能方面存在亢进、体外循环易凝血现象,而全身系统性抗凝则明显存在出血风险,局部枸橼酸抗凝则可避免出血风险,但存在代谢风险。在应用枸橼酸抗凝时需加强监测,因患者肝功能代谢枸橼酸能力受损,且可能合并存在肾功能损害及营养不良导致的肌肉群下降,使总体代谢能力下降,易出现蓄积现象甚至中毒。因此密切监测、及时恰当调整是这类患者应用枸橼酸抗凝的安全保障。

【参考文献】

[1] VIDARSDOTTIR H,MOLLER P H,VIDARSDOTTIR H,et al. Acute pancreatitis:a prospective study on incidence,etiology,and outcome[J]. Eur J Gastroenterol Hepatol,2013,25(9):1068 – 1075.

[2] WANG T,XU B,FAN R,et al. Asparaginase – associated concurrence of hyperlipidemia,hyperglobulinemia,and thrombocytosis was successfully treated by centrifuge/membrane hybrid double – filtration plasmapheresis[J]. J Clin Lipidol,2016,10(3):646 – 649.

[3] ARROYO V,IALAN R. Acute – on – chronic liver failure:definition,diagnosis,and clinical characteristics[J]. Semin Liver Dis,2016,36(2):109 – 116.

[4] ROMERO – GOMEZ M,MONTAGNESE S,JALAN R. Hepatic encephalopathy in patients with acute decompensation of cirrhosis and acute – on – chronic liver failure[J]. J Hepatol,2015,62(2):437 – 447.

[5] DURAND F,NADIM M K. Management of acute – on – chronic liver failure[J]. Semin Liver Dis,2016,36(2):141 – 152.

[6] DEFTEREVOS G,NASTOS C,PAPALOIS A,et al. Peritoneal albumin dialysis as a novel approach for liver support:study in a porcine model of acute hepatic failure[J]. Artif Organs,2016,40(8):755 – 764.

[7] 朱冬冬,龚德华,徐斌,等. 组合式连续性静脉 – 静脉血液滤过—胆红素吸附系统在高胆红素血症治疗中的应用[J].肾脏病与透析肾移植杂志,2011,20(3):204 – 211.

[8] 张伦理.肝肾综合征的发病机制[J].中华肝脏病杂志,2011,19(3):163 – 164.

[9] 尚佳,曹青.肝肾综合征的诊断[J].中华肝脏病杂志,2011,19(3):165-166.

[10] MATTOS A Z,MENDEZ-SANCHEZ N,MATTOS A Z. Hepatorenal syndrome:current concepts related to diagnosis and management[J]. Ann Hepatol,2016,15(4):474-481.

[11] 徐小元,郑颖颖.肝肾综合征的治疗新动向[J].中华肝脏病杂志,2011,19(3):167-168.

[12] BUSK TM,BENDTSEN F,MOLLER S. Hepatorenal syndrome in cirrhosis:diagnostic,pathophysiological,and therapeutic aspects[J]. Expert Rev Gastroenterol Hepatol,2016,16(6):1-9.

[13] 肖琦,叶啟发,王伟,等.自体肝移植患者术前评估研究进展[J].中华肝胆外科杂志,2016,22(2):141-144.

[14] TESTA G,GOLDSTEIN R M,TOUGHANIPOUR A,et al. Guidelines for surgical procedures after liver transplantation [J]. Ann Surg,1998,227(4):590-599.

[15] TOME S,WELLS J T,SAID A,et al. Quality of life after liver transplantation:a systematic review[J]. J Hepatol, 2008,48(4):567-577.

[16] 吕海金,刘剑戎,安玉玲,等.重型肝炎肝移植术后早期持续性血液滤过的治疗[J].中华器官移植杂志,2015, 36(9):526-530.

[17] 王振顺.CRRT在肝移植术后早期AKI患者治疗中的应用[J].中国血液净化,2015,14(4):230-233.

[18] 黄美英,王洁,黄鹂,等.血液灌流联合CRRT治疗重症急性胰腺炎合并急性肾损伤的临床疗效分析[J].中外医疗,2016,(24):69-71.

[19] 王兴鹏,李兆申,袁耀宗,等.中国急性胰腺炎诊治指南(2013年,上海)[J].中国实用内科杂志,2013(7):120-122.

[20] 陈丽,梅永,杨亦彬,等.肾脏替代疗法治疗肝肾综合征的研究进展[J].临床肝胆病杂志,2016,32(3):605-608.

[21] SOURIANARAYANANE A,RAINA R,GARG G,et al. Management and outcome in hepatorenal syndrome:need for renal replacement therapy in non-transplanted patients[J]. Int Urol Nephrol,2014,46(4):793-800.

[22] ELIZABETH PARSONS C,NELSON R,BOOK L S,et al. Renal replacement therapy in infants and children with hepatorenal syndrome awaiting liver transplantation:a case-control study[J]. Liver Transpl,2014,20(12):1468-1474.

[23] GONWA T A,WADEI H M. The challenges of providing renal replacement therapy in decompensated liver cirrhosis [J]. Blood Purif,2012,33(13):144-148.

[24] WONG F. Treatment to improve acute kidney injury in cirrhosis[J]. Curr Treat Options Gastroenterol,2015,13(2): 235-248.

[25] GUEUTIN V,MEFTAH A,DESBUISSONS G,et al. Hepatorenal syndrome:fous[J]. Nephrol Ther,2013,9(7): 471-480.

[26] BELCHER J M. Is there a role for dialysis in patients with hepatorenal syndrome who are not liver transplant candidates[J]. Semin Dial,2014,27(3):288-291.

[27] KISER T H. Hepatorenal syndrome[J]. Int J Clin Med,2014,5:102-110.

[28] SAMPAIO M S,MARTIN P,BUNNAPRADIST S. Renal dysfunction in end-stage liver disease and post-liver transplant[J]. Clin Liver Dis,2014,18(3):543-560.

[29] FAGUNDES C,GIN S P. Hepatorenal syndrome:a severe,but treatable,cause of kidney failure in cirrhosis[J]. Am J Kidney Dis,2012,59(6):874-885.

[30] LAVAYSSIERE L,KALLAB S,CARDEAU-DESANGLES I,et al. Impact of molecular adsorbent recirculating system on renal recovery in type-1 hepatorenal syndrome patients with chronic liver failure[J]. J Gastroenterol Hepatol,2013,28(6):1019-1024.

第三章　系统性免疫疾病

　　免疫性疾病是指机体对自身抗原发生免疫反应而导致自身组织损害所引起的疾病。根据不同疾病所累积的器官数量,自身免疫性疾病可分为器官特异性免疫疾病和系统性免疫疾病。由于抗原 - 抗体复合物的广泛沉积,系统性免疫疾病往往累及全身多器官。常见的系统性免疫疾病有以下几种:

　　1.**系统性红斑狼疮**　多见于育龄女性,可以囊括所有结缔组织病的临床特征,表现为多器官系统受累,可有发热、面部红斑、关节痛、脱发、口腔溃疡等,多累及肾脏、血液系统、心血管及神经系统等。

　　2.**类风湿关节炎**　好发于中老年女性,是全身性疾病,病变主要侵及关节。关节症状一般反复发作,随着发作次数的增多,关节破坏日益严重,最后导致程度不等的功能障碍和畸形。除关节病变外,皮肤类风湿结节、动脉炎、心包炎、巩膜炎、淋巴结炎、肝脾大、神经病变等也不少见。

　　3.**系统性血管炎**　是一组原因不明的、以非感染性炎症和坏死性血管炎为基本病理改变的结缔组织疾病,可累及全身各级动脉。

　　4.**硬皮病**　好发于女性,以皮肤纤维组织的过度增生为特征。由于皮肤增厚变硬,所以外表紧绷而呈蜡样光泽。患者面容呆板,缺乏表情。硬皮病有两种类型:一种为局限型,皮损只限于皮肤;另一种为系统型,可有关节、胃肠、肾脏、心血管系统、肺脏等病变。

　　5.**天疱疮**　是一类以皮肤表层大疱性病变为特征的皮肤病。从患者血液中可检测到抗皮肤抗原的自身抗体。天疱疮有不同类型,有的病变有自限性,可以自行缓解;有的合并内脏病变,可迅速致命。

　　6.**皮肌炎**　是一类以皮肤受累和肌无力为特征的自身免疫病。由于肌肉萎缩,患者感到极度无力。常伴随恶性病变,尤见于老年患者。

　　7.**混合性结缔组织病**　临床表现为类风湿关节炎、系统性红斑狼疮、硬皮病、皮肌炎等疾病的交叉症状。血中有高滴度的抗核抗体和抗 U1RNP 抗体,而 Sm 抗体阴性。多数患者对皮质类固醇治疗反应良好。本病有发展为系统性硬皮病的趋势。

　　8.**自身免疫性溶血性贫血**　血清中含有针对自身红细胞的抗体,这些抗体有的可凝集红细胞,有的可与补体共同溶解红细胞。根据自身抗体作用的适宜温度,这些抗体可分两大类:热抗体、冷抗体。热抗体作用的最适宜温度是37℃,患者贫血的程度不一,轻的临床症状不明显,重的可伴黄疸和急性失血症状。

　　9.**甲状腺自身免疫病**　甲状腺自身免疫病属局限性自身免疫病。如桥本甲状腺炎、原发性黏液性水肿(也可测得抗甲状腺抗体,但滴度较低。最终导致甲状腺萎缩,可能是桥本甲状腺炎发展的最终阶段)、甲状腺功能亢进(临床表现是甲状腺肿、震颤、突眼和基础代谢率增高)。

　　10.**溃疡性结肠炎**　多见于女性。主要累及直肠及乙状结肠,表现为浅表溃疡。病情反复发作,可致肠壁结缔组织增生。

　　自身抗体的形成是所有系统性免疫疾病的共同特点,因此此类疾病所涉及的血液净化治疗往往采用治疗性血浆置换、免疫吸附等以清除血液中自身抗体为目的的治疗方式。

　　广义的血浆置换包括了一系列以血液成分分离、清除、置换、吸附为核心技术的治疗方式,主要包括治疗性血浆置换(therapeutic plasma exchange,TPE),即狭义上的血浆置换、红细胞分离术(erythro-cytapheresis)、血小板分离术(thrombocytapheresis)、白细胞分离术(leukocytapheresis)、体外光分离置换(extracorporeal photopheresis,ECP)、免疫吸附(immunoadsorption,IA)、低密度脂蛋白分离(LDL apheresis)、吸附性细胞分离术(adsorptive cytapheresis)、选择性滤过清除置换(filtration selective removal and rheopheresis)。不同的治疗方式被应用于不同的疾病类型。

第一节　系统性红斑狼疮

系统性红斑狼疮(systemic lupus erythematosus,SLE)是一种多发于青年女性的累及多脏器的自身免疫性炎症性结缔组织病。早期、轻型和不典型的病例日渐增多,有些重症患者(除患有弥漫性增生性肾小球肾炎者外)有时可自行缓解。有些患者呈"一过性"发作,经过数月的短暂病程后疾病可完全消失。

【病因与发病机制】

本病病因至今尚未肯定,大量研究显示遗传、内分泌、感染、免疫异常和一些环境因素与本病的发生有关。

在遗传因素、环境因素、雌激素水平等各种因素相互作用下,导致T淋巴细胞减少、T抑制细胞功能降低、B细胞过度增生,产生大量的自身抗体,并与体内相应的自身抗原结合形成相应的免疫复合物,沉积在皮肤、关节、小血管、肾小球等部位。在补体的参与下,引起急、慢性炎症及组织坏死(如狼疮肾炎),或抗体直接与组织细胞抗原作用,引起细胞破坏(如红细胞、淋巴细胞及血小板壁的特异性抗原与相应的自身抗体结合,分别引起溶血性贫血、淋巴细胞减少症和血小板减少症),从而导致机体的多系统损害。

【临床表现】

1. **一般症状**　本病男女发病率之比为1:(7~9),发病年龄以20~40岁最多,幼儿或老人也可发病。表现为疲乏无力、发热和体重下降。

2. **皮肤和黏膜**　表现多种多样,大体可分为特异性和非特异性两类:①特异性皮损有蝶形红斑、亚急性皮肤红斑狼疮、盘状红斑;②非特异性皮损有光过敏、脱发、口腔溃疡、皮肤血管炎(紫癜)、色素改变(沉着或脱失)、网状青斑、雷诺现象、荨麻疹样皮疹,少见的还有狼疮脂膜炎、深部狼疮及大疱性红斑狼疮。

3. **骨骼肌肉**　表现有关节痛、关节炎、关节畸形(10% X线有破坏)、肌痛、肌无力及无血管性骨坏死、骨质疏松。

4. **心脏**　心脏受累可有心包炎(4%的患者有心包压塞征象)、心肌炎(主要表现为充血性心衰)、心脏瓣膜病变(如利布曼-萨克斯心内膜炎)。冠状动脉炎(主要表现为胸痛、心电图异常和心肌酶升高)少见。

5. **呼吸系统**　呼吸系统受累可有胸膜炎、胸腔积液(20%~30%)、肺减缩综合征(主要表现为憋气感和膈肌功能障碍)、肺间质病(10%~20%,其中1%~10%表现为急性狼疮肺炎,0~9%表现为慢性肺间质浸润性病变)、肺栓塞(5%~10%,通常抗心磷脂抗体阳性)、肺出血和肺动脉高压(1%)。

6.肾脏 临床表现为肾炎或肾病综合征。肾炎时尿内出现红细胞、白细胞、管型和蛋白质。肾功能测定早期正常,逐渐进展,后期可出现尿毒症。肾病综合征临床表现和实验室检查为全身水肿,伴程度不等的腹腔、胸腔和心包积液,大量蛋白尿,血清白蛋白降低,白/球蛋白比例倒置和高脂血症。

7.神经系统 可有抽搐、精神异常、器质性脑综合征(包括器质性遗忘、认知功能不良、痴呆和意识改变),其他可有无菌性脑膜炎、脑血管意外、横贯性脊髓炎和狼疮样硬化及外周神经病变。

8.血液系统 血液系统受累可有贫血、白细胞计数减少、血小板减少、淋巴结肿大和脾大。

9.消化系统 消化系统受累可有食欲减退、恶心、呕吐、腹泻、腹水、肝大、肝功能异常及胰腺炎。少见的有肠系膜血管炎、布加综合征和蛋白丢失性肠病。

10.其他 可以合并甲状腺功能亢进或低下、干燥综合征等疾病。

【辅助检查】

1.一般检查 由于 SLE 患者常可存在多系统受累,如血液系统异常和肾脏损伤等。血常规检查可有贫血、白细胞计数减少、血小板降低;肾脏受累时,尿液分析可显示蛋白尿、血尿、细胞和颗粒管型;血沉在 SLE 活动期增快,而缓解期可降至正常。

2.免疫学检查 50%的 SLE 患者伴有低蛋白血症,30%的患者伴有高球蛋白血症,尤其是 γ 球蛋白升高,血清 IgG 水平在疾病活动时升高。疾病处于活动期时,补体水平常降低,原因是免疫复合物的形成消耗补体和肝脏合成补体能力的下降,单个补体成分 C3、C4 和总补体活性(CH50)在疾病活动期均可降低。

3.生物化学检查 SLE 患者肝功能检查多表现为轻中度异常,较多是在疾病活动期出现,伴有丙氨酸转氨酶(ALT)和天门冬氨酸转氨酶(AST)等升高。血清白蛋白异常增多提示肾脏功能失代偿。在肾脏功能检查中尿液微量白蛋白定量检测,有助于判断和监测肾脏损害程度及预后。发生狼疮肾炎时,血清尿素氮(BUN)及血清肌酐(SCr)有助于判断临床分期和观察治疗效果。

SLE 患者存在心血管疾病的高风险性,近年来逐渐引起高度重视。部分 SLE 患者存在严重血脂代谢紊乱,炎性指标升高,同时具有高同型半胱氨酸(Hcy)血症。血清脂质水平、超敏 C 反应蛋白(hs-CRP)和同型半胱氨酸被认为是结缔组织病相关动脉粥样硬化性心血管疾病有效的预测指标,定期检测可降低心血管事件的危险性。

4.自身抗体检测 目前临床开展的 SLE 相关自身抗体常规检测项目主要有抗核抗体(ANA)、抗双链脱氧核糖核酸(抗 dsDNA 抗体)抗体、抗可溶性抗原抗体(抗 ENA 抗体)(包括抗 Sm、抗 U1RNP、抗 SSA/Ro、抗 SSB/La、抗 rRNP、抗 Scl-70 和抗 Jo-1 等)、抗核小体抗体和抗磷脂抗体等。对于临床疑诊 SLE 的患者应行免疫学自身抗体检测。美国风湿病学会(ACR)修订的 SLE 分类标准中,免疫学异常和自身抗体阳性包括:抗 Sm 抗体、抗 dsDNA 抗体、抗磷脂抗体和 ANA 阳性。

5.组织病理学检查 皮肤活检和肾活检对于诊断 SLE 也有很大的帮助,皮肤狼疮带试验阳性和"满堂亮"的肾小球表现均有较高的特异性。

【诊断标准】

SLE 的诊断主要依靠临床表现、实验室检查、组织病理学和影像学检查。2009 年 ACR 对 SLE 的分类修订标准如下:

1. **临床标准** ①急性或亚急性皮肤狼疮表现;②慢性皮肤狼疮表现;③口腔或鼻咽部溃疡;④非瘢痕性秃发;⑤炎性滑膜炎,并可观察到2个或更多的外周关节有肿胀或压痛,伴晨僵;⑥浆膜炎;⑦肾脏病变:尿蛋白$>0.5g/d$或出现红细胞管型;⑧神经病变:癫痫发作或精神病,多发性单神经炎,脊髓炎,外周或脑神经病变,脑炎;⑨溶血性贫血;⑩白细胞减少(至少1次白细胞计数$<4.0×10^9/L$)或淋巴细胞减少(至少1次淋巴细胞计数$<1.0×10^9/L$);⑪血小板减少症(至少1次血小板$<100×10^9/L$)。

2. **免疫学标准** ①ANA滴度高于实验室参考标准(LRR);②抗dsDNA抗体滴度高于LRR(ELISA法测需2次高于LRR);③抗Sm抗体阳性;④抗磷脂抗体:狼疮抗凝物阳性,梅毒血清学试验假阳性,抗磷脂抗体是正常水平2倍以上或抗$β_2$GPI中滴度以上升高;⑤补体(C3、C4、CH50)降低;⑥有溶血性贫血但库姆斯试验阴性。

确诊条件:①肾脏病理证实为狼疮肾炎并伴ANA或抗dsDNA抗体阳性;②以上临床及免疫指标中有4条以上符合(至少包含1项临床指标和1项免疫学指标)。该标准敏感性为94%,特异性为92%。

【治疗】

1. **一般治疗** 适用于所有SLE患者。包括心理及精神支持、避免日晒或紫外线照射、预防和治疗感染或其他合并症,以及依据病情选用适当的锻炼方式。

2. **药物治疗** 以免疫抑制治疗为主,糖皮质激素为首选药物,同时应根据患者病情选用环磷酰胺、硫唑嘌呤等细胞毒药物,环孢素、霉酚酸酯、他克莫司等免疫抑制剂或利妥昔单抗等生物制剂。

3. **血液净化治疗** 血浆置换可以去除血液循环免疫复合物、游离抗体和其他免疫组分,如补体成分、细胞因子等,从理论上讲,这符合系统性红斑狼疮的治疗原则。在过去的几十年里,已被广泛应用于系统性红斑狼疮的治疗。既往研究表明,血浆置换可能是一种有效的辅助治疗手段。然而,其有效性仅体现在非对照或回顾性研究中,并未在前瞻性研究中被证实。血浆置换在SLE治疗中的应用大体上分为以下3个阶段:

(1)第一阶段(20世纪70年代到80年代早期):开放性研究,基于理论对治疗探索。

SLE作为一种自身免疫性疾病,一些自身抗体如抗DNA抗体或抗SSA抗体可能具有致病性。基于此理论,一些学者假设,清除这些自身抗体及循环免疫复合物将有益于疾病的治疗。事实上,Jones及其他学者确实通过血浆置换成功地治疗了一些SLE患者。但遗憾的是疗效不能持续,这可能与在没有应用免疫抑制剂的情况下停止血浆置换后自身抗体的快速反弹相关,因此他们认为单用血浆置换不能替代或规避免疫抑制治疗。

(2)第二阶段(20世纪80年代到90年代初):随机研究。

在这一阶段,一些随机研究评价了血浆置换在SLE治疗中的价值。Wei等在研究中得到了阴性的结果,可能与他们入选的患者均为轻型狼疮有关。Derkson等发现血浆交换对SLE治疗有有益的趋势,但因为入组患者数量较少,因此其疗效并未取得显著性结果。

随后两个精心设计的前瞻性研究就血浆治疗的疗效给出了较为明确的结论。Lewis等选取平均基线肌酐为$(180±115)μmol/L$的Ⅲ、Ⅳ、Ⅴ型狼疮肾小球肾炎患者,随机分为单用皮质激素及环磷酰胺组($n=46$)和服用激素、环磷酰胺联合血浆置换组($n=40$),血浆置换共进行4周,每周3次。结果发现,加用血浆置换可更为显著地降低抗双链DNA抗体的浓度。但血浆置换组的肾脏缓解率(30%)并不优于常规治疗组(28%)。因此,作者认为,联合血浆置换并不能比8周标准治疗更好地改善SLE患者的预后。在一些飞行研究及狼疮血浆置换研究的大型多中心回顾性研究显示,在连续6个月环磷酰胺冲击治疗的前 3 天加用血浆置换并不能显著改善患者的活动性积分。

虽然儿童 SLE 越来越受到重视,但已有研究仅限于个案报道及回顾性研究。在一篇关于 SLE 儿童血浆治疗的研究中,血浆置换使对使用激素及细胞毒药物无效的患儿获得了快速、持续的肾脏缓解。Wright 等人的回顾性研究认为,与成人不同,对于重症或难治性 SLE 患儿,血浆置换是一种有效的辅助治疗手段。

(3)第三阶段(现在):大数据时代下血浆置换在 SLE 治疗中的应用。

尽管在前瞻性研究中并未取得阳性结果,仍然有相当一部分 SLE 患者在治疗过程中接受了血浆置换治疗。数据显示,法国每年采取血浆置换治疗的患者中约有 2% 为 SLE 患者,瑞典约为 3.1%。这些接受血浆置换的患者往往存在较高的危及生命的细菌或病毒感染,特别是带状疱疹巨细胞病毒。

基于前期的研究结果,美国血浆置换学会(ASFA)于 2013 年发表了血浆置换的临床试验指南第 6 版修改意见。此版指南对血浆置换在 SLE 中的应用做出了明确的推荐。指南中指出,重症 SLE 作为血浆置换的 Ⅱ 类适应证,血浆置换可作为二线治疗方案;而狼疮肾炎作为 Ⅳ 类适应证,血浆置换仅在特殊情况下适用。

目前认为,可应用血浆置换的临床状态包括:弥漫性肺泡出血、狼疮脑病、血栓性血小板减少性紫癜、灾难性抗磷脂抗体综合征等。当狼疮肾炎表现为重症性狼疮肾炎时,不论是否合并激素及免疫抑制剂抵抗,均可试用血浆置换治疗。治疗方案如下:①单次置换量:1~1.5 倍血浆总容量。②置换液:白蛋白或新鲜冰冻血浆。③治疗频率:合并弥漫性肺泡出血或狼疮脑病为每天 1 次或隔天 1 次,其他情况为每周 1~3 次。④治疗周期:常规为 3~6 次。

免疫吸附是一种新的血液净化技术,1979 年,Teman 第一次将其应用于临床,之后逐渐成为血液净化领域的一个重要分支,日益受到人们广泛关注。然而,到目前为止,虽然免疫吸附在 SLE 治疗中的应用有一些较好的结果出现,但是由于证据级别较低,因此,其有效性及安全性尚需更多临床研究的观察,目前关于其在 SLE 中的应用尚无法做出推荐。

第二节　类风湿关节炎

类风湿关节炎(rheumatoid arthritis,RA)是一种病因未明的、以炎性滑膜炎为主的慢性系统性疾病。其特征是手、足小关节的多关节、对称性、侵袭性关节炎症,经常伴有关节外器官受累及血清类风湿因子阳性,可导致关节畸形及功能丧失。

【病因与发病机制】

RA 的发病可能与遗传、感染、性激素等有关。其病理机制主要有滑膜衬里细胞增生、间质大量炎性细胞浸润,以及微血管的新生、血管翳的形成、软骨和骨组织的破坏等。

【临床表现】

1.好发人群　女性好发,发病率为男性的 2~3 倍。可发生于任何年龄,高发年龄为 40~60 岁。

2.症状及体征　可伴有体重减轻、低热及疲乏感等全身症状。

(1)晨僵:早晨起床时关节活动不灵活的主观感觉,是关节炎症的一种非特异表现,其持续时间与炎症的严重程度成正比。

(2)关节受累的表现:①多关节受累,呈对称性多关节炎(常≥5个关节)。易受累的关节有手、足、腕、踝及颞下颌关节等,其他还可有肘、肩、颈椎、髋、膝关节等。②关节畸形。手的畸形有梭形肿胀、尺侧偏斜、天鹅颈样畸形、纽扣花样畸形等。足的畸形有跖骨头向下半脱位引起的仰趾畸形、外翻畸形、跖趾关节半脱位、弯曲呈锤状趾及足外翻畸形。③其他。可有正中神经或胫后神经受压引起的腕管、跗管综合征;膝关节腔积液挤入关节后侧形成腘窝囊肿(Baker囊肿);颈椎受累(第2、3颈椎多见),可有颈部疼痛、颈部无力及难以保持其正常位置;寰枢关节半脱位,有脊髓受压及椎基底动脉供血不足的表现。

(3)关节外表现:①一般表现。可有发热、类风湿结节[属于机化的肉芽肿,与高滴度类风湿因子(RF)、严重的关节破坏及RA活动有关,好发于肘部、关节鹰嘴突、骶部等关节隆突部及经常受压处]、类风湿血管炎(主要累及小动脉的坏死性小动脉炎,可表现为指、趾端坏死及皮肤溃疡、外周神经病变等)、淋巴结肿大。②心脏受累。可有心包炎、心包积液,心外膜、心肌及瓣膜的结节,心肌炎、冠状动脉炎、主动脉炎、传导障碍、慢性心内膜炎及心瓣膜纤维化等表现。③呼吸系统受累。可有胸膜炎、胸腔积液、肺动脉炎、间质性肺疾病、结节性肺病等。④肾脏受累。主要表现有原发性肾小球及肾小管间质性肾炎、肾脏淀粉样变和继发于药物治疗(金制剂、青霉胺及NSAIDs)的肾损害。⑤神经系统受累。除周围神经受压的症状外,还可诱发神经疾病、脊髓病、外周神经病、继发于血管炎的缺血性神经病、肌肥大及药物引起的神经系统病变。⑥贫血。是RA最常见的关节外表现,属于慢性疾病性贫血,常为轻至中度。⑦消化系统病变。可由RA血管炎、并发症或药物治疗所致。⑧眼受累。幼年患者可有葡萄膜炎,成人可有巩膜炎,可能由血管炎所致。还可有干燥性结膜角膜炎、巩膜软化、巩膜软化穿孔、角膜溶解。

(4)费尔蒂综合征:1%的RA患者可有脾大、中性粒细胞减少(及血小板减少、红细胞计数减少),常有严重的关节病变、高滴度的RF及ANA阳性,属于一种严重型RA。

(5)缓解性血清阴性、对称性滑膜炎伴凹陷性水肿综合征(RS3PE):男性多见,常于55岁以后发病,呈急性发病,有对称性腕关节、屈肌腱鞘及手小关节的炎症,手背可有凹陷性水肿。晨僵时间长(0.5~1天),但RF阴性,X线多没有骨破坏。有56%的患者为HLA-B7阳性。治疗上对单用NSAIDs药物反应差,而小剂量糖皮质激素疗效显著。常于1年后自发缓解,预后好。

(6)成人斯蒂尔病:以高热、关节炎、皮疹等的急性发作与缓解交替出现为表现的一种少见的RA类型。因临床表现类似于全身起病型幼年类风湿关节炎(斯蒂尔病)而得名。部分患者经过数次发作转变为典型的RA。

(7)老年发病的RA:常于65岁后起病,性别差异小,多呈急性发病,发展较快(部分以骨性关节炎为最初表现,几年后出现典型的RA表现)。以手足水肿、腕管和跗管综合征及多肌痛为突出表现,晨僵明显,60%~70% RF阳性,但滴度多较低。X线以骨质疏松为主,很少侵袭性改变。患者常因心血管系统疾病、感染及肾功能受损等合并症而死亡。选用NSAIDs要慎重,可应用小剂量激素,对慢作用抗风湿药(SAARD)反应较好。

【辅助检查】

1.实验室检查

(1)一般检查:血常规、尿常规、血沉、C反应蛋白、生化(肝、肾功能)、免疫球蛋白、蛋白电泳、补体等。

(2)自身抗体:RA 患者自身抗体的检出,是 RA 有别于其他炎性关节炎(如银屑病关节炎、反应性关节炎和骨关节炎)的标志之一。目前临床常用的自身抗体包括类风湿因子(RF - IgM)、抗环状瓜氨酸(CCP)抗体、类风湿因子 IgG 及 IgA、抗核周因子、抗角蛋白抗体、抗核抗体、抗 ENA 抗体等。此外,还包括抗 RA33 抗体、抗葡萄糖 - 6 - 磷酸异构酶(GPI)抗体、抗 P68 抗体等。

(3)遗传标记 HLA - DR4 及 HLA - DR1 亚型。

2.影像学检查

(1)X 线片:关节 X 线片可见软组织肿胀、骨质疏松及病情进展后的关节面囊性变、侵袭性骨破坏、关节面模糊、关节间隙狭窄、关节融合及脱位。X 线片分期:①Ⅰ期。正常或骨质疏松。②Ⅱ期。骨质疏松,有轻度关节面下骨质侵袭或破坏,关节间隙轻度狭窄。③Ⅲ期。关节面下明显的骨质侵袭和破坏,关节间隙明显狭窄,关节半脱位畸形。④Ⅳ期。上述改变合并有关节纤维性或骨性强直。胸部 X 线片可见肺间质病变、胸腔积液等。

(2)CT 检查:胸部 CT 可进一步提示肺部病变,尤其高分辨 CT 对肺间质病变更敏感。

(3)MRI 检查:手关节及腕关节的 MRI 检查可提示早期的滑膜炎病变,对发现类风湿关节炎患者的早期关节破坏很有帮助。

(4)超声:关节超声是简易的无创性检查,对于滑膜炎、关节积液及关节破坏有鉴别意义。研究认为其与 MRI 有较好的一致性。

3.特殊检查

(1)关节穿刺术:用于有关节腔积液的关节。关节液的检查包括:关节液培养、类风湿因子检测、抗 CCP 抗体检测、抗核抗体等。并做偏振光检测以鉴别痛风的尿酸盐结晶。

(2)关节镜及关节滑膜活检:对 RA 的诊断及鉴别诊断很有价值,对于单关节难治性的 RA 有辅助治疗作用。

【诊断】

1.诊断标准

(1)美国风湿病学会(ACR)1987 年修订的 RA 分类标准如下:①晨僵至少 1h(≥6 周);②3 个或 3 个以上的关节受累(≥6 周);③手关节(腕、MCP 或 PIP 关节)受累(≥6 周);④对称性关节炎(≥6 周);⑤有类风湿皮下结节;⑥X 线片改变;⑦血清类风湿因子阳性。≥4 条并排除其他关节炎可以确诊 RA。

(2)2010 年 ACR/欧洲风湿病防治协会(EULAR)关于 RA 新的分类标准:总得分 6 分以上可确诊 RA(见表 3 - 3 - 1)。

(3)2012 年早期 RA(ERA)分类诊断标准:①晨僵≥30min;②＞3 个关节区的关节炎;③手关节炎;④类风湿因子(RF)阳性;⑤抗 CCP 抗体阳性。14 个关节区包括:双侧肘、腕、掌指、近端指间、膝、踝和跖趾关节。≥3 条可诊断 RA。敏感性为 84.4%,特异性为 90.6%。

2.病情分期
①早期:有滑膜炎,无软骨破坏。②中期:介于早、晚期之间(有炎症、关节破坏、关节外表现)。③晚期:已有关节结构破坏,无进行性滑膜炎。

3.关节功能分级
①Ⅰ级:功能状态完好,能完成平常任务无碍(能自由活动)。②Ⅱ级:能从事正常活动,但有 1 个或多个关节活动受限或不适(中度受限)。③Ⅲ级:只能胜任一般职业性任务或自理生活中的一部分(显著受限)。④Ⅳ级:大部分或完全丧失活动能力,需要长期卧床或依赖轮椅,很

少能或不能生活自理(卧床或轮椅)。

表 3 - 3 - 1　ACR/EULAR 关于 RA 的分类标准(2010 年)

关节受累	得分(0~5分)	血清学(至少需要1条)	得分(0~3分)
1 个大关节	0	RF 和 ACPA 均阴性	0
2~10 个大关节	1	RF 和(或)ACPA 低滴度阳性	2
1~3 个小关节(伴或不伴大关节受累)	2	RF 和(或)ACPA 高滴度(超过正常值3倍以上)阳性	3
4~10 个小关节(伴或不伴大关节受累)	3		
>10 个关节(至少1个小关节受累)	5		
急性时相反应物(至少需要1条)	得分(0~1分)	症状持续时间	得分(0~1分)
CRP 和 ESR 均正常	0	<6 周	0
CRP 或 ESR 增高	1	≥6 周	1

注:RF—类风湿因子;ACPA—抗瓜氨酸化蛋白抗体;CRP—C 反应蛋白;ESP—血沉。

【治疗】

1. **药物治疗**　RA 的治疗是以改变病情的慢作用药为中心的综合治疗。

2. **血液净化治疗**　RA 是对称的侵蚀性滑膜炎,可导致渐进性关节破坏和严重残疾。由于可在 RA 患者体内检测到循环免疫复合物和自身免疫性抗体,因此,血液净化技术被认为可能对 RA 的治疗有效。血液净化技术在 RA 治疗中的应用大体上分为以下 3 个阶段:

(1)第一阶段:血浆置换在 RA 患者中的首次应用(1979~1980 年)。

1960 年,Jaffe 首次将血浆置换应用于 RA 的治疗。随后一些非对照的临床研究显示,血浆置换或白细胞置换可能使活动性 RA 患者获益。

(2)第二阶段:对照研究(1980~1999 年)。

该阶段共进行了 6 项随机对照研究,评价血浆置换在 RA 治疗中的有效性,结果显示,血浆置换并不是活动性 RA 的有效的辅助治疗。另有 4 项随机对照研究以评价白细胞置换在 RA 治疗的有效性,整体结果显示白细胞置换对活动性 RA 仅有轻微或短暂的疗效。

(3)第三阶段:免疫吸附在 RA 的应用(1999 年至今)。

从 20 世纪 80 年代至 1999 年,诸多关于免疫吸附在 RA 有效性的临床研究均取得了可喜的结果。因此,1999 年,美国食品药品监督管理局批准 *S. aureus* 蛋白 A 吸附柱可应用于 RA 的重症病例,从此之后免疫吸附成功应用于大量活动性 RA 及难治性和抗肿瘤坏死因子(TNF-α)抗体禁忌的患者。虽然免疫吸附对 RA 的疗效明确,但由于抗 TNF-α 抗体的出现,同样疗效确切的治疗方法、更为便捷的给药方式使得免疫吸附难以更广泛地应用,但对于生物制剂禁忌的难治性 RA 患者,免疫吸附仍不失为一种有效的治疗方案。

第三节 其他系统性免疫疾病

根据2013年ASFA发表的血浆置换的临床试验指南,对适用于血浆置换治疗的常见系统性免疫性疾病均做出了相应推荐,详细内容见表3-3-2。

表3-3-2 适用于血浆置换治疗的常见系统性免疫疾病(2013年,ASFA)

	推荐等级	适应证类别	治疗方式	置换量	置换液类型	治疗频率
灾难性抗磷脂抗体综合征	2C	Ⅱ	TPE	1~1.5 TPV	血浆	1次/d
皮肌炎或多发性肌炎	2A	Ⅳ	TPE/白细胞置换			
多发性硬化(急性中枢神经系统脱髓鞘)	1B	Ⅱ	TPE	1~1.5 TPV	白蛋白	5~7次/2周,1次/周
多发性硬化(激素不敏感)	2C	Ⅲ	IA			
多发性硬化(缓慢进展)	2B	Ⅲ	TPE	1~1.5 TPV	白蛋白	5~7次/2周,1次/周

注:TPE—治疗性血浆置换;TPV—总血浆容量;IA—免疫吸附。

【参考文献】

[1] MORICONI L,FERRI C,FANARA G,et al. Plasma exchange in the treatment of lupus nephritis[J]. Int J Artif Organs,1983,6(Suppl 1):35-38.

[2] SCHLANSKY R,DEHORATIUS R J,PINCUS T,et al. Plasmapheresis in systemic lupus erythematosus:a cautionary note[J]. Arthritis Rheum,1981,24(1):49-53.

[3] JONES J V,ROBINSON M F,PARCIANY R K,et al. Therapeutic plasmapheresis in systemic lupus erythematosus. Effect on immune complexes and antibodies to DNA[J]. Arthritis Rheum,1981,24(9):1113-1120.

[4] LEWIS E J,HUNSICKER L G,LAN S P,et al. A controlled trial of plasmapheresis therapy in severe lupus nephritis. The lupus nephritis collaborative study group[J]. N Engl J Med,1992,326(21):1373-1379.

[5] FLANC R S,ROBERTS M A,STRIPPOLI G F,et al. Treatment of diffuse proliferative lupus nephritis:a meta-analysis of randomized controlled trials[J]. Am J Kidney Dis,2004,43(2):197-208.

[6] JONES J V,CUMMING R H,BUCKNALL R C,et al. Plasmapheresis in the management of acute systemic lupus erythematosus[J]. Lancet,1976,1(7962):709-711.

[7] PARRY H F,MORAN C J,SNAITH M L,et al. Plasma exchange in systemic lupus erythematosus[J]. Ann Rheum

Dis,1981,40(3):224-228.

[8] WEI N,KLIPPEL J H,HUSTON D P,et al. Randomised trial of plasma exchange in mild systemic lupus erythematosus [J]. Lancet,1983,1(8314-8315):17-22.

[9] SCHROEDER J O,EULER H H,LOFFLER H. Synchronization of plasmapheresis and pulse cyclophosphamide in severe systemic lupus erythematosus[J]. Ann Intern Med,1987,107(3):344-346.

[10] ARINGER M,SMOLEN J S,GRANINGER W B. Severe infections in plasmapheresis-treated systemic lupus erythematosus[J]. Arthritis Rheum,1998,41(3):414-420.

[11] SCHWARTZ J,WINTERS J L,PADMANABHAN A,et al. Guidelines on the use of therapeutic apheresis in clinical practice-evidence-based approach from the writing committee of the American society for apheresis:the sixth special issue[J]. J Clin Apher,2013,28(3):145-284.

[12] ERICKSON R W,FRANKLIN W A,EMLEN W. Treatment of hemorrhagic lupus pneumonitis with plasmapheresis [J]. Semin Arthritis Rheum,1994,24(2):114-123.

[13] LEVY J B,TURNER A N,REES A J,et al. Long-term outcome of anti-glomerular basement membrane antibody disease treated with plasma exchange and immunosuppression[J]. Ann Intern Med,2001,134(11):1033-1042.

[14] UNTERWEGER B,KLEIN G,FLEISCHHACKER W W. Plasma exchange for cerebral lupus erythematosus[J]. Biol Psychiatry,1988,24(8):946-947.

[15] GUTHRIE J A,TURNEY J H. Plasma exchange for cerebral lupus erythematosus[J]. Lancet,1987,1(8531):506-507.

[16] NEUWELT C M,LACKS S,KAYE B R,et al. Role of intravenous cyclophosphamide in the treatment of severe neuropsychiatric systemic lupus erythematosus[J]. Am J Med,1995,98(1):32-41.

[17] ESPINOSA G,BUCCIARELLI S,CERVERA R,et al. Thrombotic microangiopathic haemolytic anaemia and antiphospholipid antibodies[J]. Ann Rheum Dis,2004,63(6):730-736.

[18] ASHERSON R A,CERVERA R,DE GROOT P G,et al. Catastrophic antiphospholipid syndrome:international consensus statement on classification criteria and treatment guidelines[J]. Lupus,2003,12(7):530-534.

[19] SIAMI G A,SIAMI F S. The current status of therapeutic apheresis devices in the United States[J]. Int J Artif Organs,2002,25(6):499-502.

[20] PFUELLER B,WOLBART K,BRUNS A,et al. Successful treatment of patients with systemic lupus erythematosus by immunoadsorption with a C1q column:a pilot study[J]. Arthritis Rheum,2001,44(8):1962-1963.

[21] TENENBAUM J,UROWITZ M B,KEYSTONE E C,et al. Leucapheresis in severe rheumatoid arthritis[J]. Ann Rheum Dis,1979,38(1):40-44.

[22] KARSH J,WRIGHT D G,KLIPPEL J H,et al. Lymphocyte depletion by continuous flow cell centrifugation in rheumatoid arthritis:clinical effects[J]. Arthritis Rheum,1979,22(10):1055-1059.

[23] ROTHWELL R S,DAVIS P,GORDON P A,et al. A controlled study of plasma exchange in the treatment of severe rheumatoid arthritis[J]. Arthritis Rheum,1980,23(7):785-790.

[24] DWOSH I L,GILES A R,FORD P M,et al. Plasmapheresis therapy in rheumatoid arthritis:a controlled,double-blind,crossover trial[J]. N Engl J Med,1983,308(19):1124-1129.

[25] KARSH J,KLIPPEL J H,PLOTZ P H,et al. Lymphapheresis in rheumatoid arthritis:a randomized trial[J]. Arthritis Rheum,1981,24(7):867-873.

[26] HIDAKA T,SUZUKI K,MATSUKI Y,et al. Filtration leukocytapheresis therapy in rheumatoid arthritis:a randomized,double-blind,placebo-controlled trial[J]. Arthritis Rheum,1999,42(3):431-437.

[27] WALLACE D,GOLDFINGER D,LOWE C,et al. A double – blind,controlled study of lymphoplasmapheresis versus sham apheresis in rheumatoid arthritis[J]. N Engl J Med,1982,306(23):1406 – 1410.

[28] VERDICKT W,DEQUEKER J,CEUPPENS J L,et al. Effect of lymphoplasmapheresis on clinical indices and T cell subsets in rheumatoid arthritis:a double – blind controlled study[J]. Arthritis Rheum,1983,26(12):1419 – 1426.

[29] MUGNIER B,POULLIN P,LEFEVRE P,et al. Clinical improvement in a patient with severe rheumatoid arthritis and chronic hepatitis B after prosorba column immunoadsorption:a one – year followup[J]. Arthritis Rheum,2003,49(5):722 – 723.

[30] 肖静,卢珊,刘栋,等. DNA 免疫吸附治疗重症系统性红斑狼疮的临床观察[J]. 郑州大学学报(医学版),2015(1):98 – 101.

第四章 心脏疾病

第一节 急性充血性心力衰竭

心力衰竭(heart failure,HF),简称心衰,是由于心脏结构或功能异常导致心室充盈或射血能力受损的一组复杂的临床综合征。

【分型】

2013 年美国心脏病学会 (American college of cardiology,ACC) 和美国心脏协会(American heart association,AHA)及 2014 年我国心力衰竭诊断与治疗指南将 HF 首先分为左室射血分数(LVEF)降低的 HF 和保留的 HF;再根据时间、速度分为慢性心力衰竭和急性心力衰竭(acute heart failure,AHF)。AHF 包括了慢性 HF 的急性恶化(称为急性失代偿性心力衰竭,acute decompensated heart failure,ADHF)和新发心脏急性病变导致的 HF。AHF 以急性左心衰最为常见,急性右心衰较少见。

【流行病学】

在美国,无症状的左心室收缩或舒张功能障碍人群占 6% ~21%,20 岁以上的 HF 人群超过 500 万,每年 45 岁以上的人群新发 HF 超过 80 万;其中因 HF 住院的患者每年超过 100 万,病死率近 30%。HF 也是欧洲成人最常见的疾病之一,占 1% ~2%;因 HF 住院的患者年病死率为 20% ~30%。我国成人 HF 的患病率约为 0.9%,其中男性为 0.7%,女性为 1%,随着年龄的增长而升高。死亡率为 4% ~6%。

LVEF 保留的 HF 约占 50%,常见于老年人、女性、肥胖人群及高血压、糖尿病患者。

AHF 中 ADHF 占 80% ~85%,新发 HF 占 15% ~20%。ADHF 是 HF 住院的主要原因,6 个月的再住院率约 50%;预后差,5 年病死率高达 60%。

【病因与发病机制】

任何心包、心肌、心内膜、心脏瓣膜或大血管的异常都可导致 HF 的发生,常见的病因是缺血性心脏疾病、心肌病、心律失常和瓣膜疾病,但大部分 HF 是由于左心室功能异常所致。左心室心肌功能异常的主要病因依次是冠心病、高血压和心肌病。诱因常见的是感染、慢性阻塞性肺疾病或哮喘的急性发作、贫血、恶化肾功能衰竭、不充分的水分和盐的摄入、药物的副作用(非类固醇消炎药)、高血压、甲状腺功能亢进等。

AHF 在上述的病因或和诱因作用下,造成心肌收缩力下降(心搏出量不足)或心脏充盈压升高,触发 AHF 的发生;机体为保证组织器官的血流灌注和减轻心脏负荷,激活肾素 – 血管紧张素 – 醛固酮(RAAS)系统、交感神经系统,增加儿茶酚胺和血管紧张素 II 释放,导致血管床关闭、腹内压增高(>12mmHg)及肾灌注减少,同时加速心肌细胞的凋亡和纤维化,导致心室重构、心肌僵硬及心室舒张障碍。

【临床表现】

ADHF 的主要表现：①基础脑血管疾病的临床表现。②疲乏或运动耐力减低。③浮肿。④劳力性或夜间阵发性呼吸困难。⑤颈静脉充盈或有肝 - 颈静脉回流征。⑥肺部湿啰音。⑦第三心音或奔马律。⑧心脏增大、肺水肿或肺静脉扩张。⑨LVEF 低于 40% 或 LVEF 正常。⑩心肌标志物的变化，如肌钙蛋白（TNI）、肌酸激酶同工酶（CK - MB）、脑钠肽（BNP）或氨基末端前体脑钠肽（NT - proBNP）、髓过氧化酶（MPO）、缺血修饰性清蛋白（IMA）等（见表 3 - 4 - 1）。⑪心源性休克，表现为：持续收缩压降至 90mmHg 以下，或原有高血压的患者收缩压降低 60mmHg，持续 30min 以上；皮肤湿冷和发绀；心率 >110 次/min；尿量 <20mL/h；意识障碍；肺动脉楔压≤18mmHg，心排血指数≤2.2L/(min·m^2)；低氧血症和酸中毒。

表 3 - 4 - 1　生物标志物 BNP 或 NT - proBNP 诊断 HF 的界定值

类别	BNP(pg/mL)	NT - proBNP(pg/mL)
年龄 <50 岁	>400	>450
年龄 50 ~ 75 岁	>400	>900
年龄 >75 岁	>400	>1 800
BMI >30kg/m^2	>800	无界定值
GFR <60mL/(min·1.73m^2)	>200	>1 200

【治疗】

AHF 的最初治疗目标是增加心输出量和有效循环量，减轻容量超负荷，防止器官进一步损伤。包括调节体位、改善通气、吸氧及镇静等一般治疗；合理使用洋地黄类药物、利尿剂、血管扩张药（硝酸酯类、硝普钠或奈西立肽）及正性肌力药（多巴胺、多巴酚丁胺或肾上腺素）；适时启动主动脉球囊反搏、心室机械辅助及血液净化以减轻心脏负荷。终极目标是防止心肌重构，降低再住院率，提高生存率。

1. 药物治疗

（1）利尿剂：袢利尿剂能消除 ADHF 患者的水肿和充血状态，故在临床广泛应用（见表 3 - 4 - 2）。但最佳剂量和给药方式（持续静脉输注与间歇给药）仍在探讨。

表 3 - 4 - 2　治疗 HF 常用利尿剂的种类

项目	呋塞米	布美他尼	托拉塞米
上市(年)	1966	1983	1993
静脉剂量（mg）	40	1	20
口服用法	40 ~ 160mg,1 次/d 或 2 次/d	0.5 ~ 4mg,1 次/d 或 2 次/d	20 ~ 80mg,1 次/d
最大剂量（mg/d）	600	10	200
生物利用度（%）	10 ~ 90（50）	80 ~ 100	80 ~ 100
半衰期（h）	1 ~ 3	1 ~ 3	4 ~ 6
作用时间（h）	6 ~ 8	6 ~ 8	12 ~ 18

HF 的利尿治疗可以参考 ASCEND - HF 研究的推荐剂量和给药方法（见表 3 - 4 - 3）。

许多研究证明持续静脉输注袢利尿剂比大剂量弹丸式给药效果显著和安全，但近期随机对照试验显示，对症状的改善和肾功能的影响，持续静脉输注袢利尿剂并不优于弹丸式给药。

袢利尿剂除了有低钾血症、耳毒性、心肌纤维化、激活神经激素及产生低渗尿等不利的作用，"利尿剂抵抗"是困扰临床疗效的重要现象。

表 3 - 4 - 3　ASCEND - HF 研究的 HF 的利尿剂使用方法

GFR	患者	起始静脉剂量	维持剂量
>60mL/(min·1.73m^2)	新发 HF 或未接受利尿剂治疗	呋塞米 20 ~ 40mg,2 次/d 或 3 次/d	维持临床稳定的最低剂量
	已有 HF 或正接受口服利尿剂治疗	一次性注射口服剂量	
<60mL/(min·1.73m^2)	新发 HF 或未接受利尿剂治疗	呋塞米 20 ~ 80mg,2 次/d 或 3 次/d	
	已有 HF 或正接受口服利尿剂治疗	一次性注射口服剂量	

有关"利尿剂抵抗"尚存在很多争议。2015 年,Ter Maaten 等对这一现象进行了全面论述,并定义"利尿剂抵抗"为使用最大耐受剂量的利尿剂不能缓解水肿或充血,例如:①口服呋塞米 160mg,每天 2 次,排钠量 <90mmol;②排钠量 < 负荷量的 0.2% ;③每天静脉注射呋塞米 >80mg,水肿或充血不缓解。

其发生的机制可能是:①肠道水肿影响口服利尿剂的吸收;②肾脏滤过减少;③低白蛋白血症时,祥利尿剂(布美他尼除外)、噻嗪类利尿剂、甲苯喹唑磺胺和乙酰唑胺在近端肾小管分泌减少;④当利尿剂的浓度降低到阈值以下,尤其合并细胞外液减少时(激活 RAAS),流经远端肾小管的钠又被重吸收,抵消了利尿剂的利钠作用;⑤如果 RAAS 激活或有肾功能不全而导致的血尿素氮水平增高,利尿剂的作用在肾小管被竞争性抑制;⑥尿蛋白与部分利尿剂在肾小管结合,减弱利尿效果。

临床上可以通过以下措施预防"利尿剂抵抗":①严格限钠,避免使用非甾体抗炎药;②改用能充分吸收的祥利尿剂,如布美他尼和托拉噻米;③口服药物转变为静脉注射;④持续输注优于弹丸式注射;⑤祥利尿剂加美托拉宗(美托拉宗在低 GFR 时也能发挥利尿作用);⑥利尿剂加小剂量[3μg/(kg·min)]多巴胺;⑦静脉注射高渗生理盐水后使用利尿剂;⑧联合噻嗪类利尿剂;⑨考虑醛固酮受体拮抗剂。

如果"利尿剂抵抗"仍持续,或出现严重的水、电解质、酸碱平衡紊乱或毒素蓄积,应考虑血液净化治疗。

(2)硝酸甘油:硝酸甘油在 AHF 的治疗中已经使用了几十年,其直接激活血管平滑肌细胞的鸟苷酸环化酶,产生一氧化氮,扩张 HF 的收缩血管。

(3)正性肌力药物:正性肌力药物由于增加心肌耗氧及心肌缺血的风险,只能用于低心排血量综合征的抢救治疗。

(4)新型药物:近年,一些治疗 AHF 的新型药物已被投入大量临床试验研究,例如:

1)奈西立肽:再现了 BNP 结构,诱导血管平滑肌松弛,拮抗血管收缩及钠潴留,并活化 RAAS 的抗利尿作用,适应于 HF 的急性发作。

2)乌拉利肽:是利钠肽的合成形式,由环鸟苷介导血管扩张,抑制钠重吸收和 RAAS,能明显改善肺毛细血管楔压和心指数。

3)左西孟旦:是钙增敏剂,能增强心脏功能和扩张血管,迅速并持久地缓解 AHF 的症状。

4)Serelaxin:是人工重组的松弛素 -2,具有扩张血管、减轻心脏负荷的作用。

5)Omecamtiv mecarbil:是一种选择性心肌肌球蛋白激动剂,增加心肌收缩力及持续时间,而不改变左心室压力。在健康志愿者中,Omecamtiv 增加 LVEF 和延长收缩期时间,能改善心脏功能。

6)血管升压素受体拮抗剂:如托伐普坦,适用于高容量低钠血症的利尿治疗。

但这些药物的适应证及使用仍存在争议。

2. 血液净化治疗 血液净化治疗是指通过体外循环的建立,将血液引出体外,并通过一种净化装置滤出多余的水分和(或)溶质,再返回体内的过程。

针对 ADHF,早在 1974 年已开始应用血液净化治疗,但随机对照研究极少,与利尿剂的对照研究仅有 6 项(见表 3 - 4 - 4)。

表 3 - 4 - 4　利尿剂与血液净化治疗 ADHF 的对比研究

RCT	治 疗 对 比
RAPID - CHF trail. JCC, 2005, 46:2043 - 2046.	·目的:UF vs 常规治疗对 ADHF 患者容量负荷的影响 ·入选标准:>18 岁,下肢浮肿≥ + + 和至少下列 1 项:①肺啰音;②PCWP >20mmHg;③胸腔积液或肺水肿;④颈静脉压力 >10cmH$_2$O;⑤NYHA Ⅲ或Ⅳ级 ·排除标准:①严重瓣膜狭窄;②血管通路困难;③血流动力学不稳定;④72h 内使用对比剂;⑤ACS;⑥严重伴随疾病 ·方案:UF 20 例、常规治疗 20 例。AHF 3.9h 启动 UF,BF 150mL/min。UF 100 ~500mL/h,共 8h ·结果:24h 后评估,UF 4 650mL vs 常规治疗 2 838mL($P < 0.05$),但两组体重下降、住院时间、SCr、死亡率无差异
UNLOAD trail. JACC, 2007, 49:675 - 683.	·目的:UF vs 静脉利尿剂对 ADHF 预后的影响 ·入选标准:>18 岁,外周浮肿≥ + + 和至少下列 1 项:①肺啰音;②夜间阵发呼吸困难;③第三心音;④颈静脉怒张;⑤肝 - 颈静脉反流征;⑥肺动脉压 >50mmHg;⑦胸腔积液;⑧NYHA Ⅲ或Ⅳ级 ·排除标准:①ACS;②SCr >265μmol/L;③SBP≤80mmHg;④曾使用血管活性药 >60mg 或利尿剂;⑤严重伴随疾病 ·方案:UF 100 例,静脉利尿剂持续给药 32 例、间断给药 68 例。AHF 24h 内启动 UF,BF 150mL/min。UF 100 ~500mL/h,当 BNP 下降 2/3、收缩压下降或心率增加 15% 时停止 UF ·结果:48h 后的 UF(5.0 ±3.1)L vs 持续给药(3.6 ±3.5)L($P < 0.05$);持续给药(3.6 ±3.5)L vs 间断给药(2.9 ±3.5)L($P > 0.05$);90d 再住院率 UF 组 < 利尿剂组;两组 SCr、死亡率无差异
ULTRADISCO study. Eur J Heart Fail, 2011, 13:337 - 346.	·目的:UF vs 利尿剂对 ADHF 患者血流动力学的影响 ·入选标准:>18 岁,外周浮肿≥ + + 和至少下列 1 项:①肺啰音;②夜间阵发呼吸困难;③第三心音;④颈静脉怒张;⑤肝 - 颈静脉反流征;⑥肺动脉压 >50mmHg;⑦胸腔积液;⑧NYHA Ⅲ或Ⅳ级 ·排除标准:①严重瓣膜狭窄;②ACS;③严重伴随疾病;④SCr >265μmol/L;⑤ SBP≤80mmHg;⑥HCT >0.45;⑦曾使用血管活性药或利尿剂 >60mg ·方案:UF 15 例、静脉利尿剂 15 例。AHF 24h 内启动 UF,BF 150mL/min。UF 100 ~300mL/h。SAP <100mmHg,UF 100mL/h;SAP 100 ~110mmHg,UF 200mL/h;SAP >110mmHg,UF 300mL/h ·结果:36h 后 UF 组(9.7 ±2.9)L vs 利尿剂组(7.8 ±2.0)L($P < 0.05$);UF 组醛固酮、NT - proBNP 明显下降;CI 明显改善

续表

RCT	治 疗 对 比
HANNA, et al. Congest Heart Fail. 2012, 18 (1):54-63.	·目的:UF vs 利尿剂对 ADHF 患者预后的影响 ·入选标准:①LVEF < 40% ;②PCWP > 20mmHg;③NYHA Ⅲ 或Ⅳ级 ·排除标准:①GFR < 15mL/(min·1.73m²);②ACS;③SBP ≤ 80mmHg;④严重合并症; 　　　　⑤HCT > 0.50 ·方案:UF 17 例,静脉利尿剂 19 例。UF 3.4mL/(kg·h)×22h。目标 PCWP≤18mmHg 达 4h ·结果:UF 组住院时间明显缩短;两组再住院率、SCr、炎症因子、NT-proBNP 无明显改变
CARESS - HF trail. J Card Fail, 2012, 18 (3): 176-182.	·目的:UF vs 静脉利尿剂对 ADHF 预后影响 ·入选标准:①≥18 岁;②CRS;③容量超负荷:颈静脉压 > 10mmHg 或 PCWP > 22mmHg 加 　　　　上外周浮肿≥ + + 和(或)肺水肿;④NYHA Ⅲ 或Ⅳ级 ·排除标准:①4 周内 ACS 和 72h 内行碘造影;②SCr > 309μmol/L;③SBP≤90mmHg 或血容 　　　　量不足;④梗阻性肾病,CIN,ATN;⑤使用血管活性药;⑥HCT > 0.45 ·方案:预计 200 例,实际 UF 94 例、静脉利尿剂 94 例。AHF 8h 启动 UF,BF 40mL/min。UF 　　　　200mL/h。症状、体征改善,血压下降或 SCr 上升时停止 UF ·结果:因 SCr 升高,研究终止;UF 40h(28~67h);UF 5.7L vs 利尿剂 5.3L;60d 两组死亡 　　　　率、再住院率无差异,UF 组增加 AKI 的发生
BADAWY S S, et al. J Crit Care, 2012, 27 (1): 106.	·目的:UF vs 静脉利尿剂对 ADHF 预后的影响 ·入选标准:①≥18 岁;② NYHA Ⅲ 或Ⅳ级;③容量超负荷,颈静脉压 > 10cmH₂O 或 PCWP 　　　　>20mmHg 或外周浮肿≥ + + 和(或)肺水肿表现 ·排除标准:①SBP≤85mmHg;②严重伴随疾病;③使用血管活性药 ·方案:UF 25 例,静脉利尿剂 15 例。UF 72h,BF 150mL/min。UF≤200mL/h。在基线、 　　　　24h、48h、72h 进行血流动力学和生化指标监测 ·结果:UF 组住院时间明显缩短,CO 明显增加,PCWP 明显下降;两组 SCr 无改变,30d 死亡 　　　　率、透析依赖无差异

注:UF—单纯超滤;GFR—肾小球滤过率;PCWP—肺毛细血管楔压;CO—心搏出量;SAP—平均动脉压;LVEF—左室射血分数;CIN—造影剂肾病;ATN—急性肾小管坏死;CRS—心肾综合征。

血液净化的优势在于:①等渗地移除血浆水分;②精确控制液体移除量;③对电解质无影响;④不直接激活神经激素;⑤改善血流动力学、缩短住院日、降低再住院率和住院死亡率。

适应证的选择主要遵循 2013 年 ACC/AHA 与 2014 年我国心力衰竭诊断和治疗指南建议:临床有明显充血症状和体重增加的容量超负荷或难治性充血对一般治疗抵抗。

如果是仅仅药物治疗不能缓解的液体超负荷或充血,只需采用 UF 模式;如果存在电解质紊乱、代谢性酸中毒及毒素蓄积,则需要血液透析(HD)或血液滤过(HF)模式。对于心肾综合征(CRS),一般采用缓慢连续性超滤(SCUF)、连续性静脉 - 静脉血液滤过(CVVH)或连续性静脉 - 静脉血液透析滤过(CVVHDF)。血液净化治疗 CRS 的关键在于如何掌握时机及超滤量。许多研究显示,早期实施 UF(住院后 3.5~4.7h),能有效清除液体负荷,改善 ADHF 症状,保护肾功能。

血液净化尽管能等渗地清除水分、改善心功能,但如果短时间内超滤脱水过多、过快,极易导致神经激素激活、低血压及肾灌注不足,所以,UF 速度和量的设定至关重要。CARESS – HF trail 中,UF 组将脱水速度始终设定为 200mL/h,可能是导致 SCr 升高的原因,此时可能发生了肾灌注不足。目前,大量研究已将反映容量变化的中心静脉压或 PCWP、在线血细胞比容监测、BNP 及生物电阻抗分析技术(BIA)和反映肾功能变化的血尿 NGAL 相结合应用于 UF,以期达到液体平衡、血流动力学稳定,而有效缓解容量超负荷,避免肾损伤。

【小结】

ADHF 经过临床的积极干预,发病率和死亡率仍未得到显著改善,发病机制及相应的干预措施还有待于进一步探讨。

第二节　扩张型心肌病

心肌病是指伴有心功能不全的心肌疾病。根据 2007 年我国心肌病诊断与治疗建议工作组的分类,将心肌病分为原发性心肌病和继发性心肌病。而原发性心肌病包括扩张型心肌病(dilated cardiomyopathy,DCM)、肥厚型心肌病、致心律失常性右室心肌病、限制型心肌病和未定型心肌病。

【定义与分类】

中国心肌病诊断与治疗建议工作组定义 DCM 是一类既有遗传又有非遗传原因造成的复合型心肌病,分为特发性 DCM、家族遗传性 DCM 及继发性 DCM。主要以左室、右室或双心腔扩大和收缩功能障碍等为特征,常导致左室收缩功能降低、进行性心衰、室性和室上性心律失常、传导系统异常、血栓栓塞和猝死。

【流行病学】

DCM 好发于男性,以 30 ~ 50 岁多见,约 20% 的 DCM 患者有心肌病的家族史。我国患病率约为 19/10 万,其中 30% 的患者心功能为 NYHA Ⅲ ~ Ⅳ级,是继冠心病、高血压之后导致心衰的第三位病因,病死率高。

【病因与发病机制】

1. **特发性 DCM**　病因尚不清楚。

2. **家族遗传性 DCM**　基因突变并进行遗传。

3. **继发性 DCM**　由其他疾病、免疫或环境因素等引起心肌病变。以病毒感染,尤其是柯萨奇病毒引发病毒性心肌炎最终转化为 DCM 最为常见,认为病毒感染诱导免疫介导的心肌损害可能是重要致病原因。

上述病因导致心肌细胞减少、间质增生、心内膜增厚及纤维化。心肌纤维化使心肌收缩力减弱,收缩期末容积增大,舒张期末压增高,最终心腔扩大,附壁血栓形成,静脉系统淤血,肺动脉高压。心肌纤维化如累及传导系统,将导致各种类型的心律失常。

【临床表现】

1. **充血性心衰**　为本病最突出的表现。表现为:①疲乏或运动耐力减低;②浮肿;③劳力性或夜间阵发性呼吸困难;④颈静脉充盈或有肝-颈静脉回流征;⑤肺部湿啰音;⑥第三心音或奔马律;⑦心脏增大、肺水肿或肺静脉扩张;⑧左室射血分数低于正常;⑨可同时出现右心衰的症状,如肝大、腹水等。病变晚期发生心源性休克:持续收缩压降至90mmHg以下,或原有高血压的患者收缩压降低60mmHg,持续30min以上;皮肤湿冷和发绀;心率>110次/min;尿量<20mL/h;意识障碍;肺动脉楔压≤18mmHg,心排血指数≤2.2L/(min·m²);低氧血症和酸中毒。

2.心律失常 可发生各种快速或缓慢型心律失常,甚至为本病首发临床表现;严重心律失常是导致该病易猝死的原因。

3.栓塞 可发生心、脑、肾或肺栓塞。血栓来源于扩大的心室或心房,尤其是伴有心房颤动时。

【诊断标准】

可以根据症状、体征、心电图、超声心动图、胸片、核素显像、心肌活检等综合评估进行诊断,其中二维超声心动图的诊断标准如下:

(1)左心室舒张末内径大于年龄和体表面积预测值的117%。

(2)左室射血分数<45%或左心室缩短率<25%。

【治疗】

目前无特效治疗措施。主要是控制心衰、心律失常和保护心肌等,必要时心脏移植。

1.药物治疗 所有无禁忌证者应积极使用β受体阻滞剂和ACEI或ARB类药物,可减少心肌损伤和延缓病变发展。液体潴留的患者应限制盐的摄入和合理使用利尿剂。对于顽固性心衰,在利尿剂、ACEI或ARB等药物治疗的基础上,可考虑使用螺内酯、地高辛,以及短期应用正性肌力药物,如多巴酚丁胺和磷酸二酯酶抑制剂米力农。辅酶Q_{10}、曲美他嗪和中药(如黄芪等)能改善心肌代谢。有心律失常的患者可针对性选择抗心律失常药物治疗,如胺碘酮。为预防血栓形成和减少血栓并发症,需使用阿司匹林、华法林等药物。

随着基础和临床研究不断深入,一些新的方案已试用于临床,如免疫学治疗、基因治疗、细胞移植及中医药疗法等。

2.非药物治疗

(1)对于心率过慢的患者置入永久性起搏器。而药物治疗不能控制的严重心律失常伴轻、中度心衰、预期预后良好的患者应置入心脏电复律除颤器,预防猝死的发生。

(2)心功能为NYHA Ⅲ~Ⅳ级(LVEF<35%)伴有室内传导阻滞(QRS>120ms)的患者使用CRT可纠正不同步收缩,改善心脏功能和血流动力学而不增加氧耗,并使衰竭心脏产生适应性改变,改善心衰症状,提高6min步行能力和显著提高生活质量。

(3)心脏移植。

(4)血液净化治疗:血液净化治疗是肾脏替代治疗(RRT)的一种形式,通过体外循环的建立,将血液连续泵入过滤器,滤出多余的水分和(或)溶质再返回体内的过程。

由于DCM的最突出表现是充血性心衰,并且表现低心排血量、低血压状态,如出现明显的充血症状和体重增加的容量超负荷或利尿剂抵抗,要考虑持续性RRT,缓慢超滤除水(50~100mL/h),具体过程见本章第一节ADHF的治疗。

【小结】

DCM的病因和发病机制尚不完全明确,还有待于进一步探讨。由于其最终进展为心衰,所以及早正规的抗心衰治疗可能改善预后。

第三节　成人心脏外科围手术期

心脏围手术期是指心脏手术(cardiac surgery,CS)的前7天至术后12天。术前患者往往存在心肌缺血、心功能不全等合并症;术中、术后经常发生复杂的病理生理改变,导致严重的并发症,延长患者的住院时间,甚或危及生命。目前成人CS主要包括冠状动脉旁路移植术(CABG)、瓣膜(主动脉瓣、二尖瓣及三尖瓣)成型术(AVR、MVR、TVR)、主动脉置换术(aortic valve replacement)、复合带瓣管道术(bentall)和心脏移植术(heart transplantation)等。由于这些术式大多数需要心肺旁路(cardio - pulmonary bypass,CPB)的建立,因而常常伴随神经激素的激活、缺血再灌注和代谢紊乱的存在,使得患者处于炎症和氧化应激状态,导致急性肾损伤(acute kidney injury,AKI)或急性肾衰竭(acute kidney failure,ARF)、低心排血量综合征(low cardiac output syndrome,LCOS)、致死性心律失常、急性呼吸窘迫综合征(acute respiratory distress syndrome,ARDS)或多器官功能障碍综合征(multiple organ dysfunction syndrome,MODS)的发生,而预防及处理这些合并症或并发症尚存在许多争议,临床仍面临巨大的挑战。如果患者术前合并心功能不全或术后出现LCOS,处理原则同CRS或ADHF的血液净化治疗,本节重点介绍心脏外科术后急性肾损伤(cardiac surgery associated - acute kidney injury,CSA - AKI)的血液净化治疗。

【定义与诊断标准】

目前CSA - AKI尚无标准化定义。除了RIFLE(risk,injury,failure,loss and end stage)和AKIN(acute kidney injury network,AKIN)诊断标准,2012年KDIGO在AKI的临床实践指南中将AKIN和RIFLE诊断标准进行优化组合重新定义,将AKI的诊断提早到发生后的48h内。上述诊断标准主要是基于血清肌酐(SCr)的相对变化,如果在慢性肾功能不全的基础上发生AKI,SCr的动力学会影响AKI的诊断。2009年Waikar和Bonventre提出肌酐动力学(creatinine kinetics,CK)的AKI诊断系统,基于SCr的绝对变化,提供慢性肾脏病基础上AKI的早期诊断标准。Garrido等对1 754例CSA - AKI患者[MDRD公式计算肾小球滤过率(GFR),10.7% GFR≥90mL/(min/1.73m²);56.6% GFR 60～89mL/(min·1.73m²);30.5% GFR 30～59mL/(min·1.73m²);2.0% GFR 15～29mL/(min·1.73m²);0.2% GFR <15mL/(min·1.73m²)]进行CK与RIFLE诊断标准的验证,结果表明CK诊断标准更敏感,发现AKI更早。但这些诊断标准皆以SCr和(或)尿量的变化为基础,对AKI的发生反应滞后(见表3-4-5)。

表3-4-5　AKI的定义和分层诊断标准

标　准		分　层		
RIFLE(2004年)	SCr	≥基础SCr×1.5	≥基础SCr×2	≥基础SCr×2或急速增加≥44μmol/L同时≥354μmol/L
	GFR	下降超过基础GFR>25%	下降超过基础GFR>50%	下降超过基础GFR>50%

续表

标　准		分　层		
AKI(2007 年)	SCr	≥基础 SCr×1.5 或超过基础 SCr ≥ 27μmol/L	≥基础 SCr×2	≥基础 SCr×2 或急速增加≥ 44μmol/L 同时 ≥354μmol/L 或需要 RRT
尿量		<0.5mL/(kg·h)× 6h	<0.5mL/(kg·h)× 12h	<0.5mL/(kg·h)×24h 或无尿≥12h
KDIGO(2012 年)	SCr	≥基础 SCr×(1.5~ 1.9)或增加27μmol/L	≥基础 SCr×(2.0~ 2.9)倍	≥基础 SCr×3 或 ≥ 354μmol/L 或需要 RRT
CK(2009 年)	24h SCr	≥27μmol/L	≥44μmol/L	≥88μmol/L
	48h SCr	≥27μmol/L	≥88μmol/L	≥133μmol/L

　　过去十年,一些生物标志物被认为能提早预测 AKI 的发生,而作为"亚临床"诊断指标;目前研究最多的是嗜中性粒细胞明胶酶相关脂质运载蛋白(NGAL),但特异性和适用性并未达到普遍被接受的水平。最近,Kashani 等发现尿金属蛋白酶抑制因子2(TIMP-2)与尿胰岛素样生长因子结合蛋白7(IGFBP-7)乘积([TIMP-2]×[IGFBP-7])能准确预测 AKI 的风险;Meersch 等也证实尿[TIMP-2]×[IGFBP-7]浓度能预测 CPB 后4h 发生的 CSA-AKI,是一个敏感而特异的生物标记物。但尚需进一步验证。如何理想地降低 AKI 的发生率,可能需要更早地干预 CSA-AKI 的相关风险因素,即在术前、CPB 启动和术中降低 AKI 的风险。

【流行病学】

　　AKI 或 ARF 是 CS 常见而严重的并发症,历经积极的临床干预,其发生率与死亡率仍未得到显著的改善。由于文献报道中 AKI 的定义标准不一致,CSA-AKI 的发生率和死亡率存在着较大差异。如依据 2004 年的 RIFLE 和 2007 年的 AKIN 诊断标准,AKI 的发生率为 8.9%~49.9%,死亡率为 3.8%~54.4%;而 AKI 发生后要求肾脏替代治疗的患者为 1%~5%,死亡率达 60%~70%。

【病因与发病机制】

　　CS 围手术期存在诸多风险因素,也是导致 AKI 的病因。

　　1. 术前的危险因素　①男性;②高龄;③贫血;④高血压;⑤糖尿病;⑥NYHA 心功能Ⅳ级;⑦脑血管病;⑧估测肾小球滤过率(eGFR)低;⑨非择期手术;⑩术前使用造影剂、ACEI 或 ARB 类药物、袢利尿剂、正性肌力药等。

　　2. 术中的危险因素　①手术创伤;②CPB 建立后的心肺转流循环时间、失血后输血、膜生物不相容性、灌注压力、低体温后复温、血液稀释及溶血等;③低血压时间(收缩压<90mmHg)超过 120min。

　　3. 术后的危险因素　①收缩压低于90mmHg;②肺机械通气、体外膜肺氧合及主动脉内球囊反搏(IABP);③失血;④开胸再探查;⑤使用大量袢利尿剂、血管收缩剂等。

　　北京安贞医院肾内科通过 3 500 例 CSA-AKI 的研究,在上述风险因素中共筛选出 11 项独立风险因素(见表 3-4-6),创建了成人心脏外科手术后急性肾损伤的预警评分系统。利用此系统,能早期筛查 CSA-AKI 患者(评分≥12 分,AKI 发生率达 86.3%),实施提早预防和处理。

　　目前研究认为,上述的风险因素主要通过缺血再灌注、神经激素的激活、代谢紊乱、毒素蓄积、炎症、氧化应激等发病机制导致 CSA-AKI。

表3-4-6 成人心脏外科手术后急性肾损伤的预警评分系统

危 险 因 素		评分
男性		2
年龄(岁)	61~65	1
	66~70	2
	71~75	3
	76~80	4
	≥81	5
糖尿病		2
术前使用 ACEI/ARB 类药物		1
术前 eGFR [mL/(min·1.73m^2)]	80~89.9	1
	70~79.9	2
	60~69.9	3
	50~59.9	4
	40~49.9	5
	30~39.9	6
	≤29.9	7
术前 NYHA 心功能Ⅳ级		3
心肺转流时间 >120min		2
术中低血压 >60min		2
术后低血压 >60min		3
术后祥利尿剂(静脉)最大量(mg/d)	60~100	2
	>100	3
术后肺机械通气时间 >24h		2

【治疗】

目前针对风险因素和发病机制尽管进行了大量的临床试验干预研究,但在 CSA - AKI 的防治上仍存在很多争议。

1. 非血液净化治疗

(1)优化血流动力学治疗:KDIGO - AKI 指南建议,AKI 主要受益于优化血流动力学的措施。前面提到 CPB 建立后的诸多因素可能诱发 AKI。有作者发现,如保持 CPB 的血流速在 1.8~2.2 L/(min·m^2)、灌注压在 50~70mmHg,可以优化组织所需要的氧供,减少肾损伤。而使用非搏动灌注方法可以避免 CPB 的搏动灌注对肾功能的影响。研究显示术中平均动脉压(MAP)低于术前 MAP≥26mmHg 易发生 AKI;如维持 MAP≥65mmHg 和中心静脉压(CVP)12~15mmHg,能显著减少 AKI 的发生。Ranucci 等强调最低的氧气输送不能低于 272mL/(min·m^2)的临界阈值,否则肾脏极易受到缺氧性损害。可以通过调整泵的流量、减少血液稀释、改善氧饱和度和动脉血氧分压弥补氧输送。

上述研究提示,维持血流动力学稳定,能有效防止 AKI 的发生及恶化。

(2)液体管理:2012 年 KDIGO 指南认为,胶体液有发生 AKI 的风险,推荐使用等渗晶体液进行液体管理。如 Frenette 等发现,输注白蛋白溶液有增加 CSA - AKI 的风险。但 Magder 等在 262 例 CS 患者随机使用10% 250/0.45 羟乙基淀粉或生理盐水进行对照研究,两组 AKI 的发生或需要 RRT 并无差异。可能关键在于如何合理地使用液体。还有研究认为,碱化尿液可以预防炎症介质、血红蛋白管型及含铁血黄素引起的肾小管损伤。Haase 等随机双盲对照研究 100 例 CS 患者,分别在术后输注碳酸氢钠和生理盐水,结果显示输注碳酸氢钠组 AKI 发生率明显减小。但 McGuinness 等对 427 例 CS 患者随机双盲输注碳酸氢钠或生理盐水的研究[在麻醉时即以 $0.5mmol/L/(kg \cdot h) \times 1h$ 再继以 $0.2mmol/L/(kg \cdot h) \times 23h$]未发现碳酸氢钠减少 AKI 的发生。碳酸氢钠在 CSA - AKI 患者中的使用还需进一步验证。

(3)利尿剂:利尿剂常常被用来预防 CS 围手术期的心功能不全、少尿及容量超负荷状态。Kunt 等给予 100 例肾功能正常的 CABG 术后患者持续输注呋塞米,发现 SCr 的升高,但未增加 RRT 的需要。Sirivella 等将 100 例 CS 术后 ARF 患者随机给予间断口服呋塞米或连续输注呋塞米 + 多巴胺,显示口服呋塞米组仅 10% 有利尿效果,且 90% 进入 RRT;而呋塞米 + 多巴胺组的 93.3% 有利尿效果,仅 6.7% 进入 RRT。目前,利尿剂在 CSA - AKI 等各个领域的合理应用仍在探索。

(4)多巴胺与非诺多泮:已知多巴胺属剂量依赖型的儿茶酚胺,小剂量[$0.5 \sim 2\mu g/(kg \cdot min)$]作用于动脉多巴胺受体,增加肾血流量及肾小球滤过率;中等剂量[$2 \sim 10\mu g/(kg \cdot min)$]作用于心脏 β_1 受体,产生正性肌力作用,增加心搏量,升高血压;大剂量[$>10\mu g/(kg \cdot min)$]激动 α 受体,收缩血管。非诺多泮是选择性多巴胺受体 1 激动剂,可舒张血管、增加肾血流量和抑制肾小管的钠重吸收。Lassnigg 等对 126 例 CS 患者随机双盲对照多巴胺[$2\mu g/(kg \cdot min)$]、呋塞米($3mg/kg$)和生理盐水的作用,从手术开始持续 48h,AKI 更常发生在呋塞米组,多巴胺对肾脏的保护并不优于生理盐水。Ranucci 等对 80 例 CS 患者进行的随机双盲对照非诺多泮与安慰剂[从手术开始 $0.1\mu g/(kg \cdot min)$ 持续泵入直到术后 12h]的研究结果显示,非诺多泮组无一例患者发展为 AKI,而安慰剂组 10% 患者出现了 AKI。最近,一项包括 440 例患者的荟萃分析表明,非诺多泮显著降低 AKI 的风险($OR\ 0.41, 95\% CI\ 0.23 \sim 0.74, P = 0.003$)。但 KDIGO - AKI 指南不推荐使用多巴胺与非诺多泮预防或治疗 AKI。

(5)利钠肽:利钠肽具有阻断 RAAS、扩张肾动脉和促进利尿的生理功能。Yoshitake 等选择 303 例行 CABG 的慢性肾脏病患者[$GFR\ 45 \sim 50mL/(min \cdot m^2)$],在 CPB 启动时开始连续输注利钠肽或生理盐水[$0.02\mu g/(min \cdot m^2)$],分别应用($2.39 \pm 0.94$)天和($2.98 \pm 1.93$)天,结果显示利钠肽扩张肾动脉和促利尿的作用。Patel 等检索 PubMed 和 Cochrane 资料库中预防 CSA - AKI 的随机对照研究,荟萃分析多巴胺、非诺多泮、袢利尿剂、利钠肽、N - 乙酰半胱氨酸(NAC)对 AKI 的发生、RRT 的需要及死亡率的影响,结果显示:袢利尿剂增加 AKI 的发生;利钠肽减少 AKI 的发生或 RRT 的需要;多巴胺、非诺多泮及 NAC 对 AKI 的发生、RRT 的需要及死亡率皆无影响。

(6)他汀类降脂药:他汀类降脂药能减少内皮素分泌,具有抗氧化和抗炎作用。Billings 等发现 324 例 CS 患者早期使用他汀类降脂药减少了 AKI 发生($OR\ 0.30, 95\% CI\ 0.13 \sim 0.70, P = 0.005$);而 Molnar 等进行的多中心、前瞻性队列研究将 CS 术前均服用他汀类降脂药的 625 例患者,在手术前 24h 内停药和继续服药,发现继续服药不降低 AKI 的风险,但 NGAL 升高的风险较低。所以,他汀类降脂药减少 CSA - AKI 发生的作用尚需验证。

(7)类固醇激素:类固醇激素预防 CS 并发症的应用研究(the steroids in cardiac surgery study, SIRS)是观察体外循环下实施 CS 的患者应用甲泼尼龙或安慰剂对术后 30 天内并发症(心肌梗死、卒中或 ARF)及死亡率的影响。有来自 18 个国家、共 81 个中心的 7 507 例患者入选,随机双盲给予安慰剂和甲泼尼龙 250mg(一组在麻醉的开始,另一组在体外循环泵的启动),并发症的发生率及死亡率两组无差异,不支持体外循环下实施 CS 的患者常规使用类固醇激素。

2. 血液净化治疗 RRT 是血液净化治疗的一种形式。尽管 RRT 作为拯救严重 CSA - AKI 患者的重要治疗手段而广泛应用于临床,但目前仍无标准化治疗方案。

(1)最佳干预时间:KDIGO - AKI 指南建议:当 AKI 患者的肾功能进展到第三阶段[SCr 比基础值增加 3 倍以上或 >353.6mmol/L 或尿量 <0.3mL/(kg·h)超过 24h 或无尿超过 12h],需要考虑 RRT;对于液体超负荷、尿毒症状态、高钾血症以及严重代谢性酸中毒应立即启动 RRT。但对于 CSA - AKI 患者,启动 RRT 的最佳时机仍不明确。大多数研究认为,早期 RRT 能改善预后。一项纳入 24 家医院 203 例 CSA - AKI 患者的多中心回顾性观察研究,分为早 RRT(术后即刻)和晚 RRT(术后 3 天),晚 RRT 组有更高的住院死亡率(80.4% vs 53.2%,$P < 0.001$),更高的 SCr 增长。

(2)模式:KDIGO - AKI 指南推荐血流动力学不稳定的患者选择连续 RRT(CRRT),而不是间歇 RRT(IRRT),但没有足够的证据表明 CRRT 优于 IRRT。由于接受 CS 的患者往往血流动力学不稳定,炎症状态明显,应首选 CRRT。

(3)置换液种类及剂量:CSA - AKI 患者也应遵循 KDIGO - AKI 指南中给出的建议,对于 AKI 和循环障碍的患者应选择碳酸氢盐置换液而不是醋酸盐置换液进行 RRT。一般置换量为 20 ~ 35mL/(kg·h),并发脓毒症的置换量最好 >35mL/(kg·h)。

(4)容量评估及超滤量:CSA - AKI 患者实施 RRT 的容量评估至关重要。精确量化血容量的脉冲染料光密度法(pulse dye densitometry,PDD)已经应用于 CS 术中,但操作烦琐。临床上一般是以少尿或无尿、浮肿或肺水肿、体重增加或液体过多、CVP 升高等表现作为容量超负荷的依据,但无法量化容量负荷。生物电阻抗矢量分析技术(BIVA)可以较为精确地量化 CBP 下 CS 患者的细胞外液。

(5)终止时机:关于 RRT 的疗程及终止时间,一项 CS 后 ARF 并心源性休克启动 CRRT 的研究,比较治疗持续时间 <50h 与 72h 以上的死亡风险。结果提示,CVVH <50h 有较高的死亡风险(OR 0.009,95% CI 0.04 ~ 0.93,$P = 0.01$),建议维持 72h 以上,以降低死亡率。正如 KDIGO - AKI 指南的建议,肾功能恢复能满足机体的需要,不要使用利尿剂辅助肾功能或代替 RRT。

【小结】

尽管经过积极的临床干预和大型循证医学研究,CSA - AKI 的发病率和死亡率仍未得到很大的改善,可能实施 CS 的患者合并症增多,如慢性肾脏病、高血压、高脂血症、高尿酸血症、糖尿病和炎症等,增加了手术的难度,使得病理生理学改变更加复杂。为了改善 CSA - AKI 的预后,相应的干预措施还要进一步探讨。

第四节 心肾综合征

2008 年,Cloudio Ronco 在意大利威尼斯举行的急性透析质量共识(acute dialysis quality initiative,ADQI)会议上提出心肾综合征(cardio - renal syndromes,CRS)的概念。

【定义与分型】

CRS 是指心脏或肾脏的急性或慢性功能障碍导致另一器官(肾脏或心脏)的急性或慢性功能障

碍,共分5个亚型:

1.急性 CRS（1 型） 心脏功能的急性恶化,如急性心源性休克(acute cardiogenic shock)、急性失代偿性充血性心力衰竭(ADHF)导致急性肾损伤(AKI)。

2.慢性 CRS（2 型） 心脏功能的慢性异常,如慢性充血性心力衰竭(chronic congestive heart failure,CHF)进行性导致慢性肾脏病(chronic kidney disease,CKD)。

3.急性肾 - 心综合征（3 型） 肾脏功能的急性恶化,如急性肾缺血或肾小球肾炎导致急性心脏功能障碍,如心力衰竭(HF)、心律失常或缺血。

4.慢性肾 - 心综合征（4 型） CKD 导致心功能下降、心脏肥厚或和增加心血管事件的风险。

5.继发 CRS（5 型） 由系统性因素,如脓毒症同时导致心脏和肾脏的功能障碍。

【病因与流行病学】

1.1 型 CRS 主要病因为 ADHF 和心源性休克。目前急性冠状动脉综合征(acute coronary syndrome,ACS)、心脏外科术后急性肾损伤(CSA - AKI)也包括在 1 型 CRS 中。

因 ADHF 住院的患者有27% ~40% 出现 AKI,死亡率约为12% ;北京安贞医院创建的 1 型 CRS 风险预警评分系统提示,AKI 的发生率约为32.2% 。而由于 Killip 分级及 AKI 的诊断标准和严重程度不同,心源性休克或 ACS 后的 AKI 发病率为10% ~50% ,死亡率6.6% ~50% ;CSA - AKI 的发病率为8.9% ~39.6% ,死亡率为3.8% ~68.8% 。

2.2 型 CRS CHF 住院的患者有45% ~63.6% 出现 CKD。

3.3 型 CRS 由 AKI 导致的急性心脏功能损伤,因文献报道的异质性(如 AKI 的诊断标准不一致、研究的终点事件不同),发生率也存在很大的异质性。

4.4 型 CRS CKD 常导致心脏结构重塑和功能障碍,甚至 HF,其预后与 CKD 的严重程度相关。据美国肾脏数据系统(the United States renal data system,USRDS)2007 年度报道,血液透析人群分别有34%、22.5% 及 10% 并发 HF、冠心病及脑血管病,心血管疾病死亡率占全国死亡率的50% 以上。

5.5 型 CRS 系统性疾病,如脓毒症导致30% ~80% 的心脏功能障碍和11% ~64% 的肾脏功能障碍,总体死亡率为20% ~60% 。

【发病机制】

1.1 型 CRS 启动因素主要是心搏出量不足,机体为维持动脉血压和减轻心脏负荷,通过介导一系列神经体液因素,如肾素 - 血管紧张素 - 醛固酮系统(RAAS)、交感神经系统(SNS),增加儿茶酚胺(CA)和血管紧张素Ⅱ(AngⅡ)释放,导致血管床关闭、腹内压增高(>12mmHg)及肾灌注减少,造成缺血性肾损伤。如果不合理使用利尿剂、血管扩张药、ACEI 或 ARB 类药物而导致低血容量、低血压或肾小球滤过率(GFR)下降,则进一步加重缺血性肾损伤。

2.2 型 CRS 主要是 CHF,使肾脏长时间处于充血、神经体液激素激活、氧化应激和低灌注状态,导致肾小球硬化、肾小管萎缩和间质纤维化;如 CHF 反复发作,CKD 进行性加重,最终发展至慢性肾衰竭(CRF)。医源性因素的影响可能也是 2 型 CRS 的发病机制,如高剂量的袢利尿剂和 RAAS 抑制剂,导致血管舒缩性肾病。

值得注意的是,在临床上经常无法确定 CHF 与 CKD 是单纯的共存关系抑或是因果关系。如是因果关系,也无法确定哪个疾病是初级或次级,并且两个疾病在进展中又互为因果,故近期有学者提议采用术语"2/4 型"CRS。

3.3 型 CRS　AKI 可能通过直接和间接机制导致心脏损伤。直接的发病机制是激活免疫系统,诱导炎症介质、细胞因子(TNF－α、IL－1、IL－6 等)的释放,产生氧化应激,活化 SNS 和 RAAS,加速细胞凋亡。间接的发病机制是容量超负荷、电解质或酸碱平衡紊乱及尿毒症毒素的蓄积。这些因素干扰心肌代谢,增加心肌耗氧量,导致心肌细胞肥大、凋亡及左室重塑,最后造成心肌收缩和舒张功能的障碍。

4.4 型 CRS　CKD 可通过多种途径,如 RAAS 或交感神经的激活、水钠潴留、炎症、氧化应激、血脂异常、内皮功能障碍、高血压、贫血、矿物质代谢紊乱及心肌抑制因子等毒素的蓄积导致 CVD。

【临床表现】

1.1 型 CRS　主要表现为 ADHF 后发生 AKI。

ADHF 的主要表现:①基础 CVD 的临床表现。②疲乏或运动耐力减低。③浮肿。④劳力性或夜间阵发性呼吸困难。⑤颈静脉充盈或有肝－颈静脉回流征。⑥肺部湿啰音。⑦第三心音或奔马律。⑧心脏增大、肺水肿或肺静脉扩张。⑨左室射血分数低于 40% 或正常。⑩心肌标志物的变化,如肌钙蛋白、肌酸激酶同工酶、脑钠肽或氨基末端前体脑钠肽、髓过氧化酶、缺血修饰性清蛋白等。⑪心源性休克,表现为:持续收缩压降至 90mmHg 以下,或原有高血压的患者收缩压降低 60mmHg,持续 30min 以上;皮肤湿冷和发绀;心率 >110 次/min;尿量 <20mL/h;意识障碍;肺动脉楔压≤18mmHg,心排血指数≤2.2L/(min·m²);低氧血症和酸中毒。

ADHF 后 AKI 主要表现为肾小管的缺血与坏死,早期是血胱抑素 C(Cy－C)、血或尿中性粒细胞明胶酶相关脂质运载蛋白(NGAL)、肾损伤分子－1(KIM－1)、IL－18 等生物标志物的改变,随后血肌酐(SCr)及尿量的变化,AKI 进展后出现容量超负荷、电解质酸碱平衡紊乱、毒素蓄积等临床表现。

2.2 型 CRS　主要表现为 CHF 后发生 CKD。

在 CHF(表现活动耐力减低、浮肿或呼吸困难等症状)左室射血分数保持或减少之后,逐渐出现肾损害(蛋白尿或 Cy－C、NGAL 等肾脏标志物的变化),再进展为肾功能不全(增加的 SCr 或下降的 GFR)。

3.3 型 CRS　主要表现为 AKI 后发生急性心脏损伤。

AKI 的主要临床表现为,少尿或无尿、容量超负荷、电解质酸碱平衡紊乱及毒素蓄积等,早期可以检测到生物标志物 Cy－C、NGAL、KIM－1、IL－18 的改变,随着 AKI 的进展,出现 HF 或心律失常等心脏损伤的表现。

4.4 型 CRS　主要表现为 CKD 并发 CVD。

CKD 的临床表现为,血尿和(或)蛋白尿、增加的 SCr 或下降的 GFR 等。CKD 并发的 CVD 主要表现为顽固的高血压、左心室肥厚及扩张及 HF 等,最突出的是血管钙化,表现为动脉中膜钙化。

【治疗】

针对 CVD、AKI 或 CKD 的治疗,目前已有很多的循证医学证据和不断更新的临床实践指南,但对 CRS 的管理尚无指南性建议。

1.非血液净化治疗

(1)1 型 CRS:一般针对 ADHF 进行治疗。可以遵循 ACC/AHA 及 2014 年我国心力衰竭诊断与治疗指南;治疗目标是增加心输出量和有效循环量、防止低血压和血管内充盈不良,减轻容量超负荷,保持良好的肾灌注。包括调节体位、改善通气、吸氧及镇静等一般治疗;合理使用洋地黄类药物、利尿剂、血管扩张药(硝酸酯类、硝普钠或奈西立肽)及正性肌力药(多巴胺、多巴酚丁胺、肾上腺素、去甲肾上腺素或磷酸二酯酶抑制剂);必要时主动脉球囊反搏、心室机械辅助以减轻心脏负荷,预防肾损伤。对于 AKI,可以按照 2012 年 KDIGO 的 AKI 诊疗指南,但治疗难度加大,如用药的局限性、药物过量、治疗低反应或抵抗等。

(2)2 型 CRS:目前针对 CHD 或 CHF 的治疗有很多循证医学研究可以遵循,但有关 CRS 的治疗尚无指南与共识,使得临床治疗药物的选择和使用变得困难。2 型 CRS 的治疗目标是防止心功能下降和 CKD 进展或使衰减的心功能和恶化的肾功能恢复。

治疗 ADHF 的常用药物为尿剂和新型药物,如血管升压素受体拮抗剂、奈西立肽、乌拉利肽、左西孟旦、Serelaxin、Rolofylline、Omecamtiv mecarbil(参照本章第一节 ADHF 的药物治疗)。

(3)3 型 CRS:根据 2012 年 KDIGO 指南,在 AKI 的三个阶段(风险、损伤、衰竭)采取相应的预防与治疗措施。第一阶段,避免肾毒性药物,保持动脉压,防止容量超负荷,密切监测肾功能;第二阶段,关注液体、电解质及酸碱平衡;第三阶段,控制恶化心肾功能因素,减轻心脏负荷,合理使用利尿剂以改善心衰症状。

(4)4 型 CRS:其实不仅仅是肾心的双向影响,而是多器官的病理生理学改变,如贫血、凝血异常、血管钙化、消化道疾病和营养不良等,需要多学科的联合治疗。一般按照传统风险因素(高血压、血脂异常、糖尿病、肥胖、吸烟等)和非传统风险因素(蛋白尿、贫血、炎症、矿物和骨疾病、氧化应激、凝血障碍及透析相关风险因素等)进行干预。由于很多大型研究未纳入 CKD 患者,针对 CKD 人群的 CVD 风险因素干预尚无指南与共识,陷入一种"虚无主义治疗"的状态,如针对传统风险因素的抗血小板药、他汀类降脂药、血管紧张素转换酶抑制剂和 β 受体阻滞剂的使用。此外,CKD 患者很少接受血管成型术。这些阻碍了 CKD 并发 CVD 的早期而有效的治疗,导致高死亡率。

2.**血液净化治疗** 目前血液净化已被广泛应用于 CRS,但主要是针对 1 型 CRS 的 ADHF。具体参照本章第二节 ADHF 的血液净化治疗。

【小结】

临床上越来越多的患者遭受 CRS 之苦。心、肾脏疾病的共同危险因素和共病,如高血压、糖尿病和炎症,随着年龄的增加,更为普遍,病情演变更复杂,临床实践面临巨大的挑战。其发病机制及相应的干预措施还有待进一步探讨。

【参考文献】

[1] YANCY C W,JESSUP M,BOZKURT B,et al. 2013 ACCF/AHA guideline for the management of heart failure:a report of the American college of cardiology foundation/American heart association task force on practice guidelines [J]. Journal of the American college of cardiology,2013,62(16):e147 - e239.

[2] 中华医学会心血管病学分会,中华心血管病杂志编辑委员会.中国心力衰竭诊断和治疗指南 2014[J].中华心血管病杂志,2014,42(2):98 - 122.

[3] GO A S,MOZAFFARIAN D,ROGER V L,et al. Heart disease and stroke statistics—2014 update:a report from the American heart association[J]. Circulation,2014,129(3):399 - 410.

[4] HUMMEL A,EMPE K,DORR M,et al. De novo acute heart failure and acutely decompensated chronic heart failure [J]. Deutsches arzteblatt international,2015,112(17):298 - 310.

[5] 周京敏,崔晓通,葛均波.中国心力衰竭的流行病学概况[J].中华心血管病杂志,2015,43(12):1018 - 1021.

[6] ISMAIL Y, KASMIKHA Z, GREEN H L, et al. Cardio - renal syndrome type 1: epidemiology, pathophysiology, and treatment[J]. Seminars in nephrology, 2012, 32(1): 18 - 25.

[7] CHENG H, CHEN Y P. Clinical prediction scores for type 1 cardiorenal syndrome derived and validated in chinese cohorts[J]. Cardiorenal medicine, 2015, 5(1): 12 - 19.

[8] EZEKOWITZ J A, HERNANDEZ A F, STARLING R C, et al. Standardizing care for acute decompensated heart failure in a large megatrial: the approach for the acute studies of clinical effectiveness of nesiritide in subjects with decompensated heart failure (ASCEND - HF) [J]. American heart journal, 2009, 157(2): 219 - 228.

[9] FELKER G M, LEE K L, BULL D A, et al. Diuretic strategies in patients with acute decompensated heart failure[J]. The New England journal of medicine, 2011, 364(9): 797 - 805.

[10] TER MAATEN J M, VALENTE M A, DAMMAN K, et al. Diuretic response in acute heart failure - pathophysiology, evaluation, and therapy[J]. Nature reviews Cardiology, 2015, 12(3): 184 - 192.

[11] FERREIRA J P, SANTOS M, ALMEIDA S, et al. Mineralocorticoid receptor antagonism in acutely decompensated chronic heart failure[J]. European journal of internal medicine, 2014, 25(1): 67 - 72.

[12] TEICHMAN S L, MAISEL A S, STORROW A B. Challenges in acute heart failure clinical management: optimizing care despite incomplete evidence and imperfect drugs[J]. Critical pathways in cardiology, 2015, 14(1): 12 - 24.

[13] HANNA M A, TANG W H, TEO B W, et al. Extracorporeal ultrafiltration vs. conventional diuretic therapy in advanced decompensated heart failure[J]. Congestive heart failure (Greenwich, Conn), 2012, 18(1): 54 - 63.

[14] BART B A, GOLDSMITH S R, LEE K L, et al. Ultrafiltration in decompensated heart failure with cardiorenal syndrome[J]. The New England journal of medicine, 2012, 367(24): 2296 - 2304.

[15] KAZORY A. Cardiorenal syndrome: ultrafiltration therapy for heart failure—trials and tribulations[J]. CJASN, 2013, 8(10): 1816 - 1828.

[16] GARRIDO J M, CANDELA - TOHA A M, PARISE - ROUX D, et al. Impact of a new definition of acute kidney injury based on creatinine kinetics in cardiac surgery patients: a comparison with the RIFLE classification[J]. Interactive cardiovascular and thoracic surgery, 2015, 20(3): 338 - 344.

[17] MISHRA J, DENT C, TARABISHI R, et al. Neutrophil gelatinase - associated lipocalin (NGAL) as a biomarker for acute renal injury after cardiac surgery[J]. Lancet, 2005, 365(9466): 1231 - 1238.

[18] KASHANI K, AL - KHAFAJI A, ARDILES T, et al. Discovery and validation of cell cycle arrest biomarkers in human acute kidney injury[J]. Critical care, 2013, 17(1): R25.

[19] MEERSCH M, SCHMIDT C, VAN AKEN H, et al. Urinary TIMP - 2 and IGFBP7 as early biomarkers of acute kidney injury and renal recovery following cardiac surgery[J]. PloS One, 2014, 9(3): e93460.

[20] KRAMER R S, HERRON C R, GROOM R C, et al. Acute kidney injury subsequent to cardiac surgery [J]. The journal of extra - corporeal technology, 2015, 47(1): 16 - 28.

[21] MOGUEL - GONZALEZ B, WASUNG - DE - LAY M, TELLA - VEGA P, et al. Acute kidney injury in cardiac surgery[J]. Revista de investigacion clinica, organo del hospital de Enfermedades de la Nutricion, 2013, 65(6): 467 - 475.

[22] ADADEMIR T, AK K, ALJODI M, et al. The effects of pulsatile cardiopulmonary bypass on acute kidney injury[J]. The International journal of artificial organs, 2012, 35(7): 511 - 519.

[23] FRENETTE A J, BOUCHARD J, BERNIER P, et al. Albumin administration is associated with acute kidney injury in cardiac surgery: a propensity score analysis[J]. Critical care, 2014, 18(6): 602.

[24] MAGDER S, POTTER B J, VARENNES B D, et al. Fluids after cardiac surgery: a pilot study of the use of colloids

versus crystalloids[J]. Critical care medicine,2010,38(11):2117 - 2124.

[25] MCGUINNESS S P,PARKE R L,BELLOMO R,et al. Sodium bicarbonate infusion to reduce cardiac surgery - associated acute kidney injury:a phase Ⅱ multicenter double - blind randomized controlled trial[J]. Critical care medicine,2013,41(7):1599 - 1607.

[26] MOLNAR A O,PARIKH C R,COCA S G,et al. Association between preoperative statin use and acute kidney injury biomarkers in cardiac surgical procedures[J]. The Annals of thoracic surgery,2014,97(6):2081 - 2087.

[27] WHITLOCK R P,DEVEREAUX P J,TEOH K H,et al. Methylprednisolone in patients undergoing cardiopulmonary bypass(SIRS):a randomised,double - blind,placebo - controlled trial[J]. Lancet,2015,386(10000):1243 - 1253.

[28] LIU Y,DAVARI - FARID S,ARORA P,et al. Early versus late initiation of renal replacement therapy in critically ill patients with acute kidney injury after cardiac surgery:a systematic review and meta - analysis[J]. Journal of cardiothoracic and vascular anesthesia,2014,28(3):557 - 563.

[29] CHENG H,CHEN Y P. Clinical prediction scores for type 1 cardiorenal syndrome derived and validated in chinese cohorts[J]. Cardiorenal medicine,2015,5(1):12 - 19.

[30] HSIAO P G,HSIEH C A,YEH C F,et al. Early prediction of acute kidney injury in patients with acute myocardial injury[J]. Journal of critical care,2012,27(5):1 - 7.

[31] FOX C S,MUNTNER P,CHEN A Y,et al. Short - term outcomes of acute myocardial infarction in patients with acute kidney injury:a report from the national cardiovascular data registry[J]. Circulation,2012,125(3):497 - 504.

[32] MAO H,KATZ N,ARIYANON W,et al. Cardiac surgery - associated acute kidney injury[J]. Cardiorenal medicine,2013,3(3):178 - 199.

[33] RUBATTU S,MENNUNI S,TESTA M,et al. Pathogenesis of chronic cardiorenal syndrome:is there a role for oxidative stress[J]. International journal of molecular sciences,2013,14(11):23011 - 23032.

[34] CLEMENTI A,VIRZI G M,BROCCA A,et al. Advances in the pathogenesis of cardiorenal syndrome type 3[J]. Oxidative medicine and cellular longevity,2015:148082.

[35] VERBRUGGE F H,GRIETEN L,MULLENS W. Management of the cardiorenal syndrome in decompensated heart failure[J]. Cardiorenal medicine,2014,4(3 -4):176 - 188.

[36] YANCY C W,JESSUP M,BOZKURT B,et al. 2013 ACCF/AHA guideline for the management of heart failure:a report of the American college of cardiology foundation/American heart association task force on practice guidelines [J]. Journal of the American college of cardiology,2013,62(16):e147 - e239.

[37] PALEVSKY P M,LIU K D,BROPHY P D,et al. KDOQI US commentary on the 2012 KDIGO clinical practice guideline for acute kidney injury[J]. American journal of kidney diseases :the official journal of the National kidney foundation,2013,61(5):649 - 672.

[38] TEICHMAN S L,MAISEL A S,STORROW A B. Challenges in acute heart failure clinical management:optimizing care despite incomplete evidence and imperfect drugs[J]. Critical pathways in cardiology,2015,14(1):12 - 24.

[39] Correction to:2016 ACC/AHA/HFSA focused update on new pharmacological therapy for heart failure:an update of the 2013 ACCF/AHA guideline for the management of heart failure:a report of the American college of cardiology foundation/American heart association task force on clinical practice guidelines and the heart failure society of America[J]. Circulation,2016,134(13):e298.

第五章　神经系统疾病

第一节　吉兰-巴雷综合征

吉兰-巴雷综合征(Guillain-Barré syndrome,GBS)是以周围神经和神经根的脱髓鞘病变及小血管炎性细胞浸润为病理特点的自身免疫性周围神经病,临床以进行性上升性对称性麻痹、四肢软瘫,以及不同程度的感觉障碍为特征。抗神经节苷脂抗体是 GBS 的共同发病基础,以血浆置换清除抗体、抗原-抗体复合物、补体及其他炎症因子,可有效改善 GBS 病情。GBS 被美国血浆置换学会列为血浆置换的一类适应证。

【病因与发病机制】

多数 GBS 发病前存在消化道或上呼吸道前驱感染,最常见的病原体是空肠弯曲菌,其他常见病原体包括巨细胞病毒、EB 病毒、肺炎支原体和流感病毒等。GBS 的确切病因不明,可能与免疫损伤有关。分子模拟学说是目前主要的 GBS 发病的机制之一。该学说认为病原体的某些成分与周围神经的某些成分结构相似,其诱使机体免疫系统产生抗体,攻击周围神经组织,从而导致周围神经组织的免疫损伤。

【临床表现】

多急性或亚急性起病,1~4 周前有胃肠道或呼吸道感染症状或疫苗接种史。

1.**运动障碍**　运动症状多在前驱感染后 3 天至 2 周出现,呈对称性四肢弛缓性瘫痪(见图 3-5-1)。一般从下肢开始逐渐波及躯干、双上肢和脑神经。少数起病急,1~2 天内迅速加重,出现四肢完全性瘫痪。如累及呼吸肌和吞咽肌,可危及生命。

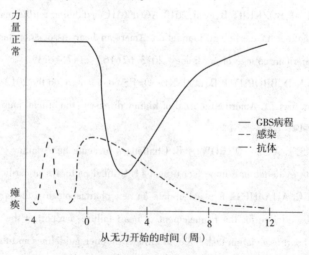

图 3-5-1　GBS 病程

注:多数 GBS 患者存在前驱感染,多数患者可检测到抗神经节苷脂抗体,抗体水平随病程发展而降低。无力进行性发展,4 周内达到最重(通常 2 周内)。恢复期通常持续数周、数月,乃至数年。

2. 感觉障碍 多与运动神经麻痹症状同时出现,少数可为首发症状。90% 以上患者早期以麻木、疼痛为主诉。半数以上患者有肢体或腰背部的牵拉痛,30% 的患者出现明显的肢体(以下肢为主)麻木、灼痛和刺痛,可呈手套、袜套样分布。少数患者会有捆绑感、束带感等感觉异常。振动觉和关节运动觉通常保存。

3. 反射障碍 四肢腱反射多呈对称性减弱或消失,是该疾病的重要临床体征之一。腹壁反射、提睾反射多正常。个别病例会有一过性的病理征,很快消失。

4. 自主神经功能障碍 初期或恢复期常有多汗,汗臭味较浓。心血管系统可出现一过性的血压升高,心律失常发生率高达 70%。膀胱功能障碍表现为残余尿多、尿潴留、尿失禁。自主神经功能紊乱还可表现为手足肿胀及营养障碍等。

5. 脑神经症状 以舌咽神经、迷走神经和一侧或两侧面神经的外周瘫痪多见,其次为动眼神经、滑车神经、展神经、舌下神经,偶见视神经盘水肿。

【辅助检查】

1. 脑脊液检查 脑脊液蛋白在发病 1~2 周后开始升高,细胞数不高或轻度升高,呈"蛋白 - 细胞分离"。少数患者可出现寡克隆区带。

2. 电生理检查 提供运动及感觉神经传导速度(NCV)减慢、失神经或轴索变性的证据。早期可能仅见 F 波或 H 反射延迟或消失。F 波异常提示神经近端或神经根损害,具有重要的诊断意义。晚期可见 NCV 减慢、远端潜伏期延长、波幅正常或轻度异常,提示脱髓鞘改变。轴索损害表现为远端波幅减低。

3. 神经活检 多取腓肠神经,可见脱髓鞘改变和炎性细胞浸润。此结果仅作为诊断的参考。

【诊断标准】

2010 年《中国吉兰 - 巴雷综合征诊治指南》提出的诊断标准(经典型)如下:

(1)常有前驱感染史,呈急性起病,进行性加重,多在 2 周左右达高峰。

(2)对称性肢体和延髓支配肌肉、面部肌肉无力,重症者可有呼吸肌无力,四肢腱反射减弱或消失。

(3)可伴轻度感觉异常和自主神经功能障碍。

(4)脑脊液出现蛋白 - 细胞分离现象。

(5)电生理检查提示远端运动神经传导潜伏期延长、传导速度减慢,F 波异常、传导阻滞、异常波形离散等。

(6)病程有自限性。

【治疗】

GBS 是少数在治疗方法上具有充分循证医学证据的神经系统疾病之一。GBS 的治疗包括一般治疗和免疫治疗。免疫治疗主要包括血浆置换(TPE)和静脉注射免疫球蛋白(IVIG),二者治疗 GBS 的有效性都得到了循证医学的肯定(见表 3 - 5 - 1)。

1. 非血液净化治疗

(1)一般治疗:包括心电监护、呼吸道管理、营养支持和其他对症处理措施,维持生命体征平稳,解除疼痛,预防和治疗感染,防止深静脉血栓形成等。

(2)静脉用丙种球蛋白:循证医学显示静脉用丙种球蛋白能够缩短病程,改善预后,早期治疗效果

表3-5-1 GBS免疫治疗的循证医学证据

终点	研究数量	患者数量	RR(95% CI)
死亡或1年后残疾			
TPE vs 支持疗法	6	35/321(10.9%) vs 55/328(16.8%)	0.65(0.44~0.96)*
IVIG vs TPE	1	21/129(16.3%) vs 19/114(16.7%)	0.98(0.55~1.72)
TPE + IGIV vs TPE	1	17/122(13.9%) vs 19/114(16.7%)	0.84(0.46~1.53)
口服糖皮质激素 vs 对照	1	2/21(9.5%) vs 1/19(5.3%)	0.90(0.14~5.81)
静脉糖皮质激素 vs 安慰剂	2	33/231(14.3%) vs 20/220(9.1%)	1.57(0.93~2.66)
死亡			
TPE vs 支持疗法	6	15/321(4.7%) vs 18/328(5.5%)	0.86(0.45~1.65)
IVIG vs TPE	1	7/296(2.4%) vs 9/286(3.1%)	0.78(0.31~1.95)
TPE + IGIV vs TPE	1	8/128(6.3%) vs 5/121(4.1%)	1.51(0.51~4.50)
口服糖皮质激素 vs 对照	5	8/72(11.1%) vs 7/66(10.6%)	1.04(0.41~2.63)
静脉糖皮质激素 vs 安慰剂	2	11/236(4.7%) vs 7/231(3.0%)	1.55(0.61~3.94)
4周后GBS残疾积分提高1级以上			
TPE vs 支持疗法	4	162/290(55.9%) vs 104/295(35.3%)	1.58(1.32~1.90)*
IVIG vs TPE	5	159/273(58.2%) vs 134/253(53.0%)	1.09(0.94~1.27)
TPE + IGIV vs TPE	1	77/127(60.6%) vs 70/121(57.9%)	1.05(0.85~1.29)
口服糖皮质激素 vs 对照	3	24/51(47.1%) vs 29/49(59.2%)	0.80(0.55~1.16)
静脉糖皮质激素 vs 安慰剂	2	143/236(60.6%) vs 123/231(53.2%)	1.14(0.97~1.34)

注:*$P < 0.05$。

更佳。推荐剂量为 $0.4g/(kg \cdot d)$,静脉滴注,连续5天。

(3)糖皮质激素:国外多项临床试验结果均显示单独使用糖皮质激素无效,联合应用丙种球蛋白亦未显示更好且明确的疗效,甚至可能延迟肌力恢复,但在我国一些医院仍在使用,其疗效有待进一步探讨。

2.**血液净化治疗** 早在 1984 年就有血浆置换治疗 GBS 的随机对照临床研究报道,20 世纪八九十年代的多项随机对照试验(RCT)研究确立了血浆置换在治疗 GBS 中的地位。

原理:由于免疫反应在 GBS 发病中的关键作用,TPE 成为治疗 GBS 有效的血液净化治疗方案。TPE 通过去除神经毒性抗体、补体因子及其他炎症体液介导因子而改善 GBS 的预后。

适应证:循证医学证据主要适用于发病早期(4 周内,最好 2 周内开始)的中重度患者,对于轻度患者也有效。

治疗方案:2 周内完成 5 个血浆量的置换,一般分 5 次进行。应选择稀释白蛋白液为置换液,而不应使用冰冻血浆。

疗效:①多项 RCT 研究表明 2 周内进行一次 5 个血浆量的 TPE,可显著降低中重度 GBS 患者死亡率,减少机械通气时间,促进肌力恢复,减少长期并发症,少于 4 次者效果差;②3 天内进行 2 次 TPE 可诱导轻度 GBS 患者肌力更快恢复。见表 3-5-1。

TPE 疗法与 IVIG 疗法的选择:多数研究表明 IVIG 与 TPE 在缩短机械通气时间、改善病死率和神经功能障碍等方面无明显差异。临床上,应根据可行性和副作用来权衡 IVIG 或 TPE 的利弊,选择合理的治疗方案。一项研究显示 TPE 与 IVIG 联用并不优于 TPE 或 IVIG 单用,但由于样本量太小,不能排除 TPE 与 IVIG 联用的优势。

其他血液净化疗法:偶见免疫吸附治疗 GBS 的报道,可能与 TPE 有同等疗效,然而没有大样本 RCT 研究显示免疫吸附优于 IVIG 或 TPE。

【小结】

血浆置换是最早被确立的 GBS 治疗方案,历经 30 余年的验证,仍是 GBS 免疫治疗的两种主要手段之一。

第二节 重症肌无力

重症肌无力(myasthenia gravis,MG)是一种神经肌肉接头传递障碍的获得性自身免疫性疾病。疾病主要累及神经肌肉接头突触后膜上的乙酰胆碱受体(AChR)。临床特征为部分或全身骨骼肌极易疲劳,通常在活动后症状加重,经休息和胆碱酯酶抑制剂(ChEI)治疗后症状减轻。

【病因与发病机制】

重症肌无力是一种自身免疫性疾病,其发病机制为体内产生的 AChR 抗体在补体参与下与突触后膜的 AChR 产生免疫应答,破坏了大量的 AChR,不能产生足够的终板电位,导致突触后膜传递障碍而产生肌无力。细胞免疫在 MG 的发病中也起一定的作用,但是引起重症肌无力免疫应答的始动环节仍不清楚,推断起始部位可能在胸腺以及神经肌肉接头处(AChR 的免疫原性改变)。家族性重症肌无力与人类白细胞抗原(HLA)密切相关。

【临床表现】

重症肌无力在任何年龄组均可发病。感染、精神创伤、过度疲劳、妊娠、分娩等为常见诱因,有时甚至诱发重症肌无力危象。

(1)受累骨骼肌病态疲劳。肌肉连续收缩后出现严重肌无力甚至瘫痪,经短暂休息后症状减轻或暂时好转。肌无力呈现"晨轻暮重"的波动。

(2)受累肌肉的分布。全身骨骼肌均可受累,但脑神经支配的肌肉较脊神经支配的肌肉更易受累。首发症状常为一侧或双侧眼外肌麻痹,如上睑下垂、斜视和复视。若累及面部肌肉和口咽肌,则出现表情淡漠,苦笑面容;连续咀嚼无力,进食时间长;说话带鼻音,饮水呛咳,吞咽困难。若胸锁乳突肌和斜方肌受累,则颈软、抬头困难、转颈、耸肩无力。四肢肌肉受累以近端为重,表现为抬臂、梳头、上楼梯困难,腱反射通常不受影响,感觉正常。呼吸肌受累,出现咳嗽无力、呼吸困难,称为重症肌无力危象,是致死的主要原因。心肌偶可受累,可引起突然死亡。

(3)胆碱酯酶抑制剂治疗有效,是重症肌无力一个重要的临床特征。

(4)起病隐匿,整个病程有波动,缓解与复发交替,晚期患者休息后不能完全恢复,但重症肌无力不是持续进行性加重疾病,多数病例迁延数年至数十年,靠药物维持。

【辅助检查】

1. 疲劳试验(Jolly 试验)　受累肌肉重复活动后症状明显加重。

2. 抗胆碱酯酶药物试验

(1)新斯的明试验:新斯的明 0.5～1.5mg 肌内注射,20min 后症状明显减轻者为阳性,可持续 2h,可同时注射阿托品 0.5mg 以对抗新斯的明的毒蕈碱样反应(瞳孔缩小、心动过缓、流涎、多汗、腹痛、腹泻、呕吐等)。

(2)腾喜龙试验:腾喜龙 10mg 用注射用水稀释至 1mL,静脉注射 2mg,观察 20s,如无出汗、唾液增多等副作用,再给予 8mg,1min 内症状好转,持续 10min 后又恢复症状为阳性。

3. 重复神经电刺激　为常用的具有确诊价值的检查方法。典型改变为低频(2～3Hz)和高频(10Hz 以上)电流重复刺激尺神经、面神经和腋神经等运动神经时,出现动作电位波幅第 5 波与第 1 波相比递减 10% 以上(低频刺激)或 30% 以上(高频刺激),即阳性。80% 的病例低频刺激时为阳性,且与病情轻重相关。

4. 单纤维肌电图　用特殊的单纤维针电极测量同一神经支配的肌纤维电位间的间隔时间是否延长,以反映神经肌肉接头的功能,重症肌无力者间隔时间延长。

5. AChR 抗体滴度测定　对重症肌无力的诊断具有特征性意义。80% 以上重症肌无力病例的血清中 AChR 抗体浓度明显升高,但眼肌型病例的 AChR 抗体升高不明显,且抗体滴度与临床症状的严重程度不成比例。

6. 胸腺 CT、MRI 或 X 线断层扫描检查　可发现胸腺增生和肥大。

7. 其他检查　5% 重症肌无力患者有甲状腺功能亢进,表现为 T_3、T_4 升高。类风湿因子、抗核抗体、甲状腺抗体也常升高。

【诊断标准】

2011 年《中国重症肌无力诊断和治疗专家共识》提出的诊断标准如下:

(1)临床特征:某些特定的横纹肌群肌力表现出波动性和易疲劳性,通常以眼外肌最常受累,肌无力症状晨轻暮重,持续活动后加重,经休息后可缓解。

(2)药理学特征:皮下注射胆碱酯酶抑制剂甲硫酸新斯的明后,以改善最显著时的单项绝对分数计算相对评分,各单项相对评分中有一项阳性者,即为新斯的明试验阳性。

(3)电生理学特征:低频重复电刺激(RNS)检查示波幅递减10%或15%以上;单纤维肌电图(SFEMG)检测的"颤抖"增宽伴有或不伴有阻滞。

(4)血清学特征:可检测到AChR抗体。

【治疗】

1.非血液净化治疗

(1)胆碱酯酶抑制剂治疗:溴吡斯的明是最常用的胆碱酯酶抑制剂,用于改善临床症状,是所有类型MG的一线用药,使用剂量应个体化,一般可与其他免疫抑制药物联合治疗。

(2)免疫抑制药物治疗:①糖皮质激素:可使70%～80%患者的症状得到缓解或显著改善。起始剂量为$0.5～1mg/(kg \cdot d)$,从早晨顿服开始,视病情变化情况调整。②硫唑嘌呤:单独使用虽有免疫抑制作用,但其作用程度不及糖皮质激素,与糖皮质激素联合使用较单用糖皮质激素效果更好。多于使用后3个月左右起效。③甲氨蝶呤:主要用于一线免疫抑制药物无效的患者。④环磷酰胺:主要用于糖皮质激素与硫唑嘌呤、甲氨蝶呤联合使用不能耐受或无效的患者。⑤其他:目前国内外应用的免疫抑制药物还有环孢素、霉酚酸酯、他克莫司(FK-506)和针对白细胞抗原的抗体。

(3)静脉注射用丙种球蛋白:主要用于病情急性进展的MG患者、胸腺切除术前准备以及作为辅助用药。

(4)胸腺摘除手术治疗:确诊的胸腺瘤患者应行胸腺摘除手术,可不考虑MG的严重程度,早期手术治疗可降低肿瘤扩散的风险。

(5)其他:呼吸肌训练和在轻型MG患者中进行力量锻炼,可以改善肌力。建议患者控制体重、限制日常活动、注射季节性流感疫苗等。

2.血液净化治疗 重症肌无力的血液净化治疗可选择血浆置换及免疫吸附。

(1)血浆置换

原理:可在短时间内大量、快速地清除循环中的自身抗体,包括抗乙酰胆碱受体抗体、抗横纹肌抗体及其他功能蛋白的抗体及细胞因子、补体、激肽、黏附分子等,克服了药物治疗起效慢、疗效差、不良反应大的缺点,为重症肌无力的治疗提供了一种崭新的手段。

适应证:病情严重,不能活动,并且对常规的治疗无效;重症肌无力患者需要手术治疗。

治疗方案:每天用1.5个置换量进行血浆置换,共5次;以5%白蛋白溶液同步等量置换丢弃液。

疗效:测量在用或不用毒扁豆碱类药物情况下的肌力;乙酰胆碱受体抗体滴度变化。

(2)免疫吸附

原理:利用高度特异性的抗原或抗体,或者有特定物理化学亲和力的物质制成吸附剂,当血浆通过这种吸附剂时,即可选择性或特异性地吸附、清除体内相应的致病因子。通常选用蛋白A免疫吸附。蛋白A吸附能有效清除抗AChR抗体。与血浆置换相比,蛋白A免疫吸附对IgG、抗AChR抗体的清除效果相近,不良反应更少,治疗次数更少,对少数经血浆置换治疗无效者也有一定的疗效。

适应证:病情严重,不能活动,并且对常规的治疗无效;重症肌无力患者需要手术治疗。

治疗方案:第一周给予4次免疫吸附治疗后,以后每周3次(取决于病情的严重性),每次循环2.5～3.0个血浆容量。

疗效:据报道,14例重症肌无力患者应用蛋白A免疫吸附治疗,平均治疗4次,43%的患者疗效显著,43%患者有效,其余14%患者无明显疗效。

(3)血浆置换与免疫吸附的选择:血浆置换较常用,但血浆置换也存在一定的局限性。由于治疗时会丢弃大量包括各种凝血因子在内的自体血浆,故需输注新鲜冰冻血浆等血液制品,容易诱发过敏反应及感染某些血源性传染病,并可能对机体的凝血功能产生影响,如因凝血因子被清除而导致出血,抗凝血酶Ⅲ减少而引起血栓形成等。免疫吸附虽然与血浆置换一样是通过清除体内致病介质而缓解病情,但免疫吸附具有高度选择性和特异性,对凝血因子等正常血浆成分的影响轻微,对体内的药物浓度亦影响甚少。研究表明,免疫吸附治疗自身免疫性疾病可能比血浆置换更为有效,且在安全性方面优于血浆置换。

第三节　其他神经科疾病

一、多发性硬化

多发性硬化(multiple sclerosis,MS)是一种以中枢神经系统白质脱髓鞘为主要病理特点的自身免疫性疾病。本病多在成年早期发病,女性多于男性,大多数患者表现为反复发作的神经功能障碍,多次缓解、复发,病情每况愈下。最常累及的部位为脑室周围白质、视神经、脊髓、脑干和小脑。

【病因与发病机制】

MS 的确切病因及发病机制尚未阐明,较公认的观点认为 MS 可能是遗传、易患个体与环境因素相互作用而发生的中枢神经系统自身免疫性疾病,其发病可能与以下因素有关。

1.**病毒感染**　大量流行病学资料提示 MS 发病与病毒感染有关,在患者血清和脑脊液中可检测到多种病毒抗体的滴度升高,如人类疱疹病毒-6(HHV-6)、内源性反转录病毒(ERV)、单纯疱疹病毒(HSV)、水痘带状疱疹病毒(VZV)、巨细胞病毒(CMV)、犬瘟热病毒(CDV)、麻疹病毒(MV)等。

2.**自身免疫反应**　实验性变态反应性脑脊髓炎(EAE),其免疫发病机制和病损与 MS 相似,如针对自身髓鞘碱性蛋白(MBP)产生的免疫攻击,导致中枢神经系统白质髓鞘脱失,出现各种神经功能障碍。临床上应用免疫抑制药或免疫调节药物对 MS 治疗有明显的缓解作用,提示 MS 也可能是一种与自身免疫有关的疾病。

3.**遗传学说**　研究发现,MS 患者约 10% 有家族史,患者第 1 代亲属中 MS 发病率较普通人群增高5~15 倍;单卵双胞胎中,患病概率可达 50%。

4.**环境因素**　MS 的发病率与纬度高、气候寒冷有关。

【临床表现】

起病方式以亚急性起病多见。绝大多数 MS 患者在临床上表现为空间和时间多发性,空间多发性是指病变部位多发,时间多发性是指缓解—复发的病程多发。临床表现多样。

1.**肢体无力**　最多见,常为首发症状。运动障碍一般下肢比上肢明显,以不对称性瘫痪最常见。腱反射早期正常,以后可发展为亢进,腹壁反射消失,病理反射阳性。

2.**感觉异常**　浅感觉障碍表现为肢体、躯干或面部针刺麻木感,异常的肢体发冷、蚁走感、瘙痒感,以及尖锐、烧灼样疼痛及定位不明确的感觉异常。

3.**眼部症状** 常表现为急性视神经炎或球后视神经炎,多为急起单眼视力下降,有时双眼同时受累。

4.**共济失调** 30%~40%患者有不同程度的共济运动障碍,部分晚期 MS 患者可见到查科三联征,即眼球震颤、意向性震颤、吟诗样语言。

5.**发作性症状** 持续时间短暂、可被特殊因素诱发的感觉或运动异常。每次持续数秒至数分钟不等,频繁过度换气、焦虑或维持肢体某种姿势可诱发。

6.**精神症状** 较常见,多表现为抑郁、易怒和脾气暴躁。

7.**其他症状** 膀胱功能障碍是 MS 患者的主要痛苦之一,包括尿频、尿急、尿潴留、尿失禁,常与脊髓功能障碍合并出现。

【辅助检查】

1.**脑脊液检查** 单个核细胞数正常或轻度升高。鞘内 IgG 指数合成是诊断 MS 的一项重要辅助指标,约 70%患者该指数增高。大部分 MS 患者脑脊液中还可检出寡克隆 IgG 带,可发现免疫活性细胞,如激活型淋巴细胞、浆细胞和激活型单核细胞。

2.**电生理检查**

(1)视觉诱发电位(VEP):75%~90%的临床确诊且伴眼部症状的 MS 患者存在 VEP 异常。主要表现为各波峰潜伏期延长。

(2)脑干听觉诱发电位:MS 的脑干听觉诱发电位异常改变表现为Ⅲ~Ⅴ峰潜伏期延长,Ⅴ波波峰降低,阳性率为 21%~26%。

(3)体感诱发电位:MS 的体感诱发电位异常表现为潜伏期延长或波形改变。

3.**影像学检查**

(1)CT:多正常,阳性率低。MS 在急性期表现为白质内低密度区,较对称散在地分布于脑室周围,有时 CT 显示的病灶周围有较明显的水肿增强区,注意与脑瘤和脑梗死相鉴别。

(2)MRI:是检测 MS 最有效的辅助诊断手段,阳性率高。特征性表现为白质内多发长 T_1、长 T_2 异常信号,散在分布于脑室周围、胼胝体、脑干与小脑,少数在灰白质交界处。脑室旁病灶呈椭圆形或线条形,其长轴与头颅矢状位垂直,具有一定的诊断价值。

【诊断标准】

2010 年《中国多发性硬化诊断和治疗专家共识》推荐 2005 年 McDonald 改版 MS 诊断标准(见表 3-5-2)。

表 3-5-2 2005 年 McDonald 改版 MS 诊断标准

临床表现	MS 诊断所需附加条件
至少 2 次临床发作;至少 2 个客观临床证据病灶	无
至少 2 次临床发作;1 个客观临床证据病灶	仍需空间证据,需进一步做 MRI 寻找新的病灶空间证据或大于 2 个 MRI 病灶 + 脑脊液证据,或不同部位再次发作
1 次临床发作;2 个以上客观临床证据病灶	仍需时间证据,进一步做 MRI 寻找新的病灶时间证据(不同时期)或新的临床发作

临床表现	MS 诊断所需附加条件
1 次临床发作;1 个客观临床证据病灶（单一症状表现或临床孤立综合征）	仍需时间证据,进一步 MRI 寻找新的病灶时间证据(不同时期)或新的临床发作;仍需空间证据,需进一步做 MRI 寻找新的病灶空间证据或大于 2 个 MRI 病灶 + 脑脊液证据,或不同部位再次发作
原发进展型多发性硬化(PPMS)	疾病进展 1 年以上(回顾性或前瞻性决定)和具备以下 3 条中的 2 条:①脑 MRI 阳性发现(9 个 T_2 病灶或 4 个以上 T_2 病灶)加视觉诱发电位(VEP)异常;②脊髓 MRI 阳性发现(2 个 T_2 病灶);③脑脊液异常发现

【治疗】

治疗的主要目的是抑制急性期炎性脱髓鞘病变进展,避免可能促使复发的因素,尽可能减少复发次数。

1. 非血液净化治疗

(1)皮质类固醇:是 MS 急性发作和复发的主要治疗药物,能改善轴索传导功能,促进血脑屏障的恢复,缩短急性期和复发期的病程,但不能防止复发。

(2)β - 干扰素(IFN - β):两种重组的 IFN - β 均已作为治疗 MS 的推荐药物在美国和欧洲批准上市。长期用 IFN - β 治疗的 MS 患者可产生中和抗体,降低 IFN - β 的疗效。

(3)免疫抑制剂:常用的免疫抑制药物如甲氨蝶呤、环磷酰胺、环孢素等,能减轻 MS 的症状,但对于 MRI 显示的脱髓鞘病灶无减少趋势且全身不良反应大,目前已较少应用,仅用于糖皮质激素治疗无效的患者。

(4)免疫球蛋白:免疫球蛋白治疗 MS 的作用机制尚未明确,可能是通过封闭体内的特异性反应的抗体发挥作用。

2. 血液净化治疗

原理:血浆置换治疗 MS 的作用机制可能与清除自身抗体有关。

适应证:主要用于对大剂量皮质类固醇治疗不敏感或由于副反应不能继续治疗的患者,以及急性进展型和暴发型 MS 患者。

治疗方案:每次交换 50mL/kg,1 ~ 2 次/周,10 ~ 20 次为 1 个疗程,后继以口服泼尼松数日。

疗效:与肾上腺糖皮质激素或免疫抑制剂合用疗效更佳。

二、慢性炎性脱髓鞘性多发性神经根神经病

慢性炎性脱髓鞘性多发性神经根神经病(chronic inflammatory demyelinating polyradiculoneuropathy, CIDP)是一类由免疫介导的运动感觉周围神经病,其病程呈慢性进展或缓解—复发,多伴有脑脊液蛋白 - 细胞分离,电生理表现为周围神经传导速度减慢、传导阻滞及异常波形离散;病理显示有髓纤维多灶性脱髓鞘、神经内膜水肿、炎细胞浸润等特点。

【病因与发病机制】

本病病因不明,自身免疫为其发病的主要机制。至今尚未找到特异性致敏抗原,但患者血清中多种髓鞘成分抗体升高,血清和脑脊液中含有糖脂和神经节苷脂抗体升高。有意义的是高滴度(1: 1 000)的抗 β 微管蛋白(β - tubulin)抗体的出现,对 CIDP 的诊断具有特别意义。

【临床表现】

见于各年龄段,40~60岁多见,男女发病率相近。慢性起病,症状进展在8周以上。较少有明确的前驱感染史。分为慢性进展型和缓解复发型两种。年龄较小者,缓解复发型多见,预后较好;年龄较大者,慢性进展型多见,预后较差。

1.**脑神经异常** 不到10%的患者会出现面瘫或眼肌麻痹,延髓支配肌的脑神经偶可累及,少数有视神经盘水肿。

2.**肌无力** 大部分患者出现肌无力,可累及四肢的近端和远端,但以近端肌无力为突出特点。

3.**感觉障碍** 大部分患者表现为四肢麻木,部分伴疼痛。可有手套、袜套样针刺觉减退,还可有深感觉减退,严重者出现感觉性共济失调。

4.**腱反射异常** 腱反射减弱或消失,甚至有正常肌力者腱反射减弱或消失。

5.**自主神经功能障碍** 可表现为体位性低血压、括约肌功能障碍及心律失常等。

【辅助检查】

1.**电生理检查** 神经电生理检测结果必须与临床表现一致。

(1)运动神经传导:至少要有2根神经均存在下述参数中的至少1项异常:远端潜伏期较正常值上限延长50%以上;运动神经传导速度较正常值下限下降30%以上;F波潜伏期较正常值上限延长20%以上或无法引出F波;运动神经部分传导阻滞:周围神经常规节段近端与远端比较,CMAP负向波波幅下降50%以上;异常波形离散:周围神经常规节段近端与远端比较复合肌肉动作电位(CAMP)负向波时限增宽30%以上。

(2)感觉神经传导:可以有感觉神经传导速度减慢和(或)波幅下降。

(3)肌电图:继发轴索损害时可出现异常自发电位、运动单位电位时限增宽和波幅增高。

2.**脑脊液检查** 存在脑脊液蛋白-细胞分离现象,蛋白质通常在0.75~2g/L。

3.**腓肠神经活体组织检查** 有髓神经纤维出现节段性脱髓鞘,轴索变性,施万细胞增生并形成洋葱皮样结构,单核细胞浸润等。

【诊断标准】

CIDP诊断目前仍为排除性诊断。符合以下条件可考虑本病:①症状进展超过8周,慢性进展或缓解复发;②临床表现为不同程度的肢体无力,多数呈对称性,少数为非对称性,近端和远端均可累及,四肢腱反射减弱或消失,伴有深、浅感觉异常;③脑脊液蛋白-细胞分离;④电生理检查提示周围神经传导速度减慢、传导阻滞或异常波形离散;⑤排除其他原因引起的周围神经病;⑥糖皮质激素治疗有效。

【治疗】

1.**非血液净化治疗**

(1)免疫治疗

1)糖皮质激素:为CIDP首选治疗药物。甲泼尼龙500~1000mg/d,静脉滴注,连续3~5d,然后逐渐减量;或直接改口服泼尼松1mg/(kg·d),清晨顿服,维持1~2个月后逐渐减量。上述疗法口服泼尼松减量直至小剂量(5~10mg)后,均需维持半年以上,再酌情停药。

2)IVIG:400mg/(kg·d),静脉滴注,连续3~5d为1个疗程。每个月重复1次,连续3个月,有条件者或病情需要者可延长应用数月。

3)其他免疫抑制剂:如上述治疗效果不理想或产生激素依赖或激素无法耐受者,可选用或加用硫唑嘌呤、环磷酰胺、环孢素、甲氨蝶呤等免疫抑制剂。

（2）对症治疗：有神经痛者可选用卡马西平、阿米替林、曲马朵、加巴喷丁、普瑞巴林等。神经营养可应用 B 族维生素。

（3）康复治疗：病情稳定后，应早期进行正规的神经功能康复锻炼，以预防失用性肌萎缩和关节挛缩。

2. 血液净化治疗　有条件者可选用血浆置换，每个疗程 3～5 次，间隔 2～3d,每次交换量为 30mL/kg,每个月进行 1 个疗程。需要注意的是在应用 IVIG 后 3 周内，不能进行血浆置换。

【参考文献】

［1］RAPHAEL J C,CHEVRET S,HUGHES R A,et al. Plasma exchange for Guillain - Barre syndrome［J］. Cochrane Database Syst Rev,2012(7):Cd001798.

［2］GWATHMEY K,BALOGUN R A,BURNS T. Neurologic indications for therapeutic plasma exchange:2013 update ［J］. J Clin Apher,2014,29(4):211 - 219.

［3］LAINEZ - ANDRES J M,GASCON - GIMENEZ F,CORET - FERRER F,et al. Therapeutic plasma exchange:applications in neurology［J］. Rev Neurol,2015,60(3):120 - 131.

［4］WILLISON H J,JACOBS B C,VAN DOORN P A. Guillain - Barre syndrome［J］. Lancet,2016,388(10045):717 - 727.

［5］吕传真,周良辅. 实用神经病学［M］.4 版. 上海科学技术出版社,2014.

［6］SANDERS D B,WOLFE G I,BENATAR M,et al. International consensus guidance for management of myasthenia gravis:executive summary［J］. Neurology,2016,87(4):419 - 425.

［7］GWATHMEY K,BALOGUN R A,BURNS T. Neurologic indications for therapeutic plasma exchange:an update［J］. J Clin Apher,2011,26(5):261 - 268.

［8］KIM S Y,CHOE K W,PARK S,et al. Mild form of Guillain - Barre syndrome in a patient with primary Epstein - Barr virus infection［J］. Korean J Intern Med,2016,31(6):1191 - 1193.

［9］NAM E Y,NA S H,KIM S Y,et al. Infected aortic aneurysm caused by mycobacterium bovis after intravesical Bacillus Calmette - Guerin treatment for bladder cancer［J］. Infect Chemother,2015,47(4):256 - 260.

［10］DO ROSARIO M S,DE JESUS P A,VASILAKIS N,et al. Guillain - Barre syndrome after zika virus infection in Brazil［J］. Am J Trop Med Hyg,2016,95(5):1157 - 1160.

［11］GOLDMAN A S,SCHMALSTIEG E J,DREYER C F,et al. Franklin Delano Roosevelt's (FDR's) (1882—1945) 1921 neurological disease revisited:the most likely diagnosis remains Guillain - Barre syndrome［J］. J Med Biogr, 2016,24(4):452 - 459.

［12］JASTI A K,SELMI C,SARMIENTO - MONROY J C,et al. Guillain - Barre syndrome:causes, immunopathogenic mechanisms and treatment［J］. Expert Rev Clin Immunol,2016,12(11):1175 - 1189.

［13］GAJJAR M,PATEL T,BHATNAGAR N,et al. Therapeutic plasma exchange in pediatric patients of Guillain - Barre syndrome:experience from a tertiary care centre［J］. Asian J Transfus Sci,2016,10(1):98 - 100.

［14］SIWACHAT S,TANTRAWORASIN A,LAPISATEPUN W,et al. Comparative clinical outcomes after thymectomy for myasthenia gravis:thoracoscopic versus trans - sternal approach［J］. Asian J Surg,2016.

［15］HOFFMANN S,RAMM J,GRITTNER U,et al. Fatigue in myasthenia gravis:risk factors and impact on quality of life

［J］. Brain Behav,2016,6(10):e00538.

［16］ MUHAMMED J,CHEN C Y,WAN HITAM W H,et al. Thymectomy for myasthenia gravis:a 10 - year review of cases at the hospital Universiti Sains Malaysia［J］. Malays J Med Sci,2016,23(4):71 -78.

［17］ MUHAMMED J,CHEN C Y,WAN HITAM W H,et al. Thymectomy for myasthenia gravis:a 10 - year review of cases at the hospital Universiti Sains Malaysia［J］. Malays J Med Sci,2016,23(4):71 -78.

［18］ BOLDINGH M I,MANIAOL A,BRUNBORG C,et al. Prevalence and clinical aspects of immigrants with myasthenia gravis in northern Europe［J］. Muscle Nerve,2017,55(6):819 -827.

［19］ CHEN W,MENG Q F,SUI J K,et al. Ginsenoside Rb1:the new treatment measure of myasthenia gravis［J］. Int Immunopharmacol,2016,41:136 - 143.

［20］ ANTONIOU A,MENDEZ RODRIGUES J,COMI N. Successful treatment of urodynamic detrusor over - activity in a young patient with myasthenia gravis using pretibial nerve stimulation with follow - up to two years［J］. JRSM Open,2016,7(8):1 -3.

［21］ MASSEY J M,DE JESUS - ACOSTA C. Pregnancy and myasthenia gravis［J］. Continuum (Minneap Minn),2014,20(1 Neurology of Pregnancy):115 - 127.

［22］ DELLA MARINA A,TRIPPE H,LUTZ S,et al. Juvenile myasthenia gravis:recommendations for diagnostic approaches and treatment［J］. Neuropediatrics,2014,45(2):75 -83.

［23］ YU S,LIN J,FU X,et al. Risk factors of myasthenic crisis after thymectomy in 178 generalized myasthenia gravis patients in a five - year follow - up study［J］. Int J Neurosci,2014,124(11):792 -798.

［24］ GRADOLATTO A,NAZZAL D,TRUFFAULT F,et al. Both Treg cells and Tconv cells are defective in the myasthenia gravis thymus:roles of IL - 17 and TNF - alpha［J］. J Autoimmun,2014,52:53 -63.

［25］ CUFI P,DRAGIN N,RUHLMANN N,et al. Central role of interferon - beta in thymic events leading to myasthenia gravis［J］. J Autoimmun,2014,52:44 -52.

［26］ XIN N,FU L,SHAO Z,et al. RNA interference targeting Bcl - 6 ameliorates experimental autoimmune myasthenia gravis in mice［J］. Mol Cell Neurosci,2014,58:85 -94.

［27］ GAJOFATTO A,TURATTI M,BENEDETTI M D. Primary progressive multiple sclerosis:current therapeutic strategies and future perspectives［J］. Expert Rev Neurother,2017,17(4):393 -406.

［28］ MALKKI H. Multiple sclerosis:Coagulation factors could mediate neuroinflammation in multiple sclerosis［J］. Nat Rev Neurol,2016,12(12):679.

［29］ SACCA F,COSTABILE T,CAROTENUTO A,et al. The EDSS integration with the brief international cognitive assessment for multiple sclerosis and orientation tests［J］. Mult Scler,2016.

［30］ AZARI A,KAZEMI - ZAHRANI H,KHASHOUEI MM. The effectiveness of dohsa psycho - motor rehabilitation method on fatigue severity,sleep quality,and resilience promotion of patients with multiple sclerosis (MS)［J］. Glob J Health Sci,2016.

［31］ IYER R R,SHAH P H,ROY S S,et al. Reducing the economic burden in management of Guillain - Barre syndrome using modified plasmapheresis［J］. Asian J Transfus Sci,2016,10(2):118 -121.

［32］ VAN DOORN P A,RUTS L,JACOBS B C. Clinical features,pathogenesis,and treatment of Guillain - Barré syndrome［J］. Lancet Neurol,2008,7(10):939 -950.

［33］ HUGHES R A,SWAN A V,RAPHAËL J C,et al. Immunotherapy for Guillain - Barré syndrome:a systematic review ［J］. Brain,2007,130(Pt 9):2245 -2257.

第六章　血液系统疾病

第一节　冷球蛋白血症

冷球蛋白血症是由一类异常循环免疫球蛋白即冷球蛋白引起的一组疾病。冷球蛋白是指温度低于30℃时易自发形成沉淀,加温后又可溶解的免疫球蛋白。不包括冷纤维蛋白原、C反应蛋白与白蛋白的复合物和肝素沉淀蛋白等一类具有类似特性的血清蛋白质。

【病因与发病机制】

冷球蛋白血症既可由感染性疾病诱发,也可与结缔组织病相关。根据免疫化学成分,冷球蛋白分为三型:Ⅰ型是单克隆冷球蛋白,常见于淋巴增生性疾病和多发性骨髓瘤;Ⅱ型冷球蛋白是直接抗多克隆IgG的单克隆免疫球蛋白,多具有类风湿因子的活性;Ⅲ型冷球蛋白是多克隆抗体,大多为多克隆的IgG和IgM。Ⅱ型和Ⅲ型冷球蛋白中因至少包含两种免疫球蛋白,又称为混合性冷球蛋白。目前认为混合性冷球蛋白血症多为丙型肝炎病毒感染所致。

【临床表现】

本症临床表现多变,主要涉及冷球蛋白类型,除原发疾病的临床表现外,部分病例可无症状。其他患者常有因为冷球蛋白遇冷沉淀所引起的高血黏度、红细胞凝集、血栓形成等病理现象。常见症状包括雷诺现象、皮肤紫癜、坏死、溃疡、寒冷性荨麻疹、关节痛、感觉麻木等,以及深部血管受累时所涉及的肾、脑、肝和脾等器官的损害。

【辅助检查】

1. **实验室检查**　血沉常增快,血红蛋白量降低,血小板减少,血凝障碍,丙种球蛋白、γ球蛋白增高,类风湿因子常阳性且滴度较高。

2. **免疫学检查**　Ⅰ型补体水平正常,混合性冷球蛋白血症患者补体常降低,尤其是C4降低。免疫球蛋白M(IgM)常增高,部分患者免疫球蛋白G(IgG)和免疫球蛋白A(IgA)增高。类风湿因子、抗核抗体、冷球蛋白阳性。库姆斯试验阳性,抗核抗体阳性,直接免疫荧光显示血管壁有免疫球蛋白、补体和纤维蛋白原沉积。

3. **冷球蛋白测定**　90%以上Ⅰ型和80%以上Ⅱ型患者血中冷球蛋白含量>1g/L,80%以上Ⅲ型患者血中冷球蛋白含量<1g/L。

4. **肾活检**　光镜多表现为膜增生性肾小球肾炎,但与其他增生性肾小球肾炎有一定区别。免疫荧光可见IgM、IgG、C3和C1q的沉积。电镜下可见无定形电子致密物或形成结晶的物质沉积于内皮下和毛细血管腔。

【诊断标准】

根据临床表现和血清中冷球蛋白显著增高即可诊断本病。应注意,使用皮质类固醇激素治疗后,或原有伴发疾病好转后,则不易检出冷球蛋白,同时应排除暂时性冷球蛋白增加现象。

【治疗】

1.一般治疗 治疗原发病、避免寒冷、注意保暖及对症支持治疗。

2.免疫抑制治疗 明确冷球蛋白血症和丙型肝炎病毒(HCV)感染关系前,多数患者应用糖皮质激素联合细胞毒或免疫抑制剂治疗。

3.血液净化治疗 可采用血浆置换和免疫吸附疗法。

血浆置换,特别是双重血浆置换,可有效地去除冷球蛋白。冷球蛋白血症临床表现多样,因此血浆置换大部分用于中到重度活动性冷球蛋白血症肾损害(膜增生性肾小球肾炎)、神经病变、关节痛和(或)溃疡性紫癜的患者。血浆置换可与糖皮质激素或细胞毒性药物单独或同时应用于冷球蛋白血症的诱导和维持治疗。已有临床研究显示,联合血浆置换或免疫吸附较单用免疫抑制药物可更好地获得临床缓解。

适应证:症状性或重症冷球蛋白血症。

置换液种类及治疗量:置换液应选用白蛋白置换液或血浆,单次置换量为1~1.5倍总血浆量。

疗程:根据病情每1~3天一次,治疗3~8次后再次评估病情。

注意事项:治疗时体外循环部分应注意保暖。有报道称,置换未加热的血浆可导致冷球蛋白在体外管路的沉积,甚至沉积于肾小球毛细血管袢而导致少尿型肾衰竭。

第二节 血栓性微血管病

血栓性微血管病(thrombotic microangiopathy,TMA)是一组急性临床综合征,呈微血管病性溶血性贫血、血小板减少及由于微循环中血小板血栓造成的器官受累的表现。微血管主要是指微小动脉、毛细血管和微小静脉,微血管病突出的病理特点为小血管内皮细胞病变,表现为内皮细胞肿胀、管腔狭窄,部分小血管腔内可见血栓形成。虽然病理上微血管的病变一致,但病因多种多样,发病机制也不相同。经典的血栓性微血管病主要指溶血尿毒症综合征(hemolytic uremic syndrome,HUS)和血栓性血小板减少性紫癜(thrombotic thrombocytopenic purpura,TTP)。其他常见的血栓性微血管病病因还包括恶性高血压、硬皮病肾危象、妊娠相关的肾脏损害等,目前有人将抗磷脂综合征也纳入血栓性微血管病的范畴。

【病因与发病机制】

1.溶血尿毒症综合征 HUS病因至今不明,细菌、病毒和立克次体感染后均可发生。目前已知多种因素与HUS的发生有关。

(1)遗传因素:HUS通过常染色体隐性或常染色体显性遗传方式遗传,常染色体隐性遗传在同一家族的兄弟姐妹间发病间期可达1年以上,儿童受累机会高于新生儿及成人,预后较差,死亡率接近65%。大多数常染色体显性遗传HUS患者为成人发病,可反复发作,预后较差。

(2)感染

1)细菌:分泌Shiga毒素的大肠埃希菌感染,导致Shiga毒素相关性HUS(Shiga toxin associated

HUS，Stx HUS）占75%，是最常见的类型。分泌 Stx 的大肠埃希菌（STEC）可分泌 Stx1、Stx2 及其衍生物。痢疾志贺菌、沙门菌、假单胞菌属感染也与 HUS 发病有关。肺炎链球菌等细菌能使红细胞表面的 TF 抗原与自身的 TF 抗体反应，造成血细胞凝集而诱发 HUS。

2）病毒：现已分离出多种可能与本病相关的病毒，某些病毒感染后 HUS 的发病率高。常见者为柯萨奇病毒、ECHO 病毒、流感病毒、EB 病毒、黏液病毒、虫媒病毒、水痘 – 带状疱疹病毒等。

3）其他：立克次体和支原体感染与 HUS 有关，也有报道。

（3）癌症伴发 HUS：某些肿瘤如胃癌、前列腺癌可伴发。在用丝裂霉素 C 治疗腺癌时尤易发生，发生率为4%，一般用药 6～12 个月后发病，常伴有急性呼吸窘迫综合征，预后差，病死率高达70%。此外，长春碱、顺铂、博来霉素、5 – 氟尿嘧啶等均可诱发 HUS。

（4）药物或某些化学物质：除一些抗肿瘤药物外，避孕药或其他含雌激素的药物、青霉素、氨苄西林、免疫抑制剂、环孢素、奎宁、可卡因等可诱发 HUS。食用了变质的食物，食物内某种毒素可直接或间接造成内皮细胞损伤。

（5）其他因素：成人 HUS 也常见于急进性高血压、风湿性疾病、骨髓移植或肾移植后，内分泌代谢异常如前列环素不足、α – 生育酚不足、维生素 B_{12} 代谢异常等亦可为本病的诱发因素。

2. 血栓性血小板减少性紫癜　根据病因可将 TTP 分为遗传性 TTP 和获得性 TTP。遗传性 TTP 的基本原因为 ADAMTSL3 突变。

（1）遗传性 TTP：是一种在新生儿和儿童中极其罕见（其发生率约为百万分之一）的、常常但非仅仅与常染色体隐性遗传相关的疾病，由 9 号染色体 q34 编码的金属蛋白酶 ADAMTSL3 基因的缺陷（突变或缺失）导致其合成或分泌异常，致使其活性严重降低，一般低于正常活性的5%～10%，无法降解高黏附性的超大分子量血管性假血友病因子（vWF），从而引起血小板性微血管血栓的形成而发病。

（2）获得性 TTP：可根据诱发因素是否明确分为特发性 TTP 和继发性 TTP。获得性 TTP 尤其是特发性 TTP 患者中有很大一部分可以检测到抗 ADAMTSL3 自身抗体的存在。这种自身抗体中和或抑制了 ADAMTSL3 的活性，同样使 ADAMTSL3 活性降低，从而导致发病。

1）原发性（特发性）TTP：原发性 TTP 发病率为33%～57%，90% 的原发性 TTP 患者发病时可以检测到抗 ADAMTSL3 自身抗体。

2）继发性 TTP：继发性 TTP 发病率为43%～66%，可继发于感染、药物、自身免疫性疾病、肿瘤、骨髓移植和妊娠等多种疾病及其病理生理过程。国外有报道称在部分继发性 TTP 患者体内能检测到 ADAMTSL3 自身抗体，如部分药物（噻氯匹定、氯吡格雷等）相关性 TTP、妊娠相关性 TTP、胰腺炎诱发的 TTP、SLE 相关性 TTP、移植相关性 TTP 患者体内均发现有 ADAMTSL3 自身抗体，但在另外一些继发性 TTP 患者体内确实没有检测到抗 ADAMTSL3 自身抗体。

【临床表现】

1. 溶血尿毒症综合征　HUS 在任何年龄均可罹患，主要发生在幼儿及儿童。性别无明显差异，但成人以女性多见，可能与妊娠期易发生 HUS 有关。农村较城市多见。通常呈散发性，一年四季均有发病，但以晚春及初夏为高峰。病情轻重不一，且有不同的变异性。

（1）前驱症状：典型者有前驱症状。以胃肠症状为主要表现，如食欲减退、呕吐、腹泻、腹痛，伴中等程度发热。少数患者有严重血便。1/3 小儿患者有上呼吸道感染症状。前驱症状一般持续 1～7 天，然后经过1～5 天无症状期进入急性期。

（2）急性期表现：急性期典型表现是溶血性贫血、血小板减少和急性肾衰竭。

1)溶血性贫血:溶血性贫血表现为短期内血色素明显减少,血非结合胆红素升高。贫血的程度与急性肾衰竭的严重程度不一致。小儿表现为面色苍白,黄疸一般不明显,或仅面部呈柠檬黄色。溶血性贫血病初2周内可屡有溶血危象发作,数小时内血红蛋白即可下降30~50g/L。检查末梢血常规,白细胞及网织红细胞增高,血涂片可见异形红细胞及红细胞碎片,红细胞可呈三角形、盔甲形、芒刺形。红细胞寿命缩短,平均为3天。贫血持续1~3周后逐渐恢复。

2)血小板减少:90%患者有血小板减少,主要为外周破坏增加所致,血小板存活时间由正常的7~10天缩短为1.5~5天。血小板减少一般持续7~14天,少数恢复较慢。因血小板减少而有出血倾向,表现为鼻出血、牙龈出血、皮肤淤点或小血肿、呕血、便血、咯血、眼底出血,甚至脑出血。

3)急性肾衰竭:肾损害导致轻重不一的急性肾衰竭,轻者仅暂时性尿量减少、轻度肾功能减退,有时称为实验室性溶血尿毒症综合征。重者少尿,少尿可持续2天至8周,尿中出现蛋白、红细胞、白细胞及管型。与此同时出现其他急性肾衰竭的症状,如氮质血症、高钾血症、代谢性酸中毒、高血容量、高血压等。由于溶血,大量红细胞破坏释出尿酸,故易出现高尿酸血症。一部分病例由于严重贫血、少尿、高血压、电解质紊乱等诱发充血性心力衰竭、心律失常、心搏骤停而致死。HUS慢性肾衰竭的发生率为10%~40%,需长期透析治疗以维持生命。

4)神经系统症状:HUS可累及中枢神经系统,部分患者有程度不一的神经精神症状,如头痛、嗜睡、易激惹、肌震颤、惊厥,甚至昏迷。部分病例遗留神经系统后遗症,如行为异常,学习困难,严重智力减退,甚至癫痫发作。

5)其他表现:侵犯心脏者由于心肌内微血管血栓导致心肌坏死,引起心力衰竭、心律失常,严重者发生猝死。肺内微血管血栓可导致胸闷、咯血、肺功能不全等。

(3)变异型HUS

1)家族性HUS:家族性病例发病原因除遗传因素外,可能与共同遭受环境中致病因子侵犯有关。

2)复发或反复性HUS:复发时很少有典型的前驱症状。成年女性的复发常发生在孕期,病死率高达30%。

3)产后型HUS:多有流感样症候群、吐泻或尿路感染等症状,病情重者预后差。

2. 血栓性血小板减少性紫癜　本病在任何年龄都可发病,发病高峰年龄是20~60岁,中位年龄是35岁,新生儿和90岁以上老年人也可发病。本病起病多急骤,少数起病缓慢,以急性暴发型常见,10%~20%患者表现为慢性反复发作型。根据患者的表现,在临床上可分为同时具有血小板减少、微血管病性溶血性贫血、中枢神经系统症状的三联征及三联征同时伴有肾脏损害、发热的五联征。

(1)发热:90%以上患者有发热,在不同病期均可发热,多属中等程度。其原因不明,可能与下列因素有关:①继发感染,但血培养结果阴性;②下丘脑体温调节功能紊乱;③组织坏死;④溶血产物的释放;⑤抗原-抗体反应使巨噬细胞及粒细胞受损,并释放出内源性致热原。

(2)神经系统改变:包括头痛、精神改变、局部运动或感觉缺陷、视觉模糊,甚至昏迷,其特点为症状变化不定,初期为一过性,部分患者症状可改善,可反复发作。神经系统表现的多变性为血栓性血小板减少性紫癜的特点之一,其严重程度常决定血栓性血小板减少性紫癜的预后。

(3)血小板减少引起的出血:以皮肤黏膜为主,表现为淤点、淤斑或紫癜、鼻出血、视网膜出血、生殖泌尿道出血和胃肠出血,严重者颅内出血,其程度视血小板减少程度而不一。

(4)微血管病性溶血性贫血:贫血程度不一。约有50%的病例出现黄疸,20%有肝脾大,少数情况下有雷诺现象。

(5)肾损害:肉眼血尿不常见。重者因肾皮质坏死,最终发生急性肾衰竭。

【辅助检查】

1. 溶血尿毒症综合征

(1)严重的溶血性贫血:在数天至数周内可发生反复的溶血,网织红细胞增加。亲血色蛋白减少。

(2)库姆斯试验:多为阴性,红细胞酶活性正常。

(3)外周血涂片:可见到怪异形状红细胞、盔甲形红细胞和破碎的红细胞。

(4)血小板减少:常见,持续数天至数周。

(5)肾组织学检查:HUS 的基本病理改变是血栓性微血管病变。肾脏是 HUS 的主要受累器官,肾组织学检查可见肾脏呈微血管病变,可累及肾小球及肾间质动脉。

(6)其他

1)因子检查:部分患者凝血酶原时间正常或轻度缩短,V 因子、Ⅷ因子正常或稍增加;纤维蛋白原降解产物(FDP)增加,抗凝血酶Ⅲ(AT Ⅲ)可减少。

2)血清 C3、C4 和 CH50 可下降:在某些患者的肾小球内可见 C3 沉积;血清 IgG 浓度开始下降,而 IgA 和 IgM 增加;在肾小球系膜区常检出 IgM 沉积物。纤维蛋白原沉积常见。

3)尿液检查:可见蛋白尿、血尿、管型尿及 BUN 增加。

4)电解质紊乱,包括血清钠、碳酸氢盐和钙下降,血钾可高或低。血清胆固醇、甘油三酯和磷可增加。

2. 血栓性血小板减少性紫癜

(1)血小板减少:①血小板计数明显减少,血片中可见巨大血小板;②皮肤和(或)其他部位出血;③骨髓中巨核细胞数量正常或增多,可伴成熟障碍;④血小板寿命缩短。

(2)微血管病性溶血贫血:①正细胞正色素性中、重度贫血;②血片中可见较多的畸形红细胞(>2%)与红细胞碎片;③网织红细胞计数增高;④骨髓代偿性增生,以红系为主,粒/红比值下降;⑤黄疸,血胆红素升高,以间接胆红素为主;⑥可有血浆游离血红蛋白升高,结合珠蛋白、血红素结合蛋白减少,乳酸脱氢酶升高;⑦深色尿,偶可见血红蛋白尿。

(3)ADAMTSL3 测定:重度减低者具有诊断价值。

(4)组织病理学检查:可作为诊断辅助条件,无特异性。典型病理表现为小动脉、毛细血管中有均一性透明样血小板血栓,PAS 染色阳性,并含有 vWF 因子,纤维蛋白/纤维蛋白原含量极低。此外,还有血管内皮增生、内皮下透明样物质沉积、小动脉周围同心性纤维化等,栓塞局部可有坏死,一般无炎性反应。目前已很少应用,除非为寻找原发性疾病。

(5)凝血象检查:有条件者应争取做该检查以辅助诊断。本病患者 PT、纤维蛋白原等基本正常,D - 二聚体、纤维蛋白降解产物、凝血酶 - 抗凝血酶复合物、纤溶酶原激活物抑制剂 - 1(PAI - 1)、血栓调节素等均可轻度增高。

(6)直接库姆斯试验:绝大多数患者应为阴性。

(7)其他:血浆中 vWF 因子升高,可发现抗血小板抗体、抗 CD36 抗体、UL - vWF 等,肝转氨酶也可增高。如果怀疑 HUS,应进行大肠杆菌的细菌学检查。

【诊断标准】

1. **溶血尿毒症综合征** 传统的 HUS 诊断主要依据临床,存在微血管性溶血性贫血、血小板减少及肾脏损害(血尿、蛋白尿及肾功能不全)即可诊断为 HUS。但事实上临床所见 HUS 变化多、表现不一。据文献报道,许多 HUS 的临床表现不典型,如贫血及血小板减少可很轻微甚至不出现,肾脏也可无病变表现。因此,对 HUS 的诊断应从 HUS 的基本病理改变及病理生理角度去认识,而出现肾脏病改变对 HUS 的诊断具有决定性的作用。HUS 的主要诊断依据是:①严重溶血性贫血的依据;②血小板减少;③急性肾衰竭,尿有蛋白、红细胞、白细胞及管型等;④血涂片有异形红细胞及红细胞碎片,凝血异常,凝血酶原时间延长,FDP 增高;⑤肾活检证实为肾脏微血管病、微血管栓塞。

2. 血栓性血小板减少性紫癜

(1)TTP 二联征:血小板减少、微血管病性溶血性贫血。

(2)TTP 三联征:血小板减少、微血管病性溶血性贫血、精神异常。

(3)TTP 五联征:血小板减少、微血管病性溶血性贫血、精神异常、肾脏损害、发热。

【治疗】

不同类型的血栓性微血管病的治疗方案并不一致,目前公认 TTP、成人非典型 HUS 患者应使用血浆置换(TPE)以降低死亡率,改善长期预后。此处仅介绍 TTP 和成人非典型 HUS 的血浆置换疗法。

1. 溶血尿毒症综合征 由于 TPE 可以有效地清除自身抗体和突变的补体成分,同时补充缺乏或突变的补体,因此被认为是 HUS 的一线治疗方法。尽管在临床研究中,TPE 取得了不一致的研究结果,但是欧洲及其他血浆置换指南均认为 HUS 患者应用 TPE 利大于弊,特别是有进展为终末期肾病(ESRD)高风险的患者。

适应证:与补体因子基因突变、H 因子自身抗体、膜辅因子蛋白基因突变相关的 HUS。

置换液种类及治疗量:置换液应选用白蛋白置换液或血浆,单次置换量为 1~1.5 倍总血浆量。

疗程:没有标准方案,欧洲相关指南推荐初始每天 1 次,连续 5 天;后改为每周 5 次,连续 2 周;再改为每周 3 次,连续 2 周,在第 33 天时评估病情。

2. 血栓性血小板减少性紫癜 血浆置换对 TTP 疗效显著,为其一线治疗方案。患者一经诊断为 TTP,应尽早行血浆置换治疗。

适应证:一经诊断为 TTP,即应行 TPE。

置换液种类及治疗量:置换液应选用血浆或冷沉淀血浆,单次置换量为 1~1.5 倍总血浆量。

疗程:每天 1 次,直至血小板水平高于 $150 \times 10^9/L$,LDH 水平连续 2~3 天接近正常。

第三节 多发性骨髓瘤

多发性骨髓瘤(multiple myeloma,MM)是一种恶性浆细胞病,其肿瘤细胞起源于骨髓中的浆细胞,而浆细胞是 B 细胞发育到最终功能阶段的细胞。因此,多发性骨髓瘤可以归到 B 细胞淋巴瘤的范围。目前世界卫生组织(world health organization,WHO)将其归为 B 细胞淋巴瘤的一种,称为浆细胞骨髓瘤或浆细胞瘤。其特征为骨髓浆细胞异常增生伴有单克隆免疫球蛋白或轻链(M 蛋白)过度生成,极少数患者可以是不产生 M 蛋白的未分泌型 MM。

该病肾脏受累常见,骨髓瘤肾病是 MM 常见和严重的并发症,又称为骨髓瘤管型肾病(myeloma

cast nephropathy,MCN)。由于大量轻链从肾脏排泄,加之高血钙、高尿酸、高黏滞综合征等因素,就诊时50%以上患者已存在肾功能不全。

【病因与发病机制】

MM 的发生可能与职业、辐射接触、慢性抗原刺激、遗传因素、病毒感染等危险因素相关。游离轻链蛋白、白介素–6 与 MM 肾损害的发生密切相关。

【临床表现】

多发性骨髓瘤起病徐缓,早期无明显症状,容易被误诊。MM 的临床表现多样,主要有贫血、骨痛、肾功能不全、感染、出血、神经症状、高钙血症、淀粉样变等。

1. **骨痛、骨骼变形和病理骨折**　骨髓瘤细胞分泌破骨细胞活性因子而激活破骨细胞,使骨质溶解、破坏。骨骼疼痛是最常见的症状,多为腰骶、胸骨、肋骨疼痛。由于瘤细胞对骨质破坏,可见病理性骨折,可多处骨折同时存在。

2. **贫血和出血**　贫血较常见,为首发症状,早期贫血轻,后期贫血严重。晚期可出现血小板减少,引起出血症状。皮肤黏膜出血较多见,严重者可见内脏及颅内出血。

3. **肝、脾、淋巴结和肾脏病变**　肝脾大,颈部淋巴结肿大,骨髓瘤肾。器官肿大或有异常肿物需要考虑髓外浆细胞瘤或淀粉样变。

4. **神经系统症状**　神经系统髓外浆细胞瘤患者可出现肢体瘫痪、嗜睡、昏迷、复视、失明、视力减退。

5. **感染**　多见细菌感染;亦可见真菌、病毒感染,最常见为细菌性肺炎、泌尿系感染、败血症,带状疱疹也容易发生,尤其是治疗后免疫低下的患者。

6. **肾损害**　50% ~70% 患者尿检有蛋白、红细胞、白细胞、管型,出现慢性肾衰竭、高磷酸血症、高钙血症、高尿酸血症,可形成尿酸结石。

7. **高黏滞综合征**　可发生头晕、眼花、视力障碍,并可突发晕厥、意识障碍。

8. **淀粉样变**　常发生于舌、皮肤、心脏、胃肠道等部位。

9. **包块或浆细胞瘤**　有的患者可以出现包块,包块直径几厘米至几十厘米不等,可以是骨性包块或软组织包块,这些包块病理检查多为浆细胞瘤。一般认为合并软组织包块或浆细胞瘤的患者预后不良,生存期短。

10. **血栓或梗死**　患者可出现血液透析造瘘管梗死、深静脉血栓或心肌梗死等表现,发生的原因与肿瘤患者血管易栓塞及高黏滞综合征等因素有关。

【辅助检查】

1. **生化常规检查**　血清异常球蛋白增多,而白蛋白正常或减少。尿凝溶蛋白(又称尿本周蛋白)半数阳性;在患者的蛋白电泳或 M 蛋白鉴定结果中会出现特征性的高尖的"M 峰"或"M 蛋白"。故常规生化检查中,若球蛋白总量增多或蛋白电泳中出现异常高尖的"M 峰",应到血液科就诊,排除骨髓瘤。

2. **血常规检查**　贫血多呈正细胞正色素性,血小板正常或偏低。

3. **骨髓检查**　浆细胞数目异常增多≥10% ,为形态异常的原始或幼稚浆细胞。

4. **骨骼 X 线检查**　可见多发性溶骨性穿凿样骨质缺损区或骨质疏松、病理性骨折。对于 MM 患者的骨损害,一般认为 CT、MRI 等发现病变的机会早于 X 线检查。这些影像学手段检查对骨损害病变的敏感性依次为:PET - CT > MRI > CT > X 线检查。

5.染色体、荧光原位杂交(FISH)等生物学检查 骨髓染色体 17p13 缺失及(或)t(4;14)和(或)t(14;16)异常,往往提示高危。荧光原位杂交技术(FISH),特别是用 CD138(在大多数骨髓瘤细胞表达阳性)磁珠纯化后的 FISH 即 iFISH 检查,更能提高检验的阳性率。这一检测已被用于 2015 年新修订的多发性骨髓瘤国际预后分期系统(R - ISS 分期系统)中。

6.血清游离轻链检查 较普通的血或尿轻链检查敏感性高,已被国际骨髓瘤工作组(IMWG)专家定义为严格完全缓解(sCR)的疗效标准。若 MM 患者治疗后,血清游离轻链由阳性转为阴性,其疗效为严格完全缓解。

【诊断标准】

1. WHO 诊断 MM 标准(2001 年)

(1)主要标准:①骨髓浆细胞增多(>30%)。②组织活检证实有浆细胞瘤。③M - 成分:血清 IgG >35g/L 或 IgA >20g/L,尿本周蛋白 >1g/24h。

(2)次要标准:①骨髓浆细胞增多(10%~30%)。②M - 成分存在但水平低于上述水平。③有溶骨性病变。④正常免疫球蛋白减少 50% 以上:IgG <6g/L,IgA <1g/L,IgM <0.5g/L。

(3)诊断 MM 要求:具有至少 1 项主要标准和 1 项次要标准;或者具有至少 3 项次要标准,而且必须包括其中的①项和②项。患者应有与诊断标准相关的疾病进展性症状。

2.国际骨髓瘤工作组(IMWG)关于 MM 的诊断标准(2003 年)

(1)症状性 MM:①血或尿中存在 M 蛋白;②骨髓中有克隆性浆细胞或浆细胞瘤;③有相关的器官或组织损害(终末器官损害,包括高钙血症、肾损害、贫血或骨损害)。

(2)无症状 MM:①M 蛋白≥30g/L 和(或)骨髓中克隆性浆细胞≥10%;②无相关的器官或组织损害,或无症状。

IMWG 的专家认为,无症状 MM 患者,即使诊断为 MM,在出现高钙血症、肾损害、贫血或骨损害这些终末器官损害前,也要对患者进行严密观察;一旦出现了高钙血症、肾损害、贫血或骨损害这些终末器官损害之一,即要开始进行治疗。

【治疗】

MM 的治疗以化疗为主,常用的化疗方案有 MP(美法仑 + 泼尼松)方案、以烷化剂为基本药物的联合化疗方案、VAD(长春瑞滨 + 阿霉素 + 地塞米松)方案等。

当 MM 合并肾功能不全时应接受肾脏替代治疗,但合并骨髓瘤管型肾病时可采用血浆置换疗法。

适应证:骨髓瘤管型肾病。

置换液种类及治疗量:置换液应选用白蛋白置换液,单次置换量为 1~1.5 倍总血浆量。

疗程:2~4 周内每天或隔天置换,2~3 周内累计置换 10~12 次,具体方案根据患者的不同情况而定。

【参考文献】

[1] 王海燕.肾脏病学[M].北京:人民卫生出版社,2008.

[2] DE VITA S,QUARTUCCIO L,ISOLA M,et al. A randomized controlled trial of rituximab for the treatment of severe

cryoglobulinemic vasculitis[J]. Arthritis Rheum,2012,64(3):843-853.

[3] TERRIER B,KRASTINOVA E,MARIE I,et al. Management of noninfectious mixed cryoglobulinemia vasculitis:data from 242 cases included in the CryoVas survey[J]. Blood,2012,119(25):5996-6004.

[4] DORRESTEIJN E M,VAN DE KAR N C,CRANSBERG K. Eculizumab as rescue therapy for atypical hemolytic ure-mic syndrome with normal platelet count[J]. Pediatr Nephrol,2012,27(7):1193-1195.

[5] LOIRAT C,FREMEAUX-BACCHI V. Atypical hemolytic uremic syndrome[J]. Orphanet J Rare Dis,2011,6(1):60.

[6] NESTER C,STEWART Z,MYERS D,et al. Pre-emptive eculizumab and plasmapheresis for renal transplant in atypi-cal hemolytic uremic syndrome[J]. Clin J Am Soc Nephrol,2011,6(6):1488-1494.

[7] SANCHEZ A P,WARD D M. Therapeutic apheresis for renal disorders[J]. Semin Dial,2012,25(2):119-131.

[8] ZUBER J,FAKHOURI F,ROUMENINA L T,et al. Use of eculizumab for atypical haemolytic uraemic syndrome and C3 glomerulopathies[J]. Nat Rev Nephrol,2012,8(11):643-657.

[9] SCULLY M,HUNT B J,BENJAMIN S,et al. Guidelines on the diagnosis and management of thrombotic thrombocyto-penic purpura and other thrombotic microangiopathies[J]. Br J Haematol,2012,158(3):323-335.

[10] CATALAND S R,YANG S,WU H M. The use of ADAMTSL3 activity,platelet count,and serum creatinine to differ-entiate acquired thrombotic thrombocytopenic purpura from other thrombotic microangiopathies[J]. Br J Haematol,2012,157(4):501-503.

[11] FROISSART A,BUFFET M,VEYRADIER A,et al. Efficacy and safety of first-line rituximab in severe,acquired thrombotic thrombocytopenic purpura with a suboptimal response to plasma exchange:experience of the French thrombotic microangiopathies reference center[J]. Crit Care Med,2012,40(1):104-111.

[12] KWON S K,KIM B K,SONG J Y,et al. Genomic makeup of the marine flavobacterium Nonlabens(Donghaeana)dokdonensis and identification of a novel class of rhodopsins[J]. Genome Biol Evol,2013,5(1):187-199.

[13] SCULLY M,MCDONALD V,CAVENAGH J,et al. A phase 2 study of the safety and efficacy of rituximab with plas-ma exchange in acute acquired thrombotic thrombocytopenic purpura[J]. Blood,2011,118(7):1746-1753.

[14] TUN N M,VILLANI G M. Efficacy of rituximab in acute refractory or chronic relapsing non-familial idiopathic thrombotic thrombocytopenic purpura:a systematic review with pooled data analysis[J]. J Thromb Thrombolysis,2012,34(3):347-359.

[15] WESTWOOD J P,WEBSTER H,MCGUCKIN S,et al. Rituximab for thrombotic thrombocytopenic purpura:benefit of early administration during acute episodes and use of prophylaxis to prevent relapse[J]. J Thromb Haemost,2013,11(3):481-490.

[16] GOEL S K,GRANGER D,BELLOVICH K,et al. Myeloma cast nephropathy:a rare cause of primary renal allograft dysfunction[J]. Transplant Proc,2011,43(7):2784-2788.

[17] HUTCHISON C A,COCKWELL P,STRINGER S,et al. Early reduction of serum-free light chains associates with renal recovery in myeloma kidney[J]. J Am Soc Nephrol,2011,22(6):1129-1136.

[18] RAJE N S,STEELE D J,LAWRIMORE T M,et al. Case records of the Massachusetts general hospital:case 29-2011:a 66-year-old woman with cardiac and renal failure[J]. N Engl J Med,2011,365(12):1129-1138.

[19] GRAGNANI L,VISENTINI M,FOGNANI E,et al. Prospective study of guideline-tailored therapy with direct-act-ing antivirals for hepatitis C virus-associated mixed cryoglobulinemia[J]. Hepatology,2016,64(5):1473-1482.

[20] DOGUIZI S,SEKEROGLU M A,ANAYOL M A,et al. A Rare cause of unilateral central retinal vein occlusion in a young patient:type Ⅲ mixed cryoglobulinemia[J]. Case Rep Ophthalmol Med,2016.

[21] FLEMMING J A,LOWE C E. Successful treatment of hepatitis C,genotype 3,with sofosbuvir/ledipasvir in decompensated cirrhosis complicated by mixed cryoglobulinaemia[J]. BMJ Case Rep,2016.

[22] MATSUZAKI Y,JIN K,ROKUNOHE A,et al. Annular leukocytoclastic vasculitis associated with essential mixed cryoglobulinemia[J]. Eur J Dermatol,2016,26(2):186 – 187.

[23] ZELLE – RIESER C,THANGAVADIVEL S,BIEDERMANN R,et al. T cells in multiple myeloma display features of exhaustion and senescence at the tumor site[J]. J Hematol Oncol,2016,9(1):116.

[24] HWANG S,WOO Y,KIM M,et al. Toxic epidermal necrolysis induced by thalidomide and dexamethasone treatment for multiple myeloma[J]. Int J Dermatol,2017,56(2):e35 – e37.

[25] SHI H,CHEN Z,XIE J,et al. The prevalence and management of multiple meloma – induced kidney disease in China [J]. Kidney Dis(Basel),2016,1(4):235 – 240.

[26] KOURELIS T V,MANOLA A,MOUSTAKAKIS M N,et al. Role of plasma exchange in the treatment of myeloma nephropathy:experience of one institution and systematic review[J]. Conn Med,2013,77(3):147 – 151.

[27] CHAPDELAINE I,MADORE F. Plasmapheresis in myeloma cast nephropathy[J]. Clin Nephrol,2013,79(1):72 – 77.

[28] SUZUKI K. Diagnosis and treatment of multiple myeloma and AL amyloidosis with focus on improvement of renal lesion[J]. Clin Exp Nephrol,2012,16(5):659 – 671.

[29] GAVRIATOPOULOU M,TERPOS E,KASTRITIS E,et al. Current treatments for renal failure due to multiple myeloma[J]. Expert Opin Pharmacother,2016,17(16):2165 – 2177.

[30] KREINIZ N,KHATEEB A,GINO – MOOR S,et al. Acute renal failure associated with lenalidomide treatment in multiple myeloma:a rare occurrence[J]. Anticancer Res,2016,36(6):2889 – 2892.

[31] JUNG S H,AHN J S,YANG D H,et al. Oliguria as an early indicator of mortality risk in patients with multiple myeloma and renal impairment[J]. Blood Res,2015,50(3):167 – 172.

[32] YU X,GAN L,WANG Z,et al. Chemotherapy with or without plasmapheresis in acute renal failure due to multiple myeloma:a meta – analysis[J]. Int J Clin Pharmacol Ther,2015,53(5):391 – 397.

[33] RODRIGUES L,NEVES M,SA H,et al. Severe acute kidney injury and multiple myeloma:evaluation of kidney and patient prognostic factors[J]. Eur J Intern Med,2014,25(7):652 – 656.

第七章 呼吸系统疾病

急性呼吸窘迫综合征

急性呼吸窘迫综合征(acute respiratory distress syndrome,ARDS)是由多种原因直接或间接地作用于肺组织造成的急性肺损伤。ARDS 多见于严重创伤、感染及大手术后,是临床常见的急性呼吸系统并发症,以广泛的肺泡损伤和血气改变为病理生理特征,突出表现为渗透性肺水肿和低氧血症。ARDS 是急性肺损伤(acute lung injury,ALI)发展到后期的典型表现。该病起病急骤,发展迅猛,预后极差,死亡率可高达50%。

【病因与发病机制】

ARDS 常见的诱因包括感染、创伤等直接或间接肺损伤因素(表3-7-1)。一旦发生 ARDS,首先激活巨噬细胞,释放多种炎症介质,如 TNF-α、磷脂酶 A_2、IL-1、IL-6 和 IL-8 和血小板活化因子等,其诱发系列炎症反应,一方面使肺泡毛细血管膜对液体和溶质的通透性增加,引起肺间质和肺泡水肿;另一方面造成肺血管与间质之间液体交换障碍,液体积聚在肺泡和肺泡间隙,引起肺顺应性降低,功能残气量减少,无效通气量增加,通气/血流比例失调,肺内大量分流和严重低氧血症。

表3-7-1　ARDS 的常见诱因

直接肺损伤因素	间接肺损伤因素
严重肺部感染	严重感染
吸入胃内容物	严重的非胸部创伤
肺挫伤	急性重症胰腺炎
吸入有毒气体	大量输血
淹溺	体外循环
氧中毒	弥散性血管内凝血

【临床表现】

除原发病的症状和体征外,还有如下临床表现。

1.**潜伏期**　大多数患者于原发病后 2~3 天内发生 ARDS,因此极易误认为是原发病的病情加剧,常失去早期诊断的时机。

2.**症状**

(1)呼吸增快和窘迫。呼吸困难和呼吸频数是呼吸衰竭早期最早最客观的表现,在 ARDS 患者更为明显。一般表现为呼吸急促,呼吸频率超过28 次/min。由于女性、小儿和年老体弱者的呼吸次数改变不明显和呼吸窘迫症状不突出,故呼吸频率超过 25 次/min 即应提高警惕性。

(2)咳嗽和咳痰。早期咳嗽不明显,可出现不同程度的咳嗽;亦可少量咯血,咳出血水样痰是 ARDS 的典型症状之一。

（3）烦躁、神志恍惚或淡漠等神经系统症状。

（4）其他。ARDS 患者早期已经出现明显的肺水肿，容易伴发肺部感染，有些患者可出现寒战和发热，易误诊为原发疾病所致，应加以鉴别。

3. 体征

（1）发绀：因严重缺氧且通过吸氧很难改善，故发绀为本病的重要特征之一。

（2）肺部体征：肺部早期体征很少，中晚期可闻及干性或湿性啰音，出现呼吸困难，吸气时肋间及锁骨上窝下陷。

（3）心率：由于缺氧，常有心率加快，心率往往超过 100 次/min。

【辅助检查】

1. X 线胸片　ARDS 的 X 线胸片表现可分为三期：①一期或早期：ARDS 发病24h 内。胸片可显示无异常，或肺血管纹理呈网状增多、边缘模糊。重者可见小片状模糊阴影。②二期或中期：发病 1~5 天。X 线胸片显示以肺实变为主要特征，两肺散在大小不等、边缘模糊、浓密的斑片状阴影，常融合成大片，呈现均匀致密磨玻璃样影，有时可见支气管充气相，心脏边缘清楚。实变影常呈区域性、重力性分布，以中下肺野和肺外带为主，这一 X 线特征可与心源性肺水肿相区别。③三期或晚期：发病多在 5 天以上。X 线胸片显示两肺野或大部分呈均匀的密度增加，磨玻璃样改变，支气管充气相明显，心影边缘不清或消失，呈"白肺"（white lung）样改变。并发肺部感染时，X 线胸片显示肺纹理呈网状，或显示多发性肺脓肿、空洞形成及纵隔气肿、气胸等。

2. 血气分析　PaO_2、PaO_2/FiO_2 变化是 ARDS 诊断的主要客观标准。由于 ARDS 病因众多，目前尚缺少对 ARDS 早期诊断的简便有效的指标，顽固性低氧血症（$PaO_2 < 60mmHg$ 和 $PaO_2/FiO_2 < 300mmHg$）仍是临床最常用的诊断依据。动态观察 PaO_2 呈进行性下降趋势，应高度警惕。ARDS 早期为 PaO_2 下降、$PaCO_2$ 正常或下降、pH 升高或正常，表现为 I 型呼吸衰竭；晚期为 PaO_2 严重下降同时伴有 $PaCO_2$ 升高和 pH 下降，表现为 II 型呼吸衰竭和呼吸性酸中毒。

【诊断标准】

理想的 ARDS 诊断标准应该包括特征性病理学改变依据，但临床医生适时获得患者肺组织进行病理确诊却有一定难度。目前详细询问病史，明确原发病，注意呼吸改变，及时进行胸部 X 线检查及动脉血气分析仍是及早发现 ARDS 的有效措施。2011 年欧洲重症医学学会柏林会议提出了 ARDS 新标准（表 3-7-2）。

【治疗】

迄今 ARDS 无特效的治疗方法，目前主要根据其病理生理改变和临床表现进行针对性多靶点治疗和支持治疗。积极治疗原发病，特别是控制感染，改善肺通气和组织氧供，防止进一步的肺损伤和肺水肿是其主要治疗原则［参照中华医学会重症医学分会《急性肺损伤/急性呼吸窘迫综合征诊断和治疗指南（2006）》］。

1. 非血液净化治疗

（1）积极治疗原发病，预防 ARDS 发生：积极治疗原发病，尽早去除诱因，是治疗 ARDS 的首要原则。

1）积极控制感染。严重感染是引起 ARDS 的首位高危因素，又是影响 ARDS 病情转归和预后的首要因素。因此，在危重急症患者的抢救过程中，应严格无菌操作，撤除不必要的各种体内导管，预防皮

表 3-7-2　柏林 ARDS 诊断标准

柏林标准	ARDS		
	轻度	中度	重度
起病时间	1 周之内急性起病的已知损伤或新发的呼吸系统症状		
低氧血症	P/F 201～300mmHg 并且 PEEP≥5cmH$_2$O	P/F ≤200mmHg 并且 PEEP ≥5cmH$_2$O	P/F ≤ 100mmHg 并 且 PEEP≥10cmH$_2$O
肺水肿来源	不能被心功能不全或体液过负荷解释的呼吸衰竭**		
X 线胸片	双肺浸润影*	双肺浸润影*	至少累及 3 个象限的浸润影*
其他生理学紊乱	无	无	$V_{E\,Corr}$ > 10L/min 或 C_{RS} < 40mL/cmH$_2$O

注：* 通过专业影像学培训,不能被胸腔积液、结节、肿块、肺野塌陷所完全解释。

　**如果没有危险因素,需客观指标的评估。

$V_{E\,Corr}$ = V_E×PaCO$_2$/40(经校正分钟呼气量)(V_E—呼出潮气量,C_{RS}—呼吸系统顺应性)。

肤溃疡,寻找并处理外科感染,以减少院内感染。对有 ARDS 并发感染征象的患者,除了寻找感染源和感染部位以外,还要结合血、尿、痰细菌培养结果和临床情况,选择有效的抗生素治疗。

2)积极抢救休克者。

3)静脉输液避免过多过快,晶体液与胶体液比例以 1:1 为宜,参考中心静脉压、血压、肺动脉楔压、脉压与尿量,随时调整输入液体量。

4)尽量少用库存血。

5)外伤致多发创伤与骨折时,须及时清理创面和进行骨折复位、固定。

6)危重患者抢救应吸氧,但应避免长时间高浓度的氧吸入,一般吸氧浓度为 40%～50%,维持 PaO$_2$ 60mmHg 左右为宜。

(2)改善通气和组织氧供:氧疗的目的是纠正 ARDS 患者的严重顽固性低氧血症,使 PaO$_2$ 达到 60～80mmHg。首先使用鼻导管,当需要较高的吸氧浓度时,可采用适合患者病情需要的氧气面罩。可根据低氧血症改善的程度和治疗反应调整氧疗方式。一般而言,ARDS 患者往往低氧血症严重,常规的氧疗常常难以奏效,此时,机械通气即是最主要的呼吸支持手段。

无创机械通气(NIV)可以避免气管插管和气管切开引起的并发症,但是 NIV 在急性低氧性呼吸衰竭中的应用却存在很多争议。尚无足够的资料显示 NIV 可以作为 ALI/ARDS 导致的急性低氧性呼吸衰竭的常规治疗方法。当 ARDS 患者神志清楚、血流动力学稳定,并能够得到严密监测和随时可行气管插管时,可以尝试 NIV 治疗。Sevransky 等建议,在治疗全身性感染引起的 ALI/ARDS 时,如果预计患者的病情能够在 48～72h 内缓解,可以考虑应用 NIV。

ARDS 患者经高浓度吸氧仍不能改善低氧血症时,当吸入氧浓度(FiO$_2$) >0.5,而 PaO$_2$ <60mmHg,应进行有创机械通气。对 ARDS 患者实施机械通气时应采用肺保护性通气措施,气道平台压不应超过 35cmH$_2$O。应使用能防止肺泡塌陷的最低 PEEP,有条件情况下,应根据静态 P–V 曲线低位转折点压力 +2cmH$_2$O 来确定 PEEP。在实施肺保护性措施时,应确保 PaO$_2$ 升高 >60mmHg,PaCO$_2$ 要适度缓慢上升,pH >7.20。ARDS 患者机械通气时应尽量保留自主呼吸,若无禁忌证,机械通气的 ARDS 患者应采用 30°～45°半卧位。常规机械通气治疗无效的重度 ARDS 患者,若无禁忌证,可考虑采用俯卧位通气。对机械通气的 ARDS 患者,应制订镇静方案,但不推荐常规使用肌松剂。

(3)严格控制输入液体量:高通透性肺水肿是 ALI/ARDS 的病理生理特征,肺水肿的程度与 ALI/ARDS 的预后呈正相关,因此,通过积极的液体管理,改善 ALI/ARDS 患者的肺水肿具有重要的临床意义。在保证组织器官灌注前提下,应实施限制性的液体管理,有助于改善 ALI/ARDS 患者的氧合和肺损伤。

严格控制输入液体量,特别是胶体液量,以免肺循环液体静脉压增加或大量血浆蛋白通过渗透性增加的肺泡毛细血管膜,在肺泡和间质积聚,加重肺水肿。宜保持体液负平衡,每日入液量较出液量少 500mL 左右。必要时可放置 Swan - Ganz 导管,动态监测肺毛细血管楔压,随时调整入液量。在血流动力学状态稳定的情况下,为减轻肺水肿,可酌情使用少量利尿剂。对低蛋白血症的 ARDS 患者,可通过补充白蛋白等胶体溶液和应用利尿剂,实现液体负平衡,并改善氧供给。

(4)多环节减轻肺和全身其他器官损伤

1)糖皮质激素:糖皮质激素可作用于 ARDS 的多个发病环节,很早以前即用于 ARDS 的治疗。目前国内学者不主张常规应用糖皮质激素来防治 ARDS。对于过敏原因导致 ARDS 的患者,早期应用糖皮质激素进行经验性治疗可能有效。此外,感染性休克并发 ARDS 的患者,如合并有肾上腺皮质功能不全,可考虑应用替代剂量的糖皮质激素。

2)非皮质醇类抗炎药物:此类药物可以拮抗炎症介质引起的肺血管收缩,降低肺动脉压,减少血管外肺水含量,恢复生理性通气血流比值,改善心功能。其主要包括布洛芬、吲哚美辛和氯芬那酸等。小规模临床研究发现布洛芬可改善全身性感染患者的氧合与呼吸力学。对严重感染的临床研究也发现布洛芬可以降低体温、减慢心率和减轻酸中毒,但是布洛芬既不能降低危重患者 ARDS 的患病率,也不能改善 ARDS 患者 30 天生存率。因此,布洛芬尚不能用于 ALI/ARDS 的常规治疗。

3)氧自由基清除剂和抗氧化剂:此类药物有 N-乙酰半胱氨酸、维生素 E、超氧化物歧化酶(SOD)等,可防止 O_2^- 和 H_2O_2 的氧化作用所引起的急性肺损伤。目前临床上应用的经验不多。

4)血管扩张剂:理论上血管扩张剂能降低肺血管阻力、改善肺部灌注,实际上它也改善了生理性肺血管低氧性收缩和降低了外周血管阻力,进一步加大了 ARDS 已存在的肺内和外周分流,减少了氧合。因此,大多数学者不主张应用血管扩张剂治疗 ARDS。但有应用山莨菪碱治疗 ARDS 的报道。其应用原则为:①尽早应用为好;②量不宜过大,一般每次 10~20mg,每 6h 静脉滴注 1 次,病情改善后,即酌情减量或停用,以免血管进一步扩张,加重通气/血流比例失调。

5)肺表面活性物质(pulmonary surfactant,PS)替代治疗:①促进 PS 的合成和分泌:糖皮质激素、肾上腺能和胆碱受体激动剂均有此类作用。故有人设计用氨茶碱 + 糖皮质激素 + 异丙肾上腺素的方案治疗 ARDS。溴环己胺醇是祛痰剂溴己新的代谢产物,可替代激素用于 ARDS 的防治。②表面活性物质替代疗法:目前有 4 种治疗用表面活性物质制剂。自然提取物,用支气管肺泡灌洗液或羊水经离心获得,含全部脱辅基蛋白;改良天然制剂;人工制剂;重组表面活性剂。但临床应用的经验不多,尚需在提高效能、减少过敏反应及给药方法和制剂来源等方面进行深入研究。

6)前列腺素 E_1:前列腺素 E_1(PGE_1)不仅是血管活性药物,还具有免疫调节作用,可抑制巨噬细胞和中性粒细胞的活性,发挥抗炎作用。但是 PGE_1 没有组织特异性,静脉注射 PGE_1 会引起全身血管舒张,导致低血压。静脉注射 PGE_1 用于治疗 ALI/ARDS,目前已经完成了多个 RCT 研究,但无论是持续静脉注射 PGE_1,还是间断静脉注射脂质体 PGE_1,与安慰剂组相比,PGE_1 组在 28 天病死率、机械通气时间和氧合等方面并无益处。有研究报道吸入型 PGE_1 可以改善氧合,但这需要进一步 RCT 研究证实。因此,只有在 ALI/ARDS 患者低氧血症难以纠正时,才考虑吸入 PGE_1 治疗。

7）己酮可可碱及其衍化物利索茶碱：己酮可可碱（pentoxifylline）及其衍化物利索茶碱（lisofylline）均可抑制中性粒细胞的趋化和激活，减少促炎因子 TNF – α、IL – 1 和 IL – 6 等的释放，利索茶碱还可抑制氧自由基释放。但目前尚无 RCT 试验证实己酮可可碱对 ALI/ARDS 的疗效。一项大样本的Ⅲ期临床试验（$n = 235$）显示，与安慰剂组相比，应用利索茶碱治疗 ARDS，28 天病死率并无差异（利索茶碱31.9%，安慰剂 24.7%，$P = 0.215$），另外，28 天内无须机械通气时间、无器官衰竭时间和院内感染发生率等亦无差异。因此，己酮可可碱和利索茶碱不推荐用于 ARDS 的治疗。

8）重组人活化蛋白 C：重组人活化蛋白 C（rhAPC）具有抗血栓、抗炎和纤溶特性，已被试用于治疗严重感染。Ⅲ期临床试验证实，持续静脉注射 rhAPC 24μg/(kg·h) ×96h 可以显著改善重度感染患者（APACHE Ⅱ）的预后。基于 ARDS 的本质是全身性炎症反应，且凝血功能障碍在 ARDS 发生中具有重要地位，rhAPC 有可能成为 ARDS 的治疗手段。但 rhAPC 治疗 ARDS 的Ⅱ期临床试验正在进行。因此，尚无证据表明 rhAPC 可用于 ARDS 治疗，当然，在严重感染导致的重度 ARDS 患者，如果没有禁忌证，可考虑应用 rhAPC。

9）鱼油：鱼油富含 ω – 3 脂肪酸，如二十二碳六烯酸（DHA）、二十五烯酸（EPA）等，也具有免疫调节作用，可抑制二十烷花生酸样促炎因子释放，并促进 PGE_1 生成。研究显示，通过肠道给 ARDS 患者补充 EPA、γ – 亚油酸和抗氧化剂，可使患者肺泡灌洗液内中性粒细胞减少，IL – 8 释放受到抑制，病死率降低。对机械通气的 ALI 患者的研究也显示，肠内补充 EPA 和 γ – 亚油酸可以显著改善氧合和肺顺应性，明显缩短机械通气时间，但对生存率没有影响。新近的一项针对严重感染和感染性休克的临床研究显示，通过肠内营养补充 EPA、γ – 亚油酸和抗氧化剂，可明显改善氧合，并可缩短机械通气时间与 ICU 住院时间，减少新发的器官功能衰竭，降低 28 天病死率。此外，肠外补充 EPA 和 γ – 亚油酸也可缩短严重感染患者 ICU 住院时间，并有降低病死率的趋势。因此，对于 ALI/ARDS 患者，特别是严重感染导致 ARDS 的患者，可补充 EPA 和 γ – 亚油酸，以改善氧合，缩短机械通气时间。

10）细胞因子单克隆抗体或拮抗剂：炎症性细胞因子在 ALI/ARDS 发病中具有重要作用。动物实验应用单克隆抗体或拮抗剂中和 TNF、IL – 1 和 IL – 8 等细胞因子可明显减轻肺损伤，但多数临床试验获得阴性结果。近期结束的两项大样本临床试验，观察抗 TNF 单克隆抗体（Afelimomab）治疗严重感染的临床疗效，尤其是对于 IL – 6 水平升高患者的疗效，但结果也不一致。其中 MONARCS 研究（$n = 2 634$）显示，无论在 IL – 6 高水平或低水平的严重感染患者，Afelimomab 治疗组的病死率均明显降低。但另一项研究显示 IL – 6 并不降低病死率。细胞因子单克隆抗体或拮抗剂是否能够用于 ALI/ARDS 的治疗，目前尚缺乏临床研究证据。因此，不推荐抗细胞因子单克隆抗体或拮抗剂用于 ARDS 的治疗。

11）加强营养支持：ARDS 患者机体处于高代谢状态，能量消耗增加，即使在恢复期亦持续较长时间。因此，必须尽早地给予强有力的营养支持。

12）基因治疗：通过对钠钾 ATP 酶的 α_2 和 β 亚单位的基因干预，减少肺泡上皮细胞水肿，减轻 ARDS 患者的肺损伤。有研究表明，血管紧张素转化酶 I/D 基因的多态性与 ALI/ARDS 的死亡率相关。

13）干细胞移植：Ortiz 等学者运用间充质干细胞、内皮祖细胞、胚胎干细胞进行动物实验发现干细胞移植能促进 ARDS 患者肺损伤的再生和修复。

14）体外膜肺氧合（extracorporeal membrane oxygenation，ECMO）：建立体外循环可减轻肺负担，有利于肺功能恢复。非对照临床研究提示，严重的 ARDS 患者应用 ECMO 后存活率为 46% ~ 66%。目前 ECMO 技术发展迅速，使得体外呼吸支持更安全、更经济，并有望替代有创机械通气。

ARDS 危重病例 ECMO 适应证:①危重低氧血症[氧合指数 $PaO_2/FiO_2 < 80mmHg$,尽管用了高水平 PEEP(典型的 $15 \sim 20cmH_2O$)]持续至少 6h,并且呼吸衰竭具有逆转的潜在可能性。②尽管机械通气时给予了最好的标准处理治疗,但最终还是发生了失代偿的高碳酸血症($pH < 7.15$)。③尽管机械通气时给予了最好的标准处理治疗,但需要过高的吸气末平台压($35 \sim 45cmH_2O$,根据患者的体型)。相对禁忌证:①高压通气超过 7 天($PIP > 30cmH_2O$)。②高氧浓度($FiO_2 > 80\%$)使用超过 7 天。③血管通道限制,即置管限制。④限制 ECMO 优势的任何情况,或者器官功能障碍,如危重的、不可逆的脑损伤或不可治疗的癌症转移。绝对禁忌证:无法行抗凝治疗的 ARDS 患者。

2. 血液净化治疗 连续性血液净化(continuous blood purification,CBP)是所有连续、缓慢清除机体过多水分和溶质,对脏器功能起支持作用的各种血液净化技术的总称。CBP 不再局限于肾脏替代功能,还具有清除炎症介质、免疫复合物、毒素、脂质、变性蛋白的能力,以及稳定血流动力学、保障营养支持等多方面的功能,为多种危重急症的救治创造了条件;同时保证了重要脏器的功能,为原发病的治疗争取了时间,从而大大提高了多种危重急症的救治成功率。

(1)CBP 治疗 ARDS 的机制

1)改善肺水肿:ARDS 患者肺毛细血管内皮细胞和肺泡上皮细胞损伤引起通透性增加,导致渗透性肺水肿。CBP 可清除肺间质水肿,改善微循环和实质细胞的摄氧能力,可以有效改善组织的氧利用,降低患者的死亡率。

2)调节水、电解质及酸碱平衡:ARDS 病程中,患者可能存在多种类型的酸碱失衡。CBP 可以连续、缓慢、有效地调节电解质和酸碱平衡状态,通过调节置换液碳酸氢钠的浓度和输入速度,可纠正酸碱平衡失调。同时由于碳酸氢盐的碱化作用,CBP 还有助于减轻高碳酸血症,从而使 CO_2 产生减少。

3)调控炎症介质:炎症反应是导致 ARDS 的重要原因。CBP 除了能清除过多的水分及代谢产物,保护内环境稳定;还能清除炎症介质,减轻机体损伤,从而阻断病情进展。

4)降低氧耗:受原发病影响,ARDS 患者常有发热和高分解代谢。进行 CBP 输入大量低温置换液,能清除炎症介质,并能在短时间内有效缓解患者的高热状态,降低基础代谢率,减少耗氧量,使气体交换进一步减少,从而减少 CO_2 的产生,有利于保护患者的肺功能,此外还可以减轻机械通气造成的肺损伤。

(2)CBP 的适应证:常规治疗无法改善的 ARDS,ARDS 合并严重感染,ARDS 合并急性肾损伤(acute kidney injury,AKI),ARDS 合并严重电解质紊乱及酸碱失衡,ARDS 作为多器官功能衰竭的一部分。

(3)CBP 用于 ARDS 的治疗方案

1)ARDS 或 ARDS 合并严重感染、多器官功能衰竭:解放军南京总医院肾脏病研究所通过多项前瞻性研究,推荐连续性高容量血液滤过(continuous high volume hemofiltration,CHVHF)[置换量 $>75L/d$ 或 $>100mL/(kg \cdot h)$],为减轻滤器凝血,建议置换液以前稀释为主。建议采用中心静脉双腔导管建立血管通路,首选颈内静脉置管,如气管切开或颈部留置其他导管者,可选择股静脉置管。ARDS 合并顽固性低氧血症、严重酸中毒时,应避免使用枸橼酸抗凝,以免严重低氧状态下枸橼酸代谢障碍,导致枸橼酸蓄积,进一步加重酸碱平衡失调。对于轻中度低氧血症患者,可联合低分子量肝素和枸橼酸抗凝,以减少出血倾向和枸橼酸蓄积。也有报道采用 CVVHDF 治疗 ARDS,治疗时间 12h 以上,透析液 1 000 mL/h,置换液 2 000mL/h。因此,对于血液滤过的剂量仍存在一定争议。另有报道血液灌流(HP)联合 CVVH 可治疗多器官功能衰竭。

2）ARDS 合并 AKI：尤其是血流动力学不稳定时,可选择 CVVH、CVVHD 或 CVVHDF,也可选择 CHVHF。

（4）CBP 治疗 ARDS 的疗效：有报道 CHVHF 治疗肾移植术后 ARDS,治疗后 APACHE Ⅱ 评分显著下降,氧合指数明显升高,C 反应蛋白水平下降,治疗 12h 后 IL－6 水平明显下降,随后维持在相对稳定水平,而整个过程中 IL－10 水平变化不明显,治疗后肾功能恢复。HVHF 联合液体复苏对难治性感染性休克,可改善肺泡血氧交换,治疗后 APACHE Ⅱ 评分下降,患者的生存率提高。早期 CVVHDF 治疗重症感染导致的多器官功能衰竭,治疗 6～12h 后即可明显改善患者的酸中毒,最终使死亡率下降 30%。24h CVVH 治疗烧伤导致的 ARDS,可使 PaO_2/FiO_2 明显升高,与患者容量状态无关,而且可明显降低该组患者的病死率。目前对 ARDS 的血液净化治疗有限,需要进一步进行更大样本的临床研究。

【参考文献】

[1] 黎磊石,刘志红. 中国肾脏病学[M]. 北京:人民军医出版社,2008:1511－1585.

[2] 王吉耀. 内科学[M]. 2 版. 北京:人民卫生出版社,2010:159－163.

[3] KUSHIMOTO S,ENDO T,YAMANOUCHI S,et al. Relationship between extravascular lung water and severity categories of acute respiratory distress syndrome by the Berlin definition[J]. Crit Care,2013,17(4):R132.

[4] MODRYKAMIEN A M,GUPTA P. The acute respiratory distress syndrome[J]. Proc（Bayl Univ Med Cent）,2015,28(2):163－171.

[5] LAMONTAGNE F,BROWER R,MEADE M. Corticosteroid therapy in acute respiratory distress syndrome[J]. CMAJ,2013,185(3):216－221.

[6] SU C F,KAO S J,CHEN H I. Acute respiratory distress syndrome and lung injury:pathogenetic mechanism and therapeutic implication[J]. World J Crit Care Med,2012,1(2):50－60.

[7] CORNET A D,GROENEVELD A B,HOFSTRA J J,et al. Recombinant human activated protein C in the treatment of acute respiratory distress syndrome:a randomized clinical trial[J]. PLoS One,2014,9(3):e90983.

[8] PIERRAKOS C,KARANIKOLAS M,SCOLLETTA S,et al. Acute respiratory distress syndrome:pathophysiology and therapeutic options[J]. J Clin Med Res,2012,4(1):7－16.

[9] HECKER M,OTT J,SONDERMANN C,et al. Immunomodulation by fish－oil containing lipid emulsions in murine acute respiratory distress syndrome[J]. Crit Care,2014,18(2):R85.

[10] SILVERSIDES J A,FERGUSON N D. Clinical review:acute respiratory distress syndrome－clinical ventilator management and adjunct therapy[J]. Crit Care,2013,17(2):225.

[11] OCHIAI R. Mechanical ventilation of acute respiratory distress syndrome[J]. J Intensive Care,2015,3(1):25.

[12] DONAHOE M. Acute respiratory distress syndrome:a clinical review[J]. Pulm Circ,2011,1(2):192－211.

[13] LI H,QIAN Z,LI J,et al. Effects of early administration of a novel anticholinergic drug on acute respiratory distress syndrome induced by sepsis[J]. Med Sci Monit,2011,17(11):BR319－BR325.

[14] MATSUDA A,KISHI T,JACOB A,et al. Association between insertion/deletion polymorphism in angiotensin－converting enzyme gene and acute lung injury/acute respiratory distress syndrome:a meta－analysis[J]. BMC Med Genet,2012,13:76.

[15] FANELLI V,VLACHOU A,GHANNADIAN S,et al. Acute respiratory distress syndrome:new definition,current and future therapeutic options[J]. J Thorac Dis,2013,5(3):326－334.

[16] HAYES M,CURLEY G,ANSARI B,et al. Clinical review:stem cell therapies for acute lung injury/acute respiratory distress syndrome – hope or hype[J]. Crit Care,2012,16(2):205.

[17] GATTINONI L,CARLESSO E,LANGER T. Clinical review:extracorporeal membrane oxygenation[J]. Crit Care, 2011,15(6):243.

[18] LIU L Y,ZHU Y J,LI X L,et al. Blood hemoperfusion with resin adsorption combined continuous veno – venous hemofiltration for patients with multiple organ dysfunction syndrome[J]. World J Emerg Med,2012,3(1):44 – 48.

[19] REN H S,GAO S X,WANG C T,et al. Effects of high – volume hemofiltration on alveolar – arterial oxygen exchange in patients with refractory septic shock[J]. World J Emerg Med,2011,2(2):127 – 131.

[20] TUCCI M R,COSTA E L,NAKAMURA M A,et al. Noninvasive ventilation for acute respiratory distress syndrome: the importance of ventilator settings[J]. J Thorac Dis,2016,8(9):e982 – e986.

[21] TONGYOO S,PERMPIKUL C,MONGKOLPUN W,et al. Hydrocortisone treatment in early sepsis – associated acute respiratory distress syndrome:results of a randomized controlled trial[J]. Crit Care,2016,20(1):329.

[22] HUNT J L,BRONICKI R A,ANAS N. Role of inhaled nitric oxide in the management of severe acute respiratory distress syndrome[J]. Front Pediatr,2016,4:74.

[23] CUTTS S,TALBOYS R,PASPULA C,et al. Adult respiratory distress syndrome[J]. Ann R Coll Surg Engl,2017,99 (1):12 – 16.

[24] HOWELLS P,THICKETT D,KNOX C,et al. The impact of the acute respiratory distress syndrome on outcome after oesophagectomy[J]. Br J Anaesth,2016,117(3):375 – 381.

[25] YOON H J,YIM H W,KO K S. A case of paenibacillus pasadenensis bacteremia in a patient with acute respiratory distress syndrome after microsurgical clipping[J]. Infect Chemother,2015,47(1):64 – 67.

[26] KREDEL M,BIERBAUM D,LOTZ C,et al. Therapy of acute respiratory distress syndrome:survey of German ARDS centers and scientific evidence[J]. Anaesthesist,2015,64(4):277 – 285.

[27] ZHAO J N,LIU Y,LI H C. Aspiration – related acute respiratory distress syndrome in acute stroke patient[J]. PLoS One,2015,10(3):e0118682.

[28] LANSPA M J,MORRIS A H. Applied physiology and process of care for patients with acute respiratory distress syndrome[J]. Crit Care Med,2015,43(4):913 – 914.

[29] HERNANDEZ G,VAQUERO C,COLINAS L,et al. Effect of postextubation high – flow nasal cannula vs noninvasive ventilation on reintubation and postextubation respiratory failure in high – risk patients:a randomized clinical trial [J]. JAMA,2016,316(15):1565 – 1574.

[30] FITROLAKI M D,DIMITRIOU H,VENIHAKI M,et al. Increased extracellular heat shock protein 90 alpha in severe sepsis and SIRS associated with multiple organ failure and related to acute inflammatory – metabolic stress response in children[J]. Medicine(Baltimore),2016,95(35):e4651.

[31] CHUNZHI G,ZUNFENG L,CHENGWEI Q,et al. Hyperin protects against LPS – induced acute kidney injury by inhibiting TLR4 and NLRP3 signaling pathways[J]. Oncotarget,2016,7(50):82602 – 82608.

[32] WEI Q,LIU H,TU Y,et al. The characteristics and mortality risk factors for acute kidney injury in different age groups in China:a cross sectional study[J]. Ren Fail,2016,38(9):1413 – 1417.

[33] KARIMI Z,KETABCHI F,ALEBRAHIMDEHKORDI N,et al. Renal ischemia/reperfusion against nephrectomy for induction of acute lung injury in rats[J]. Ren Fail,2016,38(9):1503 – 1515.

第八章　皮肤病

致病性自身抗体和免疫功能紊乱是很多皮肤疾病发病机制的核心。因此,免疫抑制剂很早就被广泛应用于皮肤病的治疗。但是,仍有许多皮肤病患者在应用免疫抑制剂后,病情没有得到改善,甚至进展至重症皮肤病。20 世纪 50 年代血液净化技术的出现及其后来突飞猛进的发展,给皮肤科的治疗带来了许多新的武器和思考。不同的血液净化方式可以清除血液中与之相应的成分。比如血浆置换,从理论上来说,可以清除血浆中的各种成分,如致病性抗体、冷球蛋白等;还有血细胞分离技术,可以将某些血细胞单独采集出来进行处理,然后回输至患者体内。于是有皮肤病学家推测,可以通过血液净化技术清除体内的致病性自身抗体来治疗一些皮肤疾病。1978 年,Ruocco 等人首次将血浆置换引入天疱疮的治疗中,发现患者的病情得到了改善。随后的几十年中,在血浆置换的基础上发展出了许多新的血液净化技术,于是根据各种血液净化方式不同的工作机制特点,越来越多的研究者将血液净化技术应用于多种皮肤病的治疗。回顾过去的几十年,在皮肤病治疗中,研究比较多的治疗方法有治疗性血浆置换(therapeutic plasma exchange,TPE)、体外光化疗法(extracorporeal photopheresis,ECP)和免疫吸附(immunoadsorption,IA)等。

由于皮肤病本身的一些特点,比如这类疾病的发病率相对较低;而且血液净化多数应用在一些危重皮肤病,如危及生命的大疱性类天疱疮、免疫抑制剂无效的天疱疮等的救治中,导致目前血液净化在皮肤病治疗方面的样本规模均较小,研究数据较少,而且鲜有 RCT 研究,以致证据的强度等级相对较低。因此,相关的指南及共识很少将血液净化作为相关皮肤病的一线治疗方法,一般将其与免疫抑制剂联合应用。

在皮肤病中,天疱疮、大疱性类天疱疮、银屑病、硬皮病、皮肤型 T 淋巴细胞瘤、中毒性表皮坏死松解症是几种血液净化治疗应用相对较多的疾病。本章就以上几种疾病,分别介绍相关的血液净化方式在其治疗中的作用。

一、寻常型天疱疮

【疾病特点】

寻常型天疱疮(pemphigus vulgaris)是一种潜在致命的罕见自身免疫性皮肤黏膜水疱疾病。该疾病在男女两性中发病率类似,平均发病年龄在 60 ~ 80 岁。皮肤损伤表现为软性的水疱,可能周期性反复发作。水疱往往是最先发作的症状,全身各部位均可能累及,尤其是口腔黏膜。水疱的疱壁一般较薄、松弛,容易分离。破溃后露出疼痛性糜烂面。在口腔内,用舌舐及黏膜,可使外观正常的黏膜表层脱落或撕去,这些现象称 Nikolsky 征,即尼氏征,对该疾病具有诊断价值。

机体内的自身抗体在角化细胞表面沉积是其主要的发病机制。同时,在血液循环中也能检测出该抗体。该自身抗体针对的抗原是一个 130kD 的蛋白(桥粒核心糖蛋白 3),此外还可检测到针对桥粒核心糖蛋白 1 的自身抗体。本病在病理上的主要表现是表皮内棘刺松解。可以看到 IgG 和 C3 沉积在病变周围的皮肤或黏膜的中、底层或整个表皮层里的角化细胞的表面。有些报道认为,IgG4 抗角化细胞抗体的滴度和疾病活动的程度相关。

【一般治疗】

该疾病的治疗在临床上仍面临着许多困难,尤其是病情严重的病例。激素的使用在寻常型天疱疮的治疗发展中是一个重要的里程碑。激素使寻常型天疱疮的死亡率从 70% ~100% 下降到平均 30%。但众所周知,长期给予糖皮质激素会带来很多严重的副作用,比如高血压、骨质疏松、动脉硬化、胃溃疡、无菌性股骨头坏死、糖尿病或糖耐量异常、免疫抑制等。

在临床上,激素通常和其他免疫抑制剂联用,如硫唑嘌呤、甲氨蝶呤和环磷酰胺等。除了激素以外,其他的治疗药物包括氨苯砜、金制剂和系统性抗体等。近年来还出现了一些新的治疗药物和手段,比如霉酚酸酯、苯丁酸氮芥、地塞米松 – 环磷酰胺脉冲治疗、环磷酰胺、TPE、ECP、静脉注射丙种球蛋白和利妥昔单抗等。有一项对 11 名难治性患者的研究观察到,联合丙种球蛋白和利妥昔单抗在这些患者中取得了明显的治疗效果。此外,还有一些新的实验性技术包括胆碱受体激动剂、桥粒核心糖蛋白 3 多肽和一个 p38 分裂素活化蛋白激酶抑制剂等。

【血液净化治疗】

2013 年,美国血浆置换学会(ASFA)修订的第六版《血浆置换治疗指南》中,对于寻常型天疱疮推荐采用 TPE、ECP 和 IA。其中 TPE 的推荐是 2B,Ⅲ类;ECP 是 2C,Ⅲ类;IA 是 2C,Ⅲ类。

1. 治疗性血浆置换(TPE) 患者的循环中已证实存在致病性自身抗体,并且在天疱疮的发病机制中起重要作用。所以在 1978 年,TPE 首次被使用在天疱疮的治疗中,发现它可以改善临床症状,推测机制是 TPE 可以清除致病的自身抗体。

既往文献报道,行血浆置换治疗的患者在各个年龄组中均有分布(13 ~80 岁),在 TPE 之前应用激素的时间范围也很宽,1 个月至 25 年均有。在各项研究中,接受 TPE 的患者的特点基本类似:在 TPE 之前均使用过大剂量激素和免疫抑制剂,而且要么是出现危及生命的情况,要么是病情不能控制。在一个小型多中心随机对照试验中,患者随机分为两组,即单用泼尼松龙组(n = 18)和泼尼松龙联用 10 次大量 TPE 治疗组(n = 22),其中 TPE 的治疗时间超过 4 周。结果发现,联用 TPE 组有 4 人死于脓毒症。联用 TPE 组患者接受的激素剂量更多[对照组(4 246 ± 1 601)mg,TPE 组(5 237 ± 5 512)mg],在 TPE 组没有观察到特别的激素副作用。两组患者临床效果、血清自身抗体水平均无明显区别。这个试验的力度尚不足以证实联用 TPE 是否有临床获益,但是提示我们免疫抑制治疗存在的潜在风险。Culton D. A. 等经过一个月的观察研究发现,在给予血浆置换的同时,可以适当减少糖皮质激素的用量,具体激素用量应根据病情进行调整。

在 TPE 取得一定治疗效果后,研究发现,在 TPE 的治疗过程中,抗体被大量清除后存在一个反馈机制调节着循环中抗体的水平,抗体水平急剧下降后会触发一个新抗体(IgG)产生的暴发(抗体"清空"后的"反跳"),一般在 TPE 治疗后 1 ~2 周。但是,如果每次血浆置换后给予短期重复("脉冲式")常规的免疫抑制治疗(高剂量激素和免疫抑制剂,尤其是环磷酰胺),治疗的效果会改善并且能保持稳定。因为这些免疫抑制剂能作用于 B 细胞(尤其是其在合成抗体达顶峰的时期),从而减少抗体产生。后来发现,在血浆置换后给予静脉注射免疫球蛋白,在抑制自身抗体暴发的同时,在防治机会感染方面的效果要比环磷酰胺更好,而且免疫球蛋白能够部分补偿重复血浆置换带来的全面免疫抑制,而环磷酰胺则是加重免疫抑制。有一种特殊的情况——孕期天疱疮病情加重,这时候就必须采用血浆置换治疗。该治疗能减少子宫内和新生儿天疱疮的风险,并且能避免常规免疫抑制剂对胎儿的严重副作用。

对于血浆置换的治疗剂量,在既往报道中没有统一标准,少至 400mL,多达 4 000mL,关于治疗频率的问题也是如此。许多近期报道提到,对于传统治疗抵抗的患者,比较适合采用 1 个血浆量的置换。临床工作中可以参考 Ruocco 等提出的治疗方案:在第一周的 1、2、3、7 天,给予每天大量血浆置换(60mL/kg),然后在第 4、5、6 天给予静脉注射泼尼松龙[2mg/(kg·d)]和环磷酰胺[12mg/(kg·d)]。循环的次数根据临床控制情况决定,一般在 2 周到 10 个月之间进行 3 ~ 13 次,两次循环治疗间隔 4 周,大部分情况是根据临床情况决定。激素在 11 个月内逐渐减完。环磷酰胺口服,开始 6 个月给予 100 ~ 150mg/d,然后逐渐减至 50mg/d,服用 4 个月。

2. 体外光化疗法(ECP) ECP 是另一项应用于寻常型天疱疮治疗的血液净化技术。其机制是把白细胞在体外分离出来后进行光化疗处理,然后回输至患者体内。患者临床上观察到治疗效果一般是在 ECP 治疗 2 ~ 7 个循环之后(每个循环是连续 2 天,每天 1 次治疗)。既往文献中患者接受的总循环数在 2 ~ 48 个不等。其中一项研究报道,接受 ECP 后,患者自身抗体滴度下降,所有患者的临床症状得到改善。该研究随访的时间在 4 ~ 48 个月,最后绝大部分患者的病情得到了控制,但是只有两名患者可以停用所有口服药物。Wollina U. 等在另一项研究中观察了 7 名患者(3 名普通天疱疮,3 名大疱性类天疱疮,1 名叶状天疱疮),一个月给予 1 次 ECP(连续 2 天),采用 8 - 甲氧补骨脂素作为光增敏剂,同时继续使用免疫抑制剂。其中 6 名患者(3 名普通天疱疮,3 名大疱性类天疱疮)在 1 ~ 4 个循环后完全缓解,叶状天疱疮的患者部分缓解,除了该患者,其余患者的免疫抑制剂均逐渐减完,没有观察到严重副作用。

3. 免疫吸附(IA) 血浆置换的缺点是会在清除致病性自身抗体的同时清除大量保护性的免疫球蛋白、白蛋白和凝血因子。所以 Ruocco 等在 1984 年提出假设,可通过富含巯基—SH 的膜,选择性吸附致病的自身抗体,并把保护性抗体和血浆成分回输给患者来治疗天疱疮。但可惜的是,当时技术上无法避免—SH 氧化成—S—S—,导致该计划被阻断。10 年后,Amagai 等通过杆状病毒产生的桥粒核心糖蛋白 3 的胞外区进行了免疫吸附治疗。有意思的是,桥粒核心糖蛋白 3 中富含—SH,这从侧面印证了之前 Ruocco 的设想。

近年来,在欧洲 IA 的使用越来越多,因为免疫吸附相对于血浆置换有着明显的优势:①可以更加选择性地清除免疫球蛋白;②不需要用新鲜冰冻血浆或人血白蛋白来补充;③每次治疗可以进行 2 ~ 3 倍的血浆量;④副作用(如过敏、感染等)少。在吸附柱方面,有一次性吸附柱,也有可复用吸附柱(最多用 20 次)。可复用 IA 比血浆置换更加高效,一次治疗可以将自身抗体水平下降 80%,连续治疗 3 天后,血清自身抗体水平可下降 95%。由于血管外自身抗体的重新分布,每次 IA 治疗后,自身抗体通常会在 24 ~ 48h 上升 40%。联合 IA 治疗对血清抗桥粒核心糖蛋白自身抗体的清除作用比较持久。有观察发现,IA 治疗的 1 个月后,该自身抗体下降将近 80%,6 个月后下降 90%,12 个月时平均下降幅度仍在 90%,其中 30% 的患者该自身抗体转阴。随着桥粒核心糖蛋白活性自身抗体的减少,黏液和皮肤损伤处的进展性再上皮化一般会相应地平行下降,幅度在 50% ~ 70%。一般在致病性自身抗体水平增高的病情严重、危及生命的天疱疮,单用药物治疗很难快速缓解临床症状的情况下,可以考虑 IA 治疗。

近年一项 50 名患者应用 IA 治疗的研究发现,使用高亲和可复用系统,获得完全缓解和临床缓解的比例分别是 20% 和 50%。而且 IA 治疗起效快,损伤修复一般在数周之内。

治疗方案可以参考一项治疗大疱性类天疱疮的共识,适用于各类自身免疫性大疱性皮肤病。诱导期包括 1 个治疗循环(3 ~ 4 次 IA,连续每天进行),最好使用可复用系统,也可以选用一次性系统。进一步治疗需根据患者疾病程度,一般在3~4周内简短给予2~4次循环,直到临床症状改善。同时需要联合免疫抑制剂治疗,部分患者也可以加用利妥昔单抗。

所以,在临床上,应用大剂量激素和传统免疫抑制剂后仍有严重症状并且病情进展迅速的寻常型天疱疮患者,可以考虑使用 TPE 和 IA 治疗。

在进行 TPE 和 IA 治疗期间,应该密切观察患者的临床症状,并检测患者的自身抗体滴度。在联合给予足量免疫抑制剂治疗一个周期后,如果患者的临床症状无明显变化,可以考虑停止 TPE 和 IA 治疗。对于 ECP,临床上出现明显改善后即可以停止治疗,标准和 TPE 类似。

二、大疱性类天疱疮

【疾病特点】

大疱性类天疱疮(bullous pemphigoid,BP)是一种好发于老年人和小儿的大疱性皮肤病,男女两性发病率无明显差别。临床特点是躯干、四肢出现张力性大疱。小儿和大多成人预后良好,合并恶性肿瘤者预后不良。

大疱性类天疱疮是一种自身免疫性疾病。其致病的自身抗体是针对半桥粒的某些组成部分,目前已知的主要是皮肤表皮的基底膜区(BMZ)的两种抗原:一种是 230kD 的细胞内蛋白,是半桥粒斑跨膜的一个组成部分,也就是 BPAg1(BP180);另一种是 180kD 的半桥粒蛋白质,也就是 BPAg2(BP230)。其中,对于诊断大疱性类天疱疮,BP180 的敏感性和特异性分别是 95% 和 94%,BP230 的敏感性和特异性分别是 82% 和 65%。

【一般治疗】

对于老年患者需注意排查体内恶性肿瘤,一般采用激素或氨苯砜控制病情,病情缓解后维持治疗。

【血液净化治疗】

由于疾病和血液净化自身的特点,一般入组血浆置换研究的患者,都是对激素等免疫抑制剂抵抗的患者,本身病情就比较严重,基本在使用血浆置换前一直在使用激素。在研究中发现,联合使用血浆置换治疗后,可以减少激素的用量。Roujeau 等在 1979 年第一次将血浆置换用于激素抵抗型大疱性类天疱疮的治疗,结果发现激素联合血浆置换的治疗效果明显好于单用激素(联合血浆置换组有效率 13/22 vs 激素组 0/15)。其血浆置换一共 8 次,1.5 个治疗容量,时间超过 4 周。同时还发现联合血浆置换组激素用量减少[联合血浆置换组 0.52mg/(kg·d),单用激素组 0.97mg/(kg·d)]。Egan 等回顾了他们 15 年来治疗的 10 名进行血浆置换的 BP 患者,也观察到了类似结果。随访 6 个月,其中 1 名患者死亡,其余 9 人获得临床缓解并保持临床缓解的状态。血浆置换治疗 6 个月后激素的用量明显减少,其中 7 人可以不用激素,2 人激素用量减少 75%。

在 1993 年的一项研究中,所有患者均给予泼尼松龙 1mg/(kg·d),在前 2 周进行 4 次、共 1.5 个血浆量的置换。4 周后两组患者缓解率类似,6 个月时单独使用泼尼松组的病情控制率稍高(43% vs 29%),但是联合血浆置换组的死亡率和并发症率更低(联合血浆置换组 3 人死亡、6 人出现严重副作用,单用激素组 5 人死亡、10 人出现严重副作用)。所以文章作者认为,血浆置换作用不理想可能和治疗剂量较小有关。

一项回顾性研究观察了 3 名患者,给予血浆置换和免疫抑制剂联合治疗后患者症状明显改善,但是血清 BP180 和 BP230 的下降并不明显。由于临床症状明显改善,文章作者认为血浆置换应该清除了大量的致病性自身抗体;而血清 BP180 和 BP230 抗体水平下降幅度不够显著,考虑是因为血浆置换同时也清除了体内的免疫抑制剂。其中一名患者经过 6 次治疗,BP180 从 218U/mL 下降至 200U/mL,而另一名患者从 180U/mL 下降至 121U/mL。

既往大部分研究采用的是离心式血浆分离,小部分采用双重血浆置换(DFPP)。

除了血浆置换,也有报道免疫吸附能明显改善临床症状。免疫吸附治疗大疱性类天疱疮的案例较少。最早是 1997 年,Kasperkiewicz 使用硫酸葡聚糖结合在纤维素上的一次性吸附柱进行免疫吸附治疗,成功救治了两名大疱性类天疱疮患者。J. E. Herrero-Gonza'lez 等报道采用一次性色氨酸吸附柱,治疗两名大疱性类天疱疮患者,临床症状得到明显改善。P. A. Müller 等报道,对一例标准免疫抑制剂治疗无效的大疱性类天疱疮患者,给予蛋白 A 免疫吸附,加上 MMF(2g/d)和泼尼松龙[1mg/(kg·d)],取得了很好的治疗效果。在以上这些研究中,均观察到 BP180 在免疫吸附治疗后水平大幅度下降,比如 P. A. Müller 治疗的那名患者,BP180 从 778U/mL 下降至 22.3U/mL。

BP180 抗体的滴度虽然和病情严重程度相关,但是研究发现皮肤损伤缓解后,患者血液中抗体的滴度仍高于截点值。而 BP230 抗体的滴度和病情程度则无明显相关性。Lee 等观察了一名患者,经过第一次血浆置换后,BP180 抗体滴度下降了 50%,第二次治疗后下降 25%,尽管患者最后皮肤损伤改善明显,但是 BP180 抗体的滴度仍然比较高。J. E. Herrero-Gonza'lez 等观察了 2 名患者,进行免疫吸治疗附后,BP180 下降了 65%~77%,但是其中一人治疗后出现大幅度反弹。所以目前认为,这两种抗体的滴度对治疗效果评估的作用并不大。

三、银屑病

【疾病特点】

银屑病(psoriasis)是一种带有高基因易感性的慢性皮肤疾病。皮肤斑块的丘疹是表皮分化异常和增生异常导致的皮肤增厚(棘皮症)。整个皮肤损伤增厚的部分是由树突状细胞、巨噬细胞、真皮中的 T 细胞、中性粒细胞和某些 T 细胞等各种细胞在表皮中形成的炎性浸润。迂曲毛细血管增多导致损伤处的皮肤变红。银屑病的遗传非常复杂,至少有 9 个染色体等位基因叫作银屑病基因位点(PSORS),比如 PSORS1(其位于染色体 6p21 的 MHC 区域内)。有些临床表现和 PSORS(比如皮肤斑和 PSORS1)强烈相关。而疾病的进展与 Th1 和 Th17 通道的上调相关,其中 T 细胞从真皮迁移入表皮是发病机制中的关键。银屑病患者的 T 细胞主要分泌 γ-干扰素和白介素-17。在银屑病患者,主要是 T 细胞活性下降,而不是 T 细胞数量下降及白介素-10 水平的下降。皮肤 T 细胞的再循环导致角化细胞的增生。在银屑病的发病过程中,角化细胞、树突状细胞、淋巴细胞和细胞因子间的相互作用起到了重要作用。

银屑病的临床类型有:寻常型银屑病、红皮病型银屑病、脓疱性银屑病、关节病性银屑病、掌跖脓疱病和连续性肢端皮炎。虽然每年有上百例银屑病患者的死亡报道,但是除了大面积分布的脓疱和红皮病型银屑病,其他类型罕有致死发生。在临床上,对治疗效果的评估常使用银屑病面积和严重指数(如 PASI 评分),对银屑病病变(红、皮屑、增厚)和累计身体区域的程度进行 PASI 评分,分值从 0 到 72,分数越高代表病情越重。

【一般治疗】

治疗包括局部治疗和系统治疗。通常根据患者的疾病严重程度和并发症选择治疗方式。

1. **局部治疗** 如果病变累及体表面积的 5% ~ 10%,则诊断为中度至重度银屑病。对于这些患者,局部治疗可以使用润肤剂、糖皮质激素、维生素 D 类似物(如钙泊三醇、钙三醇)、维 A 酸、钙调磷酸酶抑制剂(如他克莫司、吡美莫司)和近年来使用越来越少的焦油。也可以应用不同类型的紫外线照射,包括光线疗法(紫外线 B 光 ± 焦油)、窄谱中波紫外线 B、光化学疗法(PUVA,就是在 UVA 照射后口服或药浴补骨脂)及准分子激光器。

2. **系统治疗** 系统治疗药物包括甲氨蝶呤、维 A 酸、钙调磷酸酶抑制剂(如环孢素)。近年来,发现一些新型的生物制剂对中度至重度银屑病患者有很好的治疗效果,并且使用越来越广泛,如 TNF - α 抑制剂(依那西普,商品名 Enbrel)、英夫利昔单抗(Remicade)、阿达木单抗(Humira)、优特克单抗(Stelara)、针对白介素 - 12 和白介素 - 23 的人单克隆抗体等。目前,有临床试验正在评估针对 Th17 信号通路和针对白介素 - 17 或白介素 - 17 受体的单克隆抗体的治疗效果,在未来有望应用于临床。

【血浆置换治疗】

美国血浆置换学会(ASFA)指南对于银屑病的推荐是:TPE 2C,Ⅳ类;吸附细胞单采 2C,Ⅲ类;淋巴细胞单采 2C,Ⅲ类;ECP 2B,Ⅲ类。

随着人们对银屑病发病机制的了解,各种血浆置换的方式开始进入银屑病的治疗。最初研究者通过一些小样本研究,认为 TPE 能给银屑病的治疗带来获益。其机制是移除导致疾病进展的细胞因子和导致发病的"银屑病因子"。但是随着进一步的研究和探索,研究者认为血浆置换可能并没有肯定的疗效,于是目前在银屑病的治疗中血浆置换的使用逐渐减少。

对银屑病,尤其是泛发型脓疱性银屑病患者,通过选择性吸附有核细胞和单核白细胞(比如用粒细胞/单核细胞吸附柱)的血浆置换方式来选择性去除白细胞,能够纠正体内异常的病理生理情况。在近期一项观察中,15 名患者在标准药物治疗基础上再接受 5 次 TPE 治疗(每周 1 次),缓解率达到 85.7%。但是这项研究很难明确血浆置换和标准治疗究竟谁在疾病缓解中起的作用更大。后来几项更小规模的临床研究也证实了血浆置换能改善银屑病患者的临床症状。还有一些小型的研究通过淋巴细胞吸附法选择性清除淋巴细胞,发现其缓解率和粒细胞单核细胞吸附柱类似。但是目前没有直接的对照研究对比这两种吸附方法在治疗效果上的优劣。目前,血浆置换疗法一般只在高度选择的泛发型并且对其他系统治疗缺乏反应的患者中使用。

对银屑病的发病机制深入了解后,发现 ECP 可能改善患者病情。一项大型对照研究(52 人)治疗组(4 次两个阶段 ECP 治疗)显示,ECP 组患者的 PASI 指数相对对照组明显改善。但是一些小型研究提示 ECP 的治疗反应不够稳定。

具体治疗方案如下:

ASFA 指南推荐的治疗剂量是:吸附,1 500 ~ 2 000mL;淋巴细胞吸附,1 500 ~ 5 000mL(1 TBV,总血容量);ECP,1 000 ~ 3 000mL(取决于具体治疗方法)。

置换液:吸附,无;淋巴细胞吸附,无;ECP,无。

频率:吸附,一周 1 次;淋巴细胞吸附,一周 1 次;ECP,一周 1 ~ 2 次。

吸附柱和淋巴细胞吸附一般使用 5 周(总共 5 次治疗)。ECP 使用时间不一定(2 ~ 12 周),需要根据患者病情来调整。

四、系统性硬化病

【疾病特点】

系统性硬化病(systemic sclerosis,SS)或称硬皮病(scleroderma),是一种全世界广泛分布的慢性多系统紊乱的疾病,目前其病原学尚不明确。临床上以皮肤增厚为主要特点,病变常累及内脏器官,包括胃肠道、肺、心和肾等。系统性硬化病患者的表现可以是弥漫性皮肤硬化(比如对称性皮肤增厚或累及肢体、颜面和躯干),也可以是局限性皮肤硬化(比如对称性皮肤增厚局限于远端肢体和颜面)。表现为后者的患者通常以 CREST 综合征(钙质沉着病、雷诺现象、食管运动功能障碍、硬皮病、肢端硬化和毛细血管扩张)为主要特点,而且雷诺现象往往是许多患者的起始症状。因为影响的是重要的脏器[如肺(间质纤维化)、心、肝(胆汁性肝硬化)和肾(肾血管性高血压危象)],所以内脏疾病的严重程度决定了患者的生存率。超过95%的患者体内可以出现抗核抗体,多为斑点型或核仁型。抗核抗体和抗核仁抗体直接针对的抗原有:拓扑异构酶1(Scl 70 占40%左右),着丝粒(60%~80%),RNA 多聚酶 I、II 和 III(5%~40%),Th RNP(14%),UI RNP(5%~10%)和 PM/Scl(25%)。该疾病的主要特点是胶原和其他细胞外基质蛋白包括纤维连接蛋白、黏蛋白及葡萄糖胺聚糖在皮肤和其他脏器的沉积。病理改变开始是小动脉内皮细胞和毛细血管的损伤,然后是一个慢性缺血性损伤的状态,最后进入纤维化。目前对该疾病发病机制的认识提示,细胞介导的免疫异常包括 T 细胞的活化,以及巨噬细胞和它们的产物,如白介素 -1、白介素 -6、TNF - α、TGF - β、血小板源性生长因子(PDGF)和纤维连接蛋白,在发病中也起到重要作用。

【一般治疗】

尽管系统性硬化病目前无法治愈,但针对累及脏器系统的治疗能够缓解临床症状,改善脏器功能。D - 青霉胺是本病使用最广泛的药物。在一项回顾性研究中发现,和不治疗相比,其能改善皮肤增厚,提高患者的生存率。既往报道在疾病迅速进展的情况下,可使用糖皮质激素、硫唑嘌呤、甲氨蝶呤、环磷酰胺和其他免疫抑制剂控制病情。钙通道阻滞剂可以缓解雷诺现象,但是其同时也会加重胃肠道症状。对于并发于消化道溃疡和肺动脉高压的雷诺现象,可以静脉给予前列环素。肾性高血压危象的预后非常差,治疗上给予 ACEI,能够部分改善其预后。对系统性硬化病,新的治疗手段包括米诺环素、补骨脂素/UV - A、肺移植、依那西普和沙利度胺等。然而,目前还是没有发现哪个药物真正有效。在 46名高剂量化疗后给予自体造血干细胞移植的患者中,观察到可以给系统性硬化病带来临床获益。由于 T 细胞在发病中起重要作用,所以近年来发展出了一些新的针对 T 细胞的治疗药物,比如哈洛夫酮、巴利昔单抗、阿仑单抗、阿巴西普和西罗莫司等。另外,因为既往有利用利妥昔单抗在弥漫性皮肤系统性硬化病的治疗中获得成功的经验,使得 B 细胞成为系统性硬化病下一个潜在的治疗靶点。

【血浆置换】

就目前对系统性硬化病发病机制的理解来看,并没有很充分的理由支持 TPE 的应用。因为目前并没有哪个已知的循环因子被证实在该疾病的发病机制中起重要作用并确定能被轻易清除。然而在最近的 20 年间,关于 TPE 在的系统性硬化病治疗中的应用还是有一些对照研究。1987 年,一个 23 人的对照研究,把患者随机分为非血浆置换组、血浆置换组或淋巴细胞吸附组。两个治疗组的皮肤评分、身体治疗评估及患者和医生的全面评估均显示患者病情明显改善。在一个对照研究中评估了长期 TPE 的效果,其 TPE 的方案是一周 2~3 次,持续两周;一周 1 次 TPE,持续 3 个月;隔周 1 次 TPE 作为维持治疗,1个置换容量,用白蛋白作为置换液,结果所有系统性硬化硬皮病的治疗组与对照组相比均有明显改善。然而,在临床预后方面,两组没有明显差别。在另一个15名患者的病例系列中,所有患者均接受TPE联合泼尼松和环磷酰胺治疗,其中14名患者的临床症状得到改善,4名患者的严重胃肠道症状得到减轻,2名患者的严重多发性肌炎得到大幅度改善,其他患者的心肺功能得到改善。

在一项64人的随机对照研究中,观察ECP在多发性硬化中的治疗效果。其中患者每周接受2次ECP。在第12个月的月末,两组患者的皮肤评分和平均关节累及情况均得到了改善。但是该试验的力度不足,两组患者的差别并没有统计学意义。在一个更早期的RCT中,观察79名近期发生并呈进展性的多发性硬化患者,在6个月的时候,给予ECP治疗的患者的皮肤和关节指数得到了改善,而那些接受D-青霉胺治疗的患者则没有改善。另外一个19名患者的交叉研究揭示,在ECP治疗后1年,皮肤或生活质量没有明显的获益。最近一个16名患者的病例系列,给予患者12次ECP治疗(每6周2个连续治疗)显示,Th17细胞数量下降,Tr1水平和Treg细胞数量上升,Treg细胞的调节能力改善。同时也观察到临床症状得到了改善,皮肤增厚减少,关节活动性增加。

治疗参数如下:

治疗量:ECP,有核细胞产物200~270mL,通过两次法收集并治疗通过2次TBV方法获取的有核细胞;TPE,1~1.5 TPV。

置换液:ECP,无;TPE,白蛋白。

频率:ECP,每4~6周做一个系列治疗,一个系列治疗包括连续2天、每天1次治疗,持续至少6~9个月。

TPE:每周1~3次。

TPE治疗的时间范围比较大,一般来说,一个超过2~3周的6次治疗疗程应该能达到足够的治疗剂量。ECP的治疗时间要更长一些,可能至少需要6个月。

五、皮肤型T细胞淋巴瘤

【疾病特点】

蕈样肉芽肿(mycosis fungoides,MF)和它的淋巴细胞变异亚型Sezary综合征(SS)分别占皮肤T细胞型淋巴瘤(cutaneous T-cell lymphoma,CTCL)的60%和5%。两种疾病均和克隆的嗜表皮$CD3^+$/$CD4^+$T细胞相关。基因和mRNA表达研究及免疫表型分析提示,这两种疾病的发病机制明显不同。MF通常表现为反复发生的、鳞片状皮肤片状斑片和斑块,可能发展至丘疹和结节、秃头和淋巴结侵蚀、内脏浸润。SS则表现为瘙痒性红皮病、通常型淋巴结病、循环克隆$CD4^+$T细胞(Sezary细胞)$\geqslant 1 \times 10^9$/L或$CD4^+$/$CD8^+$ >10。MF/SS的诊断和分级是基于临床、病理、分子和免疫病理学表现的标准。Ⅰ期,皮肤斑片和斑块(ⅠA <10%体表面积,ⅠB $\geqslant$10%体表面积);Ⅱ期,低分级病理性$CD4^+$T细胞浸润淋巴结病(ⅡA)或皮肤肿瘤(ⅡB);Ⅲ期已经出现红皮病($\geqslant$80%体表面积);Ⅳ期包括SS(ⅣA1)和(或)高分级淋巴结受累(ⅣA2)及(或)内脏疾病(ⅣB)。ⅠA期通常是一个惰性的病程,对于预期生命没有影响;ⅠB期和ⅡA期的患者生存期一般在中等,超过10~15年;而ⅡB、Ⅲ和Ⅳ期是疾病的中晚期,中位生存期<5年。如果晚期患者外周血淋巴细胞中Sezary细胞的比例>5%,则预后更差(如B1分级)。因为进展期的MF、SS和它们的治疗本身就会伴随着显著的免疫受损,所以患者常容易发生感染(皮损处)等并发症,从而显著增加死亡风险。

【一般治疗】

　　MF 和 SS 目前无法治愈,所有治疗的目标是减轻症状、改善皮肤病变、控制皮肤外的并发症、尽量将免疫抑制最小化。美国和欧洲推出了对 CTCL、MF 和 SS 的一些基于共识的治疗推荐。通常来说,相对局限的早期患者(ⅠA 到ⅡA)对针对皮肤的治疗反应比较好,包括局部激素、化疗、维 A 酸、照射治疗(PUVA 或 UVB)和局部放疗。普通皮肤受累可以用全皮肤电子束治疗。有 B1 血 Sezary 累及的患者,难治性局限性或更晚期疾病能从强度渐进性维 A 酸、干扰素、组蛋白去乙酰化酶抑制剂(如伏立诺他、罗米地辛)、地尼白介素毒素连接物、系统性化疗(甲氨蝶呤、多柔比星脂质体、吉西他滨、普拉曲沙等)以及 ECP 等的治疗中获益。而对于存在进展性难治性疾病的患者,可考虑阿仑单抗或同种异体干细胞移植。美国皮肤淋巴瘤协会(USCLC)推荐了一种 SS 的分级治疗方法,主要的干预措施包括:单一或联合使用包括 ECP、贝沙罗汀、α-干扰素、低剂量甲氨蝶呤在内的免疫调节治疗和(或)地尼白介素毒素连接物,以及包括或未包括附加的针对皮肤的治疗。对于侵袭性 SS,推荐系统性化疗;对于难治性疾病,则要考虑使用阿仑单抗和干细胞移植。

【血浆置换治疗】

　　2013 年版 ASFA 指南中,对红皮病性蕈样肉芽肿 + Sezary 综合征的推荐是 ECP 为 1B,Ⅰ类;非红皮病性蕈样肉芽肿 ECP 为 2C,Ⅲ类。

　　ECP 涉及收集循环中的恶性 CD4$^+$ T 细胞,在活体外通过 8-甲氧补骨脂素和 UVA 治疗,然后把治疗后的细胞再次回输至体内。治疗的效果是通过被照射过的、凋亡的淋巴瘤细胞和抗原递呈树突状细胞在体内刺激抗肿瘤免疫来介导的。临床上单独 ECP 治疗的总数据提示:Ⅲ期(红皮病)MF 和 SS 的所有反应率大概分别是 36% 和 25%,其中 10% 的患者达到完全缓解(CRs)。在 100 例早期 CTCL 患者给予 ECP 治疗的研究中,单一治疗的总反应率在 33%~88%,若与其他附加治疗联合,则在 30%~64%。近年来 Raphael 等发表了一项大型的回顾性研究,其中包括 98 名Ⅲ B MF 患者(红皮病 + B1)或者 SS 患者,在给予 ECP 治疗(中位数是 28 次治疗)并加上其他免疫抑制剂后,报道的 CR 和部分缓解(PR)分别是 30% 和 45%。反应期超过 12 个月和 24 个月的分别是 69% 和 26%。其中,对于 ECP 有反应提示可能病程较短、血液中 Sezary 细胞负担小、皮肤损伤在早期明显改善(比如 6 个月内 >50% 缓解率)。美国国立综合癌症网络(NCCN)、英国共识小组和欧洲癌症治疗研究组织(EORTC)推荐 ECP 作为Ⅲ期(红皮病)或Ⅲ B 期(+ B1)MF 的一线治疗方法。USCLC 也推荐,在强烈考虑联合以皮肤为基础的或系统性治疗的 SS 患者,ECP 应作为起始治疗手段。ECP 和其他非系统性化疗药物联合治疗可以作为治疗无应答患者或复发患者,或那些早期和 B1 血液累及患者的补救治疗措施。RCP 的优点是相对免疫抑制剂量较小、感染概率较小。

　　治疗方案:每个月 1 次或 2 次一个循环(两个每日的 ECP 治疗)的治疗和更加频繁或高强度光分离置换法的治疗方案对比,其结果是相当的。所以对于 SS 患者,推荐两个每个月 1 次的循环。治疗剂量:有核细胞产物 200~270mL,通过 2 次法收集并治疗通过 2 次 TBV 方法获取的有核细胞。置换液,无;频率,2~4 周 2 次,连续 2 天(一个循环)。

　　尽管联合治疗可能会使缓解提前,但 ECP 应答的最大中位时间是在第 5~6 个月。一些患者可能需要 10 个月才能有治疗应答。应该监测患者,并按照指南记录治疗反应。若给予 ECP 后达到最大治疗应答,能够减少到每 6~12 周一个循环,且没有复发,可以随后停止 ECP 治疗。如果 MF/SS 复发,可以再次给予每个月 1 次或 2 次的 ECP。单独给予 ECP 3 个月后,如果没有应答或疾病进展,需靠考虑联合治疗或替代药物。

六、皮肌炎/多发性肌炎

【疾病特点】

皮肌炎(dermatomyositis,DM)、多发性肌炎(polymyositis,PM)是特发性肌炎的发病形式,可伴有或不伴有多种皮肤损害。虽然已有标准的治疗方案,但是发病率和死亡率依然居高不下。两者的特点都是:肌肉虚弱,起病隐匿,但是经过一段时间后会逐渐加重。病情严重程度不一。55%的患者皮疹出现在肌炎之前,25%与肌炎同时出现,15%出现在肌炎之后。皮肤表现中有诊断特异性的是 Gottron 斑丘疹,常见于掌指关节、指间关节、肘关节或膝关节伸面及肩、胯等易受摩擦的部位。特征性皮疹包括:①眼睑特别是上睑的暗紫红色皮疹,可为一侧或两侧,常伴眶周水肿和近睑缘处毛细血管扩张。②"技工手"样变:如指垫皮肤角化、增厚、皲裂;手掌、足底、躯干和四肢也可有角化过度伴毛囊角化;手指的掌面和侧面出现污秽的、暗黑色的横条纹。因与手工劳动者的手部改变类似,故名"技工手"。③其他皮肤黏膜改变:头皮处可出现红色萎缩性斑块,上覆鳞屑,以及光过敏、瘙痒、脂膜炎、皮肤黏蛋白沉积、白斑、多灶性脂肪萎缩和雷诺现象。肌酶多表现为升高。和 PM 相比,DM 更多见于皮肤病变和肿瘤。根据近年来疾病分类的修订,越来越少的病例诊断为 PM。此外,发病特点可能与其他的结缔组织病有重叠。

【一般治疗】

目前仍无理想的治疗方案。免疫抑制和免疫调节治疗通常用来改善疾病症状,并可以减少激素的剂量。绝大部分患者开始往往对激素治疗有反应。复发或抵抗的患者可能需要更高剂量的激素、硫唑嘌呤、甲氨蝶呤、利妥昔单抗或静脉给予免疫球蛋白。

【血浆置换治疗】

2013 年版 ASFA 指南中,对 TPE 的推荐力度是 2A,分类是Ⅳ;白细胞分离法的推荐是 2A,归为Ⅳ类。

该疾病患者的自身抗体常呈阳性,如 ANA、抗 - Ro、抗 - La、抗 - Sm、抗 - 核糖核蛋白或肌炎特异性抗体。目前认为,DM 是由抗体/补体介导的血管病变合并免疫复合物沉积,包括 C5b - 9 膜攻击复合物沉积。在 PM 患者发现,细胞毒 CD8$^+$T 细胞能和肌肉纤维上的某个抗原产生应答,所以推测肌肉损伤可能是由 T 细胞介导的。考虑到可能通过清除异常自身抗体,Brewer 等人最早在 1980 年对一名童年时起病的 15 岁的 DM 患者进行了血浆置换治疗,在血浆置换治疗后,患者摆脱了呼吸机,并能够生活自理。治疗后患者 IgG 下降明显,而 IgM 无明显变化;CK 等肌酶指标最终下降到正常范围。在另一项随机对照研究中,对 39 名患者进行观察,发现血浆置换对于肌肉力量和功能的改善(尽管血清激酶水平改善)相对对照组来说,没有明显效果。

在其他几个小样本的病例报道中,发现血浆置换可以改善重症 DM 患者的病情。西班牙一个病例报道中,对一名 7 岁的巨噬细胞活化综合征合并多脏器功能衰竭和 DM 的患者进行血浆置换治疗后,患者各项指标得到好转,并在第 21 天时出院。所以目前还是认为,在抢救重症 DM 患者时,血浆置换不失为一种有效的治疗方法。

七、史 - 约综合征与中毒性表皮坏死松解症

【疾病特点】

史 - 约综合征(Stevens - Johnson syndrome,SJS)和中毒性表皮坏死松解症(toxic epidermal necrolysis,TEN,又称为 Lyell 综合征)是严重的特质性反应,药物是其最常见的触发因素。

SJS 最早由 Stevens 和 Johnson 于 1922 年报道,当时一名患儿表现为发热、口腔炎、严重累及眼睛以及全身散布黑红色的不连续皮肤斑疹,其中有些斑疹有坏死中心。常见的诱发药物有磺胺类(SMZ)、巴比妥类、非类固醇抗炎药、苯妥英钠、别嘌醇和青霉素,也有很多其他药物偶尔诱发 SJS 的报道。SJS 的特点是黏膜、皮肤损伤,局部红斑,然后蔓延,在红斑上发生松弛性大疱或表皮剥离。临床上需要注意和多形红斑进行鉴别,多形红斑的特点是皮肤上有特点的靶形损伤,基本和感染相关(尤其是单纯疱疹)。

SJS 和 TEN 的分级主要依据其严重程度和累及体表面积。可以认为 SJS 是相对病情轻一些的 TEN,皮肤剥落的面积小于体表面积的 10%,其中超过 90% 的患者有黏膜受累。TEN 的皮损累及超过 30% 体表面积,几乎 100% 的患者有黏膜损伤。在 SJS/TEN 重叠综合征,患者体表面积累及超过 10%,但少于 30%。患者一般在接触刺激药物的 1 ~ 3 周后开始发病。再次接触的话,症状会更快发作,最快可达 48h。通常会有前驱症状,如发热、流感样症状、结膜炎等。在疾病的早期,皮肤疼痛非常明显,和临床表现不成正比。病变的分布是整齐对称的,从颜面和胸部开始,然后蔓延到其他部位。在数天内从小水疱形成大水疱,然后开始剥落。剥落在开始的几天进展迅速,然后稳定下来。1/3 左右的 TEN 患者会出现明显的中性粒细胞减少,提示预后不良。其中小部分患者会有明显的肝炎。典型的 SJS/TEN 从明显发病到恢复,整个过程一般需要 2 ~ 3 周。早期皮肤活检提示血管周围单核炎症细胞浸润,主要是 T 细胞。在严重的、完全增厚的表皮剥落伴随基底膜分离后,可以看到微小炎症浸润。SJS 的死亡率在 1% ~ 3%,TEN 的死亡率则变化很大,既往报道中最高达到 50%。

【一般治疗】

对于药物诱发的 SJS/TEN,应该立即停用诱发药物。如果延迟停用药物,或药物的半衰期很长,会导致预后不良。有一个预后评分系统(SCORTEN),是基于容易测量的临床和实验室变量来评分的,可以在住院后第 1 天和第 3 天用其对 TEN 患者进行评估。这个评分系统是基于收入院 24h 内的 7 个独立指标进行评价,包括:>40 岁、合并恶性肿瘤、心率 >120 次/min、第 1 天表皮剥脱率 >10%、血 BUN >10mmol/L、血糖 >14mmol/L、碳酸氢根 <20mmol/L。

该疾病的治疗是以支持治疗为主,包括皮肤损伤的护理,维持水、电解质平衡,营养支持,眼部护理,体温管理、适当镇痛和感染的治疗。其中护理是治疗的一个重要部分,技术经验丰富的护理是 TEN 治疗成功的重要因素。大面积的黏膜损伤会造成水和电解质的丢失。SJS/TEN 患者感染的风险很高,脓毒症是这些患者死亡的主要因素。积极的分泌物培养和预防性无菌处理对于将死亡风险最小化非常重要。在支持治疗以外,该疾病目前尚无公认有效的治疗方法。糖皮质激素、环孢素和 IVIG 广泛用于该疾病的治疗已经超过 30 年。从理论上来说,糖皮质激素可以抑制 T 细胞导致的 Caspase 凋亡和活化,而 IVIG 可以阻止 Fas – L/Fas – R 的相互作用,但是没有对照试验能够评估这些药物对 TEN 的有效性,而且激素使用超过 48h 会增加感染发生的概率,提高死亡率,所以它们的有效性仍存在争议。Worswick 和 Cotliar 推荐,IVIG 的剂量在总量 2 ~ 3g/kg,最小 2g/kg,在发病早期使用可能有效。

【血浆置换治疗】

ASFA 指南对该疾病,TPE 的推荐力度是 2B,归为 Ⅲ 类。SJS/TEN 的发病机制目前不完全清楚。由于该疾病相对罕见,发病率接近百万分之一,而且病情发展迅猛,进行 RCT 的难度非常大,所以目前都是一些小样本的研究。该疾病的危险因素包括:基因(某些 HLA 类型,代谢缓慢者)、病毒感染、免疫疾病等。发病机制包括颗粒溶素（一种由细胞毒 T 细胞和 NK 细胞分泌的蛋白）、Caspase 活化、Fas/Fas 配体介导的角质化细胞凋亡、穿孔素/粒酶系统（来自细胞毒 T 细胞）、活性氧和 TNF - α 介导的角化细胞死亡。目前认为 TPE 可以通过去除毒素（如药物/药物代谢产物）或其他以上介绍的介导角质化细胞细胞毒性的因子（如清除患者血清中的 Fas - L）来达到治疗目的。有许多病例系列采用 TPE 来治疗那些对标准治疗反应不理想的难治性严重 TEN 患者。既往研究中 TPE 治疗的方法各异，但只有一个病例系列（4 人）提示 TPE 有效。所以目前认为，TPE 针对急性病情和一般情况改善以及阻止病程进展是有作用的，但是缺乏对照研究。结局的评估包括死亡率、脓毒症、需要机械通气、住院时间和重新形成上皮的时间等。考虑到这些研究的回顾性研究属性、患者开始 TPE 时临床情况的异质性、给予 TPE 治疗的次数、给予治疗药物的不同以及病情严重程度的不同等因素，目前还无法确切地评价 TPE 在 TEN 治疗中的有效性。

而对于双重血浆置换（DFPP），日本有一项观察对比了 2 名使用传统血浆置换（PP）和 1 名使用 DFPP 的 TEN 患者，发现 PP 的治疗效果非常明显。患者在接受 PP 治疗后 2 周内症状明显改善，并能回归正常生活，而 DFPP 则相对恢复较慢。通过血清学检查发现，给予 DFPP 的患者血白细胞和炎症因子明显升高，而 PP 组患者炎症因子则明显下降。这个结果和 DFPP 的治疗机制相关。我们知道，DFPP 分离出血浆后，再进行一次选择性滤过，把大分子的物质清除，而保留小于白蛋白分子量（69kDa）的物质，回输至患者体内，TNF - α、白介素等炎症因子的分子量均小于白蛋白，于是就被保留下来，所以 DFPP 对 TEN 的治疗效果并不是很好。而天疱疮等需要清除自身抗体的疾病，使用 DFPP 却能获得很好的效果。

近年有一个病例报道，TPE 应用于一名 4 岁的 SJS 合并肝性脑病的患者，血浆置换和大剂量激素以及 IVIG 联用，能够明显改善病情，提示血浆置换一方面可以清除残余的药物，另一方面可以清除致病因子。

绝大部分报道是用 TPE 治疗难治性 TEN，有些日本的治疗组还使用 DFPP。

治疗量：1 ~ 1.5 PV。置换液：血浆，白蛋白。

TPE 治疗的次数从 1 ~ 5 次不等，甚至更多，根据临床症状改善程度来决定停止时间（绝大部分频繁地发生皮肤愈合和上皮再生）。

Milan K 等的报道推荐第 1 天治疗后停止一天，然后每 2 天一次，后面可以减至 3 天一次。在他们的 4 人研究中，患者 TPE 的间隔天数是（1.89 ±0.47）天（也就是 1 ~3 天）。

八、遗传性过敏性皮炎

Michael Kasperkiewicz 等曾经尝试在 2 名严重的遗传性过敏性皮炎患者中试用 IA，相对特异性地吸附清除血液循环中的 IgE。这两名患者接受 IA 之前的特异性皮炎评分（SCORAD）分别是 66 分和 77 分，当时已经接受了激素、钙调磷酸酶抑制剂、紫外线照射、系统性激素和环孢素治疗。在接受 IA 治疗后，第一名患者的评分在第 17 周的时候下降至 34 分，第二名患者在第 25 周的时候下降到 27 分，平均每次 IA 治疗后循环 IgE 的下降幅度是 92%；而 IgM、IgG、IgA 分别是 49%、37%、36%。所有的免疫球蛋白在 12h 后均会有所回升。该研究作者认为，IgE 增高的严重患者适合在免疫抑制剂等治疗的基础上联合使用 IA。

九、小结

除了以上的几个研究相对较多的疾病以外，还有一些其他疾病也可以使用血液净化的方式来进行治疗,比如有报道顽固性遗传过敏性皮炎可以采用 DFPP、IgE 特异性免疫吸附等方法进行治疗,而且观察到临床改善非常明显;血浆置换能改善苔藓性黏液水肿的皮肤神经综合征、冷球蛋白血症导致的皮肤溃疡,以及 DFPP 用于难治性慢性荨麻疹的个案报道,等等。但这些疾病的研究样本都比较小,而且治疗的机制和之前提到的皮肤病大同小异。

　　总之,在血液净化治疗皮肤病这一领域,血液净化大多是用来治疗一些自身免疫性疾病,主要是通过对机体致病性自身抗体的清除,来达到缓解临床症状的目的。通常来说,血液净化一般不作为这些疾病的一线治疗手段,一般是在免疫抑制剂的基础上联合使用,较多是应用于皮肤病中那些难治性、危重的、反复发作、免疫抑制剂抵抗的情况。由于疾病本身的特点和血液净化的特殊性,这方面研究的样本量均不大,而且缺乏 RCT,所以相关指南的推荐力度均不大,但是那些研究中观察到的治疗作用,对于我们临床中碰到的实际情况,还是有宝贵的指导意义和参考价值的。

【参考文献】

[1] SANLI H,AKAY B N,ANADOLU R,et al. The efficacy of vorinostat in combination with interferon alpha and extracorporeal photopheresis in late stage mycosis fungoides and Sezary syndrome[J]. J Drugs Dermatol,2011,10(4):403-408.

[2] KASPERKIEWICZ M,SCHMIDT E,ZILLIKENS D. Current therapy of the pemphigus group[J]. Clin Dermatol,2012,30(1):84-94.

[3] PAPP G,HORVATH I F,BARATH S,et al. Immunomodulatory effects of extracorporeal photochemotherapy in systemic sclerosis[J]. Clin Immunol,2012,142(2):150-159.

[4] DOWNEY A,JACKSON C,HARUN N,et al. Toxic epidermal necrolysis:review of pathogenesis and management[J]. J Am Acad Dermatol,2012,66(6):995-1003.

[5] KOSTAL M,BLAHA M,LANSKA M,et al. Beneficial effect of plasma exchange in the treatment of toxic epidermal necrolysis:a series of four cases[J]. J Clin Apher,2012,27(4):215-220.

[6] NARITA Y M,HIRAHARA K,MIZUKAWA Y,et al. Efficacy of plasmapheresis for the treatment of severe toxic epidermal necrolysis:is cytokine expression analysis useful in predicting its therapeutic efficacy[J]. J Dermatol,2011,38(3):236-245.

[7] BUSTOS B R,CARRASCO A C,TOLEDO R C. Plasmapheresis for macrophage activation syndrome and multiorgan failure as first presentation of juvenile dermatomyositis[J]. An Pediatr(Barc),2012,77(1):47-50.

[8] HANEL W,BRISKI R,ROSS C W,et al. A retrospective comparative outcome analysis following systemic therapy in mycosis fungoides and Sezary syndrome[J]. Am J Hematol,2016,91(12):e491-e495.

[9] ARENBERGEROVA M,MRAZOVA I,HORAZDOVSKY J,et al. Toxic epidermal necrolysis induced by vemurafenib after nivolumab failure[J]. J Eur Acad Dermatol Venereol,2017,31(5):e253-e254.

[10] BARRANCO-FERNANDEZ I,GARCIA-SALIDO A,NIETO-MORO M,et al. Enucleation caused by fusarium infection in a child with toxic epidermal necrolysis[J]. Pediatr Infect Dis J,2017,36(1):115-117.

[11] YANG Y,LI F,DU J,et al. Variable levels of apoptotic signal-associated cytokines in the disease course of patients with Stevens-Johnson syndrome and toxic epidermal necrolysis[J]. Australas J Dermatol,2016(3).

[12] AZNAB M,KHAZAEI M. Stevens-Johnson syndrome patient received combination chemotherapy gemcitabine,cisplatin,and 5-FU for biliary tract cancer[J]. Iran J Cancer Prev,2016,9(3):e4211.

[13] BAN G Y,AHN S J,YOO H S,et al. Stevens – Johnson syndrome and toxic epidermal necrolysis associated with acetaminophen use during viral infections[J]. Immune Netw,2016,16(4):256 – 260.

[14] MILISZEWSKI M A,KIRCHHOF M G,SIKORA S,et al. Stevens – Johnson syndrome and toxic epidermal necrolysis: an analysis of triggers and implications for improving prevention[J]. Am J Med,2016,129(11):1221 – 1225.

[15] ZHU Q Y,MA L,LUO X Q,et al. Toxic epidermal necrolysis:performance of SCORTEN and the score – based comparison of the efficacy of corticosteroid therapy and intravenous immunoglobulin combined therapy in China[J]. J Burn Care Res,2012,33(6):e295 – e308.

[16] HOTALING J M,HOTALING A J. Otologic complications of Stevens – Johnson Syndrome and toxic epidermal necrolysis[J]. Int J Pediatr Otorhinolaryngol,2014,78(8):1408 – 1409.

[17] BACCARO L M,SAKHARPE A,MILLER A,et al. The first reported case of ureteral perforation in a patient with severe toxic epidermal necrolysis syndrome[J]. J Burn Care Res,2014,35(4):e265 – e268.

[18] BAI M,YU Y,HUANG C,et al. Continuous venovenous hemofiltration combined with hemoperfusion for toxic epidermal necrolysis:a retrospective cohort study[J]. J Dermatolog Treat,2017,28(4):353 – 359.

[19] HADDAD C,SIDOROFF A,KARDAUN S H,et al. Stevens – Johnson syndrome/toxic epidermal necrolysis:are drug dictionaries correctly informing physicians regarding the risk[J]. Drug Saf,2013,36(8):681 – 686.

[20] CIRALSKY J B,SIPPEL K C,GREGORY D G. Current ophthalmologic treatment strategies for acute and chronic Stevens – Johnson syndrome and toxic epidermal necrolysis[J]. Curr Opin Ophthalmol,2013,24(4):321 – 328.

[21] MOREAU J F,WATSON R S,HARTMAN M E,et al. Epidemiology of ophthalmologic disease associated with erythema multiforme,Stevens – Johnson syndrome,and toxic epidermal necrolysis in hospitalized children in the United States[J]. Pediatr Dermatol,2014,31(2):163 – 168.

[22] BESTEIRO B,MADRUGA M,GALEIRAS R. Issues about diagnosis and treatment of toxic epidermal necrolysis[J]. Indian J Crit Care Med,2012,16(4):245.

[23] LIPOWICZ S,SEKULA P,INGEN – HOUSZ – ORO S,et al. Prognosis of generalized bullous fixed drug eruption: comparison with Stevens – Johnson syndrome and toxic epidermal necrolysis[J]. Br J Dermatol,2013,168(4):726 – 732.

[24] THEN C,VON EINEM J C,MULLER D,et al. Toxic epidermal necrolysis after pemetrexed and cisplatin for non – small cell lung cancer in a patient with sharp syndrome[J]. Onkologie,2012,35(12):783 – 786.

[25] YAMAOKA T,AZUKIZAWA H,TANEMURA A,et al. Toxic epidermal necrolysis complicated by sepsis,haemophagocytic syndrome,and severe liver dysfunction associated with elevated interleukin – 10 production[J]. Eur J Dermatol,2012,22(6):815 – 817.

[26] SAITO N,YOSHIOKA N,ABE R,et al. Stevens – Johnson syndrome/toxic epidermal necrolysis mouse model generated by using PBMCs and the skin of patients[J]. J Allergy Clin Immunol,2013,131(2):434 – 441.

[27] LIN A,PATEL N,YOO D,et al. Management of ocular conditions in the burn unit:thermal and chemical burns and Stevens – Johnson syndrome/toxic epidermal necrolysis[J]. J Burn Care Res,2011,32(5):547 – 560.

[28] KHALAF D,TOEMA B,DABBOUR N,et al. Toxic epidermal necrolysis associated with severe cytomegalovirus infection in a patient on regular hemodialysis[J]. Mediterr J Hematol Infect Dis,2011,3(1):e2011004.

[29] KIM E J,LIM H,PARK S Y,et al. Rapid onset of Stevens – Johnson syndrome and toxic epidermal necrolysis after ingestion of acetaminophen[J]. Asia Pac Allergy,2014,4(1):68 – 72.

[30] SINHA R,LECAMWASAM K,PURSHOUSE K,et al. Toxic epidermal necrolysis in a patient receiving vemurafenib for treatment of metastatic malignant melanoma[J]. Br J Dermatol,2014,170(4):997 – 999.

[31] DE PROST N,MEKONTSO – DESSAP A,VALEYRIE – ALLANORE L,et al. Acute respiratory failure in patients with toxic epidermal necrolysis:clinical features and factors associated with mechanical ventilation[J]. Crit Care Med,2014,42(1):118 – 128.

[32] SINHA A A,HOFFMAN M B,JANICKE E C. Pemphigus vulgaris:approach to treatment[J]. Eur J Dermatol,2015, 25(2):103 – 113.

第九章　挤压综合征

挤压综合征是指由挤压伤及肌肉损伤所引起的全身表现综合征。全身表现可包括急性肾损伤（AKI）、脓毒血症、急性呼吸窘迫综合征（ARDS）、弥散性血管内凝血（DIC）、出血、低血容量性休克、心力衰竭、心律失常、电解质紊乱和心理创伤。

【病因与发病机制】

该病多发生于房屋倒塌、工程塌方、交通事故等意外伤害事件中。在战争、发生强烈地震等严重灾害时可成批出现。此外，该病还可见于昏迷及手术患者，因肢体长时间处于固定体位自压所致。

当肢体受压数小时后，肌肉细胞所承受的压力将改变阳离子泵，导致细胞死亡。细胞死亡之后细胞膜无法维持细胞内外渗透压的稳定和离子差异，从而引起大量的液体移位，造成细胞膨胀及血管内血容量的下降，导致骨筋膜室综合征以及休克。其次，由于死亡肌细胞中的物质主要为肌红蛋白、钾、尿酸、磷酸等细胞内容物，释放入血液循环，进而导致肌红蛋白尿、高钾血症、代谢性酸中毒、急性肾衰竭甚至多脏器功能损害的临床症候群。

【临床表现】

1. 局部表现　受压局部出现疼痛、肢体肿胀、皮肤有压痕、变硬、皮下淤血、皮肤张力增加、在受压皮肤周围有水疱形成等。检查肢体血液循环状态时，值得注意的是，如果肢体远端脉搏不减弱，肌组织仍有发生缺血坏死的危险，要注意检查肢体的肌肉和神经功能；主动活动与被动牵拉时可引起疼痛，对判断受累的筋膜间隔区肌群有所帮助。

2. 全身表现

（1）低血容量性休克：严重创伤以后，挤压伤患者的受伤肢体在解除压迫后迅速肿胀，出现"第三间隙异常"、组织大量破坏、代谢产物聚集、毒素吸收、血管扩张、通透性增加等病理表现，加之创面大量渗血、渗液，导致低血容量和中毒性休克，且常有血流动力学不稳定，特别在疾病早期创面未处理时，可使伤员迅速出现低血容量性休克。如无合并出血，血液浓缩将导致血红蛋白及血细胞比容升高。

（2）急性肾损伤：血容量不足可导致肾脏灌注不足、肌红蛋白阻塞肾小管及肌红蛋白对肾小管的直接毒性作用导致急性肾损伤。如果伤员在伤肢解除压力后，首次尿的颜色在24h内从深棕色变为粉色，应考虑肌红蛋白尿。

（3）水、电解质紊乱及酸碱平衡失调：严重的电解质紊乱为致死性高血钾、明显的低钙血症。致死性高血钾是患者在入院前和入院早期死亡的重要原因之一。高血钾是由于肌细胞坏死释放钾所致，这种高血钾有时是顽固的，内科处理难以奏效，需要血液净化治疗；部分患者早期低血钙，晚期出现高血钙，主要原因是早期血中钙盐沉积在损伤的肌组织和骨对 PTH 的反应降低。随着病程延长，血钙恢复正常甚至出现高血钙，主要原因是钙从损伤的肌肉中释放入血、AKI 导致的轻度甲状旁腺功能亢进和不明原因的活性维生素 D 增加。

挤压综合征时，由横纹肌溶解导致的 AKI 患者中高 AG 代谢性酸中毒比其他原因引起的 AKI 患者更常见,原因如下:坏死肌细胞释放有机酸(如硫酸及磷酸);AKI引起尿毒症性有机酸潴留;乳酸酸中毒,在低血容量患者中更为常见;核酸从受损的肌肉中释放,并转化为尿酸;碳酸氢根进入细胞内,导致容量增加和血清碳酸氢根浓度下降。临床上可出现神志不清、呼吸深大、烦躁烦渴、恶心等酸中毒表现。

(4)凝血系统异常:严重创伤患者会出现急性凝血功能紊乱,此现象显著增加患者的死亡率。这种凝血功能紊乱有别于传统的DIC,称为创伤诱导的血管内凝血(trauma - induced intravascular coagulopathy,TIC)。挤压综合征后期,因为伤口处理不及时、伤口感染、败血症和多器官功能衰竭,患者也可以出现传统的DIC。

(5)营养不良、全身炎症反应和多器官功能障碍综合征:在挤压综合征患者中,创伤、应激、出血及组织渗液、感染,以及肾脏替代治疗等都会影响患者的营养状况,导致分解代谢增加、合成代谢减少,从而引起营养不良。应激可使一些影响代谢的激素(儿茶酚胺、糖皮质激素、胰高血糖素、生长激素)、细胞因子(IL-1、IL-6、TNF-α)以及一些免疫介质(TXA$_2$、PGF$_{2\alpha}$、PGE$_2$)产生增加。这些介质促进蛋白质、糖和脂肪的分解及糖异生,同时抑制蛋白质合成,增加尿素氮的生成和外周胰岛素抵抗。创口出血和组织液大量渗出使血浆中蛋白质及其他营养成分大量快速丢失也是营养不良的重要原因。此外,肾脏替代治疗导致血液中营养成分丢失,也是导致营养不良的因素。

【辅助检查】

1.**尿液检查** 早期尿量少,尿液浓缩,尿比重常在1.020以上,尿中可出现蛋白、红细胞或管型。肌红蛋白尿阳性,至多尿期及恢复期一般尿比重低,尿常规可渐渐恢复正常,尿中某些肾脏损伤标志物可升高。

2.**血色素、红细胞计数、血细胞比容** 早期由于血管内血容量下降,可出现血液浓缩表现,应注意结合患者外伤情况,估计失血、血浆成分丢失、贫血或少尿期水潴留的程度。血小板、出凝血时间可提示机体凝血、溶纤机制异常。

3.**血生化及血气分析** 血生化指标包括血电解质、血肌酐、尿素氮、血肌红蛋白及肌酸激酶。临床上肌酸激酶最高可超过10 000U/L,引起肝功能异常;血尿素氮升高(>14.3mmol/L),血清肌酐升高(>177μmol/L),尿酸升高(>476μmol/L),低血钙(<2mmol/L)。血气分析提示代谢性酸中毒。

4.**心电图** 可出现高钾血症的表现。

5.**X线、超声或CT检查** 检查创伤受累的部位和程度。

【诊断标准】

根据患者病史或受伤经过、临床表现及实验室检查即可做出诊断。挤压综合征的临床诊断标准:①有长时间受重物挤压的受伤史;②持续少尿或无尿,或者出现红棕色、深褐色尿;③尿中出现蛋白、红细胞及管型;④血清肌红蛋白、肌酸激酶、磷酸脱氢酶水平升高;⑤急性肾损伤的证据。

【治疗】

鉴于挤压综合征的特殊性,其综合治疗包括早期现场救治和入院后治疗。

1.**早期现场救治** 除了早期营救,尽可能缩短肢体受压的时间之外,现场的救治包括补液治疗、防治高血钾以及预防急性肾损伤。

(1)**补液治疗**:在任一肢体建立大口径的静脉通路,如不能建立静脉通路,则给予口服补液,优先选用等渗生理盐水。补液速度:成年人1 000mL/h,儿童15~20mL/(kg·h),补充2h。然后减少到

500mL/h(成年人)和10mL/(kg·h)(儿童),甚至更慢。避免使用含钾的溶液(如乳酸林格液)。当输注3~6L时,每6h定期检查伤员。根据其人口学特征、症状和体征、环境和后勤因素,个体化安排输液量。评估尿量及血流动力学状态,以确定进一步的输液量。一旦确定患者无尿,排除低血容量,且液体复苏后患者尿量无增加,则限制液体总量,在前日所测量或估计的液体丢失量上加500~1 000mL/d,以保持容量平衡。当静脉补液后出现排尿(尿量在50mL/h以上),如果不能密切监测伤员,则输液量限制在3~6L/d;如果能密切随访,可考虑使用超过6L/d的液体。

(2)防治高血钾:尽快确定血钾水平和(或)进行心电图检查。立即治疗高钾血症,先采取包括输注葡萄糖酸钙、葡萄糖-胰岛素、碳酸氢钠在内的紧急措施,必要时采用更有效的二线干预措施,包括透析和使用降钾树脂等。

(3)预防急性肾损伤:①碱化尿液,静脉滴注碳酸氢钠(第1天总量为200~300mmol),维持尿pH>6.5;②渗透性利尿,当液体复苏后尿量超过30mL/h,给予20%甘露醇1~2g/(kg·d)缓慢静脉滴注(速度<5g/h),低血容量、无尿或心衰的伤员不能使用甘露醇。此外,挤压相关AKI除了由横纹肌溶解诱导的急性肾小管坏死(ATN),还可以是从低血容量诱导的肾前性AKI发展而来的严重的肾性AKI。此时,挤压相关AKI的预防与早期管理与一般AKI的原则相同,同时应避免使用肾毒性药物,特别是非甾体类抗炎药(NSAIDs)、氨基糖苷类药物、静脉使用对比剂和大剂量袢利尿剂。

2. 入院后治疗 挤压综合征病情复杂,应全面评估患者状态并进行相应的干预,包括病情的判断和诊断、综合治疗、血液净化治疗及营养治疗等。

(1)病情的判断与诊断

1)骨筋膜室综合征的诊断标准:①外伤后肢体肿胀严重,剧烈疼痛;②被动牵引试验阳性;③血管搏动消失或减弱;④骨筋膜室内压力明显升高。

2)急性肾损伤的诊断标准:①48h内血肌酐升高绝对值≥26.5μmol/L,或血肌酐较基础水平升高≥50%;②尿量<0.5mL/(kg·h),持续6h以上。

3)对躯体外伤的判断与诊断以及对水、电解质紊乱和酸碱平衡失调的诊断。

(2)综合治疗:早期有条件者应进行重症监护病房(ICU)监护治疗处理,包括液体复苏、外伤的评估及处理、骨筋膜室综合征的多学科综合诊断及处理以及感染的防治。

(3)血液净化治疗:目前还没有很好的前瞻性的临床试验证实肾脏替代治疗开始的最佳时间。但因挤压综合征合并AKI时,机体常处于高分解代谢状态,血中BUN、K^+上升速度比一般AKI快,因此,宜及早进行透析治疗。一般治疗时机:伤员出现少尿、无尿、严重氮质血症,以及严重高钾血症、酸中毒等电解质紊乱和酸碱平衡失调,经补液治疗后无明显好转;或者补液3L以上仍无尿,同时合并血容量超负荷。

血液净化模式的选择应根据当时所具有的医疗条件以及患者本身的情况进行。间歇血液透析治疗的优势包括有效的小分子清除(如钾和尿素),每天可使用同一台机器治疗多个患者,以及尽量少用或不用抗凝剂。如果腹膜透析(PD)是唯一的选择,需要进行快速交换以更有效地清除钾;使用高糖溶液进行频繁的交换,以获得最大量的超滤。另外,当由一支有经验的医疗队伍操作时,PD可以有效地用于小儿的治疗。出现以下情况应尽早进行连续性肾脏替代治疗(CRRT):①合并多脏器功能不全;②血流动力学不稳定;③间断血液透析或腹膜透析难以控制容量负荷;④严重感染、脓毒血症;⑤高分解代谢状态,如每日血肌酐递增>44.2μmol/L,血尿素氮递增>3.57mmol/L,血钾递增>1mmol/L;⑥难以纠正的电解质紊乱和酸碱平衡失调。

（4）营养治疗：在挤压综合征患者中，创伤、应激、出血、组织渗液、感染以及肾替代治疗等都会影响患者的营养状况，导致分解代谢增加，合成代谢减少，严重者可出现营养不良。治疗上首选肠内营养。如挤压综合征患者的胃肠道功能受到严重影响而不能实施肠道营养，可给予静脉内营养补充，除葡萄糖以外，中长链脂肪也可以作为能量的来源。此外，血浆和白蛋白输注非常重要，它们既可以提高胶体渗透压，减轻受压组织的肿胀，同时又能补充蛋白质和能量。

【参考文献】

[1] SEVER M S,VANHOLDER R. Recommendation for the management of crush victims in mass disasters[J]. Nephrol Dial Transplant,2012(Suppl 1):i1 – i67.

[2] SHAPIRA S C,HAMMOND J S,COLE L A. Essentials of terror medicine[M]. New York:Spring,2014:342 – 343.

[3] SEVER M S,VANHOLDER R. Crush syndrome:a case report and review of the literature[J]. J Emerg Med,2015,48 (6):730 – 731.

[4] WALTERS T J,POWELL D,PENNY A,et al. Management of crush syndrome under prolonged field care[J]. J Spec Oper Med,2016,16(3):78 – 85.

[5] MARDONES A,ARELLANO P,ROJAS C,et al. Prevention of crush syndrome through aggressive early resuscitation: clinical case in a buried worker[J]. Prehosp Disaster Med,2016,31(3):340 – 342.

[6] ALMOND M. Professor Eric G. L. Bywaters,acute kidney injury and the 'forgotten' letter[J]. G Ital Nefrol,2016,33 (Suppl 66):33.

[7] SEVER M S,KELLUM J,HOSTE E,et al. Application of the RIFLE criteria in patients with crush – related acute kidney injury after mass disasters[J]. Nephrol Dial Transplant,2011,26(2):515 – 524.

[8] HE Q,WANG F,LI G,et al. Crush syndrome and acute kidney injury in the Wenchuan earthquake[J]. J Trauma, 2011,70(5):1213 – 1217;discussion 1217 – 1218.

[9] 挤压综合征急性肾损伤诊治协助组. 挤压综合征急性肾损伤诊治的专家共识[J]. 中华医学杂志,2013,93 (17):1297 – 1300.

[10] GENTHON A,WILCOX S R. Crush syndrome:a case report and review of the literature[J]. J Emerg Med,2014,46 (2):313 – 319.

[11] ZHANG X,BAI X,ZHOU Q. First – aid treatments of crush injuries after earthquake:2 special cases[J]. Am J Emerg Med,2014,32(7):817.

[12] CHEN X,ZHONG H,FU P,et al. Infections in crush syndrome:a retrospective observational study after the Wenchuan earthquake[J]. Emerg Med J,2011,28(1):14 – 17.

[13] Kidney Disease:Improving Global Outcomes (KDIGO) Acute Kidney Injury Work Group. KDIGO clinical practice guideline for acute kidney injury. Kidney Int,2012(Suppl 2):1 – 138.

[14] 张朝阳,周春华. 连续性血液净化对挤压综合征救治的研究进展[J]. 中国血液净化,2012(6):329 – 331.

[15] WALTERS T J,POWELL D,PENNY A,et al. Management of crush syndrome under prolonged field care[J]. J Spec Oper Med,2016,16(3):78 – 85.

[16] ZHANG L,KANG Y,FU P,et al. Myoglobin clearance by continuous venous – venous haemofiltration in rhabdomyolysis with acute kidney injury:a case series[J]. Injury,2012,43(5):619 – 623.

[17] HU Z,ZENG X,FU P,et al. Predictive factors for acute renal failure in crush injuries in the Sichuan earthquake[J].

Injury,2012,43(5):613-618.

[18] ZHANG L,FU P,WANG L,et al. The clinical features and outcome of crush patients with acute kidney injury after the Wenchuan earthquake:differences between elderly and younger adults[J]. Injury,2012,43(9):1470-1475.

[19] ZHANG X,BAI X,ZHOU Q. First-aid treatments of crush injuries after earthquake:2 special cases[J]. Am J Emerg Med,2014,32(7):817.

第十章　甲状腺功能亢进危象

甲状腺功能亢进(甲亢)危象,也称甲状腺危象(thyroid crisis)、甲亢危象、甲状腺风暴(thyroid storm),是甲状腺毒血症急性加重的一个综合征,为一少见但可危及生命的临床急症。发生原因可能与循环内甲状腺激素水平增高有关。多发生于甲亢较重但未予治疗或治疗不充分的患者,且多发生于老年患者并常由并存的其他疾病所诱发。常见诱因有感染、手术、创伤、精神刺激等。临床表现有高热、大汗、心动过速(140 次/min 以上)、烦躁、焦虑、谵妄、恶心、呕吐、腹泻,严重患者可有心衰、休克及昏迷等。甲亢危象的诊断主要靠临床表现综合判断。甲亢危象的病死率在 20% 以上。

【病因与发病机制】

甲亢危象的发病机制较复杂,目前得到多数学者认可的有以下几个方面:①感染、精神因素等刺激或外科手术挤压,使单位时间内大量的甲状腺激素突然释放入血,甲亢原有症状急剧加重。②甲亢患者糖皮质激素代谢加速,肾上腺皮质负担过重,存在潜在的储备不足,在应激状态下又激发肾上腺皮质代偿性分泌更多的肾上腺皮质激素以抵其消耗,导致肾上腺皮质功能衰竭。③儿茶酚胺的协同作用:在应激状态下,儿茶酚胺活性明显增强,血液循环中甲状腺激素与儿茶酚胺协同作用,使机体代谢率显著增高。④甲亢患者各系统脏器及周围组织对过多的甲状腺激素适应能力减低。⑤手术前后或其他的非甲状腺疾病患者存在进食热量的减少,使甲状腺激素在肝脏的清除率降低。

【临床表现】

甲亢危象通常急性起病,好发于之前有甲状腺毒血症但未治疗或治疗不彻底的患者。通常由感染、创伤、外科手术诱发,少数由放射性甲状腺炎、糖尿病酮症酸中毒、妊娠毒血症或分娩所诱发。

与严重的无并发症的甲状腺毒血症患者相比,本病患者血清甲状腺激素水平并未显著升高,但临床表现为严重的高代谢症状,如发热(且常为高热)、大汗、窦性或异位心动过速,伴有肺水肿或充血性心力衰竭。常出现焦虑不安、发抖、谵妄或精神异常。疾病早期可出现恶心、呕吐和腹痛。随着疾病进展,患者可出现淡漠、木僵和昏迷,发生低血压。如果此时仍未认识到该病,有可能导致致命性情况的发生。

【辅助检查】

甲亢危象的实验室检查无特异性,可表现为血清总三碘甲腺原氨酸(TT_3)、总甲状腺素(TT_4)水平高于正常,但与一般甲亢患者的差异并不明显,血清游离 T_3(FT_3)、游离 T_4(FT_4)水平可明显升高,血清促甲状腺激素(TSH)水平显著降低。

【诊断标准】

本病的诊断主要根据临床综合判断。如果患者出现上述临床表现,且既往曾有伴甲状腺肿或突眼(格雷夫斯病,或二者均有)的甲状腺毒血症,则甲状腺危象的诊断依据很充分,不应等待实验室结果证实后方开始积极治疗。Burch 等于 1993 年提出的一个临床评分系统有助于证实该诊断。评分主要根据体温、中枢神经系统症状、胃肠功能和肝功能异常、心血管系统症状等几个方面,积分≥45 分高度提示甲亢危象,积分在 25~44 分为甲亢危象前期,而积分 <25 分不考虑甲亢危象。

【治疗】

临床高度疑似本病及有危象前兆者即应按甲亢危象处理。治疗主要为尽快抑制甲状腺激素的合成和释放及作用,减轻甲状腺毒血症并予以支持疗法。治疗方法包括药物治疗和血液净化治疗。

1. **药物治疗** 目的是迅速减少甲状腺激素的合成和释放,拮抗由严重甲状腺毒血症介导的对肾上腺素刺激的高敏感性。

(1)大剂量的抗甲状腺药物:口服或通过胃管给予大剂量抗甲状腺药物,丙硫氧嘧啶(PTU)为首选药物,最大剂量达每 4~6h 400mg。PTU 优于甲巯咪唑,因其在外周组织内可减少 T_4 转化为 T_3。

(2)无机碘溶液:可于抗甲状腺药物使用后 1~2h,口服碘化钾饱和溶液(每日 2 次,每次 3 滴)或复合碘溶液(每日 2 次,每次 10 滴),也可静脉使用大量碘溶液,以阻断甲状腺激素的释放。2 周内逐渐停用。

(3)糖皮质激素:拮抗应激,提高机体应激水平,抑制甲状腺激素的释放,减少 T_4 向 T_3 转化。每日给予氢化可的松(100mg,每 8h 一次)或地塞米松(2mg,每 6h 一次)静脉滴注。待病情好转则逐渐减量至停用。

(4)β 受体阻滞剂:在无心衰和哮喘的情况下,非常有必要使用 β 受体阻滞剂,以减轻交感神经兴奋性。可给予普萘洛尔 40~80mg 口服,每 6h 1 次。超短效的 β 受体阻滞剂如拉贝洛尔或艾司洛尔可能较普萘洛尔更安全。

PTU、碘剂、β 受体阻滞剂和糖皮质激素均有抑制组织中 T_4 转化为 T_3 以及抑制 T_3 与细胞受体结合的作用。

(5)去除诱因:对有感染者积极控制感染,可使用抗生素等。

(6)其他治疗:降温、支持和对症治疗,如纠正脱水、高钠血症及心律失常等。

2. **血液净化治疗** 1970 年,国外开始有报道应用血浆置换成功治疗甲亢危象,随后出现血液灌流、血液透析、吸附等血液净化技术治疗甲亢危象的报道。国内也有血液透析、血液透析滤过、血液灌流、连续性血液净化、血浆置换及联合使用上述血液净化技术治疗甲亢危象的报道。

(1)原理:FT_3 的分子量为 651Da,FT_4 的分子量约为 777Da,均为小分子物质,在血液透析滤过中可以被很好地清除。T_3、T_4 大多与甲状腺结合球蛋白(TBG,分子量 54 000Da)、前白蛋白、白蛋白结合,仅有 0.2%~0.4% 的 T_3 和不到 0.03% 的 T_4 以游离状态存在,所以主要通过血浆置换清除。血浆置换使患者的血浆从血液中分离出来,血浆内含的 TBG 和结合的甲状腺激素从循环中清除出去,白蛋白和(或)输入的新鲜血浆作为替代的胶体液,为循环中的游离甲状腺激素提供未饱和的结合位点(通常是白蛋白),因此可以快速降低游离的甲状腺激素水平,并伴有临床症状的改善。血浆置换同时也可清除细胞因子及某些尚不明确的抗体。血液透析滤过可调整体内水、电解质及酸碱平衡,改善体内微环境,使患者的心悸症状得到改善。此外,血液透析滤过还可能清除甲亢危象时未知的其他毒素。

(2)适应证:何时采用血浆置换或其他血液净化技术治疗甲亢危象,目前尚无共识。对采用常规治疗方案后临床症状恶化的情况及药物治疗难以控制的恶性症状,血浆置换是一种可选择的治疗方式。Muller 等在个案报道和小型综述中提出了早期进行血浆置换的适应证:甲状腺毒血症引起的心脏、神经系统表现及严重的心肌病变,临床症状快速恶化,其他治疗有禁忌(如白细胞减少、肾功能异常、哮喘、心衰等),常规治疗无效。他们推荐计算 Burch and Wartofsky 评分,如分数≥45 分,在可能出现心脏、神经系统表现前即可开始血浆置换;如果分数 <45 分,可先采用常规治疗方法。

（3）方案：美国血浆置换学会（ASFA）提出对于甲亢危象选择血浆置换应每天或 2～3 天做一次，每次置换血浆 2 000～3 500mL，直至临床症状改善。每次置换前后应检测 FT_3 和 FT_4。如临床症状稳定而甲状腺激素水平仍未下降，应继续行血浆置换，因为这可能是生物学指标和临床症状分离的现象。

（4）疗效：上述方法均为个案报道，目前尚无临床随机对照试验研究证实，目前公认的有效治疗方法以血浆置换为主。

【参考文献】

[1] JHA S,WAGHDHARE S,REDDI R,et al. Thyroid storm due to inappropriate administration of a compounded thyroid hormone preparation successfully treated with plasmapheresis[J]. Thyroid,2012,22(12):1283－1286.

[2] SASAKI K,YOSHIDA A,NAKATA Y,et al. A case of thyroid storm with multiple organ failure effectively treated with plasma exchange[J]. Intern Med,2011,50(22):2801－2805.

[3] MULLER C,PERRIN P,FALLER B,et al. Role of plasma exchange in the thyroid storm[J]. Ther Apher Dial,2011, 15(6):522－531.

[4] DENG Y,ZHENG W,ZHU J. Successful treatment of thyroid crisis accompanied by hypoglycemia,lactic acidosis,and multiple organ failure[J]. Am J Emerg Med,2012,30(9):2094.

[5] CARHILL A,GUTIERREZ A,LAKHIA R,et al. Surviving the storm:two cases of thyroid storm successfully treated with plasmapheresis[J]. BMJ Case Rep,2012,2012.

[6] SATOH T,ISOZAKI O,SUZUKI A,et al. 2016 Guidelines for the management of thyroid storm from the Japan thyroid association and Japan endocrine society (First edition)[J]. Endocr J,2016,63(12):1025－1064.

[7] PAPI G,CORSELLO S M, PONTECORVI A. Clinical concepts on thyroid emergencies[J]. Front Endocrinol (Lausanne),2014.(5):102.

[8] DE LEO S,LEE S Y,BRAVERMAN L E. Hyperthyroidism[J]. Lancet,2016,388(10047):906－918.

[9] ZHU L,ZAINUDIN S B,KAUSHIK M,et al. Plasma exchange in the treatment of thyroid storm secondary to type II amiodarone－induced thyrotoxicosis[J]. Endocrinol Diabetes Metab Case Rep,2016,2016:160039.

[10] SULLIVAN S A,GOODIER C. Endocrine emergencies[J]. Obstet Gynecol Clin North Am,2013,40(1):121－135.

[11] HASHIMOTO K,MORI M. Guidelines for the diagnosis and management of thyroid disease and their utility [J]. Nihon Rinsho,2012,70(11):1857－1864.

[12] MULLER C,PERRIN P,FALLER B,et al. Role of plasma exchange in the thyroid storm[J]. Ther Apher Dial,2011, 15(6):522－531.

第四篇

中毒的
血液净化治疗

第一章 概 述

进入人体的化学物质在效应部位达到中毒量,产生组织、器官损害而引起的全身性疾病称为中毒(poisoning)。引起中毒的化学物质称为毒物(poison)。毒物根据来源和用途分为工业性毒物、药物、农药、有毒动植物。根据毒物的毒性、剂量和暴露时间,通常将中毒分为急性中毒(acute poisoning)和慢性中毒(chronic poisoning)。急性中毒是指机体一次大剂量暴露或24h内多次暴露于毒物引起急性病理变化而出现的临床表现,其发病急,病情重,变化快,如不积极治疗,常危及生命。慢性中毒是长时间暴露,毒物进入人体蓄积而出现的临床表现,其起病隐匿,病程长,常缺乏特异性中毒诊断指标,容易误诊和漏诊。

急性中毒是国内外常见的急诊,是青年人致死的主因之一。急性中毒的治疗基于终止毒物接触、加速毒物排泄、解毒药应用、对症治疗和生命支持治疗的原则。由于血液循环是毒物进入患者重要脏器和毒物再分布的主要途径,血液净化治疗为从血液中主动清除毒物及其"次生"毒性分子的方法,其高效、直接、快速、广谱的"解毒"特点,使血液净化技术在抢救各类急性中毒中的地位越来越受到重视。现就血液净化的技术特征及其在常见急性中毒的应用进行讨论。

一、急性中毒高死亡率的原因

急性中毒高死亡率的原因主要有:①中毒物质种类繁多;②中毒器官组织损伤发生时间早,个体毒性反应差异大;③大多急性中毒的毒理不清,缺乏特效解毒药;④洗胃、导泻不能清除已进入人体的毒物;⑤临床缺乏早期死亡预警指标和病情判定指标;⑥急性中毒多发生在农村或城乡接合部,而该区域的医院医疗资源配备相对较差;⑦急性中毒患者很难开展随机对照研究,导致大多数急性中毒患者的救治处于经验性治疗阶段。

二、血液净化技术的特征

1. **血液灌流**(hemoperfusion,HP) 是血液通过含吸附颗粒的装置,使血液中物质被吸附而清除的方法。吸附物包括活性炭、中性大孔树脂和离子交换树脂。树脂灌流器对脂溶性分子清除效果较好。活性炭吸附常不可逆,而树脂则是可逆吸附。

2. **连续性血液净化**(continuous blood purification,CBP) 是连续、缓慢清除水分和溶质的治疗方式的总称。CBP治疗危重症的机制主要是通过稳定地清除致病因子和炎症介质,重建和维持机体内环境稳定,恢复细胞功能,从而保护重要脏器功能。常用的CBP技术是连续性静脉静脉血液滤过(continuous venovenous hemofiltration,CVVH)。CVVH主要通过对流和弥散方式持续缓慢清除毒物,长时间维持内环境的平衡是其主要优点。

3. **血浆置换技术**(plasma exchange,PE) 采用血浆分离器分离患者血浆并丢弃,同时补充等量外源性血浆或蛋白的方法即为血浆置换。血浆置换主要用于清除蛋白结合率高(>80%)、用其他血液净化方法效果不佳的毒物的清除。

4. 腹膜透析（peritoneal dialysis，PD）**技术**　PD 的技术优势包括：①能清除分子量较大的中分子毒物，虽然在单位时间内清除体内的毒物或代谢产物不如 HD 迅速，但 PD 可 24h 持续清除毒物，不易出现血液毒物浓度和症状"反跳"现象；②无须建立体外循环；③不应用肝素；④无须特殊设备，适用于基层医疗单位。PD 适应证：毒物为蛋白结合率低的水溶性毒物，且在体内分布相对均匀，不固定于某一部位；估计中毒剂量大，预后严重者；中毒伴发肾衰竭者；中毒后心血管系统不稳定而不能耐受体外循环者。

5. 分子吸附再循环系统（molecular adsorption recirculation system，MARS）　由白蛋白透析器（人工智能膜结构）、血液透析器活性炭吸附罐和阴离子树脂吸附罐组成。MARS 通过特殊纤维膜的滤过，有选择性地清除血液中多种与白蛋白以配体方式结合的毒性物质及水溶性毒素，故在临床上应用于多种急性中毒性肝损伤，包括毒蕈中毒、药物中毒、鱼胆中毒等。

普罗米修斯系统（Prometheus system），与 MARS 的设计原理和疗效类似，也可以同时清除蛋白结合毒素和水溶性毒素，但对胆红素和尿素氮的清除优于 MARS 系统。Prometheus 系统清除蛋白结合物质效果好的原因在于这些物质先以对流形式随白蛋白跨膜转运，再通过吸附器吸附清除；而 MARS 则需要蛋白结合毒素先从蛋白分子上解离下来，然后再进行跨膜转运，靠浓度梯度进行弥散清除。Prometheus 系统清除水溶性毒物效果较好的原因与采用高通量透析器有关。利用 Prometheus 系统治疗时不需要补充大量外源性白蛋白。对于已有明显肝功能障碍的中毒患者，MARS 和 Prometheus 系统是有效的治疗方法。

6. 体外膜肺氧合（extracorporeal membrane oxygenation，ECMO）　是一种将部分静脉血从体内引流到体外，经人工膜肺氧合后变为动脉血，再由驱动泵泵入体内的心肺辅助技术。ECMO 的基本结构包括血管内插管、连接管、动力泵（人工心脏）、氧合器（人工肺）、供氧管和监测系统。ECMO 包括静脉-静脉 ECMO（VV-ECMO）和静脉-动脉 ECMO（VA-ECMO）两种模式。这种技术能为呼吸和（或）循环衰竭患者提供较长时间的生命支持。自 1972 年首次应用于临床后，ECMO 技术被大量应用于急性呼吸衰竭的抢救。在国外 ECMO 早已应用于各类急性中毒所致的 ARDS。尽管缺乏大规模随机对照研究的支持，但是 ECMO 对 ARDS 的疗效仍得到了普遍的认同。目前 ECMO 已用于超过 30 种毒物与药物急性中毒患者诱导的 ARDS 和难治性休克，其中包括有机磷、百草枯、鸦片、奎尼丁、普萘洛尔急性中毒等。

以往采用 Murray 急性肺损伤评分 >3 分作为 ECMO 应用于中毒的指征。2011 年 Brodie D. 和 Bacchetta M. 认为 ECMO 的应用指征应满足以下条件之一：① PEEP 在 15~20cmH$_2$O 治疗超 6h，PaO$_2$/FiO$_2$ <80mmHg，患者仍有严重低氧血症；②经标准通气治疗后患者仍存在失代偿性高碳酸血症（pH <7.15）；③经标准通气治疗后患者呼吸末压力超过 35~45cmH$_2$O。ECMO 应用的绝对禁忌证为凝血功能障碍，相对禁忌证为高龄、不可逆性脑损伤、无法治疗的转移肿瘤、严重的器官功能障碍。遗憾的是目前国内外还没有 ECMO 应用于急性中毒的随机对照研究报道。

7. 主动脉内球囊反搏（intra-aortic balloon pump，IABP）**技术**　是一种微创循环辅助装置。IABP 主要用于心脏手术后休克和高危经皮冠状动脉介入治疗（PCI）的循环支持。2009 年，Siddaiah L. 等采用 IABP 成功抢救了 1 名急性磷化铝中毒伴中毒性心肌炎所致心源性休克的患者，随后 Janion M. 等报道成功抢救了一名自服氨氯地平、布洛芬、美托洛尔和维拉帕米药物中毒致休克的患者，为 IABP 应用于中毒性心肌损伤的抢救提供了新的经验。

三、毒物血液净化清除的影响因素

1. **毒物分布容积**(volume of distribution，V_d) 毒物剂量除以稳定状态下的毒物浓度即毒物分布容积。V_d为计算值而非实际分布容积，代表毒物在血管内、外分布的比例。

2. **毒物清除率**(clearance rate，CL) 表示单位时间内多少毫升血浆中的毒物被清除。机体清除率是所有器官和血液净化对毒物的清除的总和。$CL = U \times V/P$，此处 U 为超滤液中毒物的浓度，V 为超滤液总量，P 为血浆浓度。事实上，血液净化清除率并不能反映药物或毒物的实际清除情况，因为许多物质的血药浓度在血液净化时急剧下降，导致实际清除的量下降。因此，采用单位时间内清除药物或毒物的量评价血液净化的效果更加可靠。

3. **毒物半衰期**($t_{1/2}$) 即毒物血浆浓度减半的时间。一般超过 5 个半衰期，体内毒物残留就仅剩 3%。半衰期计算公式如下：$t_{1/2} = 0.693 \times V_d/CL$。

4. **毒物蛋白结合率** 毒物主要与白蛋白结合，结合的毒物不易被清除，游离毒物则易被超滤或透析清除。

5. **毒物分子量与物质筛选系数** 毒物分子量的大小决定其是否能通过透析器膜、滤过器膜、血浆分离器膜。分子量越大的物质，筛选系数越小，越不易被清除。滤器膜孔越大，超滤系数越大，对流清除效果越好。置换液量大，后稀释模式毒物清除率高。

6. **溶解度** 毒物在血液中的溶解度越高，越容易被清除。

四、毒物血液净化方法的选择依据

1. **毒物分子量** 小分子毒物多为化学毒物，采用血液净化清除效果好，而中分子物质能迅速通过高通量滤器膜而被清除，血液滤过及血液透析清除效果佳。

2. **毒物分布容积** 对于 V_d 小且蛋白结合率低的化学毒物，通过弥散及对流清除效果好，如甲醇、碘、锂、茶碱。IHD 降低毒物浓度快，但由于 IHD 治疗时间短，无法持续清除毒物和长时间纠正机体内环境紊乱，故病情易反复和"反跳"。CBP 清除速率相对慢，但由于其持续性特点，可使毒物浓度持续降低，始终维持内环境稳定，不易反复和"反跳"。V_d 大的毒物，由于在血液中浓度很低，血液净化的方法对组织中毒物的清除能力有限。由于该类毒物在吸收过程中一般存在二次分布现象，即首先吸收入血，再通过血液很快分布至全身组织，因此对这些毒物中毒，强调尽早行血液净化治疗，阻断毒物的二次分布，以有效降低血液和组织中的毒物浓度，减轻器官损伤。另外，原有血液中毒物被从血液中清除后，组织中毒物还可能不断转移至血液中，出现血液中毒物浓度"反跳"现象，引起病情反复。对此，序贯性血液净化方法，即先采用血液灌流迅速降低血液浓度，再采用 CVVH 持续不断清除毒物，可有效避免毒物浓度"反跳"。

3. **毒物蛋白结合率** 蛋白结合率高的毒物采用对流、滤过和弥散的血液净化方法均不能清除毒物，仅能用血液灌流或血浆置换，甚至全血置换，如铬及其盐类中毒。血液灌流或血浆置换的缺点是治疗持续时间短，无法纠正内环境紊乱，治疗结束后毒物浓度"反跳"现象为其主要缺点。

4. **生物毒素** 生物毒素一般分子量较大，且多与组织亲和性高，造成的毒性反应有的不可逆，因此采用血液净化治疗效果并不肯定。

五、血液净化治疗指征与反指征

1. **血液净化治疗指征** 急性中毒患者出现以下情况，可考虑血液净化治疗。①临床状况进行性恶化;②出现脑干功能抑制、呼吸抑制、低血压及低体温;③出现加重因素,如感染、败血症;④机体对药物清除功能障碍(如肝、肾功能异常时);⑤毒物对机体内环境有严重影响或具有明显延迟效应(甲醇、乙二醇);⑥血液净化清除率高于内源性清除;⑦证实或预计中毒程度严重,威胁生命。

2. 血液净化反指征 ①毒物作用迅速(如氰化物);②毒物的代谢清除率超过血液净化清除率;③毒物损害不可逆;④毒物无论毒性低或毒性高都无严重器官损伤;⑤毒物有特效解毒剂。

3. 血液净化技术应用的注意事项 如何选择构建急性中毒患者适宜的血液净化治疗方案是提高抢救成功率的关键问题。在急救方案制订前要考虑:①根据毒物特性选择能够快速清除进入人体毒物的适宜技术。②选择血液净化技术时宁简单勿复杂。③以掌控中毒病情演变为目的。④避免同类透析技术同时使用,如 MARS 加低通量透析。⑤需要定期对血液净化治疗时间和类型进行风险与收益评估,尤其在治疗时间延长和透析类型更改时。⑥对难治性危重患者可联合应用血液净化技术。近来多采用血液净化序贯治疗方法,如 HP + CVVH 的中毒治疗方法:急性中毒早期采用 HP 迅速清除血浆药物或毒物,由于治疗时间短,易造成药物或毒物浓度"反跳",病情反复,故随后通过 CVVH 对毒物进行持续清除以避免单纯 HP 造成的毒物浓度"反跳"现象,维持内环境的稳定,及时清除毒物产生的炎性因子,纠正或预防药物或毒物中毒引发的机体过度的炎症反应。HP + CVVH 技术的联合充分发挥了HP 与 CVVH 的技术优势,同时弥补了各自技术的固有缺点。⑦按中毒病情进展进行治疗,早期以迅速清除毒物和预防器官损伤为主,后期以器官生命支持为主。

临床实际应用中需灵活掌握应用指征。如果过于遵从原则,将导致医生总处于被动对症治疗的尴尬境遇,最终延误最佳治疗时机,导致严重后果。医生应有很好的预判性,争取以最小成本、最低风险、最快的速度掌控中毒患者的病情演变,确保患者的生命安全。

六、血液净化治疗的并发症

血液灌流的并发症包括:①轻度低血小板血症(活性炭吸附减少 <30% 的血小板),且停止 HP 后多在 24 ~48h 内恢复;②一过性白细胞减少(减少量 <10% 白细胞总数),同时激活补体,使白细胞附集于血管壁;③降低纤维蛋白原和纤维链接蛋白;④低体温;⑤低血钙;⑥低血糖。803 例序贯性 HP 治疗 7h 示血小板减少症为 31.3% ,系统性出血为 3% ,低血钙为 69.1% ,没有低血糖。

血液透析、CRRT、ECMO 主要的并发症为穿刺点局部和系统性出血,而腹膜透析主要并发症为感染,临床上要高度重视对并发症的预防。

【参考文献】

[1] BRITO J G,MARTINS C B. Accidental intoxication of the infant – juvenile population in households:profiles of emergency care[J]. Rev Esc Enferm USP,2015,49(3):373 – 380.

[2] HOU Y H,ZHAO Q,WU Y X,et al. An analysis of the clinical and epidemiological characteristics of acute poisoning patients in a general hospital[J]. Zhonghua lao dong wei sheng zhi ye bing za zhi,2016,34(7):506 – 509.

[3] 李志华. 血液净化抢救各类急性中毒患者的护理探讨[J]. 临床合理用药杂志,2015(3):157 – 158.

[4] HASSANEIN T I,SCHADE R R,HEPBURN I S. Acute – on – chronic liver failure:extracorporeal liver assist devices[J]. Curr Opin Crit Care,2011,17(2):195 – 203.

[5] DE LANGE D W,SIKMA M A,MEULENBELT J. Extracorporeal membrane oxygenation in the treatment of poisoned

patients[J]. Clin Toxicol (Phila),2013,51(5):385 - 393.

[6] BRODIE D,BACCHETTA M. Extracorporeal membrane oxygenation for ARDS in adults[J]. N Engl J Med,2011,365 (20):1905 - 1914.

[7] SIDDAIAH L,ADHYAPAK S,JAYDEV S,et al. Intra - aortic balloon pump in toxic myocarditis due to aluminum phosphide poisoning[J]. J Med Toxicol,2009,5(2):80 - 83.

[8] JANION M,STEPIEN A,SIELSKI J,et al. Is the intra - aortic balloon pump a method of brain protection during cardiogenic shock after drug intoxication [J]. J Emerg Med,2010,38(2):162 - 167.

[9] 王德锋. 血液净化辅助治疗急性中毒的临床效果观察[J]. 临床合理用药杂志,2014(34):165.

[10] FENG S,LIU Q,MA W,et al. Clinical observation on the treatment of phenol burn patients complicated by acute kidney injury with early blood purification[J]. Zhonghua shao shang za zhi,2015,31(6):416 - 420.

[11] LIU F,HUANG Z G,PENG Y Z,et al. Clinical randomized controlled trial on the feasibility and validity of continuous blood purification during the early stage of severe burn[J]. Zhonghua shao shang za zhi,2016,32(3):133 - 139.

[12] 党宗彦,肖烽,刘文静,等. 连续血液净化治疗急性中毒的疗效及对患者血浆 TNF - α 和 IL - 6 的影响[J]. 现代中西医结合杂志,2012(22):2406 - 2407.

[13] ZHOU Y,SHI J,YANG L,et al. Comparative study of different methods of blood purification treatment of paraquat intoxication[J]. Zhonghua lao dong wei sheng zhi ye bing za zhi,2014,32(11):862 - 864.

[14] JI Y S,DU K Y,GUO W P. Effect of treatment with early blood purification combined with prednisone and cyclophosphamide for patients with acute paraquat poisoning[J]. Zhonghua lao dong wei sheng zhi ye bing za zhi,2013,31 (5):388 - 389.

[15] HONGYAN X,WEIJIANG X,BIN L,et al. Effects and risks of hypothermia during blood purification in the treatment of postoperative cardiogenic shock in valvular heart diseases[J]. Zhonghua wei zhong bing ji jiu yi xue,2015,27 (12):975 - 979.

[16] YE Y M,WANG F M,JIN C,et al. Hospital costs and related influencing factors in patients with acute poisoning[J]. Zhonghua lao dong wei sheng zhi ye bing za zhi,2016,34(7):528 - 530.

[17] LI T,LUAN J W,WANG X. Successful rescue of a child with paraquat poisoning by using blood purification[J]. Zhonghua er ke za zhi,2010,48(11):870 - 871.

[18] 胡大勇,彭艾. 急性中毒与血液净化治疗[J]. 中国实用内科杂志,2014(11):1074 - 1078.

[19] TIJINK M S,WESTER M,SUN J,et al. A novel approach for blood purification:mixed - matrix membranes combining diffusion and adsorption in one step[J]. Acta Biomater,2012,8(6):2279 - 2287.

[20] RICCI Z,ROMAGNOLI S,RONCO C. Renal replacement therapy[J]. F1000Res,2016,5.

[21] HONORE P M,SPAPEN H D. Propofol infusion syndrome:early blood purification to the rescue[J]. Crit Care,2016, 20(1):197.

[22] TRUBUHOVICH R V. Pioneering early intensive care medicine by the 'Scandinavian Method' of treatment for severe acute barbiturate poisoning[J]. Anaesth Intensive Care,2015,43 (Suppl):29 - 39.

[23] JONES S,KRISHNA M,RAJENDRA R G,et al. Nurses' attitudes and beliefs to attempted suicide in Southern India [J]. J Ment Health,2015,24(6):423 - 429.

[24] GASHTI C N. Membrane - based therapeutic plasma exchange:a new frontier for nephrologists[J]. Semin Dial, 2016,29(5):382 - 390.

[25] HUGAR B S,PRAVEEN S,HOSAHALLY J S,et al. Gastrointestinal hemorrhage in aluminum phosphide poisoning [J]. J Forensic Sci,2015,60 (Suppl 1):S261 - S263.

[26] SHUM H P,YAN W W,CHAN T M. Extracorporeal blood purification for sepsis[J]. Hong Kong Med J,2016,22 (5):478 - 485.

[27] LIU L,DING G. Effects of different blood purification methods on serum cytokine levels and prognosis in patients with acute severe organophosphorus pesticide poisoning[J]. Ther Apher Dial,2015,19(2):185 - 190.

第二章　有机磷杀虫药中毒

农业杀虫药(agricultural insecticides)对人畜有高毒性。有机磷杀虫药中毒(organophosphorus insecticides poisoning,OPP)是指有机磷杀虫药(organophosphorus insecticides,OPI)进入身体内后抑制胆碱酯酶(cholinesterase,ChE)活性,导致毒蕈碱样、烟碱样和中枢神经系统中毒症状和体征,严重者常因呼吸肌麻痹和脑水肿而死亡。

【病因与发病机制】

1. 病因　OPI 大都为油状或结晶状,呈淡黄或棕色,稍有挥发性,有蒜味。除敌百虫外,一般难溶于水和多种有机溶剂,在碱性溶液中易分解失效。常用剂型有乳剂、油剂和粉剂等。OPI 毒性与其结构有关。按大鼠急性经口半数致死量(half lethal dose,LD_{50})将 OPI 分为以下四类:

(1)剧毒类:$LD_{50} < 10mg/kg$,如甲拌磷(3911)、内吸磷(1059)和对硫磷(1605)等。

(2)高毒类:$LD_{50}\ 10 \sim 100mg/kg$,如甲基对硫磷、甲胺磷、氧乐果、敌敌畏(2,2 – 二氯乙烯基二甲基磷酸酯,2,2 – dichlorovinyl dimethyl phosphate,DDVP)、久效磷、水胺硫磷、杀扑磷和亚砜磷等。

(3)中毒类:$LD_{50}\ 100 \sim 1\ 000mg/kg$,如乐果、倍硫磷、除线磷、碘依可酯乙硫磷(1240)、敌百虫、乙酰甲胺磷、敌匹硫磷、二嗪农和亚胺硫磷等。

(4)低毒类:$LD_{50}\ 1\ 000 \sim 5\ 000mg/kg$,如马拉硫磷(4049)、辛硫磷、甲基乙酯磷、碘硫磷和溴硫磷等。

2. 中毒途径　OPI 经口服、吸入和皮肤进入人体内引起中毒。职业中毒见于生产、包装、保管、运输或使用过程中防护不当引起;生活中毒常因水源、食物和蔬菜污染,灭蚤灭虱时皮肤接触或误服、自杀引起。

3. 发病机制

(1)毒物代谢:OPI 吸收后迅速分布于全身器官,肝组织内含量最高,肾、肺和脾组织次之,肌肉和脑组织含量最少。OPI 经肝细胞微粒体酶系统进行氧化和水解,也可经脱氨基、脱烷基、还原和侧链结构变化等代谢。部分 OPI 氧化代谢产物毒性增强,如对硫磷氧化成对氧磷后毒性更强,后者抑制 ChE 的作用较前者强 300 倍;内吸磷氧化成亚砜后抑制 ChE 的作用较前者强 5 倍。OPI 水解后毒性降低,代谢物经尿液排出,少量经肺代谢,体内无积蓄。

(2)中毒机制:体内 ChE 分真性 ChE(true cholinesterase,又称乙酰 ChE)和假性 ChE(pesudo cholinesterase)。前者主要存在于脑灰质、红细胞、交感神经节和运动终板中,对乙酰胆碱(acetylcholine,ACh)水解作用强,特异性高;后者存在于神经胶质细胞、血浆、肝、肾、肠黏膜下层和一些腺体中,能水解丁酰胆碱等,对 ACh 特异性低。OPI 入血后与 ChE 酯解部位丝氨酸的羟基结合,形成难以水解的磷酰化 ChE(organophosphate – cholinesterase),丧失分解 ACh 的功能,致 ACh 大量蓄积产生中毒症状。磷酰化 ChE 的转归包括:自活化、老化和重活化。OPI 和 ChE 结合 24 ~48h 内后呈不可逆状态,称为 ChE "老化",ChE 复能药无效。OPI 抑制 ChE 后,神经末梢 ChE 功能 48h 后部分恢复,红细胞 ChE 抑制后不能恢复,新生红细胞 ChE 才有活力。假性 ChE 抑制后恢复较快。OPI 也可直接作用于 ACh 受体出现症状。

【临床表现】

1. **急性中毒**　临床表现与 OPI 的种类、毒物量及中毒途径和胃肠功能状态有关。口服中毒者 10min 至 2h 内发病,吸入中毒者 30min 内发病,经皮肤吸收中毒者 2～6h 发病。倍硫磷、除线磷和对硫磷等脂溶性杀虫药中毒症状出现较晚。对硫磷经肝脏代谢成毒性更强的对氧磷,中毒后起病较慢,中毒症状持续时间延长。

(1)毒蕈碱(muscarine,M)样症状:副交感神经末梢兴奋引起平滑肌痉挛,外分泌腺分泌增强。中毒后症状出现最早,表现为多汗、流涎、口吐白沫;恶心、呕吐、腹痛、腹泻、二便失禁;流泪、流涕、视物模糊、瞳孔缩小;心率减慢;咳嗽、气急、呼吸道分泌物增多;两肺有干、湿啰音或肺水肿。偶见奥迪括约肌痉挛促发急性胰腺炎。

(2)烟碱(nicotine,N)样症状:面、眼、舌、四肢或全身肌纤维颤动或强直性痉挛,呼吸肌瘫痪致呼吸衰竭,心率增快,血压升高或降低。

(3)中枢神经系统:头晕、头痛、烦躁不安、谵妄、共济失调、惊厥或昏迷。

2. **中间综合征**　急性有机磷中毒诱发的在急性胆碱能危象和迟发性神经病之间出现的以肌无力为突出表现的临床综合征为中间综合征(intermediate syndrome,IMS),由 Senanayake 和 Karalliedde 于 1987 年首先报道,多发生在重度甲胺磷、1605、乐果、敌敌畏中毒和复能剂药用量不足的患者。IMS 出现时间在有机磷中毒患者急性胆碱能危象恢复后 24～96h,患者表现为屈颈肌、四肢近端肌无力和第 Ⅲ、Ⅶ、Ⅸ、Ⅹ 对脑神经支配的肌肉无力不伴感觉障碍为特征的多发性周围神经病变,出现睑下垂、眼外展障碍、面瘫、呼吸肌麻痹和呼吸衰竭,可突然出现,患者早期可有抬头无力,表情淡漠,与乙酰胆碱酯酶抑制无关。尽早给予足量解毒药和支持治疗可防止中间综合征发生。

3. **迟发性多神经病**(delayed polyneuropathy)　重度和中度急性 OPI 中毒患者症状消失 2～3 周后发病,发生率近 5%。主要因 OPI 抑制神经靶酯酶,破坏能量代谢过程和损害轴索结构引起脱髓鞘,而非 ChE 受抑制所致。此病变为继发性神经脱髓鞘,表现为运动功能障碍和(或)感觉功能障碍,下肢肌肉弛缓性瘫痪和四肢肌肉萎缩,也可出现迟发双侧再发性喉神经瘫痪。血 ChE 活性正常;神经肌电图检查提示神经源性损害。典型者分为三期:

(1)进展期:双下肢及足部烧灼、紧束、疼痛或麻木感,腓肠肌萎缩和足下垂。约 1 周后,双上肢呈手套样感觉障碍和本体感觉丧失,下肢深部腱反射消失,重者发生弛缓性瘫痪。

(2)稳定期:感觉障碍 3～12 个月逐渐恢复,常遗留有轻瘫。

(3)缓解期:中毒后 6～18 个月运动功能部分或完全恢复,上肢运动功能恢复先于下肢。此期可出现惊厥和运动功能障碍。

【辅助检查】

1. **血胆碱酯酶活性测定**　是诊断 OPI 中毒特异性指标,能帮助判断中毒程度、疗效及预后。

2. **尿中有机磷杀虫药代谢物测定**　对硫磷和甲基对硫磷在体内氧化分解为对硝基酚,敌百虫代谢为三氯乙醇。尿液检出对硝基酚或三氯乙醇有助于诊断。

3. **其他检查**　胸部 X 线可显示肺水肿影像。心电图可见室性心律失常、尖端扭转型室性心动过速、心脏传导阻滞和 QT 间期延长。

【诊断标准】

1. **诊断** 根据毒物暴露史、呼出气味和中毒症状如瞳孔改变可做出临床诊断。血 ChE 活性降低及阿托品治疗后 M 样症状缓解能证实诊断。

2. **鉴别诊断** 应与中暑、脑炎或毒蕈碱、河豚毒素、拟除虫菊酯类及甲脒类中毒等相鉴别。

3. **诊断分级**

(1)轻度中毒:仅以 M 样症状为主。

(2)中度中毒:M 样症状加重,出现 N 样症状。

(3)重度中毒:同时出现 M 样、N 样症状和中枢神经系统症状。

【治疗】

1. **非血液净化治疗**

(1)**紧急处理**:呼吸抑制者,行气管内插管、清除气道内分泌物、保持气道通畅和给予机械辅助通气;肺水肿者,静脉注射阿托品,不能应用氨茶碱和吗啡;心搏、呼吸停止时,立即行心肺复苏。低血压或休克者静脉输注生理盐水 1~2L,无效时,加用多巴胺 10~20μg/(kg·min)或去甲肾上腺素(2μg/min),维持收缩压在 90mmHg 以上。

(2)**减少毒物吸收**

1)防止毒物接触:脱离现场,脱去污染衣服。用肥皂水(敌百虫中毒禁用)清洗污染的皮肤和头发,终止毒物吸收。

2)催吐和洗胃:对清醒的口服中毒患者,立即刺激其咽喉部催吐,并积极洗胃。由于阿托品的应用常致胃排空延迟,故中毒数小时后仍可洗胃。口服毒物 1h 内者用清水、2% 碳酸氢钠(敌百虫中毒禁用)或 1:5 000 高锰酸钾溶液(对硫磷中毒禁用)反复洗胃,直至胃液无混浊物为止。

(3)**应用解毒药**

1)用药原则:一旦诊断成立,应立即考虑是否给予解毒药物。早期、足量、联合和重复应用才能取得较好的疗效和减少并发症。

2)胆碱酯酶复能药:肟类化合物能使被抑制的 ChE 恢复功能。ChE 复能药能对抗外周 N 受体活性,但对 M 样症状和中枢性呼吸抑制无明显作用。ChE 复能药对甲拌磷、内吸磷、对硫磷、甲胺磷、乙硫磷和辛硫磷等中毒疗效好,对敌敌畏、敌百虫中毒疗效差,对乐果和马拉硫磷中毒疗效不明显。因乐果乳剂含有苯,乐果中毒应同时注意苯中毒。中毒 24~48h 者,有机磷 – ChE 复合物老化,ChE 复能药无效。对 ChE 复能药疗效不佳者,可加用胆碱受体阻断药。

氯解磷定(PAM – CI):为首选药,其作用强,水溶性大,毒性小,可静脉或肌内注射。轻度患者无须重复给药;中度患者首次给药量要足,重复 1~2 次;重度患者首次给药 30~60min 后根据情况重复给药。乐果严重中毒、昏迷时间长、ChE 复能药疗效差及血 ChE 活性低者,维持剂量要大,疗程 5~7天。肌震颤消失、血液 ChE 活性恢复 50%~60% 可停药。

碘解磷定(PAM – I,解磷定):复能作用较差,水溶性小,毒性小,能静脉注射,为次选药。该药对内吸磷、马拉硫磷和对硫磷中毒疗效较好,对敌百虫和敌敌畏中毒疗效差,对乐果中毒无效。

双复磷(DMO₄):重活化作用强,水溶性大,毒性较大,可肌内或静脉注射。双复磷对敌敌畏及敌百虫中毒疗效较碘解磷定好。

要注意 ChE 复能药的不良反应,用量过大能引起癫痫样发作和抑制 ChE 活性。碘解磷定剂量较大和速度过快时可致暂时性呼吸抑制。

3)胆碱受体阻断药:OPI中毒时,积聚的ACh首先兴奋中枢N受体,使N受体迅速发生脱敏反应,脱敏的N受体还能改变M受体构型,使M受体对ACh更加敏感,使M受体阻断药(如阿托品)的疗效降低。外周性抗胆碱药与中枢性抗胆碱药合用有协同作用。

M受体阻断药:又称外周性抗胆碱药。代表药阿托品和山莨菪碱主要作用于外周M受体,对N受体无明显作用。根据病情,阿托品每10~30min或1~2h给药一次,直到患者M样症状消失或"阿托品化",出现口干、皮肤干燥、心率增快(90~100次/min)和肺湿啰音消失,此时应减少阿托品剂量或停用。出现瞳孔明显扩大、神志模糊、烦躁不安、抽搐、昏迷和尿潴留则提示阿托品中毒。

N受体阻断药:又称中枢性抗胆碱能药。代表药有东莨菪碱、苯那辛、苯扎托品(苄托品)或丙环定等。对中枢M和N受体作用强,对外周M受体作用弱。盐酸戊乙奎醚(长托宁)对外周M受体和中枢M、N受体均有作用,但选择性作用于M_1、M_3受体亚型,对M_2受体作用极弱,对心率无明显影响。较阿托品作用强,有效剂量小,作用时间长(半衰期为6~8h),不良反应少。首次用药需与氯解磷定合用。

轻度中毒者单用ChE复能药,中、重度中毒者联合用ChE复能药与胆碱受体阻断药时应减少胆碱受体阻断药用量。重度中毒者治疗恢复后至少观察3~7天。

4)地西泮:地西泮是治疗OPI中毒的有效抗惊厥药,能预防惊厥引起的中枢神经迟发损害。出现惊厥时,可静脉注射地西泮,如与阿托品合用,能明显降低病死率。

(4)对症治疗:重度OPI中毒患者常伴有多种并发症,如酸中毒、低钾血症、严重心律失常、脑水肿、中间综合征和迟发性多神经病等。特别是合并严重呼吸和循环衰竭的患者,若处理不及时,解毒药尚未发挥作用患者即已死亡。

2.血液净化治疗 近10年来,对有机磷中毒的血液净化治疗,各国学者进行了大量的探索,积累了不少新经验。

(1)敌敌畏中毒(DDVP):血液灌流(HP)、HP+血液透析(HD)和CRRT技术用于敌敌畏中毒的抢救已有文献报道。虽然多数均有较高的抢救成功率,但是血液灌流(HP)、HP+血液透析(HD)和CRRT的疗效均存在争议。敌敌畏为脂溶性毒物,分子量为221,室温下在水中溶解度为1%,在有机溶剂中溶解度为2%~3%。Okonek S.等证实活性炭对敌敌畏有较好的吸附作用,故笔者采用病例对照的方法,系统评价了活性炭HP在抢救急性重度DDVP患者的疗效,共观察重度中毒患者108例。根据是否接受血液灌流分为血液灌流加常规治疗组(n=67)和常规治疗组(n=41)。结果活性炭血液灌流抢救组成功率达93.5%,对照组死亡率为34.1%。其作用机制包括:①活性炭血液灌流能够显著、快速地降低血液中的敌敌畏含量;②增加阿托品的敏感性,减少阿托品用量,显著缩短重度DDVP患者的昏迷和意识障碍时间;③减少需要行机械呼吸支持的次数,缩短机械呼吸支持时间;④加速胆碱酯酶活性的恢复,降低APACH Ⅱ评分和多巴胺的用量,相对一致地增加了Glasgow Coma Scale评分,而显著降低了全因死亡率。这些证据证实了活性炭血液灌流抢救急性DDVP的疗效。

必须强调,除活性炭血液灌流技术外,阿托品、氯解磷定和其他支持治疗同样重要。由于敌敌畏为脂溶性毒物,室温下在水中溶解度仅为1%,其中毒的特点是中毒症状出现早,中枢毒性高,恢复较乐果中毒患者快。故单纯从早期清除毒物的角度,不推荐使用HD或CRRT。

(2)乐果中毒

1)血液灌流(HP)和血液透析(HD):1976年,Okonek S.报道采用HD,乐果清除率为59.07mL/

min(血流量 100mL/min),活性炭血液灌流为 87.84mL/min。Nagler 采用 HP + HD 治疗 24h 成功救治 1 例重度乐果中毒患者,血液灌流清除乐果 55.3mg,而血液透析清除乐果 25.3mg。张文忠等采用前瞻性随机对照方法,观察了 HP 治疗重度乐果中毒的疗效。将 68 例氧化乐果中毒患者随机分为 34 例行 HP + 常规治疗组和 34 例常规治疗组(对照组)。结果行 HP 组死亡率为 5.8%,对照组为 23.5% ($P < 0.01$)。Gil H. W. 等采用 HP 治疗 67 例有机磷中毒患者的成功率达 80%。

2)血浆置换(PE):Nenov V. D. 等对 2 例乐果中毒患者进行 1 次血浆置换治疗,2 例患者血浆乐果水平分别下降了 12.5% 和 15.5%,但是无任何临床改善。为探讨 PE 治疗急性重度有机磷农药中毒(aute severe organophosphorus pesticide poisoning,ASOPP)的疗效,裘昊曼等检索了中国学术期刊全文数据库(CNKI)、万方数据库、中国生物医学文献数据库(CBM),收集 PE 治疗 ASOPP 的队列研究,并进行固定效应模型的 Meta 分析。入选的 6 项研究中共包括 ASOPP 患者 433 例,其中 PE 组 211 例,均为常规内科治疗 + PE;对照组 222 例,均为常规内科治疗。治疗组患者病死率[9.00%(19/211)]明显低于对照组[28.38%(63/222)],差异有统计学意义(RR 0.30,95% CI 0.19 ~ 0.49,$P < 0.01$),证实 PE 可降低 ASOPP 的病死率。

3)CRRT 技术:邱建清等回顾性分析了利用 CRRT 治疗 21 例 ASOPP 患者的疗效,同期 ASOPP 患者 30 例作为对照组,结果 CRRT 治疗组患者昏迷时间、胆碱酯酶活力恢复时间、平均住院时间与对照组比较明显缩短,中间综合征的发生率降低,患者死亡率降低,平均存活时间长,提示 CRRT 能明显提高 ASOPP 的疗效。

4)腹膜透析:机械通气支持下行腹膜透析抢救重症有机磷农药中毒 4 例,2 例获得成功。

(3)中间综合征:敌敌畏中毒患者中间综合征的发生率在灌流组和对照组中差异无统计学意义。这是否说明活性炭血液灌流技术对于神经肌肉接头的功能无影响? 笔者的研究表明:血液灌流技术可显著降低中毒患者呼吸肌麻痹发生率,缩短呼吸肌麻痹时间,这些均表明活性炭血液灌流技术有助于神经肌肉接头的功能恢复。临床上敌敌畏中毒所致中间综合征发生率远比乐果中毒少,乐果中毒所致呼吸肌麻痹更多,故血液净化与中间综合征的关系可在乐果中毒患者中进一步验证。

史晓峰等回顾性分析了 83 例重度有机磷农药中毒并中间综合征病例的临床资料,结果显示:血液灌流治疗组患者($n = 37$) 住院时间和呼吸机使用时间分别为(5.3 ± 1.2)天和(1.9 ± 1.0)天,显著低于常规治疗组($n = 46$)($P < 0.05$)。与同时间的对照组比较,治疗后 24h 血液乐果浓度及 48h 血液敌敌畏和乐果浓度均显著降低($P < 0.05$);与治疗前比较,治疗后 24h、48h 血液敌敌畏和乐果的浓度均明显降低 ($P < 0.05$),并伴有血液胆碱酯酶活力的增加。说明血液灌流对于有机磷农药中毒中间综合征患者有明显治疗效果。

于笑霞等前瞻性地将 20 例 IMS 患者随机分为血液灌流组和非灌流组,结果显示:血液灌流组存活率为 100%,显著优于非灌流组(30%,$P < 0.01$);血液灌流组 IMS 病程明显短于非灌流组($P < 0.05$);血液灌流后无一例发生呼吸肌麻痹,而非灌流组均出现呼吸肌麻痹。8 例血液灌流 2h 有机磷清除率为 100%,2 例灌流 1h 清除率分别为 80.1% 和 65.5%。这些证据表明:血液灌流不仅能有效清除体内有机磷,而且对急性有机磷农药中毒中间综合征的治疗有效。何飞等回顾了 ASOPP 并发 IMS 临床资料完整的患者 80 例,其中血液灌流治疗组 36 例,非血液灌流治疗组 44 例。与非灌流组比较,血液灌流技术显著增加血液胆碱酯酶活力,降低阿托品总剂量、减少呼吸机使用天数、缩短入住 ICU 时间及昏迷至清醒的时间。

虽然血液净化技术用于有机磷中毒均有成功的报道,但是由于缺乏大样本、多中心的临床研究,各类血液净化技术在有机磷中毒中的应用仍需进一步探索。

【预防】

严格执行 OPI 管理制度,加强生产、运输和保管安全,进行安全常识教育和采取劳动保护措施,普及 OPI 急性中毒防治知识。对于慢性接触者,定期体检和测定全血 ChE 活力。

【参考文献】

[1] 王吉耀,廖二元,黄从新,等.内科学[M].2版.北京:人民卫生出版社,2010:1226-1230.

[2] 房云,季新强,张非若,等.2007 至 2012 年北京市农药中毒报告的情况分析[J].中华劳动卫生职业病杂志,2014,32(1):55-57.

[3] SENANAYAKE N,KARALLIEDDEK L. Neurotoxic effects of organophosphorus insecticides:an intermediate syndrome [J]. N Engl J Med,1987,316(13):761-763.

[4] HU S L,WANG D,JIANG H,et al. Therapeutic effectiveness of sustained low-efficiency hemodialysis plus hemoperfusion and continuous hemofiltration plus hemoperfusion for acute severe organophosphate poisoning[J]. Artif Organs,2014,38(2):121-124.

[5] EDDLESTON M,BUCKLEY N A,EYER P,et al. Management of acute organophosphorus pesticide poisoning[J]. Lancet,2008,371(9612):597-607.

[6] ROBERTS D M,PENG A,ZHU K,et al. Extracorporeal blood purification for acute organophosphorus pesticide poisoning[J]. J Intensive Care Med,2007,22(2):124-127.

[7] PENG A,MENG F Q,SUN L F,et al. Therapeutic efficacy of charcoal hemoperfusion in patients with acute severe dichlorvos poisoning[J]. Acta Pharmacol Sin,2004,25(1):15-21.

[8] OKONEK S. Probable progress in the therapy of organophosphate poisoning:extracorporeal hemodialysis and hemoperfusion[J]. Arch Toxicol,1976,35(3):221-227.

[9] NAGLER J,BRAECKMAN R A,WILLEMS J L,et al. Combined hemoperfusion-hemodialysis in organophosphate poisoning[J]. J Appl Toxicol,1981,1(4):199-201.

[10] GIL H W,KIM S J,YANG J O,et al. Clinical outcome of hemoperfusion in poisoned patients[J]. Blood Purif,2010,30(2):84-88.

[11] NENOV V D,MARINOV P,SABEVA J,et al. Current applications of plasmapheresis in clinical toxicology[J]. Nephrol Dial Transplant,2003,18(Suppl 5):v56-v58.

[12] 裘昊曼,郑舒聪,万伟国,等. 血浆置换治疗急性重度有机磷农药中毒的 Meta 分析[J].中华劳动卫生职业病杂志,2011,29(10):779-781.

[13] 邱建清,胡蓬勃,吕毅,等.持续性肾脏替代治疗在急性重度有机磷农药中毒的疗效观察[J].国际移植与血液净化杂志,2012,10(3):32-34.

[14] 孙宏志,胡家昌,李艳辉,等.腹膜透析救治急性中毒的研究进展[J].临床荟萃,2007,22(3):217-218.

[15] YU B,DING B,SHEN H,et al. Analysis of reports of cases of pesticide poisoning in Jiangsu Province,China,from 2006 to 2013[J]. Zhonghua lao dong wei sheng zhi ye bing za zhi,2015,33(3):194-198.

[16] GUO C F,WANG Y,LIU J H,et al. Analysis on influencing factors of prognosis of patients with acute organophosphorus pesticide poisoning[J]. Zhonghua lao dong wei sheng zhi ye bing za zhi,2016,34(5):372-374.

[17] YU H J,SHEN D F,LIU B,et al. The observations of curative efficacy of rhubarb combined with blood purification on

treatment patients with severe acute organophosphorus pesticide poisoning[J]. Zhonghua lao dong wei sheng zhi ye bing za zhi,2012,30(4):304 – 306.

[18] WANG L,PAN S. Adjuvant treatment with crude rhubarb for patients with acute organophosphorus pesticide poisoning:a meta – analysis of randomized controlled trials[J]. Complement Ther Med,2015,23(6):794 – 801.

[19] CHA E S,CHANG S S,LEE W J. Potential underestimation of pesticide suicide and its impact on secular trends in South Korea,1991 – 2012[J]. Inj Prev,2016,22(3):189 – 194.

[20] BIRD S B,KRAJACIC P,SAWAMOTO K,et al. Pharmacotherapy to protect the neuromuscular junction after acute organophosphorus pesticide poisoning[J]. Ann N Y Acad Sci,2016,1374(1):86 – 93.

[21] SAMPLES S,EASTON A,WILES H. Pediatric pesticide poisoning:a clinical challenge[J]. Hosp Pediatr,2016,6 (3):183 – 186.

[22] TANG W,RUAN F,CHEN Q,et al. Independent prognostic factors for acute organophosphorus pesticide poisoning [J]. Respir Care,2016,61(7):965 – 970.

[23] LIU L,DING G. Effects of different blood purification methods on serum cytokine levels and prognosis in patients with acute severe organophosphorus pesticide poisoning[J]. Ther Apher Dial,2015,19(2):185 – 190.

第三章　镇静催眠药中毒

镇静催眠药(sedative – hypnotics)具有镇静、催眠和消除躁动情绪作用,包括苯二氮䓬类(benzodiazepines,BZD)、巴比妥类(barbiturates)和非巴比妥非苯二氮䓬类(nonbenzodiazepines and nonbarbiturates,NBNB)。一次大量口服后患者血药浓度过高,出现明显意识障碍,为急性镇静催眠药中毒(acute sedative – hypnotics poisoning)。长期滥用可以引起耐药性和依赖性而致慢性镇静催眠药中毒(chronic sedative – hypnotics poisoning)。长期用药者突然停用或减量可引起戒断综合征(withdrawal syndrome)。

【病因与发病机制】

1.病因　镇静催眠药中毒见于以下药物过量或自杀。

(1)巴比妥类:

1)超短效类:包括甲己炔巴比妥、硫戊巴比妥和硫喷妥钠。

2)短效类:口服起效时间 10～15min,作用 3～4h。如戊巴比妥。

3)中效类:口服 1h 起效,持续 10～12h。如巴比妥、苯巴比妥、甲苯巴比妥和扑米酮。

(2)苯二氮䓬类:1960 年用于临床,用于焦虑、抑郁、失眠、惊厥、酒精戒断或用作麻醉辅助药。呼吸抑制作用小,长期应用耐受性和成瘾性小。

1)短效类:$t_{1/2}$ <6h,如咪达唑仑和三唑仑。

2)中效类:$t_{1/2}$ 为 6～30h,如阿普唑仑和艾司唑仑。

3)长效类:$t_{1/2}$ >30h,如氯硝西泮、地西泮、氟西泮。

(3)非巴比妥非苯二氮䓬类:是 20 世纪 50～60 年代常用镇静催眠药,随后被发现毒性反应大,后渐被 BZD 取代。包括水合氯醛、格鲁米特(导眠能)、甲丙氨酯(眠尔通)、甲喹酮(安眠酮)、乙氯维诺和甲乙哌酮等。

2.中毒途径　口服或意外静脉过量。

3.发病机制

(1)药物代谢动力学特点:镇静催眠药为脂溶性,易通过血脑屏障和胎盘屏障,多可通过乳汁排泄;易经消化道吸收;脂溶性越强,起效越快,药效越短。

1)巴比妥类:表观分布容积大,脑、肝、肾和脂肪组织中浓度较高,作用时间与药物吸收、体内分布和再分布有关,口服清除半衰期24h 以上。短效和中效类脂溶性强,易通过血脑屏障,起效快,作用时间短。脂溶性高者主要经肝脏微粒体酶代谢失活,与葡萄糖醛酸结合后经肾脏排出;脂溶性低者主要经肾脏排出,经肾小管重吸收后排泄慢,作用时间长。中、短效类血药浓度 >30mg/L 和长效类血药浓度 80～100mg/L 时出现毒性作用。甲苯巴比妥和美沙比妥进入体内后分别代谢为活性苯巴比妥和巴比妥。扑米酮结构类似于苯巴比妥,25% 代谢成苯巴比妥,75% 代谢成苯乙基丙二酰胺。

2)苯二氮䓬类:口服吸收快,约 1h 到达血药峰浓度,平均 3h 达作用高峰。三唑仑吸收最快。此类药血浆蛋白结合率高(85%～99%),表观分布容积变化大(如氯氮䓬分布容积为 0.26～0.58L/kg、地西泮为 0.95 ~2L/kg)。脂溶性高者迅速分布于血液和中枢神经系统,蓄积于脂肪组织,作用时间短,抑制中枢神经系统作用低。在肝脏微粒体氧化酶系统经羟化、去甲基与葡萄糖醛酸结合失活,经肾脏排泄。BZD 连续应用可引起药物依赖,与其他镇静催眠药合用有协同作用。

3)非巴比妥非苯二氮䓬类:大多经肝脏微粒体代谢系统代谢。水合氯醛经肝脏乙醇脱氢酶降解成三氯乙醇,再氧化成三氯醋酸;乙氯维诺脂溶性高,主要分布于脂肪和脑组织,90% 在肝脏代谢,其余由肾脏排出;格鲁米特脂溶性高,能迅速进入脑组织;甲丙氨酯口服吸收完全,10% ~15% 以原形由尿排出,50% ~60% 在体内转变为羟基、甲基衍生物随尿液排出,15% ~20% 与血浆蛋白结合,能透过胎盘,乳汁浓度为血浆浓度的 2 ~4 倍,在肝脏转化成无活性代谢物;甲喹酮脂溶性低,呈碱性,表观分布容积大,70% ~90% 与血浆蛋白结合,代谢物由尿排出,小部分由胆道和粪排出。

(2)中毒机制:镇静催眠药主要通过刺激 γ – 氨基丁酸(γ – aminobutyric acid,GABA)产生中枢抑制作用。

1)巴比妥类:对大脑皮质、延髓呼吸中枢和血管中枢有明显抑制作用。血巴比妥类浓度升高直接开放氯离子通道,呈现拟 GABA 作用。大剂量巴比妥类尚可抑制自主神经节冲动传递和神经效应器及神经肌肉接头对乙酰胆碱的反应。巴比妥类中毒的程度与剂量直接相关,短效类中毒致死量(lethal dose)为 3g 或血清浓度超过 3.5mg/dL,长效类中毒致死量为 5 ~10g 或血清浓度超过 8mg/dL。摄入常用量 10 倍以上可抑制呼吸致死。

2)苯二氮䓬类:中枢神经系统 BZD 受体有 3 个亚型:ω1 主要分布于感觉运动区(有镇静催眠作用),ω2 分布于边缘系统(有抗焦虑和抗惊厥作用),ω3 作用尚不清楚。BZD 与其特异性受体结合发挥作用,使 GABA 与其相应受体结合更容易,导致氯离子通道开放,促进氯离子内流和细胞膜超极化,增强中枢神经抑制性递质 GABA 的作用。阿普唑仑较其他 BZD 毒性大。

3)非巴比妥非苯二氮䓬类:对中枢神经系统的作用与巴比妥类相似。水合氯醛中毒易出现心律失常、肝肾损害,致死量为 10g;格鲁米特血清浓度超过 3mg/dL 会出现周期性意识障碍及瞳孔散大;成年人顿服甲丙氨酯 20 ~40g 可致严重中毒,血清浓度 6 ~20mg/dL 时会出现低血压、昏迷,超过 20mg/dL 可致死;甲喹酮血清浓度超过 8mg/L 会出现肌张力增强、腱反射亢进、抽搐和呼吸抑制致死;乙氯维诺摄入超过 100mg/kg 或血清浓度超过 10mg/dL 需行活性炭血液灌流;甲乙哌酮血清浓度超过 3mg/dL 致严重中毒,6mg/dL 以上致死。

【临床表现】

1. 急性中毒

(1)巴比妥类中毒:随剂量增加,渐出现镇静催眠、抗惊厥和麻醉作用。

1)轻度或中度中毒:注意力、记忆力和判断力减退,欣快感,情绪不稳,言语不清,辨距障碍,眼球震颤,共济失调和嗜睡。

2)重度中毒:昏迷,瞳孔缩小或正常,脑干反射、角膜反射、眼心反射及眼前庭反射对称性减低或消失,去皮层强直,继而肌肉迟缓和腱反射消失、肠梗阻,常死于呼吸或循环衰竭。

(2)苯二氮䓬类中毒:常见嗜睡、头晕、言语含糊不清、意识模糊、共济失调,罕见深昏迷和呼吸抑制,否则应考虑其他镇静催眠药中毒。

(3)非巴比妥非苯二氮䓬类中毒

1)水合氯醛:顿服 10g 以上可引起严重中毒。轻、中度中毒出现嗜睡和共济失调;重度中毒出现昏迷和呼吸、循环、肝、肾衰竭。

2）格鲁米特：轻、中度中毒表现为动作失调和嗜睡；重度者昏迷持续 36～100h，出现呼吸抑制、低血压、休克和抗胆碱能综合征。

3）甲丙氨酯：轻度中毒不易与其他镇静催眠药中毒鉴别。重度中毒者出现昏迷、癫痫发作、低血压、心律失常和呼吸抑制等。甲丙氨酯耐受者，血药浓度不能完全反映临床状态。

4）甲喹酮：中毒时出现锥体束征，如肌张力增强、腱反射亢进、肌阵挛和抽搐等。甲喹酮中毒时呼吸和心血管抑制作用较轻。

2. 慢性中毒 除有轻度中毒症状外，常伴有精神症状。

（1）意识障碍和轻躁狂状态：出现一时性躁动不安或意识蒙眬状态，言语兴奋，欣快，易疲乏，伴有震颤、咬字不清、步态不稳等。

（2）智能障碍：记忆力、计算力、理解力明显下降，工作学习能力减退。人格变化，患者丧失进取心，对家庭和社会失去责任感。

3. 戒断综合征 患者出现自主神经兴奋性增高和神经精神症状。滥用巴比妥类者停药后发病较多、较早，且症状较重，出现癫痫发作及轻躁狂状态者较多。滥用 BZD 者停药后发病较晚，症状轻，以焦虑、失眠为主，可能与中间代谢产物排出缓慢有关。

（1）轻症：停药后 1 天或数天内出现焦虑、易激动、失眠、头痛、厌食、无力、震颤。2～3 天后达到高峰，伴有恶心、呕吐、肌痉挛等。

（2）重症：用量多为治疗量 5 倍以上，时间超过 1 个月。突然停药后 1～2 天或 7～8 天后有癫痫样发作，可伴有幻觉、妄想、定向力丧失、高热等症状。

【辅助检查】

1. 药物浓度测定 血、尿液药物定性测定有助于诊断。尿或分泌物中药物浓度与病情严重程度和预后无关。

2. 其他检查 严重中毒患者应进行动脉血气分析及血糖、电解质和肝肾功能等的测定。摄入水合氯醛后，立位腹部平片呈现高密度影。

【诊断标准】

根据服药史、症状、体征及血液和尿液毒（药）物分析可诊断。如血液或尿液药物浓度超过药物的中毒剂量对诊断有意义。BZD 中毒症状轻，出现深昏迷、严重低血压和呼吸抑制时应排除酒精、阿片类或三环类抗抑郁药等中毒。氟马西尼为 BZD 受体相对特异的拮抗药，作用于脑内 BZD 受体但不出现 BZD 的作用，半衰期约 57min。如疑为 BZD 中毒，可试用氟马西尼。由于数分钟内即能逆转 BZD 中毒昏迷，故氟马西尼可作为 BZD 中毒昏迷治疗和鉴别用药。疑为 BZD 中毒昏迷、氟马西尼总量达 5mg 无效时可排除中毒，应考虑混合药物中毒和（或）器质性脑病。

【治疗】

1. 非血液净化治疗

（1）紧急处理：对于昏迷、低血压、呼吸衰竭患者均应紧急处理。昏迷患者，首先静脉滴注葡萄糖注射液和纳洛酮进行治疗性诊断。呼吸衰竭者行气管内插管、吸氧和机械通气。低血压或休克者静脉输注生理盐水 1～2L，无效时，加用多巴胺 10～20μg/（kg·min）或去甲肾上腺素（2μg/min），维持收缩压在 90mmHg 以上。

（2）减少毒物吸收

1）催吐和洗胃：口服中毒者立即刺激其咽喉部催吐。巴比妥类中毒1h以内者，应积极洗胃。胃排空延迟者，中毒数小时后仍可洗胃。

2）活性炭：用于巴比妥类、格鲁米特及甲丙氨酯等中毒。首次1～2g/kg，2～4h重复给予0.5～1g/kg，至症状改善；或20～50g，每4h一次。

（3）促进毒物排出

1）碱化尿液：应在容量恢复后进行。碱化尿液可促使长效巴比妥类离子化，减少肾小管重吸收，促进排泄。对短、中效巴比妥类中毒无效。

2）强化利尿：可使用呋塞米。

（4）解毒药

1）巴比妥类中毒无特效解毒药。

2）氟马西尼：氟马西尼为BZD受体的特异竞争性拮抗药。对单纯BZD中毒患者，可给予氟马西尼0.2mg静脉注射30s以上，每分钟重复应用0.3～0.5mg，有效治疗量为0.6～2.5mg；症状缓解后又出现困倦或嗜睡时，以0.1～0.2mg/h速度持续静脉滴注。三环类抗抑郁药过量、应用BZD控制癫痫、颅内压增高及对BZD过敏者禁用氟马西尼。

3）纳洛酮：有对抗地西泮中毒引起呼吸和循环抑制的作用。轻度中毒，0.4～0.8mg/h；中度中毒，0.8～1.2mg/h；重度中毒，1.2～1.4mg/h，静脉滴注。

2.血液净化治疗 虽然没有前瞻性多中心大样本的临床研究数据证实血液净化技术在治疗镇静催眠药中毒的有效性，但是由于高抢救成功率和血液净化技术往往能使患者很快清醒的事实，故采用血液净化技术治疗在各国早已成为治疗重度中毒患者的主要方法。但对于哪些镇静催眠药中毒可采用体外血液净化技术治疗，体外血液净化技术的适应证究竟是什么，还存在相当大的争议。2012年，来自全球的中毒相关专家成立了"中毒体外治疗协作组"［EXTRIP（extracorporeal treatments in poisoning）workgroup］，基于并发症、可选择的治疗方法和费用等，对每种毒物的治疗方案进行了系统的文献研究，最终通过讨论和投票等德尔菲法（Delphi method）的决策形式，形成了体外血液净化技术治疗中毒的首个国际专家共识。由专家组拟对每类药物中毒的治疗方案，这此方案成为全球临床工作的主要依据。

（1）巴比妥类

1）专家共识：长效与短效巴比妥类药物的生物化学和药代动力学特点不完全相同（见表4－3－1）。苯巴比妥（Phenobarbital）为长效巴比妥类的代表药物，戊巴比妥（Pentobarbital）为短效巴比妥类的代表药物。

表4－3－1　长效与短效巴比妥类药物的生物化学和药代动力学特点

项目	长效药物	短效药物
代表药物	苯巴比妥	戊巴比妥
分子量（Da）	232	226
解离常数	7.2	7.9
组织表观分布容积（L/kg）	0.25～1.2	0.5～1.0
蛋白结合（%）	20～60	35～70
清除半衰期（h）	80～120	15～48

续表

项目	长效药物	短效药物
持续时间(h)	6～12	3～4
内源性清除率(mL/min)	5～12	18～39
肝脏清除率(mL/min)	4～9	18～37
肾脏清除率(mL/min)	1～3	0.2～2
肠道活性炭清除率(mL/min)	84	—
普通血液透析清除率(mL/min)	23～174	8～85
血液灌流清除率(mL/min)	26～290	49～115
腹膜透析清除率(mL/min)	4～8	4～8
口服致死量(g)	>5	>3
致死血浓度(mg/L)	80	50

2)应用原则:EXTRIP专家组推荐的体外治疗技术应用关键原则包括:①血液灌流与血液透析仅用于严重长效巴比妥类药物中毒。②体外血液净化技术的适应证包括:昏迷时间延长,呼吸抑制需要机械通气,休克,持续存在的中毒症状,或经多次口服活性炭治疗,血清巴比妥水平仍持续升高。③间歇性血液透析作为首选,应同时给予多次口服活性炭治疗;如HD无法开展,可选择HP或CBP技术。④当临床症状显著改善时,应停止血液净化治疗。

(2)苯妥英钠(phenytoin):EXTRIP专家组认为血液净化技术应该应用于严重苯妥英钠中毒。其适应证、终止条件和体外血液净化治疗技术(extracorporeal treatments,ECTR)选择见表4-3-2。

表4-3-2 苯妥英钠中毒体外血液净化治疗技术专家共识

项目	专家共识
总原则	ECTR技术应用于重度中毒患者
适应证	ECTR技术组推荐用于以下患者: 1.预计或存在昏迷延长 2.预计或存在无自主性共济失调 3.推荐不要仅从估计中毒量采用ECTR技术治疗 4.推荐不要仅从中毒患者血清水平采用ECTR技术治疗
终止条件	临床中毒症状明显改善
体外治疗技术选择	优选间歇性血液透析 间歇性血液灌流或连续性血液净化(CBP)备选

(3)苯二氮䓬类:大量证据表明静脉注射氟马西尼可显著加速苯二氮䓬类药物的排泄,有效逆转苯二氮䓬类的中枢抑制作用,而强化利尿和血液透析不能显著增加药物的排泄,对苯二氮䓬类中毒治疗无效。

(4)其他药物

1)三环类抗抑郁药物(tricyclic antidepressants,TCAs):如多塞平(doxepin)。并认为TCAs蛋白结合率高,不适合采用体外血液净化技术治疗TCAs中毒。

EXTRIP专家组认为三环类抗抑郁药物药物代谢动力学各有其特点,见表4-3-3。

表4-3-3 TCAs的药物种类和药物代谢动力学特点

药物	生物利用度(%)	蛋白结合率(%)	半衰期(h)	组织表观分布容积(L/kg)
阿米替林	31~61	82~96	31~46	5~20
氯氮平	46~82	—	8.8~14	—
氯米帕明	36~62	90~98	22~84	7~20
去甲丙咪嗪	60~70	73~90	14~62	22~59
度硫平	30	85	14~24	11~78
多塞平	13~45	80	8~24	9~33
丙米嗪	29~77	76~95	9~24	15~30
马普替林	79~87	88	27~50	16~32
去甲替林	32~79	93~95	18~93	21~57
普罗替林	75~90	90~94	54~198	15~31
曲米帕明	18~63	93~97	16~40	17~48

2) 卡马西平(Carbamazepine):EXTRIP专家组总结了卡马西平的毒物代谢动力学特点,见表4-3-4。其中成人中毒剂量为>20mg/L。

表4-3-4 卡马西平的毒物代谢动力学特点

项目	参数
分子量	236Da
组织表观分布容积	0.8~1.4L/kg
蛋白结合率	75%
口服生物利用度	80%~100%
治疗范围	4~12mg/L
中毒暴露浓度	>20mg/kg
儿童	>12mg/L
成人	>20mg/L

体外血液净化治疗技术治疗卡马西平中毒的EXTRIP专家共识见表4-3-5。

表4-3-5 卡马西平中毒体外血液净化净化技术专家共识

项目	专家共识
总原则	ECTR技术组建议用于重度中毒患者
适应证	1.ECTR技术组推荐用于以下患者: 　(1)有难治性抽搐 　(2)有致死性心律失常 2.ECTR技术组建议用于以下患者: 　(1)昏迷持续或呼吸抑制需要机械通气支持 　(2)估计昏迷时间将延长或呼吸抑制需要机械通气支持 　(3)采用活性炭口服和支持治疗后,患者中毒症状仍明显存在,尤其是卡马西平血液浓度增高和保持较高水平

项目	专家共识
终止条件	1. 临床中毒症状明显改善 2. 卡马西平血液浓度低于 10mg/L
体外血液透析技术选择	优选间歇性血液透析 间歇性血液灌流或连续性血液净化(CBP)
其他	在血液净化技术治疗时应进行活性炭治疗

3. 并发症的处理

(1)肺炎:昏迷合并肺炎时,翻身、拍背、吸痰;合理使用抗生素。

(2)心律失常:心电监测,抗心律失常治疗。

(3)急性肾衰竭:纠正水、电解质紊乱和酸碱平衡失调,需要时行血液透析治疗。

【预后】

BZD 中毒死亡罕见,巴比妥类中毒病死率相对较高,但是如患者吞服大量毒物或复合毒物自杀,往往预后不良。

【预防】

(1)严格按照镇静催眠药处方管理,掌握应用指征,防止产生药物依赖性。

(2)情绪不稳定和精神不正常的患者使用镇静催眠药时由专人负责监督。

(3)长期大量服用镇静催眠药者,不能突然停药,应逐渐减量停药,预防戒断综合征。

【参考文献】

[1] 王吉耀,廖二元,黄从新,等.内科学[M].2 版.北京:人民卫生出版社,2001:1232 - 1235.

[2] LAVERGNE V,NOLIN TD,HOFFMAN RS,et al. The EXTRIP (exracorporeal treatments in poisoning) workgroup: guideline methodology[J]. Clin Toxicol (Phila),2012,50(5):403 - 413.

[3] MACTIER R,LALIBERTE M,MARDINI J,et al. Extracorporeal treatment for barbiturate poisoning:recommendations from the EXTRIP workgroup[J]. Am J Kidney Dis,2014,64(3):347 - 358.

[4] ANSEEUW K,MOWRY JB,BURDMANN EA,et al. Extracorporeal treatment in phenytoin poisoning:systematic review and recommendations from the EXTRIP (extracorporeal treatments in poisoning) workgroup[J]. Am J Kidney Dis,2016,67(2):187 - 197.

[5] JUURLINK D N,GOSSELIN S,KIELSTEIN J T,et al. Extracorporeal treatment for salicylate poisoning:systematic review and recommendations from the EXTRIP workgroup[J]. Ann Emerg Med,2015,66(2):165 - 181.

[6] GHANNOUM M,YATES C,GALVAO T F,et al. Extracorporeal treatment for carbamazepine poisoning:systematic review and recommendations from the EXTRIP workgroup[J]. Clin Toxicol (Phila),2014,52(10):993 - 1004.

[7] SCHOU M,SVENNUM V. Acute salicylate poisoning may cause non - cardiogenic pulmonary edema[J]. Lakartidningen,2012,109(13):700 - 701.

[8] LI T G,YAN Y,WANG N N,et al. Acute carbamazepine poisoning treated with resin hemoperfusion successfully[J]. Am J Emerg Med,2011,29(5):518 - 522.

[9] KINOSHITA H,MORIKAWA K,KUZE A,et al. An autopsy case of carbamazepine poisoning[J]. Soud Lek,2010,55

(2):22 - 24.

[10] OGADA D L. The power of poison:pesticide poisoning of Africa's wildlife[J]. Ann N Y Acad Sci,2014 (1322):1 - 20.

[11] RAM P M,RAJA K K,SINGH M,et al. Successful treatment of carbamazepine poisoning with hemodialysis:a case report and review of the literature[J]. Hemodial Int,2011,15(3):407 - 411.

[12] YUKLYAEVA N,CHAUDHARY A,GORANTLA R,et al. Salicylate - induced pulmonary edema - a near - miss diagnosis[J]. Am J Emerg Med,2014,32(5):490 - 495.

[13] NOGUE - XARAU S,DUENAS - LAITA A. Salicylate poisoning[J]. Nefrologia,2012,32(2):252 - 253.

[14] TRUBUHOVICH R V. Pioneering early intensive care medicine by the 'Scandinavian Method' of treatment for severe acute barbiturate poisoning[J]. Anaesth Intensive Care,2015,43 (Suppl):29 - 39.

[15] SAKAI N,HIROSE Y,SATO N,et al. Late metabolic acidosis caused by renal tubular acidosis in acute salicylate poisoning[J]. Intern Med,2016,55(10):1315 - 1317.

[16] JACOB J,LAVONAS E J. Falsely normal anion gap in severe salicylate poisoning caused by laboratory interference [J]. Ann Emerg Med,2011,58(3):280 - 281.

[17] MACTIER R,LALIBERTE M,MARDINI J,et al. Extracorporeal treatment for barbiturate poisoning:recommendations from the EXTRIP workgroup[J]. Am J Kidney Dis,2014,64(3):347 - 358.

[18] ISIK Y,SOYORAL L,KARADAS S,et al. Effectivity of one session charcoal hemoperfusion treatment in severe carbamazepine poisoning[J]. Iran Red Crescent Med J,2013,15(8):749 - 751.

[19] ROBERTS D M,BUCKLEY N A. Enhanced elimination in acute barbiturate poisoning:a systematic review[J]. Clin Toxicol (Phila),2011,49(1):2 - 12.

第四章　急性百草枯中毒

百草枯(paraquat,PQ)属联吡啶杂环化合物,有二氯化物和二硫酸甲酯盐两种白色结晶,无味,易溶于水,微溶于乙醇,在酸性及中性溶液中稳定,遇碱易水解。百草枯于1882年合成,1962年被用作除草剂。急性百草枯中毒(acute paraquat poisoning)是指百草枯进入人体后出现的以急性肺损伤为临床特征的农药中毒。百草枯对人畜毒性高,亚洲地区百草枯中毒高发,其病死率为80%~100%。急性呼吸衰竭是重度中毒患者死亡的直接原因,急性肾损伤(acute kidney injury,AKI)致少尿或无尿亦是患者死亡的重要原因。

【病因与发病机制】

1. 中毒途径　百草枯可经消化道、皮肤和呼吸道进入人体。其中口服自杀和误服是常见的中毒方式。成人口服最低致死剂量约为16mg/kg,>30mg/kg将迅速导致患者多脏器功能衰竭而死亡。

2. 毒物代谢动力学特点　口服吸收迅速,吸收率为1%~5%,2~4h血液浓度达峰值,迅速分布到肺、肾、肝和肌组织。百草枯在肺泡上皮细胞中能够逆浓度梯度主动转运,故肺组织含量可较血液中高。进入人体的百草枯很少降解,主要以原形经肾脏排泄。据报道90%以上被吸收的百草枯在口服后12~24h内经肾脏排泄,肾小管不吸收,其半衰期为84h,但实际尿液排泄百草枯时间往往更长。

3. 毒理　百草枯进入人体后通过诱导氧化应激反应而产生大量的活性氧自由基和过氧化物离子,由此引起细胞和组织的急性过氧化损伤,导致肺、肾、肝、心肌、胃肠道和脑等系统损害。多年来,"过氧化应激"学说是百草枯诱导中毒患者组织、器官损伤的公认机制。百草枯在肺泡上皮细胞中能够逆浓度梯度主动转运和蓄积,导致Ⅰ型和Ⅱ型肺泡上皮细胞肿胀、变性和坏死。除此以外,百草枯对皮肤和食管黏膜有明显的刺激和腐蚀作用。

【临床表现】

百草枯中毒的临床表现取决于毒物摄入途径和摄入速度、中毒量及中毒前患者的身体情况。

1. 局部损害　皮肤暴露者可出现红斑、水疱、溃疡和坏死,经口中毒者可见口腔和食管上端灼伤和溃烂,眼暴露者常发生结膜或角膜灼伤,吸入者可出现鼻出血。

2. 系统损害

(1)呼吸系统:肺是百草枯损伤的主要器官。轻度中毒可无明显临床症状,重度中毒常表现为严重的胸闷伴呼吸功能的进行性恶化,进行性肺组织渗出和实变伴急性呼吸窘迫是重度中毒患者的特征性改变。咳嗽、咳痰、咯血不明显。急性肺损伤面积超过肺组织的10.8%,提示患者预后不良,多在1~3周死亡。少数患者出现纵隔气肿和锁骨上皮下气肿。

(2)消化系统:口服中毒患者常出现胸骨后烧灼感、恶心、呕吐、腹痛和胃肠道出血。咽喉部疼痛可能是轻度中毒患者唯一的临床表现。重度中毒患者1~3天出现急性肝坏死。由于患者中毒7天内出现纵隔气肿且常常伴有严重的食管黏膜损伤,死亡率近100%,故百草枯的局部腐蚀损伤作用应引起高度关注。

（3）泌尿系统：AKI 是中毒患者的早期常见表现。重度中毒患者呈现进行性少尿，可有少量蛋白尿、血尿，无明显腰痛和水肿。无尿和少尿是患者死亡的危险因素。

（4）其他：患者可有心悸、气短、低血压、休克、头晕、头痛、抽搐、昏迷等症状，严重者可出现多脏器功能衰竭。

【辅助检查】

1. 毒物测定　为明确诊断，应进行胃液、呕吐物、血液和尿液的毒物检测。服毒后应尽早测定血液百草枯浓度，为防止错过血浆浓度峰值，可重复测定。24h 后血液中百草枯浓度 >1mg/L 是患者预后不良的指标。可疑中毒患者均应进行尿液百草枯定性和定量检测。

2. 影像学检测　肺部 X 线和 CT 检测不仅可协助诊断，而且可提供肺损伤的定量检测，对百草枯中毒病情监控有重要意义。

【诊断标准】

根据百草枯接触史和以肺损伤、肾损伤和肝损伤为主要表现的多器官损伤可考虑诊断，结合毒物测定可确定诊断。

【治疗】

1. 非血液净化治疗　百草枯中毒无特效解毒药。

（1）减少毒物吸收

1）催吐和洗胃：口服中毒者立即刺激其咽喉部催吐，用碱性液体（如肥皂水）充分洗胃。百草枯有腐蚀性，洗胃时要慎重。服毒 1h 内可口服白陶土 60g 或活性炭 30g 吸附胃内残余药物。

2）终止毒物接触：脱去毒物污染的衣物，用肥皂水清洗污染的皮肤；服毒者用复方硼砂漱口液或氯己定（洗必泰）漱口；眼污染者用 2%～4% 碳酸氢钠溶液冲洗眼睛 15min，然后用生理盐水冲洗。

3）导泻：使用番泻叶（10～15g 加 200mL 开水浸泡后放凉）或硫酸镁、甘露醇、大黄等导泻。

（2）促进毒物排泄：积极静脉补液，维持循环容量，应用呋塞米利尿促使毒物排泄出体外。

（3）对症支持治疗

1）器官功能支持：监测重要器官功能，上消化道出血时应用质子泵抑制药，肾衰竭时行血液透析，呼吸衰竭时行呼吸机通气支持，肺纤维化致呼吸衰竭者行肺移植。

2）吸氧：吸入高浓度氧会加速氧自由基形成，增强百草枯的毒性，当 PaO_2 <40mmHg 或 ARDS 时，可吸入 21% 以上浓度的氧气，维持 PaO_2≥70mmHg。

3）药物：①抗自由基药，如过氧化物歧化酶、百草枯单克隆抗体、大剂量维生素 C 和维生素 E 等；②免疫抑制药，早期大剂量应用糖皮质激素、环磷酰胺或硫唑嘌呤减轻症状，但不能改善病理损害；③普萘洛尔，30mg/d，能促使与肺组织结合的毒物释放；④小剂量左旋多巴能竞争性抑制百草枯通过血脑屏障。

（4）中药治疗：中药治疗百草枯中毒有一定价值，值得研究。当归、川芎提取物能增加 NO 合成、降低肺动脉压、减轻肺组织损伤。贯叶连翘提取物有抗脂质过氧化作用，可减轻组织损伤。

2. 血液净化治疗　百草枯分子量不大（257），水溶性，表观分布容积大（1.2L/kg），但蛋白结合率低（6%），内源性清除率为 24mL/（min·kg）。故理论上，血液灌流（HP）、血液透析（HD）、腹膜透析（PD）和 CRRT 均可清除患者血液中的百草枯。

(1)血液灌流(HP)

1)HP对PQ清除的有效性:Tabei K.等在1982年研究了体内、外活性炭血液灌流对PQ的清除效能,发现当灌流速度为200mL/min时,在160min内可以将4L浓度为0.1mg/L的PQ溶液中93%～99%的PQ清除,半数清除时间为16min 10s;当灌流速度为100mL/min时,半数清除时间为49min 30s;而且从一名PQ中毒患者血液灌流前后的血浆PQ浓度发现,单次HP治疗即可清除血液循环中99%的PQ。Hong S. Y.等2003年的实验也得到了相同的结果,当灌流速度为250mL/min时,6h的体外HP治疗可以将PQ浓度从400mg/L降至1.5mg/L;进一步检测了105例急性PQ中毒患者灌流前后的血浆PQ浓度发现,经过4h的HP治疗,存活组及死亡组血浆PQ浓度较HP治疗前分别下降了(80.39% ± 19.9%)和(67.29% ± 19.2%)。这些证据证实了活性炭血液灌流对血液循环中PQ清除的有效性。

2)HP对生存时间的影响:Suzuki K.等研究了强化HP(在口服PQ的第1天行HP治疗 > 10h)与普通HP(在口服PQ的第1天行HP治疗 < 10h)对患者生存率的影响,尽管强化HP治疗组总死亡率81%(17例/21例)与普通HP治疗组的总死亡率73.7%(14例/19例)差异无统计学意义,但强化HP治疗组与普通HP治疗组死亡病例存活时间分别为(177.4 ± 137.7)h和(75.6 ± 53.0)h,其存在显著性差异。田甜等通过Meta分析方法比较了国内学者有关常规治疗加HP治疗与仅给予常规治疗对PQ中毒死亡病例存活时间的影响,共5项研究纳入数据分析,结果提示HP能延长死亡病例存活时间。

3)HP对存活率的影响:虽然HP治疗能够延长急性PQ中毒患者生存时间,但其能否降低PQ中毒患者总的死亡率却存在较大分歧。早在1983年,Mascie - Taylor B. H.等就提出当PQ中毒剂量为成人致死剂量时HP不能降低其死亡率。Bismuth C.等认为虽然HP等体外血液净化技术能够有效清除血液中的PQ,但没有确切的证据证明其能提高PQ中毒患者的生存率。由于PQ吸收后能够很快地分布于组织中,所以当开始运用清除手段时,在血流丰富的肝、肾和肺泡细胞中PQ已经达到了致死浓度,故通过HP改变毒物的代谢和排泄,并不能成功地达到治疗中毒的目的。Hampson E. C.等回顾性分析42例HP治疗百草枯中毒的疗效后发现:无论HP或HP + HD均不能提高存活率。Botella de Maglia J等回顾性分析了29例百草枯中毒患者,HP治疗组的死亡率为75.0%(12例/16例)与非HP治疗组的死亡率61.5%(8例/13例)无统计学差异。因此他们认为活性炭血液灌流不能降低百草枯中毒患者的死亡率。

2007年,田甜等通过对20项随机对照试验(RCT)和临床对照研究(CCT)进行Meta分析后认为,HP可以降低百草枯中毒患者的死亡率。2009年,王静等通过对国内9项CCT进行Meta分析后认为,血液灌流可降低百草枯中毒患者的病死率。但前述研究者均同时指出,由于纳入分析的RCT及CCT的质量均较低(王静等采用Jadad评分标准评价纳入研究的文献质量时,所有9项CCT研究评分均 < 3分),同时存在发表偏倚、语种偏倚等多种偏倚,降低了系统评价结论的可靠性。

4)HP疗效评价不一致的原因分析

a.百草枯中毒严重程度不一致影响了HP疗效的判定:入院时血浆PQ浓度和服毒至入院时间是决定PQ中毒预后的重要因素。1979年,Proudfoot根据71例患者的不同时间点的血浆PQ浓度,绘制了Proudfoot曲线,被广泛用于判断PQ中毒的严重程度和预测结局。若PQ中毒后4h、6h、10h、16h及24h后血浆PQ浓度低于2.0mg/L、0.6mg/L、0.3mg/L、0.16mg/L、0.1mg/L,则可能存活。Sawada等于1988年研究了30例百草枯中毒患者血清PQ浓度与预后之间的关系,提出了百草枯中毒严重性指数(severity index of PQ poisoning,SIPP)来预测结局。SIPP定义为口服PQ至开始治疗的小时数与入院时血清 PQ 浓度(mg/L)的乘积。若 SIPP > 10h·mg/L,则死亡可能性极大。大量文献和 PQ 的毒物代谢动力学特点都证明血液净化对超过致死量多倍的 PQ 中毒不能降低病死率。Hampson E. C. 等研究认为任何时候 PQ 中毒患者血浆浓度 > 3mg/L,则 HP 不能挽救患者生命。Yamamoto I. 等对所有患者进行多次 HP,直到尿中检测不到 PQ 为止,结果所有 SIPP < 10h·mg/L 的患者均存活,而 26 例 SIPP > 10h·mg/L 的患者均死亡。由于以往的研究大多没有根据血浆 PQ 浓度或 SIPP 进行分组比较,导致过高或过低 PQ 浓度的患者被纳入,严重影响了疗效评价。

b. HP 治疗时间及频率不一致:目前国内外研究者对于如何选择 HP 治疗剂量的问题存在较大争议。1997 年,Yang T. S. 等通过设计动物实验发现:10 头小母猪口服百草枯 70mg/kg,2h 后接受 HP 治疗,但治疗时间不同,其中 6 头猪接受 2h 的 HP 治疗,4 头猪接受 6h 的 HP 治疗,结果 2h 治疗组死亡率 100%(6 头/6 头),而 6h 治疗组死亡率仅为 25%(1 头/4 头)。Tabei K. 等检测了 PQ 中毒患者 HP 前后血浆 PQ 浓度,发现单次 HP 治疗即可清除血液循环中 99% 的 PQ。但 Bismuth C. 等却发现:一旦停止 HP,将有一部分 PQ 从组织中再释放到血液,血浆中的百草枯浓度就会升高。Koo J. R. 等的 RCT 研究发现:观察组在 HP 治疗一次后随机进行连续性静脉 – 静脉血液滤过治疗,而对照组则进行 1 ~ 2 次的 HP 治疗,其死亡率分别为 66.7%(24 例/36 例)和 63.6%(28 例/44 例)。虽两组死亡率无统计学差异,但观察组与对照组死亡病例的存活时间存在统计学差异[(5.0 ± 5.0)天和(2.5 ± 2.1)天,$P < 0.05$]。上述证据表明 HP 治疗频率及 HP 持续时间可显著影响疗效。

c. 开始 HP 治疗的时间差异:口服 PQ 的毒物代谢动力学特点是:①吸收迅速;②分布到肺、肾、肝、肌组织;③PQ 在肺泡上皮细胞中能够逆浓度梯度主动转运而蓄积,肺组织含量高;④PQ 与组织广泛结合,表观分布容积(V_d)大。故多数学者认为在肺中 PQ 浓度未达到引起不可逆损害的峰值前是 HP 治疗的最佳时间。Tabei K. 等对开始行 HP 的时间进行统计分析后发现:在入院时血浆 PQ 浓度相近甚至更低的情况下,开始行 HP 的时间越晚,患者死亡率越高。Hong S. Y. 等通过研究也认为从 PQ 达到峰浓度开始,越早开始进行 HP 治疗,HP 清除 PQ 的效力就越高。因此开始 HP 治疗的时间将直接影响其疗效。

总之:① HP 能够有效清除血液中游离 PQ,延长中毒患者的生存时间;②由于各研究选择的患者中毒严重程度不一致、灌流持续时间和频率不同、开始 HP 治疗的时间有差异,最终影响了生存率的判定;③对 PQ 的毒物代谢动力学特点缺乏充分的认识,也是 HP 救治 PQ 中毒成功率低的原因。根据 PQ 的毒物代谢动力学特点,尽早使用 HP 清除循环系统中的 PQ、减少 PQ 的组织分布,仍是治疗急性 PQ 中毒的关键环节之一。但是确定 HP 治疗急性 PQ 中毒的疗效尚需进行设计合理、执行严格、多中心大样本且随访时间足够的 RCT 研究。

(2)血液透析(HD):韩国学者 Hong S. Y. 测定了 HP 和 HD 治疗 105 例百草枯中毒患者血液中的 PQ 浓度发现:在 90min 内 HP 能够迅速降低患者血液百草枯水平,超过 HD 的清除率,之后清除率持续下降,低于 HD 的清除率,而 HD 的 6h 百草枯清除总量高于 HP。

(3)连续性静脉 – 静脉血液滤过(CVVH):Koo J. R. 等采用前瞻性随机对照观察了 CVVH 对 80 例百草枯中毒患者治疗的效果。其中仅接受 HP 的 44 例患者作为对照,36 例患者接受 HP 加 CVVH 治疗。结果发现 CVVH 治疗组患者存活时间显著长于单纯 HP 组,但死亡率两组没有显著性差异。

(4)血浆置换(PE):Tsatsakis A. M. 等发现采用 PE 治疗的 10 例百草枯中毒患者没有任何临床症状改善;国内有报道一组采用单纯 PE 救治 29 例中毒患者,其中 13 例存活(死亡率为 55.2%),对照组 29 例仅 5 例存活(死亡率为 82.8%),提示 PE 能够显著降低死亡率。由于百草枯与组织结合后不易解离,且其为水溶性,蛋白结合率仅为6%,故不推荐采用PE治疗。

(5)体外膜肺氧合(ECMO):ECMO应用于抢救PQ中毒均见于病例报告。虽然ECMO无法阻断或抑制肺组织纤维化的进程,但是ECMO可很快纠正患者急性缺氧的症状,减轻由呼吸衰竭引起的一系列并发症所带来的危害,改善体内主要脏器的功能,使多数极重度PQ中毒患者安全度过PQ中毒致急性肺损伤的渗出期,从而避免了患者死于早期急性肺泡炎,故目前认为ECMO技术是PQ中毒患者能够接受肺移植治疗的"桥"。

(6)序贯性血液灌流(HP)+连续性肾脏替代治疗(CRRT)

1)技术优势:在百草枯中毒早期,HP能够在90～120min内迅速降低患者血液中百草枯水平。由于治疗时间短,消化道吸收和组织再分布易造成血液中百草枯浓度"反跳",致病情反复,故随后通过CRRT对百草枯进行持续清除以避免单纯血液灌流的百草枯浓度"反跳"现象,从而维持内环境的稳定,及时清除毒物产生的炎性因子,预防或纠正百草枯诱发的机体过度的炎症反应。HP与CRRT的联合充分发挥了HP与CRRT的技术优势,弥补了各自技术的缺陷。

2)治疗指征:由于血液循环是毒物进入患者重要脏器和毒物再分布的主要途径,HP+CRRT技术可从血液中主动清除毒物,故我们认为:①有百草枯接触史,血液或尿液HPLC检测到百草枯,或尿液定性试验阳性;②有百草枯接触史,伴有肺损伤、SCr>133μmol/L;③血液丙氨酸转氨酶或天门冬氨酸转氨酶>70U/L,或总胆红素>36.6μmol/L,均是HP+CRRT治疗的指征。对于有百草枯接触史,中毒12h内仍无任何器官损伤的证据,尿定性试验阴性者,可待血、尿样本测定百草枯浓度结果后来确定是否使用HP+CRRT技术。

3)治疗时机、剂量和模式:急性百草枯中毒的"黄金"抢救治疗窗短,故该技术的应用遵循"尽早开始、早期持续、序贯治疗、完全清除"的原则。尽早开始:患者一旦确诊为急性百草枯中毒并有指征,应尽早开始治疗。早期持续:持续进行血液净化治疗48～72h,之后每天CRRT治疗12h,持续3～7天。序贯治疗:首选血液灌流,2～4h后开始CRRT治疗。如患者口服量大,估计中毒重,可在动脉端串联吸附柱,每2h更换吸附柱,血液灌流治疗持续时间不超过8h。完全清除:血液与尿液HPLC检测不出百草枯是CRRT的停用指征。

4)治疗的抗凝问题:百草枯中毒行CRRT治疗的主要问题仍是抗凝。CRRT开始前我们按常规静脉给予3000IU肝素,后每1h给予300～500IU维持透析。由于百草枯中毒患者易出现高凝,血液灌流损伤血小板,我们接诊的患者大多已用抗凝剂,故患者HP+CRRT治疗更强调"个体化原则"。另外,动物实验证实百草枯可致肺微血栓,乙酰水杨酸钠可显著减轻百草枯致小鼠的肺纤维化损伤,故乙酰水杨酸钠的应用可能有特殊的意义。由于口服乙酰水杨酸钠对于经口百草枯中毒患者有致纵隔气肿的危险,故宜选用静脉制剂或经胃管给药。

5)治疗的并发症:急性百草枯中毒采用的序贯性HP+CRRT治疗的并发症与临床常见肾衰竭患者行CRRT治疗相似。不同的是:①由于百草枯有较强的局部腐蚀作用,经口中毒患者常有舌咽部出血;②部分女性百草枯中毒患者,CRRT过程中可致月经提前,故须严密监控血色素,如血色素进行性减低到<10g/L,可考虑输新鲜血。除此以外,医源性低磷血症、低钾血症等并不少见,需要静脉补充电解质。

6)其他问题:对于百草枯中毒患者的救治,除了序贯性HP+CRRT技术外,其他治疗措施亦非常重要,如洗胃应快速进行。由于百草枯从胃反流有加重食管二次腐蚀损伤的作用,故以留置胃管洗胃为佳,不推荐催吐法。激素冲击治疗,一般每天500mg,持续3天,之后根据肺部损伤情况减量。环磷酰胺的治疗最好在中毒24h内完成,剂量为0.8~1.2g。对已有肝、肾损伤的患者不宜使用环磷酰胺。吸高浓度氧有加重肺损伤的可能,故当血氧饱和度低于80%时可考虑低流量吸氧。其他抗氧化药物如谷胱甘肽、维生素E和维生素C等均应足量使用。

总之,序贯性HP+CRRT技术在抢救急性百草枯中毒患者中的应用例数还不多,其经验还需进一步积累。积极开展随机多中心前瞻性对照研究是未来发展的方向。

【预防】

百草枯中毒无特效治疗,积极预防甚为重要。要严格执行百草枯使用管理规定,严禁个人私存百草枯,百草枯应集中管理使用;使用百草枯前应进行安全防护教育,不宜逆风向喷洒和暴露皮肤,需穿长衣长裤、戴防护眼镜;在盛装百草枯药液的器皿上应有警告标志,以防误服。

【参考文献】

[1] LEE J W,HWANG I W,KIM J W,et al. Common pesticides used in suicide attempts following the 2012 paraquat ban in Korea[J]. J Korean Med Sci,2015,30(10):1517 - 1521.

[2] YIN Y,GUO X,ZHANG S L,et al. Analysis of paraquat intoxication epidemic(2002 - 2011)within China[J]. Biomed Environ Sci,2013,26(6):509 - 512.

[3] GAWARAMMANA I B,BUCKLEY N A. Medical management of paraquat ingestion[J]. Br J Clin Pharmacol,2011, 72(5):745 - 757.

[4] KANG X,HU D Y,LI C B,et al. The volume ratio of ground glass opacity in early lung CT predicts mortality in acute paraquat poisoning[J]. PLoS One,2015,10(4):e121691.

[5] TABEI K,ASANO Y,HOSODA S. Efficacy of charcoal hemoperfusion in paraquat poisoning[J]. Artif Organs,1982,6 (1):37 - 42.

[6] HONG S Y,YANG J O,LEE E Y,et al. Effect of haemoperfusion on plasma paraquat concentration in vitro and in vivo [J]. Toxicol Ind Health,2003,19(1):17 - 23.

[7] SUZUKIS K,TAKASU N,OKABE T,et al. Effect of aggressive haemoperfusion on the clinical course of patients with paraquat poisoning[J]. Hum Exp Toxicol,1993,12(4):323 - 327.

[8] 田甜,何庆. 血液净化治疗急性百草枯中毒的系统评价[J]. 世界急危重病医学杂志,2007,4(5):2034 - 2035.

[9] MASCIE - TAYLOR B H,Thompson J,Davison A M. Haemoperfusion ineffective for paraquat removal in life - threatening poisoning[J]. Lancet,1983,1(8338):1376 - 1377.

[10] BISMUTH C,SCHERRMANN J M,GARNIER R,et al. Elimination of paraquat[J]. Hum Toxicol,1987,6(1):63 - 67.

[11] HAMPSON E C,POND S M. Failure of haemoperfusion and haemodialysis to prevent death in paraquat poisoning:a retrospective review of 42 patients[J]. Med Toxicol Adverse Drug Exp,1988,3(1):64 - 71.

[12] BOTELLA D M J,BELENGUER T J. Paraquat poisoning:a study of 29 cases and evaluation of the effectiveness of the 'Caribbean scheme'[J]. Med Clin(Barc),2000,115(14):530 - 533.

[13] 王静,刘京铭. 血液灌流在百草枯中毒中临床疗效的文献评价[J]. 中国中西医结合肾病杂志,2009,10(12): 1085 - 1086.

[14] PROUDFOOT A T,STEWART M S,LEVITT T,et al. Paraquat poisoning:significance of plasma - paraquat concentrations[J]. Lancet,1979,2(8138):330 - 332.

［15］KANG M S,GIL H W,YANG J O,et al. Comparison between kidney and hemoperfusion for paraquat elimination［J］. J Korean Med Sci,2009,24（Suppl）:S156 - S160.

［16］SAWADA Y,YAMAMOTO I,HIROKANE T,et al. Severity index of paraquat poisoning［J］. Lancet,1988,1（8598）: 1333.

［17］YAMAMOTOY I,SAITO T,HARUNARI N,et al. Correlating the severity of paraquat poisoning with specific hemodynamic and oxygen metabolism variables［J］. Crit Care Med,2000,28（6）:1877 - 1883.

［18］YANG T S,COHANG Y L,YEN C K. Haemoperfusion treatment in pigs experimentally intoxicated by paraquat［J］. Hum Exp Toxicol,1997,16（12）:709 - 715.

［19］KOO J R,KIM J C,YOON J W,et al. Failure of continuous venovenous hemofiltration to prevent death in paraquat poisoning［J］. Am J Kidney Dis,2002,39（1）:55 - 59.

［20］TSATSAKIS A M,PERAKIS K,KOUMANTAKIS E. Experience with acute paraquat poisoning in Crete［J］. Vet Hum Toxicol,1996,38（2）:113 - 117.

［21］刘便,李素娜. 血浆置换对百草枯中毒的疗效观察［J］. 中国社区医师（医学专业）,2011,8（13）:253.

［22］BERTRAM A,HAENEL S S,HADEM J,et al. Tissue concentration of paraquat on day 32 after intoxication and failed bridge to transplantation by extracorporeal membrane oxygenation therapy［J］. BMC Pharmacol Toxicol,2013,14:45.

［23］许崇恩,郭摇玲,张摇涛,等. 体外膜肺氧合技术抢救百草枯中毒的经验和教训［J］. 中国体外循环杂志,2012, 10(3):148 - 150.

［24］KUAN C M,LIN S T,YEN T H,et al. Paper - based diagnostic devices for clinical paraquat poisoning diagnosis［J］. Biomicrofluidics,2016,10(3):34118.

［25］胡大勇,彭艾. 急性中毒与血液净化治疗［J］. 中国实用内科学杂志,2014,34(11):1074 - 1078.

［26］HOU Y H,ZHAO Q,WU Y X,et al. An analysis of the clinical and epidemiological characteristics of acute poisoning patients in a general hospital［J］. Zhonghua lao dong wei sheng zhi ye bing za zhi,2016,34(7):506 - 509.

［27］YU G C,KAN B T,JIAN X D. Clinical analysis of 16 cases children paraquat poisoning［J］. Zhonghua lao dong wei sheng zhi ye bing za zhi,2013,31(5):390 - 391.

［28］JI Y S,DU KY,GUO W P. Effect of treatment with early blood purification combined with prednisone and cyclophosphamide for patients with acute paraquat poisoning［J］. Zhonghua lao dong wei sheng zhi ye bing za zhi,2013,31 (5):388 - 389.

［29］SPANGENBERG T,GRAHN H,VAN DER SCHALK H,et al. Paraquat poisoning. Case report and overview［J］. Med Klin Intensivmed Notfmed,2012,107(4):270 - 274.

［30］DE CAPADOCIA R J,JIMENEZ V J,MATEO C C,et al. Presentation of a case of paraquat poisoning［J］. Rev Esp Anestesiol Reanim,2012,59(3):169 - 170.

［31］ZHOU D C,LING X,ZHOU C F. Progress on predictors of patients with acute paraquat poisoning［J］. Zhonghua lao dong wei sheng zhi ye bing za zhi,2016,34(5):393 - 395.

［32］LI T,LUAN J W,WANG X. Successful rescue of a child with paraquat poisoning by using blood purification［J］. Zhonghua er ke za zhi,2010,48(11):870 - 871.

［33］PAVAN M. Acute kidney injury following paraquat poisoning in India［J］. Iran J Kidney Dis,2013,7(1):64 - 66.

［34］ZHANG Z,JIAN X,ZHANG W,et al. Using bosentan to treat paraquat poisoning - induced acute lung injury in rats ［J］. PLoS One,2013,8(10):e75943.

［35］TANG X,SUN B,HE H,et al. Successful extracorporeal membrane oxygenation therapy as a bridge to sequential bilateral lung transplantation for a patient after severe paraquat poisoning［J］. Clin Toxicol（Phila）,2015,53(9):

908 - 913.

[36] SUN L,LI G Q,YAN P B,et al. Prediction of outcome following paraquat poisoning by arterial lactate concentration - time data[J]. Exp Ther Med,2014,8(2):652 - 656.

[37] RAGHU K,MAHESH V,SASIDHAR P,et al. Paraquat poisoning:a case report and review of literature[J]. J Family Community Med,2013,20(3):198 - 200.

第五章 食物中毒

人类的食物来源于自然界,人类文明的发生、发展伴随着对自然界有毒动物、植物的辨识与经验积累。有毒动物、植物种类很多,某些有毒植物经过特殊的加工处理后,毒性会明显减低或消失,成为美味食品,但未加工或加工不当或食用过量,就会发生急性中毒,有相当部分为误食。大部分有毒动物身体会有鲜艳的警示色彩提醒捕食者避免误食,但也有部分动物没有警示色彩,误食有毒动物、植物事件时有发生。一般的食物中毒经过催吐、洗胃及对症支持治疗都可以痊愈。但部分中毒较深,没有得到及时治疗,会引起全身脏器损伤或靶器官损害。主管有毒物质代谢与排泄的器官常常首当其冲,肝、肾功能损害总是见于急性重症中毒。对于肝、肾功能损伤较重、预计内科治疗效果较差的食物中毒,可以用人工机器暂时替代部分肝、肾功能,为脏器功能自身修复提供宝贵时间。"人工肝"与"人工肾"都是血液净化通俗的概念,其在中毒的救治中早已广泛应用。食物中毒种类繁多,难以一一列举,所以此处选择常见与血液净化治疗关系密切的毒蕈中毒与河豚鱼中毒简略加以介绍。

第一节 毒蕈中毒

毒蕈中毒是指因误食毒蕈所致的中毒,其症状因毒蕈所含成分及其毒性作用而异,以胃肠、心脏、脑神经、肝、肾等受损害所致的不同临床表现为特点。毒蕈俗称毒蘑菇,由于某些毒蕈的外观与无毒蕈相似,常因误食而引起中毒。毒蕈中毒的症状比较复杂,临床表现各异。

【病因与发病机制】

毒蕈中含多种有毒成分,不同品种所含毒素可有差异,同一个品种也可含有多种毒素,也有几种毒蕈所含毒素基本相同者。毒蕈毒素多耐热,目前已知者有 150 余种,主要有如下数种:①毒蕈碱,是一种毒理效应与乙酰胆碱类似的生物碱。②阿托品样毒素,毒理作用正好与毒蕈碱相反,表现则与阿托品过量中毒相似。③溶血毒素,如红蕈溶血素、鹿花菌素等。④肝毒素,如毒肽和毒伞肽等,此类毒素毒性极强,可损害肝、肾、心、脑等重要脏器,尤其对肝脏损害最大,前述毒性很强的蕈种大多含此毒素。毒肽主要作用于肝细胞核,毒作用快;毒伞肽主要作用于肝细胞的内质网,毒作用慢,但毒性大,是前者的 20 倍,致死量 <0.1mg/kg;两者均可造成急性肝坏死。⑤神经毒素,如毒蝇碱、白菇酸、蟾蜍素和光盖伞素等,主要侵害神经系统,引起震颤、幻觉等神经精神症状。

【临床表现】

毒蕈毒素与中毒症状密切相关,按照中毒症状可将其分为胃肠毒素、神经毒素、溶血毒素、原浆毒素、肝毒素等。一种毒蕈可能含有多种毒素,一种毒素可能存在于多种毒蕈中,根据临床表现,毒蕈中毒大致分为以下四型,各型间可相互重叠。

1. **胃肠型** 潜伏期0.5~6h(有些毒蕈在食后10min到2h左右发病)。主要表现为消化道症状,如恶心、呕吐、腹痛、剧烈腹泻等,严重者可伴有消化道出血,继发脱水、血压下降等症状,甚至休克。轻者经一般对症治疗,多可逐步好转,病死率低;重者预后不良,病死率高。

2. **神经精神型** 其毒素为作用类似乙酰胆碱的毒蕈碱。潜伏期1~6h。临床表现为副交感神经兴奋症状,如多汗、流涎、流泪、瞳孔缩小、呕吐、腹痛、腹泻、脉搏缓慢等。少数病情严重者可出现谵妄、幻觉、惊厥、抽搐、昏迷、呼吸抑制等表现,个别病例因此而死亡。部分中毒者可有周围神经炎表现。本型轻者病死率低,但严重者预后不良。

3. **溶血型** 潜伏期6~12h。除胃肠道症状外,临床表现主要有溶血性贫血、黄疸、血红蛋白尿、肝脾大等,严重者导致急性肾衰竭。部分病例出现血小板减少、皮肤紫癜,甚至呕血或便血等。若能及时治疗,预后尚佳,病死率较低。

4. **中毒性肝炎型** 潜伏期6~48h,以中毒性急性肝损害为最突出的临床表现,如肝大、黄疸、转氨酶升高,严重者伴全身出血倾向,常并发DIC、肝性脑病。此型临床过程分为6期。①潜伏期:6~72h,多在24h内发病。②胃肠炎期:出现恶心、呕吐、腹痛、腹泻,持续1~2天缓解。③假愈期:胃肠道症状缓解,给人以疾病痊愈的错觉。④内脏损害期:一般中毒后1~5天出现以肝、肾、脑、心损害为主的内脏损害,以肝损害最严重,可并发多脏器功能衰竭、DIC。⑤精神症状期:多在内脏损害期后出现烦躁不安、谵语、抽搐等,严重可出现肝性脑病。⑥恢复期:2~3周肝功能好转,症状逐渐减轻,4~6周多能痊愈。此型还可发生中毒性心肌炎、中毒性脑病或肾损害等,导致相关器官不同程度的功能障碍。该型病死率较高。

【辅助检查】

(1)化验血、尿常规,肝、肾功能,电解质,肌酶学,凝血功能,心电图等。

(2)检测毒蕈的毒物成分。

【诊断标准】

(1)发病前有食用毒蕈的病史及相应的临床表现。

(2)对胃内容物、残余食物行毒物鉴定,结果显示有毒蕈。

【治疗】

1. 非血液净化治疗

(1)催吐、洗胃、导泻:神志清醒者及时催吐,尽快给予洗胃,用1:5 000高锰酸钾溶液、0.5%~1%鞣酸溶液或浓茶等反复洗胃。洗胃后成人灌入药用炭10~20g,吸附30~60min后用硫酸钠或硫酸镁导泻。

(2)解毒剂治疗

1)阿托品或盐酸戊乙奎醚(长托宁):适用于含毒蕈碱的毒蕈中毒,出现胆碱能症状者应早期使用。阿托品0.5~1mg皮下或肌内注射,每半小时至6h一次,必要时可加大剂量或改用静脉注射,可解除毒蕈碱样症状、中毒性心肌炎引起的房室传导阻滞、中毒性脑病引起的呼吸衰竭。

2)细胞色素C:可减少毒素与蛋白结合,加速毒素清除。

3)巯基解毒药:适用于肝坏死型毒蕈中毒。常用二巯基丁二钠1g稀释后静脉注射,6h一次,症状缓解后改为每天两次,连用5~7天;或二巯基丙磺酸钠5%溶液5mL肌内注射,6h一次,症状缓解后改为每天两次,5~7天为一个疗程。

(3)对症与支持治疗:积极纠正水、电解质紊乱及酸碱平衡失调;利尿,促使毒物排出;用5%碳酸氢钠碱化尿液。对有肝损害者给予保肝支持治疗。

糖皮质激素适用于严重的毒蕈中毒,如有溶血反应、中毒性心肌炎、中毒性脑病、肝损害和出血倾向等者。其应用原则是早期、短程(一般3~5天)、大剂量。常用氢化可的松200~400mg/d静脉滴注,或地塞米松10~20mg/d静脉滴注,至症状好转后递减。

出血明显者宜输新鲜血或血浆、补充必需的凝血因子。有精神症状或有惊厥者,应予镇静或抗惊厥治疗。

2. 血液净化治疗　毒蕈中毒,尤其是伴有肝肾功能损害的患者应尽早进行血液净化治疗,血液净化不但可以清除患者体内的毒蕈毒素,减轻内脏器官的损害,降低 ALT、AST 等;还可纠正高血钾,维持电解质及酸碱平衡,使患者顺利度过少尿期,是抢救成功的关键。

对于以肾衰竭为主要表现的毒蕈中毒可选择血液透析或血液滤过。也有研究发现血液灌流 + 血液透析或血液灌流 + 血液滤过治疗毒蕈中毒效果更好。对于伴肝肾功能损害及溶血者,血浆置换联合血液灌流 + 血液透析效果更好。因毒蕈毒素是一种大分子的物质,血液透析对清除毒素无效,但对急性肾衰竭所致的小分子物质可快速、有效地清除,还可纠正水、电解质紊乱及酸碱失衡失调。另外,血液灌流靠吸附作用清除毒素,但灌流器容易出现饱和现象,联合血浆置换既可除去患者体内的外源性和内源性毒性物质,减轻肝内炎症;又可补充血浆蛋白、凝血因子等生物活性物质,纠正体内代谢紊乱,减轻肝脏的负担,有利于肝细胞的再生及肝功能的恢复。

对于严重毒蕈中毒伴多脏器功能损害者,连续性血液净化治疗是最佳选择,连续性血液净化对多脏器损伤患者的血流动力学影响相对较小,且能维持内环境的相对稳定,这是单纯血液透析或血液灌流所无法比拟的。连续性血液净化治疗较单纯血液灌流、血液透析能明显降低毒蕈中毒并多脏器功能损害患者的死亡率。

【小结】

早期进行血液净化治疗是治疗毒蕈中毒的有效手段,可根据不同的临床表现选择不同的血液净化方式。

第二节　河豚鱼中毒

河豚毒素(tetrodotoxin,TTX)是鲀鱼类(俗称河豚鱼)及其他生物体内含有的一种生物碱。分子式为 $C_{11}H_{17}N_3O_8$,为一种小分子量、非蛋白性质的稳定的神经毒素,其毒力比氰化钠强1 000多倍,0.5mg 即可致人死亡。

【病因与发病机制】

可引起中毒的河豚毒素可分为河豚素、河豚酸、河豚卵巢毒素以及河豚肝脏毒素。河豚毒素对热稳定,220℃以上才可被分解。河豚的卵巢和肝脏毒性最强,其次为肾脏、血液、眼睛、腮和皮肤。河豚鱼死较久后,河豚毒素可渗入肌肉,使本来无毒的肌肉也含有毒。河豚鱼的毒素常随季节变化而有差异,每年2~5月为河豚鱼生殖产卵期,此时其毒性最强;6~7月产卵后,其卵巢萎缩,毒性减弱,故河豚鱼中毒多发生于春季。

河豚毒素除可直接作用于胃肠道,引起局部刺激作用外,还可高选择性和高亲和性地阻断神经细胞膜上的钠通道,其具体作用机制是通过与钠通道受体结合,阻断电压依赖性钠通道,从而阻滞动作电位的产生,导致与之相关的生理活动的阻碍,主要是神经传导阻断,呈麻痹状态,首先是感觉神经麻痹,以后是运动神经麻痹,严重者脑干麻痹导致急性呼吸衰竭而危及生命。河豚毒素对呼吸和心血管的抑制是对中枢和外周神经共同作用的结果。

【临床表现】

TTX中毒潜伏期很短,短至10~30min,长至3~6h,发病急,如果抢救不及时,中毒后最快的10min内死亡,最迟4~6h死亡。

1. 中毒症状

(1)胃肠症状:食后不久即有恶心、呕吐、腹痛或腹泻等。

(2)神经麻痹症状:开始有口唇、舌尖、指端麻木或刺痛感,继而全身麻木、眼睑下垂、四肢无力、行走不稳、共济失调、肌肉软瘫和腱反射消失。

(3)呼吸、循环衰竭症状:呼吸困难、急促表浅而不规则,发绀,血压下降,瞳孔先缩小、后散大或两侧不对称,言语障碍,昏迷,最后死于呼吸、循环衰竭。严重者眼球运动迟缓,瞳孔散大,对光反射消失,随之言语不清,发绀,血压和体温下降,呼吸先迟缓、表浅,继而呼吸困难,最后因呼吸衰竭而死亡。

2. 中毒分度

(1)轻度中毒:仅有头晕、全身不适、恶心、胸闷及舌尖麻木。

(2)中度中毒:除轻度中毒症状外,还有肢体麻木、乏力、步态蹒跚、出冷汗,呼吸急促但神志清醒。

(3)重度中毒:四肢麻木疼痛、瘫痪、血压下降、发绀、呼吸衰竭、心肾功能衰竭。

【辅助检查】

血常规示白细胞计数及中性粒细胞比例增高。尿常规和肝功能一般正常。心电图可见房室传导阻滞。国外已研究出抗TTX抗体用于诊断和检疫。

【诊断标准】

(1)有进食河豚鱼史,多在0.5~3h内发病,同食者也有类似症状出现。

(2)有典型的临床表现。

(3)心电图检查:可有不同程度的房室传导阻滞。

(4)动物实验:取患者尿液5mL,注射于雄蟾蜍的腹腔内,于注射后0.5h、1h、3h、7h分别观察其中毒现象,可做确诊及预后诊断。

【治疗】

1. 非血液净化治疗 目前对河豚毒素尚无特效解毒剂,设法清除患者体内血液中残存的毒素是抢救中毒的重要措施之一。

(1)催吐、洗胃、导泻,及时清除未吸收毒物。用1%硫酸铜溶液50~100mL催吐,用1:5 000高锰酸钾溶液或0.5%活性炭悬液反复洗胃,口服硫酸镁导泻,也可用中药大黄煎剂导泻。

(2)促进毒物排泄。大量补液及利尿。

（3）东莨菪碱0.3mg静脉应用或肌内注射,4～6次/d,或0.9mg加入500mL液体中静脉滴注,1～2次/d,视病情轻重而定;配合小剂量的碘解磷定(1g/d),用药1～3d。轻、中、重度中毒者每日应用东莨菪碱总量分别为0.3～0.9mg、0.6～1.5mg、0.9～1.8mg。

（4）支持呼吸、循环功能,必要时行气管插管正压通气,心搏骤停者行心肺复苏。使用肾上腺皮质激素如地塞米松,以提高组织对毒素的耐受性。

2. **血液净化治疗** 血液灌流(HP)是治疗河豚鱼中毒的一种有效方法,对毒素的清除比血液透析更快和更有效。研究发现早期充分的HP治疗是提高抢救成功率的关键。HP治疗时间越早越好,即使呼吸停止,也可以在呼吸机辅助呼吸下进行治疗。准确建立通畅的血管通路,维持体外循环血流量在150～200mL/min,HP治疗前使肾充分肝素化,密切观察HP过程中的副作用,保证HP顺利进行。

也有研究发现,血液灌流联合血液透析治疗河豚毒素中毒,比单用血液灌流效果更好。河豚毒素为非蛋白质神经毒素,微溶于水,HP是通过吸附剂吸附内源性或外源性毒物及其代谢产物将血液中的毒素清除,达到解毒目的;HD通过弥散和对流清除毒素,调节水、电解质及酸碱平衡,将二者联合能更好地清除毒素。

【小结】
早期进行血液灌流或血液灌流＋血液透析是治疗河豚鱼中毒的有效方法。

【参考文献】

[1] 菅向东,杨晓光,周启栋.中毒急危重症诊断治疗学[M].北京:人民卫生出版社,2009:781-783.

[2] 方克美.急性中毒治疗学[M].南京:江苏科学技术出版社,2002:311-313.

[3] 孔质彬,张磊,秦文玉,等.急性毒蕈中毒临床救治分析[J].人民军医,2014(8):862-864.

[4] 张明玺,胡健,程冲,等.序贯应用血浆置换联合血液滤过救治重症毒蕈中毒的疗效分析[J].齐齐哈尔医学院学报,2013,34(10):1456-1457.

[5] 朱立革.不同的血液净化疗法治疗毒蕈中毒的临床疗效评价[D].大连医科大学,2014.

[6] 王虹,王建青.连续性血液净化成功救治毒蕈中毒导致肝衰竭1例[J].中国血液净化,2012,11(3):171.

[7] 高珣,朱保月,王维展,等.急性毒蕈中毒12例临床诊治分析[J].临床误诊误治,2016,29(6):22-24.

[8] 胡大勇,彭艾.急性中毒与血液净化治疗[J].中国实用内科杂志,2014,34(11):1074-1078.

[9] 孙锡同.血液灌流联合血液透析治疗毒蕈中毒[J].中国药物经济学,2014(S1):152-153.

[10] 谢莹,张永凤,林鑫,等.血浆置换联合CRRT和血液灌流在急性毒蕈中毒中的疗效分析[J].中国临床新医学,2015(7):605-607.

[11] 李小鹏,钟渊斌,张伦理.血液净化联合内科常规治疗与单纯药物治疗64例重症毒蕈中毒效果比较[J].中国肝脏病杂志(电子版),2013(4):50-54.

[12] 席静妮.血液净化治疗毒蕈中毒伴多脏器功能障碍16例临床分析[J].当代医学,2013(25):42-43.

[13] 胡峰,张贺,陈洁,等.序贯性血液净化治疗中毒并多器官功能障碍综合征[J].实用医药杂志,2012,29(6):483-485.

[14] 王菊廷,钟雪清.血液灌流-透析救治重症河豚鱼中毒的临床护理[J].微创医学,2011,6(4):384-386.

[15] 黄刚.23例急性河豚鱼中毒救治体会[J].辽宁医学院学报,2014(6):34-36.

[16] 宁军.血液灌流和血液透析联合抢救重症河豚鱼中毒12例的体会[J].右江民族医学院学报,2010,32(4):643.

[17] 陈庆青,胡晓峰,郑运江,等.无创正压通气治疗急性河豚鱼中毒合并呼吸衰竭的疗效观察[J].海南医学,
2014,(12):1736-1738.
[18] 施倩玲,黄刚,许友对,等.重症河豚鱼中毒8例救治体会[J].广东医学,2012,33(23):3600-3601.
[19] 王建中,冷荣柏,常晓梅,等.重症河豚鱼中毒20例救治体会[J].临床误诊误治,2009,22(11):36-37.
[20] 张丽霞,宋小欣,苏国平.血液灌流联合救治河豚鱼中毒6例报告[J].中国实用医药,2010,5(24):164-165.

第六章　化学毒物中毒

化学是人类知识宝库里的璀璨明珠,在最近一百年内,化学突飞猛进的发展极大地改善了人类生存、生活的环境。从合成炸药到塑料玩具,化学产品在我们的生活中随处可见。人们享受着化学带来的便利,但对化学物质危害的认识还远远不够。化学物质从工厂流入我们生存的环境中,然后从环境中逐渐进入人体。人体正常的细胞生命活动受到从未谋面的物质的干扰,细胞生存代谢与细胞间信号传导异常,导致细胞畸形与分裂增殖失控,从而导致畸胎与癌症,而这一切结果还没有引起人们足够的重视。人们对化学的无知和莽撞也导致急性化学物质中毒层出不穷,化学物质急性中毒从种类到方式都在不断更新变化,很难有哪一本书能全部概括所有化学物质中毒的种类。化学物质急性中毒的危害也越来越严重地影响了我们的生活。本章我们就从几十万种化学物质中选取出最接近我们生活和急诊室中常见的与血液净化相关的几种加以介绍。

第一节　三氯乙烯中毒

三氯乙烯(TCE),别名三氯代乙烯,分子式为 C_2HCl_3,为无色易挥发液体,脂溶性强,具氯仿样微甜气味。在工业生产中常用作脱脂去污剂、萃取剂、有机溶剂,广泛应用于金属部件及电子元件去油污、纺织物的干洗及有机合成等。

【病因与发病机制】

TCE 常温下为液体,易挥发,可经呼吸道、皮肤、消化道吸收。具有高度脂溶性,可积聚在脂肪组织中并逐渐释放,属于蓄积性毒剂。TCE 对人体造成的损伤有免疫损伤和代谢物损伤。免疫损伤被认为主要是一种Ⅳ型变态反应性疾病,发病过程中,T 细胞被致敏,释放淋巴因子,导致变应性皮肤损害和心、肝及肾损害等。TCE 主要在肝脏代谢,通过肝细胞色素 P450(CYP450)氧化代谢,产生三氯乙酸、三氯乙醇和少量一氯乙酸,这些代谢产物产生细胞毒性,是肝脏损伤的主要原因。

【临床表现】

急性中毒主要表现为眩晕、头痛、恶心、呕吐、嗜睡、抽搐、昏迷及呼吸抑制等。在极高浓度下患者常迅速昏迷而无前驱症状。多伴有中毒性肝病、肾病及心脏损害。亚急性及慢性中毒常以皮肤损害及脏器损害为典型临床表现。

1.**接触史**　所有患者都可追溯到 TCE 接触史,从 2 天到数年不等。

2.**非特异症状**　发病前 1～2 周可有乏力、食欲减退、头晕、头痛、口干、恶心等前驱症状。

3.**皮肤、黏膜损害**　TCE 皮肤损害几乎见于所有患者,以多形红斑最多见,剥脱性皮炎和大疱性表皮坏死松解症其次。初发部位常为皮肤直接接触或暴露的部位,继之泛发全身。眼、口、外生殖器黏膜可出现充血、水肿、糜烂、渗出等改变。

4. 发热及浅表淋巴结肿大 发热及淋巴结肿大常随皮疹出现,多为中度发热或高热。如无并发感染,皮疹消退时体温亦随之下降。

5. 肝脏损害 80%以上患者出现肝脏损害,表现为肝酶增高、胆红素增高、低蛋白血症、肝区压痛及肝脾增大,严重者甚至很快发展为急性肝衰竭。肝损害多在起病1周内即出现,随后皮疹消退渐好转。

6. 其他 部分患者出现心肌损害、血尿、蛋白尿、腹痛、黑便等表现。

【辅助检查】

1. **尿三氯乙酸检测** 尿中三氯乙酸>0.08mmol/L。

2. **血常规** 初期白细胞计数大多增高,嗜酸性粒细胞异常增高提示为变态反应性疾病。

3. **血生化** 胆红素及肝酶增高,低白蛋白、高球蛋白,A/G倒置。

4. **自身免疫性肝炎及自身抗体检查** 阴性。

5. **B超** 肝弥漫性增大、肝内回声增强、胆囊壁水肿、脾增大为常见表现。

6. **心电图** 有心肌损伤或心律失常表现。

【诊断标准】

(1)有明确三氯乙烯接触史。

(2)接触及暴露部位出现典型皮疹。

(3)排除肝脏疾病及自身免疫性疾病。

(4)激素治疗有效。

【治疗】

1. **非血液净化治疗**

(1)激素治疗。根据病情给予中等量甲泼尼龙治疗,按"早期、足量、逐渐减量"的原则。甲泼尼龙40~120mg/d静脉滴注,至皮疹消退、肝酶恢复正常。如无消化道症状,可改为口服治疗,并逐渐减量。

(2)积极防治感染,保护消化道黏膜,及时处理各种并发症。

(3)保护心、肝、肾等主要脏器的功能。还原型谷胱甘肽具有抗氧化、保护肝脏等功能,可同时给予小剂量维生素C以提高还原型谷胱甘肽的疗效。

(4)合理补液,促进毒物的排泄。

2. **血液净化治疗** TCE通过皮肤等途径吸收后,引起以皮肤损害及肝、肾损伤为主的亚急性全身性损害。重症患者表现为全身炎症反应综合征,部分会迅速发展至多器官功能衰竭。入院后尽早进行血液净化治疗,可以及时清除毒素,减轻器官损害,降低死亡率。

血浆置换(人工肝)是治疗药物性肝衰竭及重型肝炎的成熟有效的治疗方式。血浆置换是由膜式血浆分离器或离心式血浆分离器分离出包含毒素及炎症因子的患者血浆,以同等量新鲜血浆或白蛋白+林格液置换液替代。置换前常规肌内注射异丙嗪25mg预防变态反应,或静脉注射地塞米松5mg、10%葡萄糖酸钙10mL防止大量输注血浆引起不良反应。每次置换量以30~40mL/kg体重估算,置换速度为1 300mL/h,每24~48h置换一次,至病情缓解。

CRRT治疗适用于首次血浆置换治疗后或合并全身炎症反应综合征或多器官功能衰竭的患者。

在血浆置换后给予 CVVH 治疗,每日治疗 12h 或更长时间。轻症患者连续血液净化,没有证据表明比每日 8 ~ 12h 血液净化有更多益处,也可尝试给予每日 ARRT 6 ~ 8h 治疗。低分子量肝素首剂 4 000IU 抗凝,4h 后追加 2 000IU,或根据凝血功能调整抗凝剂剂量。

【小结】

三氯乙烯中毒是由三氯乙烯的代谢产物直接发挥细胞毒性及诱导免疫损伤引起皮肤及多脏器损伤的综合征,重症者可发生多器官功能衰竭,有较高致死率。早期给予血液净化治疗可直接、快速清除体内的外来毒物,清除自身抗体、免疫复合物、致炎因子,阻止病情向多器官功能衰竭发展。血浆置换和以糖皮质激素为主的综合治疗,是三氯乙烯中毒治疗的最佳方案。

第二节 苯酚中毒

苯酚(C_6H_5OH),别名石炭酸、羟基苯、工业酚,属于高毒类、易燃易爆化学药品,主要用于生产油漆、木材防腐、合成树脂、制药等。苯酚为白色针状结晶,具有一种特殊的芳香气味,同时具有脂溶性及水溶性,易溶于水、乙醇、甘油等,极易经皮肤吸收,然后自破坏的蛋白质进入深部软组织引起全身中毒。

【病因与发病机制】

苯酚是具有脂溶性与水溶性的小分子物质,极易通过皮肤或黏膜吸收进入体内。苯酚吸收后血酚含量迅速升高,体内分布广泛,有脂肪蓄积作用,其毒性与血液中游离的酚浓度有关。苯酚为细胞原浆毒,可进入细胞内使细胞蛋白质发生变性沉淀,对机体各类细胞均有直接毒害。主要对血管舒缩中枢及体温中枢有显著抑制作用,可直接损害心肌,使心肌变性坏死,还可损伤脊髓前角细胞,导致肌震颤和阵发性抽搐。对肝、肾也有损害作用。此外,苯酚还有轻度溶血作用。苯酚大部分以原形或与硫酸、葡萄糖醛酸或其他酸结合的形式随尿液排出,部分经氧化变为邻苯二酚和对苯二酚随尿液排出。成人口服苯酚的致死量为 2 ~ 15g,小儿为 50 ~ 500mg。病情轻者,后期可死于急性肾衰竭、肺水肿等。苯酚中毒死亡患者病理改变可见脑水肿,肾小球、肾小管及心肌变性,肝小叶中心性坏死等。

【临床表现】

1. 皮肤、黏膜表现　急性中毒多由皮肤、呼吸道、消化道吸收所致,无论皮肤、黏膜是否破损,均可快速吸收入血。酚对皮肤、黏膜有强烈的腐蚀性,皮肤烧伤创面多为Ⅱ度,初期局部皮肤苍白无痛,表面软化,继而形成红色或棕黑色痂皮,无边缘液化,呈潜伏状的碱烧伤特点。口服者可引起腐蚀性口腔炎、食管炎、胃黏膜病变,甚至导致胃肠穿孔等。

2. 全身表现　苯酚吸收入人体后可导致心、肺、肝、肾、脑等内脏的功能损害,其中毒症状与吸收苯酚的剂量及接触后的即刻现场处理有关。少量吸收后迅速出现口干、乏力、头昏、头痛、恶心、呕吐、胸闷、耳鸣、眩晕、体温下降、血压下降、呼吸浅快、脉搏微弱、缓慢或快速,部分出现棕黑色或酱油样血红蛋白尿(酚尿)等症状和体征,严重者可出现呼吸浅慢、发绀、肌肉颤动、抽搐、意识模糊、昏迷、呼吸和循环衰竭而死亡。

【辅助检查】

1. **毒物检测** 尿酚高于正常参考值 25mg/L,血酚高于正常参考值 65mg/L。

2. **尿酚定性试验** 尿液中加三氯化铁 2~3 滴,若呈蓝紫色,表示有酚存在。

3. **血生化** 肝、肾功能损害。

4. **尿常规** 低比重尿、血红蛋白尿。

5. **心电图** 心房颤动、室性期前收缩等多种心律失常及心肌损伤多见。

【诊断标准】

(1)有皮肤、黏膜污染及误服、误用酚史。

(2)患者血酚、尿酚定量高于正常,或定性试验阳性。

(3)呼出气有酚的特殊气味。

(4)典型的皮肤损害。

(5)全身多脏器损害的临床表现。

【治疗】

苯酚中毒无特效解毒剂,早期多死于心律失常及呼吸和循环衰竭,晚期多死于多脏器功能衰竭。治疗主要是保护重要脏器,促进苯酚由体内排出。

1. **非血液净化治疗**

(1)苯酚污染皮肤后应立即脱去被污染的衣物,用甘油、聚乙二醇或乙醇拭洗污染的皮肤,再用大量清水冲洗干净,直至皮肤无酚味,暴露创面,促进酚继续挥发。

(2)眼角膜、结膜灼伤者,用大量清水轻柔地冲洗,然后应用抗生素、糖皮质激素交替滴眼。

(3)口服中毒者,立即给予口服植物油、牛奶或稀蛋清水等蛋白质溶液中和,保护胃黏膜及催吐;后视病情,如清醒,可给予洗胃,用小号胃管并轻柔操作,避免消化道穿孔损伤。

(4)呼吸、循环支持:吸氧、心电监护、人工呼吸、气管插管、保持呼吸道通畅等。

(5)抗休克补液及加快毒物排泄:用大量等渗液静脉注射并给予利尿剂,可给予白蛋白或新鲜血浆帮助维持循环稳定。

(6)保护重要脏器:保护心肌,防治肺水肿,防治肝、肾损害。

2. **血液净化治疗** 苯酚是小分子毒物,血液透析、血液滤过均可清除。早期血液净化可有效排出毒素,减轻器官损害。血管通路优先选择股静脉插管,慎用颈内静脉插管,避免心脏物理刺激诱发心律失常。抗凝剂剂量按凝血功能及血常规调整。

血液透析及血液透析滤过可以有效清除血液中的苯酚,首次透析 10~12h 常可起到明显效果。因苯酚有亲脂性,血液酚浓度可有反跳现象,其后可根据血酚浓度或尿液酚定性决定是否再给予血液透析。

血液滤过适用于危重患者,可连续血液滤过直至患者病情好转。对多脏器功能衰竭的极危重患者可以尝试给予间插血浆置换,置换量以每次 2 500~3 000mL 为宜。

血液灌流治疗可根据是否有溶血损害选择使用。临床见到棕褐色尿(酚尿)者或溶血试验提示溶血者可联合血液灌流治疗,原理为吸附游离血红蛋白防止肾损伤。

【小结】

苯酚为常见高毒化学物质,中毒方式多样,病情进展迅速,多器官损害严重,对肾、心、肝、神经的毒性突出,早期应给予血液净化等综合治疗,以降低致残、致死率。

第三节　乳酸酸中毒

乳酸的分子式为 $C_3H_6O_3$,分子量为90,因最早在牛乳发酵饮料中发现,故称为乳酸。乳酸也是人体葡萄糖代谢的中间产物,当人体组织细胞缺氧或线粒体功能障碍时,为满足机体紧急能量需求,葡萄糖酵解增加,产生大量乳酸。当乳酸的合成量大于降解和排泄量,体内乳酸聚集而引起的一种急性代谢性并发症称为乳酸酸中毒。

【病因与发病机制】

乳酸升高是组织细胞对低氧状态的适应,乳酸产生于骨骼、肌肉、脑和红细胞。当机体处于缺氧状态或进行剧烈活动时,葡萄糖在无氧状态下经过一系列酶促反应生成2分子丙酮酸,丙酮酸在丙酮酸脱氢酶的作用下生成2分子乳酸,中间伴有少量 ATP 产生,是组织细胞在缺氧情况下紧急供能的一种方式。但当原发病因没有消除,乳酸大量产生时,就会引起体内乳酸蓄积,称为乳酸酸中毒。其常见病因和发病机制如下:

1.**组织缺氧及低灌注**　机体在缺氧情况下,葡萄糖发生酵解生成乳酸,继而引起心肌收缩力降低,对内、外源性儿茶酚胺丧失反应,肝肾血流量减少,清除乳酸的能力减弱,从而形成恶性循环。引起乳酸酸中毒最常见的原因:①心搏骤停、心肌梗死、心力衰竭、严重创伤、出血、感染等各种原因引起的休克。②严重的肺部疾病或一氧化碳中毒、亚硝酸盐中毒。

2.**药物**　以下部分药物干扰线粒体 DNA 代谢或干扰线粒体蛋白质合成,在缺氧、糖代谢紊乱、能量供应障碍、感染、器官功能衰竭等诱因下会加重对线粒体功能的影响,引起有氧氧化障碍,导致以乳酸酸中毒为主要表现的代谢障碍。当出现难以解释病因的乳酸酸中毒时应考虑排除以下几种药物:双胍类降糖药、逆转录酶抑制剂(司坦夫定、齐多夫定、去羟肌苷、利奈唑胺、异烟肼)和某些干扰 DNA 合成药物。

3.**食物添加剂或其他化学物质**　小分子醛或醇类在人体内都可以代谢产生有机酸,酸中毒状态下普通代谢酶的活性受到抑制,但糖酵解酶在酸性环境下活性增强,使葡萄糖转化为乳酸增多,导致乳酸酸中毒。以下物质常见报道:甲醇、甲醛、乙二醇、木糖醇、山梨醇、果糖、对乙酰氨基酚、水杨酸盐等。

4.**全身系统性疾病**　如糖尿病酮症酸中毒严重肝病、肾衰竭、恶性肿瘤、白血病、严重感染伴败血症、惊厥、贫血、维生素 B_1 缺乏症等,可伴发本症。

5.**遗传性疾病**　如遗传性线粒体疾病、葡萄糖 - 6 - 磷酸脱氢酶缺乏症、果糖二磷酸酶 - 1 缺乏症、丙酮酸羧化酶缺乏、丙酮酸脱氢酶缺乏、氧化磷酸化缺陷等,可导致糖代谢障碍,引起乳酸中间代谢产物增多或糖酵解作用增强而致乳酸酸中毒。

6.**D - 乳酸酸中毒**　短肠综合征、缺血性肠病或小肠梗阻,或者抗生素治疗后口服乳酸杆菌制剂,可引起肠道细菌大量繁殖,糖酵解产生 D - 乳酸并吸收入血,由于人体内缺乏 D - 乳酸代谢的特异性酶,故引起 D - 乳酸酸中毒。

【临床表现】

乳酸酸中毒表现为急性或亚急性起病,通常以亚急性多见。早期并不一定伴明显的血 pH 下降,个别患者存在血 pH 值正常或略高于正常水平的情况,推断是因为其长时间呕吐、腹泻造成胃液丢失,低钾低氯性碱中毒所致。休息状态下血乳酸浓度超过 2.0mmol/L 为高乳酸血症,为乳酸酸中毒前期或代偿期,常有不典型症状。后期随着酸中毒加重,除原发病的表现外,以需氧器官功能障碍、代谢性酸中毒表现为主。

1. **初期** 常有不典型症状,如体温降低、低血压、疲乏不适、体重减轻。

2. **临床症状明显期**

(1)消化系统:胃肠道不适如恶心、呕吐、腹痛、腹胀、腹泻,肝痛,急性胰腺炎症状。

(2)运动器官:进行性四肢无力、肌肉疼痛,运动疲劳感加重。

(3)呼吸系统:呼吸运动增强和呼吸困难、深大呼吸。

(4)中枢和周围神经系统:四肢麻木、意识模糊、昏迷等。

3. **终末期** 多系统器官功能损伤与衰竭表现。

【辅助检查】

1. **原发病表现** 糖代谢障碍、器官功能衰竭等。

2. **血气分析** 动脉血 pH < 7.35,阴离子间隙 > 18mmol/L,HCO_3^- < 10mmol/L,二氧化碳结合力(CO_2CP)降低。

3. **电解质** 酸中毒常合并低血钙、高血钾等电解质紊乱。

4. **血生化** 正常人空腹静脉血(休息状态下)中乳酸浓度为 0.4 ~ 1.4mmol/L,丙酮酸浓度为 0.07 ~ 0.14mmol/L,两者比值为 10:1,一般 < 15:1。乳酸酸中毒时血乳酸 > 5mmol/L,乳酸/丙酮酸 > 30:1(正常 10:1),血酮体一般不升高。

【诊断标准】

乳酸酸中毒诊断标准为:

(1)有乳酸酸中毒病因及临床表现。

(2)实验室检查:血乳酸 > 5mmol/L,动脉血 pH < 7.35,阴离子间隙 > 18mmol/L,HCO_3^- < 10mmol/L,CO_2CP 降低,丙酮酸增高,乳酸/丙酮酸 > 30:1 即可诊断。

【治疗】

不管乳酸堆积由何种机制所产生,持续高乳酸状态被认为是预后不良的表现。血乳酸水平 1.4 ~ 4.4mmol/L 时病死率为 20%,4.5 ~ 8.9mmol/L 时病死率即增至 74%,9 ~ 13mmol/L 时病死率高达 98%,> 25mmol/L 时大多数患者不治身亡。

1. **非血液净化治疗**

(1)病因治疗:针对乳酸酸中毒病因给予相应治疗是抢救成功的根本保证。例如,组织缺氧及低灌注,给予纠正休克、维持有效通气;感染性休克,首先抗感染;糖尿病乳酸酸中毒,补充胰岛素,停用可疑药物;中毒,给予洗胃、活性炭灌肠等基本治疗。

(2)吸氧及早期机械辅助呼吸:乳酸为无氧酵解产物,首先纠正细胞缺氧是根本的治疗措施。针对氧交换障碍或氧利用障碍,根据病情给予 30% ~ 70% 不同浓度氧气吸入。早期机械辅助呼吸可以改善肺通气,提高血氧饱和度,阻止病情发展,为其余治疗的基本前提。

（3）纠正休克：补液扩容可改善组织低灌注状态，稀释组织局部乳酸浓度，有利于恢复正常代谢、促进利尿排酸。补液宜用生理盐水，如失血性休克预计补血量在 5 000mL 以上，应给予部分新鲜全血，或成分输血加冷沉淀，避免使用含乳酸盐的溶液。禁用强烈收缩血管药物如肾上腺素和去甲肾上腺素，因为强烈收缩血管药物会减少肌肉、肝脏的血流量，增加局部组织缺氧。

（4）补充碱性药物：在维持有效通气量防止酸中毒、纠正二氧化碳潴留，保护肾功能，避免钠水潴留引起急性左心衰竭，可给予5%碳酸氢钠静脉滴注，在严密监测电解质的基础上在比较短的时间内使血 pH 值升至 7.20 以上。因为 pH =7.20 是组织细胞代谢酶保持活性的最低限，在此限度细胞可以维持应急代谢；但如果纠正酸中毒过快，血红蛋白解离曲线向左移，会使得组织供氧情况更加恶化；纠正严重酸中毒还可以恢复心血管系统对儿茶酚胺的敏感性，有助于血管活性药物发挥作用、纠正休克。随后根据病情控制 pH 缓慢回升。如中心静脉压升高显示血容量过多，血钠过剩时，可将 $NaHCO_3$ 改为三羟甲氨基甲烷（THAM），注意不可漏出血管。

（5）补充辅酶：维生素 B_1、维生素 B_2 和维生素 B_6、烟酰胺是糖代谢的重要辅酶，补充足量辅酶可以提高代谢速率，增加对氧的利用。辅酶 Q_{10}、细胞色素 C、左旋肉碱在线粒体中为重要电子传递体，在一氧化碳及氰化物中毒或线粒体疾病中都可以用来改善能量代谢，减轻线粒体损伤。

（6）抗氧化、减少缺血再灌注损伤等对症支持治疗。

2. 血液净化治疗

（1）连续性血液净化：乳酸酸中毒是各种原因引起的体内代谢紊乱，是 CBP 的适应证。CBP 能够清除体内过多的乳酸，直接减轻酸中毒，改善患者的内环境，纠正电解质紊乱，清除体内的众多炎症介质，改善微循环，使组织缺氧状态得到纠正。CBP 的这一作用已被许多研究所证实。

（2）腹膜透析：群体性中毒事件或不具备血液净化条件的地方可以紧急置管行腹膜透析，但这一方法缺乏很好的文献报道支持。

（3）血液透析：血液透析可以清除血液中的乳酸，但严重乳酸酸中毒患者就诊时大多病情复杂且危重，合并循环功能障碍很常见，CBP 有利于缓慢纠正内环境紊乱，但一般不推荐单纯血液透析治疗。轻症可以尝试 ARRT 间断治疗。根据血气分析和电解质结果及时调整出入液量和置换液的配方，使内环境最终达到稳定的平衡状态。

【小结】

乳酸酸中毒大多病情复杂危重，CBP 是乳酸酸中毒综合治疗中的一个重要辅助手段。乳酸酸中毒治疗的关键在于早期针对病因的治疗。

第四节 乙二醇中毒

乙二醇，又名甘醇，无色无臭，水溶性强，化学式为 $HOCH_2—CH_2OH$，分子量为62，是一种简单的二元醇。用作溶剂、防冻剂以及合成聚酯树脂等的原料。乙二醇的人类致死剂量约为 1.4mL/kg。

汽车防冻液的主要成分为乙二醇，另添加部分防锈剂、防霉剂、pH 调节剂、苦味添加剂等。乙二醇有微弱的甜味及醇的香味，中毒大多为误服，也有报道烧伤患者局部皮肤吸收也可引起中毒。

【病因与发病机制】

乙二醇本身对人体有微毒,但其代谢产物可引起严重的代谢性酸中毒和中枢神经系统功能障碍,导致急性或慢性肾衰竭或中枢衰竭,严重者可导致死亡。

口服容易经胃肠道吸收,吸收后迅速分布于血液及组织液中,经肝门静脉系统运输至肝脏。在肝脏经过乙醇脱氢酶代谢为乙醇醛,再经乙醛脱氢酶代谢为乙醇酸,乙醇酸经乙醇酸氧化酶氧化为乙醛酸,最后代谢为草酸、甲酸和马尿酸,导致代谢性酸中毒、高钾血症。草酸与钙结合可导致低血钙,草酸钙结晶沉积在肾小管中可引起肾损伤,甚至急性肾衰竭。重度中毒患者若抢救不及时,患者在中毒早期多死于严重高钾血症及(或)严重代谢性酸中毒,部分患者于数日后死于急性肾衰竭或中枢衰竭。

1. **中枢神经系统影响** 早期中枢神经系统毒性与乙二醇对神经系统阿片受体的作用有关。阿片受体激动可产生欣快感、兴奋甚至谵妄。晚期中枢神经抑制与酸中毒和能量代谢障碍有关。乙二醇代谢产生的乙醛酸能抑制糖酵解和三羧酸循环,使能量产生减少。

2. **呼吸循环系统影响** 酸性代谢产物及pH值降低直接刺激呼吸中枢,引起呼吸代偿性加深、加快(酸中毒深大呼吸)。循环系统受酸性代谢物影响,血管扩张,心率反射性增快,晚期心脏缺氧损伤及对儿茶酚胺低反应性导致循环衰竭。

3. **肾脏影响** 乙二醇对肾脏有多方面损害。首先,近端肾小管能量需求旺盛,乙二醇代谢在体内形成草酸钙,并对肾小管上皮细胞线粒体有毒性作用,酸中毒及有氧氧化受抑制,导致能量减少。其一,对肾小管代谢功能有部分影响;其二,有机酸结合钙可在肾小管浓缩形成结晶。最近研究发现乙醇酸和乙醛酸还能引起近曲小管细胞(HK-2细胞)毒性,直接导致离体人肾HK-2细胞死亡。乙二醇对肾脏的损害大部分可逆,但肾功能恢复正常有时需要数月时间。

【临床表现】

乙二醇急性毒性主要是对中枢神经系统、肺、肾的毒性,大致分为3个时期。

1. **初期** 表现为中枢神经系统的症状和胃肠道刺激症状。在服用后0.5~12h内发生,最初表现为醉酒样兴奋至表情木然或精神恍惚,后出现昏迷、深浅反射消失、抽搐、大小便失禁、瞳孔缩小、瞳孔对光反射消失。胃肠道症状为消化道黏膜刺激与保护性反射引起的呕吐。

2. **急性期** 表现为心肺症状。通常在摄入12~24h后发生,代谢性酸中毒等电解质紊乱为引起症状的主要原因。代谢性酸中毒逐渐累积影响糖酵解及有氧氧化,乳酸蓄积进一步加重酸中毒。酸性代谢产物释放出氢离子及低pH都具有直接兴奋呼吸中枢的作用,表现为深大呼吸。循环系统在酸中毒及高血钾、低血钙刺激性下表现为心动过速、轻度高血压和发绀。严重者可有成人型急性呼吸窘迫综合征、循环衰竭,部分患者死于心律失常。

3. **后期** 肾功能衰竭期。如患者能度过急性期,24~72h后肾损害表现逐渐明显,临床表现为少尿、腰痛、肾功能异常。尿常规异常,可在初期即有镜下血尿、蛋白尿及见到草酸钙结晶。

【辅助检查】

1. **实验室检查**

(1)临床初期血中乙二醇浓度增高。

(2)血气分析:pH不同程度降低,呈现高阴离子间隙酸中毒。

(3)电解质紊乱:低血钙、高血钾为特征表现。

（4）全身多器官受损表现：心肌酶、肌酶、转氨酶、肾功能都可以轻度或明显异常。

（5）尿常规：低比重尿、蛋白尿、血尿及管型尿，尿中检出大量草酸钙结晶（八面体或帐篷状双水合草酸钙结晶）具有特异性。

2.心电图　可有窦性心动过速、QT间期延长、T波高尖等多种心律失常。

【诊断标准】

（1）有误服或接触乙二醇中毒史，初期血中检出较高浓度乙二醇。

（2）典型临床表现：有类似乙醇中毒症状但无饮酒史，临床表现符合三期递进性发展过程。

（3）出现高阴离子间隙酸中毒，排除乳酸酸中毒、酮症酸中毒及其他有机酸中毒。

（4）多器官受损酶学增高表现。

（5）实验室检查：初期尿液在紫外灯下产生荧光，可作为乙二醇中毒的早期辅助诊断；晚期出现低比重尿、少尿、血尿、蛋白尿或无尿，尿中检出大量草酸钙结晶（八面体或帐篷状双水合草酸钙结晶）具有特异性。

毒物接触史不清、以不明原因昏迷就医者要排除脑血管疾病。

【治疗】

1.非血液净化治疗

（1）支持疗法

1）补充血容量，防治休克，给予生理盐水等维持循环需要。

2）用5%碳酸氢钠碱化尿液，保持尿量在每小时200mL以上，促进代谢产物排出，防止肾小管损伤。

3）纠正电解质紊乱：补充钙剂，减轻高血钾对心脏的毒性等治疗。

4）补充维生素：B族维生素是糖类及有机酸类代谢的重要辅酶，维生素B_1 100mg肌内注射、维生素B_6 100mg静脉滴注，每6h重复一次，可以促进有机酸在体内的转化，同时加速细胞能量代谢，减轻脏器损伤。

（2）特效解毒剂甲吡唑：具体参见本篇第八章第一节甲醇中毒。

（3）10%乙醇拮抗疗法：具体参见本篇第八章第一节甲醇中毒。

2.血液净化治疗　乙二醇为水溶性小分子物质，可以通过透析器或滤器的膜被清除。其主要毒性代谢产物甘醇酸酯在非透析条件下半衰期为18h，而在透析条件下半衰期仅为3h。因此，血液净化是清除乙二醇及其代谢产物的一种非常有效的方法。血液净化治疗还可以调节体内酸碱平衡并纠正电解质紊乱。血气分析或二氧化碳结合力可以作为监测酸中毒和体内甲醇蓄积的指标。血液净化可以使酸中毒逐步得到纠正。当患者出现少尿或无尿、氮质血症等肾衰竭的表现时，血液净化治疗可以暂时替代肾脏的功能，及时清除毒物，以促进肾功能恢复。

CVVH为常用的治疗方法，在缓慢纠正酸中毒同时，根据电解质结果调整置换液中钙及钾的配方，是治疗重度乙二醇中毒最有效、最安全的疗法。

【小结】

防冻液中毒的本质是酸性代谢产物蓄积中毒，早期足量使用特效解毒剂，阻止乙二醇有毒代谢产物的生成和支持治疗是有效的治疗方法。当合并肾脏损伤表现，应及早给予血液净化治疗。

【参考文献】

[1] 姚利秀,全金梅,燕朋波.连续性血浆吸附滤过治疗急性三氯乙烯中毒致急性肝损害 1 例[J].中华灾害救援医学,2014,2(12):713 - 714.

[2] 肖章武,罗彩云,邱泽武.三氯乙烯中毒及诊疗研究进展[J].工业卫生与职业病,2011(1):52 - 54.

[3] 杨光.三氯乙烯所致职业危害的临床研究进展[J].中国城乡企业卫生,2015(1):32 - 34.

[4] 胡庆红.三氯乙烯中毒特点及其防控对策[J].实用预防医学,2009,16(6):1832 - 1834.

[5] 刘丽萍,覃震晖.急性三氯乙烯中毒性心血管系统损害和治疗对策[J].海南医学院学报,2011,17(6):764 - 765.

[6] 屈重行,赵晔,李建生.肝损伤为主的三氯乙烯中毒 1 例[J].临床肝胆病杂志,2012,28(3):232 - 233.

[7] 王庄斐.5 例三氯乙烯中毒致大疱性表皮坏死松解症患者的护理[J].全科护理,2012,10(28):2602 - 2604.

[8] 覃政活,葛宪民,苏素花,等.急性重度三氯乙烯中毒 4 例分析[J].职业与健康,2010,26(17):1944 - 1945.

[9] 杨义成.三氯乙烯中毒引起皮疹的临床观察[J].中华皮肤科杂志,2007,40(10):648.

[10] 胡庆红,杨秋玲.三氯乙烯中毒的免疫损害特点及防制对策[J].湖北预防医学杂志,2003,14(2):22 - 23.

[11] 佘德宇,金建华.三氯乙烯中毒 16 例临床分析[J].现代预防医学,2005,32(2):172 - 173.

[12] 菅向东,杨晓光,周启栋.中毒急危重症诊断治疗学[M].北京:人民卫生出版社,2009:632 - 633,635 - 637.

[13] 方克美.急性中毒治疗学[M].南京:江苏科学技术出版社,2002:159 - 160,168 - 169.

[14] 国庆,许静静.血液灌流联合血液透析抢救 1 例急性酚中毒的救治体会[J].临床急诊杂志,2009,10(6):377.

[15] 张海涛,陈涛.血液灌流联合血液透析抢救急性重度酚中毒 2 例[J].中国血液净化,2007,6(12):688.

[16] 袁莉.血液灌流联合血液透析救治苯酚中毒 18 例[J].中国危重病急救医学,2005,17(6):381.

[17] 蔡文波,王锦涛,张杏棉.急重症苯酚中毒 1 例[J].河北医科大学学报,2005,26(1):64.

[18] 张杏棉,刘丽敏.血液灌流成功抢救急性苯酚中毒 1 例[J].中国血液净化,2004,3(8):63.

[19] 应爱芳,应君芳,朱蔚玲.苯酚中毒 22 例的护理[J].中国乡村医药,2011,18(8):78 - 79.

[20] 曹晋霞,李志刚.口服苯酚中毒抢救成功一例[J].山西医药杂志,1991(2):125.

[21] 李金祥,王仁仪,吴进.急性苯酚中毒 3 例报告[J].现代预防医学,1991(2):106 - 108.

[22] 张谊.急性来苏尔中毒致昏迷 1 例报道[J].贵阳医学院学报,1995(4):347.

[23] 刘克勤.口服来苏尔中毒 5 例报告[J].陕西医学杂志,1989(8):66.

[24] 贾雪峰,耿海伟,赵彬,等.口服来苏尔中毒死亡法医学鉴定 1 例[J].中国法医学杂志,2009,24(3):208.

[25] 苏西云.阿托品抢救来苏尔中毒一例[J].安徽医学,1991(3):34.

[26] 张建国,李衡贵.急性重度苯酚中毒抢救成功 1 例报告[J].中国工业医学杂志,1996(5):315 - 316.

[27] 张粉秀,余文忠,谭益民,等.抢救成功重度来苏尔中毒 1 例[J].云南医药,2003(6):512 - 513.

[28] 范喜云,任冰,潘红.CVVH 抢救急性甲酚中毒 1 例[J].山东医药,2005,45(17):85.

[29] 张惠茹,付照华.甲酚中毒致急性肾衰 1 例[J].包头医学院学报,1997(4):12.

[30] 乔文颖,刘建国,曾红,等.伴神经系统迟发损害的乙二醇中毒 1 例并文献复习[J].中国医刊,2014(5):91 - 93.

[31] 韩涛,温鹏.误服乙二醇中毒抢救成功 1 例[J].临床军医杂志,2013,41(10):1038.

[32] 徐杰,林丽,韩桂枝,等.血液透析救治防冻液乙二醇中毒致急性肾衰竭 1 例[J].中国血液净化,2013,12(5):286.

[33] 吴晓凤,梁月娟,任文彬,等.汽车防冻液中毒 5 例救治体会[J].临床合理用药杂志,2011,4(36):167 - 168.

[34] 乔文颖,刘建国,曾红,等.伴神经系统迟发损害的乙二醇中毒1例并文献复习[J].中国医刊,2014(5):91 –
      93.

[35] 徐杰,林丽,窦吉香,等.防冻液中毒10例临床特点分析[J].中国煤炭工业医学杂志,2013,16(4):570 – 571.

[36] 黄伟.急性乙二醇中毒的研究[D].重庆医科大学,2011.

第七章 生物毒素中毒

生物毒素也称天然毒素,包括了各种动物、植物、微生物所产生的对其他生物物种有毒害作用的化学物质。自然界中生物毒素的种类繁多,人们可能因为误食或接触含生物毒素的动物、植物、微生物而致病,因此认识常见的含生物毒素的动物、植物或微生物(本章主要介绍鱼胆及蜂毒中毒),了解其中毒的常见症状,可在一定程度上预防生物毒素中毒。对已经发生的生物毒素中毒应做到早发现,早治疗,减少漏诊或误诊的发生,并选择有效的治疗手段或方法(非血液净化治疗联合血液净化治疗),提高治愈率。

第一节 鱼胆中毒

鱼胆为鱼类的消化器官,色墨绿,内含胆汁,为鱼体不可食用的部分,不具营养价值。江南民间流传有鱼胆明目、鱼胆治疗支气管炎、鱼胆治感冒等说法,因此常见服用鱼胆中毒者。鱼胆毒素成分复杂,用白酒浸泡或煮沸后服用仍可发生中毒,临床多见肝、肾损害或多器官功能衰竭,无特效解毒药物,是急诊常见中毒之一。

【病因与发病机制】

鱼胆中毒机制复杂,具体中毒机制不能用单一因素解释。有报道认为鲤醇硫酸酯钠为导致多脏器功能衰竭的主要成分,但胆汁中氢氰酸、胆酸、组胺等生物毒素也参与了致病过程。

鲤醇硫酸酯钠可导致细胞外的 Ca^{2+} 内流、溶酶体膜稳定性降低,造成细胞损伤。胆酸类与钾离子结合形成胆盐,可破坏细胞膜的完整性。胆汁中的氢氰酸可抑制细胞色素氧化酶,影响细胞有氧氧化过程中的电子传递,造成细胞能量产生障碍,最终导致线粒体肿胀及细胞内各种代谢受阻。组胺类物质可使毛细血管通透性增加,造成器官水肿、炎性改变、出血。最终的结果是内环境中白介素、氧自由基等炎症介质与细胞因子增多,重要脏器功能受损,引起全身炎症反应综合征,甚至导致多器官功能衰竭。以胃肠道损伤、肝损伤及肾损伤常见。

【临床表现】

临床表现以毒素吸收、排泄器官症状为主。部分表现为原浆毒素中毒样多种细胞损伤表现。

1. **胃肠道反应** 为中毒首发症状,服用后 0.5 ~ 12h 出现恶心、呕吐、腹痛、腹泻等消化道症状,大便多为水样或蛋花汤样。

2. **肝损伤** 早期可有肝区胀痛、黄疸等急性肝损伤表现,后期可表现为急性肝衰竭,引起低蛋白血症及凝血功能障碍等系列临床表现。

3.肾损伤 逐渐出现少尿甚至无尿,检查发现不同程度的蛋白尿、血尿、管型尿,以及血肌酐、尿素氮增高等急性肾衰竭症状。

4.循环系统 心脏的直接毒性及少尿后循环负荷加重逐渐出现的心悸、胸闷、呼吸困难等表现。

【辅助检查】

1.**血常规** 正常或有轻度白细胞增高。

2.**尿常规** 血尿、蛋白尿、颗粒管型尿等。

3.**肝、肾功能** 符合肝、肾损伤或肝、肾功能衰竭表现。

4.**心电图** 有心肌损伤或心律失常表现。

5.**腹部 B 超** 有肝、肾增大,弥漫性回声增强等表现。

【诊断标准】

(1)有服用鱼胆病史。

(2)消化道症状明显。

(3)肾功能和肝功能联合损伤症状及体征。

(4)实验室检查结果符合急性肝、肾损伤表现。

结合病史及临床表现,排除其他中毒及感染性疾病,诊断鱼胆中毒并不困难。

【治疗】

1.**非血液净化治疗**

(1)洗胃、导泻:鱼胆中毒性物质吸收较缓慢,入院后应立即给予清水洗胃,服用 72h 内有消化道症状者,均有洗胃必要。洗胃后可给予植物油、牛奶、生鸡蛋水保护胃黏膜,有腹泻症状者,可给予活性炭加硫酸镁导泻。服用 72h 后有消化道症状的患者,给予保护胃黏膜及活性炭 + 硫酸镁导泻。

(2)保护胃黏膜:给予质子泵抑制剂、H_2 受体拮抗剂等减少胃酸分泌,减轻消化道黏膜损伤。

(3)保护肝、肾功能:还原型谷胱甘肽、异甘草酸镁、维生素 C、肌苷、维生素 B_6、维生素 B_1、细胞色素 C 等促进能量代谢,减轻炎症因子及过氧化物损伤,增加细胞修复能力。

(4)糖皮质激素:甲泼尼龙 40 ~ 80mg,每日一次口服或静脉滴注,共 3 ~ 5 天。

(5)补液及维持酸碱、电解质平衡:尿量减少的患者记录 24h 尿量,给予适当补液,维持尿量在100mL/h 以上。监测电解质,防止高钾血症等电解质紊乱。

2.**血液净化治疗** 鱼胆中毒无特效解毒方法,严重中毒时可导致全身炎症反应综合征,甚至发生多器官功能衰竭,在洗胃、导泻及内科治疗基础上可及时给予血液净化治疗。

(1)血液透析 + 血液灌流:确诊为鱼胆中毒后应该立即行血液透析 + 血液灌流治疗。胆汁中大部分物质为小分子及中分子物质,血液透析可以清除细胞炎症因子及氢氰酸、组胺、鲤醇硫酸酯钠等毒素,血液灌流能吸附胆汁酸盐、胆红素及部分变性蛋白质分子、细胞分解产物等。血液净化初期 1 ~ 2天血液透析联合血液灌流可以快速清除毒素,后期可根据肾功能情况维持透析至肾功能恢复正常,过早停止透析治疗会引起病情反跳。

(2)连续性静脉 – 静脉血液滤过(CVVH):有报道重度鱼胆中毒给予 CVVH 治疗,持续且缓慢地清除血液中的毒物及中、小分子物质,治疗效果明显。中毒早期即出现肾损伤及全身炎症反应综合征、多器官功能衰竭者适合用 CVVH 治疗。

(3)血浆置换:血浆置换可以清除体内中、小分子毒素和多种炎症介质及免疫复合物。可以在 2 ~

3h 快速改善内环境,对于合并急性肝衰竭、循环不稳定或低血压危重的患者都可以采用。血浆置换不能代替血液透析或 CVVH 治疗,而且没有资料证明血浆置换优于 CVVH 的治疗效果,因此血浆置换仅限用于合并重度肝衰竭的患者。

第二节 蜂毒中毒

随着人们户外活动的增加,近年来蜂蜇伤有发病率增加的趋势。对于蜂蜇伤的后果过于轻视,往往导致严重后果。蜂毒中水含量为 80% ~88%,主要含有肽类、生物胺类等物质。干物质中蛋白质类占 75%,神经肽类占 3.67%,pH 5.0 ~5.5。其中包含有 50 多种生物活性肽类,主要作用于神经和组织器官,其导致的过敏反应及多器官功能障碍可危及生命。蜂毒中提纯的部分生物活性组分,具有抗肿瘤、抗辐射病、抗炎、镇痛、免疫抑制、抗病毒等作用,被用于生物制药,治疗人类疾病。

【病因与发病机制】

蜂毒由蜂类的毒腺细胞产生,平时储存于毒腺囊中,当受到人或动物惊扰时,工蜂使用尾部蜇针将蜂毒注入人或动物体内。蜂毒中的主要成分有:蜂毒肽、透明质酸酶、磷脂酶 A_2、肥大细胞脱粒肽、乙酸异戊酯、心脏肽、蚁酸、糖类、生物胺类以及各种游离氨基酸等。蜂毒可导致疼痛、休克、溶血、意识障碍、昏迷及迟发性多脏器功能损害等伤害。

1. **致痛物质** 组胺、5 - 羟色胺和乙酰胆碱作用于痛觉神经是蜂蜇引起疼痛的主要物质,其中组胺还能使毛细血管扩张、渗透性增加,加重伤口肿胀、疼痛。

2. **蜂毒过敏反应** 包括:Ⅰ型变态反应,如荨麻疹、血管神经性水肿、喉头水肿、肺水肿、过敏性休克;Ⅳ型过敏反应,如血清病样反应及肾损害、发热、皮疹、关节病、淋巴结肿大等。

3. **神经毒性** 蜂毒中的神经毒素能直接作用于中枢神经及周围神经引起损伤,如定向力障碍、意识障碍、精神障碍等,其具体机制可能与蜂毒肽对大脑胆碱受体的阻断有关。

4. **溶血毒性** 蜂毒肽又称为溶血肽,是一种碱性蛋白质,由 26 个氨基酸残基组成,中间区域具有 19 个疏水性氨基酸残基,其寡聚体可镶嵌在细胞膜上形成亲水性通道,引起细胞内渗透压改变,从而导致细胞溶解。另外,磷脂酶 A_2 能使卵磷脂分解成溶血卵磷脂,后者可导致细胞溶解,具有增强蜂毒肽溶血作用的功能。

5. **多脏器损害** 蜂蜇伤早期常有白细胞异常增高,白细胞增高的水平与器官受累程度呈正相关,血液炎症因子及细胞损伤指标同时平行升高,提示体内的炎症反应状态与细胞受损、脏器受累的程度密切相关,可作为判断早期病情严重程度的客观指标。蜂蜇后机体免疫系统会释放大量的炎症介质,产生全身炎症反应综合征,在循环障碍、组织缺氧及大量细胞分解产物潴留等因素综合作用下最终导致多器官功能衰竭。循环障碍、全身炎症反应综合征及溶血、贫血出现较早,肝损伤其次,急性肾损伤表现出现较晚,后合并肺水肿或成人呼吸窘迫综合征及意识障碍。其中急性肾损伤在疾病进展中起到重要作用,蜂毒对肾小球滤过膜损伤及肾小管血管内皮细胞都有直接毒性,休克及缺氧为继发加重因素,游离血红蛋白对肾小管的毒性继续加重急性肾损伤的发展。肾脏排泄功能受损后,毒素及代谢产物的潴留导致内环境紊乱进一步加重,多器官功能衰竭成为不可避免的结果。早期对肾功能的保护和及早行肾脏替代治疗成为蜂蜇伤治疗中的重点。

【临床表现】

1. 即刻表现　根据个人对蜂毒的敏感性及毒蜂种类不同,临床表现各异。黄蜂类毒性较强,胡蜂与蜜蜂毒性较弱,寄生蜂毒性更在其次。黄蜂蜇伤后,患者蜇伤部位红肿伴剧烈疼痛,较重患者出现全身症状如头痛、头昏、全身麻木、无力、烦躁不安、休克、短暂昏迷,也可伴有消化道症状如恶心、呕吐、大小便失禁等,部分患者在本期死亡。

2. 急性期　蜇刺部位形成水疱、淤血。全身发热、昏厥、全身剧痛,可有喉头水肿、呼吸困难、意识模糊、嗜睡、抽搐、全身肌痛、恶心、呕吐、吞咽困难、腹痛、腹胀、黑便、贫血、黄疸、血压下降、心悸、胸闷、腰部胀痛、少尿、肉眼血尿、酱油样尿、无尿等临床表现。

3. 多器官损害期　蜇刺部位见点状至小片状黑色坏死,出现全身水肿,意识障碍,凝血功能障碍,肝酶及胆红素增高,急性肝、肾衰竭等。

【辅助检查】

1. 血常规　急性期见白细胞增高 $>10 \times 10^9$/L,可有溶血性贫血表现。

2. 血炎症标志物　白细胞介素、内皮细胞损伤因子普遍增高。

3. 溶血　急性期会发生溶血损害。

4. 急性肾、肝损伤　血肌酐轻、中度增高,肝酶及胆红素增高,可有肝衰竭表现。

5. 凝血功能障碍　肝衰竭或 DIC,凝血因子耗竭及贫血会加重凝血功能障碍。

【诊断标准】

(1) 明确蜂蜇伤病史。

(2) 典型皮疹表现及局部皮肤遗留折断毒刺。

(3) 全身过敏性休克症状及体征。

(4) 溶血、全身炎症反应综合征及多脏器功能衰竭表现。

根据蜂蜇伤病史及临床表现诊断应无困难。

【治疗】

1. 非血液净化治疗

(1) 蜂蜇伤的伤口处理:用5%碳酸氢钠或弱氨水清洗伤口,并将季德胜蛇药片用水溶解后涂于蜇伤处。

(2) 抗炎抗过敏:对于过敏性休克者给予0.1%肾上腺素0.5~1mL皮下或肌内注射,10%葡萄糖酸钙、苯海拉明等抗过敏治疗,维持呼吸道通畅,保证血氧饱和度在90%以上。全身反应较重及发生溶血反应者可给予糖皮质激素如甲泼尼龙注射液每日200~1 000mg短时冲击治疗多尿。

(3) 防治感染:大部分患者合并蜇伤部位感染,应及早选用抗革兰阳性球菌及厌氧菌为主,同时肝、肾毒性较小的抗生素防治感染。

(4) 保护脏器功能:给予极化液保护心脏;维持尿量在100mL/h以上,防止少尿及血红蛋白尿对肾脏造成损伤;还原型谷胱甘肽、维生素C可减少炎症氧化损伤;抑酸剂保护胃黏膜,防止应激性溃疡。

(5) 防治贫血:积极抗炎、抗氧化治疗,如贫血症状严重,可予以输注洗涤红细胞。

2. 血液净化治疗

(1) 血液透析(HD)联合血液灌流(HP):HP可迅速吸附蜂毒,清除毒素,对防止溶血与多脏器损害有重要作用,对重症患者应在早期给予 HP 治疗。血流量 150mL/min,每个灌流器治疗 2h,首次可用 2 个灌流器。合用普通或高通透析可对清除炎症因子及补体成分、维持内环境稳定起到一定作用。有文献报道 HD + HP 可有效缓解蜂蜇伤中毒病情。

(2)CRRT:多器官功能衰竭患者应行 CRRT,对重度溶血性贫血患者加用血液灌流。CRRT 纠正酸碱平衡失调及电解质紊乱作用强,且可消除水肿、替代肾功能、清除炎症介质等,发挥重要脏器支持功能。

(3)血浆置换:肝、肾损伤较重患者,最初可给予 1 ~ 2 次血浆置换。以新鲜冰冻血浆 1 500 ~ 2 000 mL 作为置换液(血流量 120 ~ 150mL/min),对清除毒素、稳定内环境、促进肝损伤修复有明显作用。

【小结】

对于蜂蜇伤有多种血液净化治疗方式,无论是 HP + HD、CRRT + HP 还是血浆置换治疗,效果均优于单纯内科治疗。早期 HP + HD 对阻断炎症反应发生、发展,防止多脏器功能损害,具有显著的治疗效果。

【参考文献】

[1] 菅向东,杨晓光,周启栋.中毒急危重症诊断治疗学[M].北京:人民卫生出版社,2009:771,765 – 766.

[2] 徐妍.血液透析联合血液灌流治疗急性鱼胆中毒疗效分析[J].吉林医学,2011,32(08):1479 – 1480.

[3] 周晶,王海珍,陈灵敏,等.血液净化治疗急性鱼胆中毒致多器官功能衰竭 7 例临床分析[J].中华危重症医学杂志(电子版),2012,5(4):268 – 271.

[4] 南蕾,张艳辉,王彩丽,等.血液透析治疗鱼胆中毒致急性肾功能衰竭的临床疗效[J].包头医学院学报,2014,(6):61 – 63.

[5] 徐妍.血液透析联合血液灌流治疗急性鱼胆中毒疗效分析[J].吉林医学,2011,32(8):1479 – 1480.

[6] 孔维伟,李彤.血液灌流联合血液透析治疗急性鱼胆中毒 29 例疗效观察[J].中国临床研究,2011,24(4):288 – 289.

[7] 巩建华,徐倩,袁海,等.连续性血液净化串联血液灌流治疗重度鱼胆中毒的疗效观察[J].河北医科大学学报,2011,32(3):321 – 323.

[8] 方克美.急性中毒治疗学[M].南京:江苏科学技术出版社,2002:347 – 348.

[9] 袁海,汤艳兰,徐倩,等.连续性血液净化串联血液灌流对蜂蜇伤中毒的免疫调节及预后的影响[J].中华急诊医学杂志, 2011, 20(8):880 – 883.

[10] 陈传熹,蒋臻,高永莉,等.926 例蜂蜇伤的回顾性分析[J].中国中医急症,2015,24(12):2103 – 2105.

[11] 凤尔稳.15 例蜂蜇伤临床分析[J].现代临床医学,2013,39(2):116 – 117.

[12] 谢华,肖敏.群蜂蜇伤治疗临床研究进展[J].临床急诊杂志,2014(7):445 – 447.

[13] 周平,朱旭光.蜂蜇伤死亡原因分析及救治体会[J].中华急诊医学杂志,2001, 10(4):276.

[14] 常淑莹.血液灌流联合连续性血液净化治疗蜂蜇伤致多器官功能衰竭疗效分析[J].郑州大学学报(医学版),2014(5):764 – 765.

[15] 陈烨,张祖隆.血液净化治疗蜂蜇伤所致急性肾损伤的疗效观察[J].中国医药指南,2014(26):98 – 99.

第八章 醇类中毒

醇类中毒临床表现特殊,死亡率较高。常见的甲醇、乙醇、乙二醇、二乙二醇和丙二醇中毒可表现为血浆渗透压间隙升高和血清阴离子间隙增大性代谢性酸中毒(high anion gape metabolic acidosis, HAGA);而异丙醇中毒仅表现为渗透压间隙升高。这主要是因为血液中醇类物质浓度升高会提高血浆渗透压,而其代谢产物的增加又会扩大血清阴离子间隙(serum anion gap, SAG)的缘故。异丙醇和乙醇自身可引起酒精性酮症酸中毒(alcoholic ketoacidosis, AKA),其余醇类的毒性主要依靠其代谢物起作用。醇中毒临床除代谢性酸中毒外,还可表现为急性肾衰竭(acute renal failure, ARF)和神经系统异常。由于这些醇类有机物分布容积小、不结合蛋白质,还能很快在血管内外达到平衡,故利用血液透析(hemodialysis, HD)清除尚未代谢的醇类和可能存在的有机酸阴离子对于醇类中毒的救治有积极作用。此外,服用甲吡唑(fomepizole)或乙醇来阻断醇类代谢过程的关键酶(醇脱氢酶),对解救醇类中毒也很有效。表4-8-1简述了常见醇类中毒的特点。

表4-8-1 主要醇类中毒的特点

中毒类型	毒性物质	临床和实验室检查	中毒特点
甲醇中毒	甲酸、乳酸、酮类	代谢性酸中毒;渗透压升高;视网膜损伤,甚至失明;豆状核损伤	渗透压升高和HAGA可同时或单独出现;如治疗不及时,死亡率较高
酒精性酮症酸中毒	β-羟丁酸、乙酰乙酸	代谢性酸中毒	醇类中毒中最常见的临床类型;死亡率较其他醇类低;非持续性血液渗透压增高;应积极给予补液治疗
乙二醇中毒	羟基乙酸、草酸钙	心肌和大脑损伤、ARF、代谢性酸中毒、渗透压升高、低钙血症	发生率高于甲醇中毒;为儿童醇类中毒中的常见类型;渗透压升高和HAGA可同时或先后出现
二乙二醇中毒	2-羟基乙氧基乙酸	神经系统损伤、ARF、代谢性酸中毒、渗透压升高	往往由于误食被污染的药物或食物而中毒;如果诊断、治疗不及时,则死亡率很高;血液渗透压升高较其他醇类中毒少见
丙二醇中毒	乳酸	代谢性酸中毒、渗透压升高	ICU中最常见的醇类中毒事件;临床表现不典型;多数病例停止摄入后病情好转
异丙醇中毒	异丙醇	昏迷、低血压、渗透压升高	渗透压升高但不伴酸中毒;硝普钠反应阳性

醇类中毒的基本处理原则如下:

(1)洗胃,催吐,或者使用活性炭从消化道中清除醇类,此类方法应在服毒后30~60min内进行。

（2）应用乙醇或甲吡唑以延迟醇类有毒代谢物的产生,应在血清中检测到尚存有大量未代谢的有毒醇类和(或)血浆渗透压偏高时进行。

（3）血液净化(HD 优于 CRRT,PD 最差)可以移除尚未代谢的有毒醇类和其毒性代谢产物,应及时通过血液透析或非透析途径补碱,纠正代谢性酸中毒。

第一节　甲醇中毒

甲醇又称木醇、木精,是一种无色透明、易燃烧的液体,容易挥发,气味与乙醇相似,多用作化学助剂,广泛用于工业生产。甲醇主要引起急性中毒,慢性中毒尚无肯定报道。

甲醇可经呼吸道、胃肠道和皮肤吸收而中毒,急性甲醇中毒的途径主要是误服甲醇或吸入甲醇蒸气,假酒和劣质酒中含有高浓度的甲醇,饮用后也可致中毒。误服甲醇 5～10mL 可致严重中毒,30mL 是人的最小致死量。

【病因与发病机制】

假酒、劣质酒、职业接触等常可引起急性甲醇中毒。

1. 甲醇的代谢　口服摄入的甲醇在胃肠道吸收迅速,血清甲醇浓度 30～60min 即达高峰。甲醇吸收后随血液迅速分布于机体各组织中,含量与该组织的含水量成正比。甲醇在体内主要经肝脏、分解成为 CO_2 和 H_2O 排出体外,其余由肾和肺排出。甲醇在肝脏经醇脱氢酶氧化成甲醛,后者经甲醛脱氢酶氧化成甲酸,甲酸依赖叶酸盐的途径氧化成二氧化碳和水。甲醇在肝内代谢慢,代谢速度仅为乙醇的 1/5,其半衰期为 8h。

2. 急性中毒机制　甲醇的毒性主要与其代谢产物甲醛和甲酸有关,甲醛的毒性是甲醇的 33 倍,甲酸的毒性是甲醇的 6 倍。甲醛能抑制视网膜的氧化磷酸化过程,使膜内不能合成 ATP,细胞发生变性,最后引起视神经萎缩。甲酸的半衰期约为 20h,代谢缓慢造成了血中甲酸大量累积,从而导致代谢性酸中毒发生。而病程后期的代谢性酸中毒主要是由于甲酸抑制线粒体细胞色素氧化酶的活性致使组织缺氧、乳酸堆积而引起,同时中枢神经系统的细胞和髓鞘等也因组织缺氧、钠钾泵衰竭而受到损害。此外,血中累积的甲酸会通过血液循环特异性损害视神经、视网膜和视神经盘等。

【临床表现】

急性甲醇中毒的潜伏期通常为 8～36h,同时服乙醇者潜伏期可延长,最长可达 4 天。急性甲醇中毒的三大临床表现以神经系统损害、视神经损害和代谢性酸中毒为特征。

1. 全身症状　头痛、厌食、全身无力、疲乏、下肢痉挛、眩晕、烦躁。

2. 神经系统表现　轻度中毒者可呈醉酒状态,有头痛、头晕、乏力、兴奋、失眠、步态不稳、共济失调等症状;中度中毒者可出现幻觉、幻视、视物模糊;重度中毒者意识模糊、谵妄、昏迷,呼吸和循环中枢抑制,导致休克、呼吸和脉搏缓慢,最后因呼吸和循环衰竭而死亡。

甲醇中毒除了急性中毒症状外,也可能产生永久的神经后遗症。其中包括:①帕金森症,因甲醇中毒导致的两侧基底核梗死所致,在中毒后 8 个月至 2 年产生。②肢体多发性神经病变,可能与脑部损伤有关。产生神经后遗症的概率主要与血中 pH 值及治疗时间早晚有关。

3. **眼部症状** 是急性甲醇中毒的突出症状,主要表现为视神经的损害,如复视,畏光,眼球疼痛,瞳孔扩大,对光反应迟钝或消失,视网膜炎,视网膜水肿、充血或出血,球后视神经炎,严重者可因视神经萎缩而导致失明。25%患者视力不能恢复。

4. **代谢性酸中毒** 是急性甲醇中毒的特征性临床表现之一,严重的酸中毒是导致患者死亡的主要原因之一。

5. **消化道系统表现** 口服中毒者可有恶心、呕吐、腹痛、腹泻等症状,严重者并发肝炎和胰腺炎。

6. **其他** 部分患者出现血尿,吸入中毒者会出现眼部和呼吸道刺激症状。

【辅助检查】

(1)血液中甲醇和甲酸的测定:正常人血中甲醇浓度 <0.015mmol/L,当 >6.0mmol/L 就有明显症状, >31.2mmol/L 有眼部症状,在 46.8～62.4mmol/L 可迅速致死。血甲酸浓度在 0.56～1.65mmol/L 对甲醇中毒具有诊断意义;血甲酸浓度 >4.34mmol/L 者,多伴视神经损害和代谢性酸中毒。

(2)检测肝肾功能和血清淀粉酶水平、血酮体、阴离子间隙,做动脉血气分析。

(3)眼科检查:视野缩小、瞳孔散大、视网膜水肿、黄斑充血。

【诊断标准】

根据甲醇接触史,经过一定的潜伏期后出现典型的临床症状和体征,结合实验室检查,综合分析,排除其他类似疾病,方可诊断。临床上如果患者有饮酒史,同时出现明显的酸中毒(pH<7.3),并伴随视神经盘水肿等症状,要高度怀疑甲醇中毒。

根据病情的严重程度可将急性甲醇中毒分为轻度中毒和重度中毒。

轻度中毒:轻度意识障碍;视神经盘充血,视神经盘、视网膜水肿,或视野检查有中心或旁中心暗点;轻度代谢性酸中毒。

重度中毒:重度意识障碍;视力急剧下降,甚至失明,或视神经萎缩;严重代谢性酸中毒。

【治疗】

1. **非血液净化治疗**

(1)立即脱离现场,清除未吸收的毒物。口服中毒者,可用碳酸氢钠溶液或肥皂水灌服催吐,反复几次,彻底洗胃,并给予硫酸镁 60mL 导泻;吸入中毒者,应迅速撤离现场,移至空气新鲜、通风良好的地方,保持呼吸道通畅,必要时给予吸氧和呼吸兴奋剂。

(2)解毒治疗:常用的解毒药物包括乙醇、叶酸和甲吡唑。

(3)代谢酸中毒的治疗:5%碳酸氢钠静脉滴注,维持 pH 在 7.2 或 7.2 以上为佳。

(4)眼部治疗:要避免眼睛受光线照射,可以给患者戴上有色眼镜或眼罩,或用纱布覆盖双眼。早期建议用 20%甘露醇 + 地塞米松 20～30mg,静脉滴注,每天 1 次。可使用 B 族维生素和烟酰胺治疗。

(5)对症急救:昏迷、休克者应平卧,头稍低并偏向一侧,及时清除口腔内异物,防止异物误入呼吸道引起窒息。严重者可建立人工气道,行机械通气。

2. **血液净化治疗**

原理:甲醇的分子量小,表现分布容积为 0.7 L/kg,不与血浆蛋白结合,其血液透析清除率为 95～280mL/min,而肾脏对其清除率只有 13.1mL/min。进行血液透析,其血浆半衰期可缩短至 2.2～3.8h,而其自然半衰期或在乙醇治疗下的半衰期为 8～20h,血液透析使其排出量增加 16～22 倍。另外,血液透析还能纠正甲醇中毒引起的代谢性酸中毒,并清除其有毒代谢产物甲酸,其透析清除率为150mL/min。

适应证:①严重代谢性酸中毒(动脉血气:pH < 7.25 ~ 7.30,CO_2 CP < 15mmol/L,阴离子间隙 > 30mmol/L);②出现视力、眼底改变和精神异常;③给予积极支持治疗,病情仍然继续恶化;④肾衰竭;⑤常规治疗无法纠正的电解质紊乱;⑥血液甲醇浓度 > 15.6mmol/L。

治疗方案:血液净化方式选择血液透析和血液滤过为妥,且首次净化时间应当充分,不少于4h,同时起始阶段应追加碳酸氢钠静脉滴注,这样有利于尽早纠正酸中毒,从而缩短毒物在体内的作用时间,更好地救治患者。当甲醇浓度 < 6.2mmol/L时,可以停止血液净化治疗。急性甲醇中毒的预后取决于血液中甲醇和甲酸的清除速度。

疗效:血液透析可以快速清除甲醇,并可能加强甲酸盐的清除,同时补碱以纠正酸中毒,并促进肾脏排泄甲酸盐。

【小结】

血液净化对于清除患者体内的毒物具有决定性的作用,而乙醇的替代药甲吡唑能有效阻止甲醇的代谢,所以联合应用十分有必要。由于甲吡唑容易被血液净化清除,甲吡唑的浓度应维持在10μmol/L以上的有效治疗浓度。联合治疗需持续至血清甲醇浓度 < 5.0mmol/L,而且尽可能达到血 pH > 7.3 的浓度。

第二节 乙醇中毒

乙醇(又称酒精)是一种无色、易燃、易挥发的烃类羟基衍生物,具有醇香味,能溶于水和大多数有机溶剂。急性乙醇中毒(acute alcoholism poisoning)是由饮入过量乙醇或酒类饮料引起的,患者中枢神经系统由兴奋转为抑制状态,严重者出现昏迷、呼吸抑制及休克等。酒的有效成分是乙醇,根据制作方法不同将酒分为三类:发酵酒、配制酒和蒸馏酒。发酵酒的乙醇含量多在20%以下;配制酒根据其制备方法不同,乙醇含量不等;蒸馏酒的乙醇含量高达40% ~ 60%。日常乙醇中毒常由蒸馏酒引起。

【病因与发病机制】

1. **乙醇的代谢** 乙醇可以从消化道、呼吸道进入人体。进入消化道的乙醇20%由胃吸收,80%由小肠吸收,空腹或乙醇的浓度高时,胃的吸收量增加。乙醇水溶性好,故能分布至全身。乙醇在肝醇氧化酶作用下,代谢按一级动力学规律消除,肺和肾能排出5% ~ 10%的原形,大部分乙醇被氧化成乙醛,再进一步氧化成乙酸。乙醇的代谢反应是限速反应,不同个体乙醇代谢速度有明显差异,健康人一次饮乙醇70 ~ 80g即可出现中毒症状。对大多数成人来说,乙醇致死量为一次摄入250 ~ 500g。

2. **急性中毒机制** 乙醇具脂溶性,能迅速通过血脑屏障,小剂量时作用于脑细胞突触后膜苯二氮䓬/γ - 氨基丁酸受体,对抑制性递质γ - 氨基丁酸产生抑制作用,影响大脑皮质表现为兴奋,作用于皮质下中枢及小脑时出现共济失调,但血中乙醇浓度极高时,抑制延髓中枢,引起呼吸、循环衰竭,甚至死亡。乙醇在肝脏代谢需氧化型烟酰胺腺嘌呤二核苷酸(NAD)做辅酶,生成还原型烟酰胺腺嘌呤二核苷酸(NADH),因此,大量饮酒后 NADH/NAD 增高,影响糖代谢,使得糖异生受阻而出现低血糖,还会引起血乳酸升高、酮体蓄积而导致代谢性酸中毒。乙醇通过影响心肌细胞的通透性,抑制钠钾 ATP 酶和钙 ATP 酶的活性,破坏线粒体和肌浆膜结构,使脂肪酸代谢异常,阻碍心肌纤维蛋白合成,影响心肌能量代谢和兴奋收缩耦联。乙醇对消化道黏膜有直接刺激作用,同时溶解脂蛋白,严重破坏胃黏膜屏障,导致氢离子及胃蛋白酶反弥散,发生急性胃黏膜糜烂出血。

【临床表现】

临床症状与患者饮酒量、个人耐受程度和血乙醇浓度有关,可分为三期。

1.兴奋期　血乙醇浓度 11～33mmol/L,表现为头昏乏力、面颊苍白或潮红、话语增多且有欣快感、丧失躯体自控力等症状。

2.共济失调期　血乙醇浓度 34～54mmol/L,出现明显的步态不稳、肢体行动不协调、语无伦次且伴有眼球震颤等症状。

3.昏迷期　血乙醇浓度 >54mmol/L,面颊苍白、口唇发绀并伴有瞳孔散大,出现昏睡不醒,身体皮肤湿冷,同时有心搏加快或呼吸缓慢、大小便失禁等症状。

此外,重症中毒患者常发生酸碱平衡失调和电解质紊乱、低血糖、吸入性肺炎、急性肺水肿、上消化道出血等。有的患者可发生急性肌病,表现为肌痛或伴有肌红蛋白尿,甚至出现急性肾衰竭。

【辅助检查】

1.血清乙醇浓度检查　急性酒精中毒时呼出气体中乙醇浓度与血中乙醇浓度相当。

2.血清生化检查　可出现低血钾、低血镁、低血钙、低血糖、血酮体阳性。

3.动脉血气分析　急性中毒者可有不同程度的代谢性酸中毒、阴离子间隙增高,严重呼吸抑制时可出现低氧血症。

4.心电图　可出现心律失常和 ST－T 段改变。

【诊断标准】

(1)表现出临床急性酒精中毒的症状。

(2)患者有饮用乙醇或酒类饮料过量史。

(3)患者呼出的气味及呕吐物带有乙醇味道。

(4)临床医学诊断排除患者有其他药物中毒的可能性。

(5)患者的血、尿中检测出乙醇或其代谢产物。

急性乙醇中毒应与伴有意识障碍或昏迷的其他疾病相鉴别,如镇静催眠药或抗精神失常药中毒(尤其有自杀倾向者)、一氧化碳中毒、肝性脑病、中枢神经系统感染和脑血管意外等。尤其要与急性甲醇中毒相鉴别,急性甲醇中毒除有与急性乙醇中毒类似的神经系统症状外,还以眼部损害和较严重的代谢性酸中毒为特征。

【治疗】

1.非血液净化治疗　一般轻者不需特殊处理,仅需卧床休息、保暖,防止呕吐物误吸;有共济失调者应休息,限制活动,以免发生外伤;对兴奋躁动的患者应加以约束,对烦躁不安或过度兴奋者可用小剂量地西泮,避免用吗啡、氯丙嗪及苯巴比妥等镇静药物。对重度中毒者应积极治疗。

(1)维持循环、呼吸功能:注意神志、呼吸、心率、血压、尿量和体温的监测,维持有效血容量,可静脉滴注 0.9% 氯化钠注射液和 5% 葡萄糖氯化钠注射液等;保证气管通畅、供氧充足,有呼吸抑制时行气管内插管机械通气辅助呼吸。

（2）洗胃或导泻：由于乙醇吸收较快，胃黏膜损伤重，服用量少、服用时间长和症状轻的患者可不洗胃和导泻。如同时服用其他毒物、短时间大剂量摄入乙醇或乙醇中毒症状重时予以活性炭吸附或导泻，神志清醒者可用催吐法洗胃，意识障碍或昏睡者可先行气管内插管后洗胃。

（3）应用纳洛酮：纳洛酮是阿片受体拮抗剂。在治疗急性乙醇中毒时主要通过拮抗 β – 内啡肽对中枢神经系统的抑制作用而达到治疗效果，是非特异性的催醒药。用法为：纳洛酮 0.4 ~ 0.8mg 静脉注射，必要时隔 30min 可重复使用。

（4）对症支持治疗：保暖，维持正常体温，维持水、电解质及酸碱平衡；补充足够热量，给予 B 族维生素和维生素 C；适当使用保护胃黏膜药物。

2. 血液净化治疗

（1）原理：乙醇属于小分子水溶性物质，能被消化道迅速吸收，故应用血液净化（血液透析或血液滤过）能迅速将吸收入血的乙醇交换到透析液中而将其从体内清除，迅速降低血中乙醇浓度，同时将乙醇代谢产物 CO_2 等排出，快速解除中毒症状，缓解中枢系统神经抑制，使患者恢复清醒意识，保持呼吸平稳，同时缩短治疗时间，减少乙醇及其代谢产物对肝、脑、心、肾的损害及其并发症的发生。对于伴有肺水肿的患者，可应用血液透析超滤的功能，滤出血液中多余的水分，纠正心、脑、肺水肿；对伴有体温不升及电解质紊乱的患者，可通过调节透析液温度进行治疗。

（2）适应证：血乙醇含量 >108mmol/L；伴酸中毒或同时服用甲醇或怀疑伴有其他毒物摄入时；严重呼吸抑制；严重低血压和深度昏迷。

（3）治疗方案：在常规治疗的基础上于入院后 1h 内行血液透析治疗，采用 Fresenius Medical Care 4 800s 透析机、碳酸氢钠透析液，血流量 180 ~ 200mL/min，肝素钠 0.6 ~ 1.0mg/kg 静脉注射抗凝，透析时间 2.5 ~ 4h。合并肺水肿者予以超滤脱水；血压低者补充平衡液及胶体液，必要时应用多巴胺。临床上采用血液透析治疗较多，效果也较好。血液滤过、血液灌注应用较少，但也有相关报道。

（4）疗效：多项临床研究表明，应用血液净化（血液透析或血液滤过）治疗急性重度酒精中毒，可明显缩短患者意识恢复时间，减少并发症，疗效优于传统治疗方法。

【小结】

血液透析可以有效清除血中乙醇，并尽快使患者的临床症状得到改善，治疗急性乙醇中毒的效果优于传统的纳洛酮方案。

【参考文献】

[1] 张炯，李世军. 醇类中毒的临床表现、诊断和治疗[J]. 肾脏病与透析肾移植杂志，2008，17(3)：261 – 270.

[2] 王顺年，向仕平，吴新荣，等. 实用急性中毒救治手册[M]. 北京：人民军医出版社，2012：492 – 495.

[3] JAMMALAMADAKA D, RAISSI S. Ethylene glycol, methanol and isopropyl alcohol intoxication[J]. Am J Med Sci, 2010, 339(3)：276 – 281.

[4] 周卫敏. 急性甲醇中毒治疗进展[J]. 中国血液净化，2011，10(7)：385 – 388.

[5] 陈晓辉. 血液净化在 ICU 的应用[M]. 北京：科学技术文献出版社，2012：252 – 254.

[6] BARCELOUX D G, BOND G R, KRENZELOK E P, et al. American Academy of Clinical Toxicology practice guide-lines on the treatment of methanol poisoning[J]. J Toxicol Clin Toxicol, 2002, 40(4)：415 – 446.

[7] ROBERTS D M, YATES C, MEGARBANE B, et al. Recommendations for the role of extracorporeal treatments in the management of acute methanol poisoning:a systematic review and consensus statement[J]. Crit Care Med, 2015, 43 (2):461 - 472.

[8] 康诗敏. 急性酒精中毒的治疗与护理[J]. 当代医学, 2012, 18(4):41 - 42.

[9] 周志红. 血液透析治疗重度急性酒精中毒疗效观察[J]. 疑难病杂志, 2007, 6(3):174.

[10] 孟胜君, 孙连生, 孟利军, 等. 血液透析联合纳洛酮治疗急性重度酒精中毒的疗效观察[J]. 中国全科医学, 2009, 12(12):2241 - 2243.

第九章 毒品及体外循环戒毒疗法

　　毒品是指鸦片、吗啡、二醋吗啡(海洛因,俗称"白粉")、甲基苯丙胺(冰毒)、亚甲基二氧甲基苯丙胺(MDMA,俗称"摇头丸")、大麻、可卡因及国家规定管制的其他能够使人形成瘾癖的麻醉药品和精神药品。毒品已成为当今世界最严重的社会公害之一。吸毒不仅损害个体的身心健康,使社会经济蒙受严重的损失,而且增加血源性疾病传播的机会,并诱发犯罪,影响家庭的幸福与社会的稳定。近十年来我国的毒品成瘾者不断增多,戒毒已成为一个严峻的社会话题。

【毒品的分类】

　　通常根据药物学原理、毒品的来源和毒品对人体的作用对毒品进行分类,其中根据药物学原理分类是国际通用的分类方法(表4-9-1)。

表4-9-1　毒品的分类方法

分类方法	分类	毒品名称
按药物学原理分类	麻醉药品	鸦片、吗啡、海洛因、可卡因等
	精神药品	麦角酰二乙胺(LSD)、苯丙胺等
按毒品来源分类	天然原生植物类	罂粟、大麻
	半合成类	鸦片、海洛因
	合成类	摇头丸、冰毒、氯胺酮(俗称"K粉")
按毒品对人体的作用分类	镇静剂	鸦片、海洛因等
	兴奋剂	冰毒、MDMA 和可卡因等
	致幻剂	色胺类(如裸盖菇素)、LSD、苯烷胺类(如麦司卡林)等

　　目前临床常见的成瘾药物包括:①阿片类药物,主要有吗啡(morphine)、哌替啶(pethidine)、可待因(codeine)、二醋吗啡(海洛因)、美沙酮(methadone)、芬太尼(fentanyl)等;②苯丙胺类兴奋剂,包括苯丙胺(amphetamine)、甲基苯丙胺(methamphetamine,MA)、亚甲基二氧甲基苯丙胺(MDMA,俗称"摇头丸")等;③氯胺酮(ketamine);④大麻。大麻与海洛因、可卡因并称为国际三大传统毒品,其中大麻因价格低廉、吸食方便、毒性相对较小,成为世界上使用最广泛的非法精神活性物质。在我国,吸食毒品的类型以滥用海洛因居多,海洛因是传统毒品中影响最大的,但其所占比例逐年在下降,而吸食新型毒品(冰毒、摇头丸和"K粉"等人工化学合成毒品)的人数则增长迅速。

【滥用方式】

　　1. 阿片类药物　可经口服、鼻吸或注射吸收,进入人体的途径不同,起效时间各异,静脉注射起效时间为10min,鼻黏膜吸入10~15min,肌内注射30~45min,口服90min。大多数阿片类药物进入人体后经肝脏代谢,由尿中排出,肝、肾功能不全容易导致药物蓄积。

　　2. MDMA　其滥用方式有很多,包括口服、鼻吸、烫吸、注射,以及与酒精饮料掺和在一起服用。MDMA 的起效时间、作用时间、服药后主观感受因人而异。服用后大约2h作用达到高峰,并可持续6h

以上。

3.**氯胺酮** 吸食方法主要有鼻吸、静脉注射、肌内注射和肛塞,最主要的吸食方式是鼻吸。常在鼻吸 5~10min、口服 15~20min、静脉注射 30s 后产生快感,可维持 1.5~3h。

【临床表现】

1.**临床一般损害**

(1)对神经系统的损害:毒品对中枢神经系统和周围神经系统都有很大的损害,可产生异常的兴奋、抑制等作用,出现一系列神经、精神症状。尸检的结果也表明,神经系统的病理变化包括:多发星状细胞病变,广泛脑肿胀和变性,苍白球退行性变化,脊髓灰质坏死,周围神经慢性炎性改变及退行性改变。

(2)对心血管系统的损害:吸毒特别是静脉注射,不洁注射器及毒品中的杂质会引起多种心血管系统疾病,如感染性心内膜炎、心律失常、血栓性静脉炎、血管栓塞、坏死性血管炎等。很多毒品会对心血管系统产生直接毒性,对吸毒者的心肌收缩能力、心力储备和体力造成了严重损害。可卡因可引起血管痉挛,而冠状动脉痉挛可引起心肌梗死。此外,可卡因还可引起冠状动脉粥样硬化。

(3)对呼吸系统的损害:采用烤吸方式吸毒时,毒品与呼吸道黏膜发生接触;静脉注射毒品时,毒品通过肺部细血管床,极易导致呼吸系统疾病,如支气管炎、咽炎、肺部感染、肺栓塞、肺水肿等。吸毒可通过三种主要途径对呼吸系统造成严重破坏:经呼吸道滥用毒品对呼吸道有直接刺激;通过不同途径进入体内的毒品对呼吸道有特异性毒性作用;由吸毒引起的营养不良和感染也可能波及呼吸系统。

(4)对消化系统的损害:毒品的抑制食欲作用不仅可导致身体消瘦,还可导致人体某些必需的维生素和矿物质缺乏,从而引起一系列营养不良综合征。吸毒常引起胃肠蠕动减慢,进而引起便秘和肠梗阻。阿片类毒品成瘾者在突然停用毒品时会出现胃肠道蠕动异常加快,表现为严重腹痛和腹泻。可卡因对全身血管均有强烈收缩作用,对肠道血管的持续高强度收缩可引起肠缺血和坏死。

(5)对生殖系统的损害:长期吸毒,可造成性功能减退,甚至完全丧失性功能。男性会出现性低能或性无能;女性会出现月经失调,造成不孕、闭经。国外在研究阿片类对成人淋巴细胞遗传的影响时发现,海洛因成瘾者的染色体损害概率比正常人高 5 倍,戒毒一年内,DNA 的修复缺陷持续存在。

(6)对婴儿的伤害:妊娠期间吸毒,毒品可由母血经胎盘进入胎儿体内,一般 1h 后即可在胎儿体内测出毒品。母亲在怀孕期间使用阿片类毒品,分娩的新生儿60%~90%会出现不同程度的戒断症状,美沙酮成瘾的母亲分娩的婴儿出现戒断症状的比例高达94%。

(7)吸毒引发艾滋病:艾滋病病毒存在于患者或感染者的血液、乳液、精液和阴道分泌物中,其主要的传播方式有血液传播、性接触传播、母婴垂直传播。吸毒者采用静脉注射的方式吸毒,使用不洁注射器或共用注射器,都会直接造成病毒的血液传播。

(8)吸毒引发丙型肝炎病毒感染:注射毒品已被认为是丙型肝炎病毒(hepatitis C virus,HCV)感染和疾病发展的协同因素,它显著提高了 HCV 感染的发病率和死亡率,目前对于滥用毒品如何降低干扰素介导的抗 HCV 感染的天然免疫抵御作用尚不清楚。

2.**急性中毒表现** 见表 4-9-2。

表 4 - 9 - 2　各类毒品急性中毒的表现

毒品类别	中毒程度	急性中毒表现
海洛因	轻、中度中毒	头晕、头痛、恶心、呕吐、兴奋或抑制、幻觉、时间或空间感消失
	重度中毒	木僵、谵妄、惊厥和昏迷、针尖样瞳孔,呼吸抑制,即阿片类中毒"三联征"。呼吸频率可低至 4～6 次/min;中毒早期针尖样瞳孔,但中毒后期或缺氧严重时可散大
MDMA	轻、中度中毒	剂量 50～150mg 时,成瘾者可产生情绪紧张、心理紊乱、头痛、心悸、焦虑、震颤、腱反射亢进等;剂量达 250～300mg 时,情绪由愉悦转为乏味沮丧或沉闷抑郁
	重度中毒	过量滥用至 300～400mg,出现焦躁不安和激动,继而产生高血压危象,还可表现为感觉异常、眼球震颤、共济失调、高热惊厥,严重者出现肾衰竭、弥散性血管内凝血、横纹肌溶解,可致死
氯胺酮	轻度中毒	鼻吸剂量在 250～600mg,产生脱离现实、感知觉障碍、思维贫乏
	中度中毒	剂量在 600～4 500mg 时,产生分离性幻觉、自身解体、梦境分离、痛觉消失、言语不清
	重度中毒	剂量在 4 500mg 以上时,产生谵妄、濒死感、非中枢性呼吸抑制,以致死亡

【戒毒治疗】

1. 非体外循环治疗法

(1)非药物戒毒法:常见的有冷火鸡法、针灸疗法和手术戒毒法等。

1)冷火鸡法:又称冻火鸡法、干戒法、自然戒断法、硬脱法,就是硬性停掉毒品,让戒断症状自然发展、自然消退,仅给予一些对症处理和身体、心理支持治疗。因戒断症状出现时,吸毒者畏寒颤抖、汗毛竖起、浑身起鸡皮疙瘩,状如火鸡皮,故该法有冷火鸡法之称。本法是一种原始的脱毒方法,对于吸毒时间不长、吸毒量不大、毒瘾不重、有坚强毅力的戒毒者是可以应用的,但对毒瘾深重、年老体弱、有严重并发症以及严重多药滥用的吸毒者,该法并不适用。

2)针灸疗法:针灸疗法是一种由中国科学家独创的中医针灸学与现代神经科学相结合的非药物戒毒新方法。针灸戒毒的应用已遍及全世界,其以无副作用、易操作、成本低、无依赖性、疗效显著等特点逐渐被人们认识并接受。针灸疗法具有见效快、不成瘾、使用方便等特点,除了可以帮助患者生理脱毒外,在克服他们的心瘾方面也有明显的效果。对患有某些基础疾病及埋有按需式心脏起搏器的吸毒者不宜使用。

3)手术戒毒法:手术戒毒,也称"微创开颅戒毒术"。早在 50 多年前,国外就已经研究出了手术戒毒方法,但因医学界对毒品依赖性的产生机制尚无准确认定,故手术戒毒效果存在争议,没能在世界上推广应用。近年来,部分医学家认为脑外科手术戒毒能立竿见影,并且可以彻底解除毒瘾,克服戒断综合征和强迫性觅药行为。一系列的疗效、安全性观察评价、药物依赖测量及心理学调查表明,该手术安全可靠,疗效显著,有效率达 86%,吸毒者复吸率明显降低。目前,国内外在手术戒毒的疗效方面存在争议,故该法尚未推广开来。

4)门诊心理行为治疗:本类治疗主要基于心理卫生模式。其方法有多种,其共同特点是:①不用美沙酮和其他治疗药物;②非住院治疗。以各种心理咨询及心理治疗为主要工作方式,试图矫正吸毒个体的行为障碍,使其改变错误认知,培养有益于身心健康的行为方式,使其回归社会、适应社会。这种方式最初适应于戒毒动机强烈、社会文化程度较高的药物依赖者,现在也有人将其用于其他种类的药物依赖者。

(2)药物戒毒法:常见的有递减法、替代法、亚冬眠疗法、中药戒毒疗法和基因药物疗法等。

1)递减法:采用逐日减少用药量,直到最后撤药的戒毒方法称为递减法。递减法一般分为原成瘾毒品剂量递减和替代药物剂量递减两种。前者在我国使用历史最长,现国内已较少使用。目前国内外主要采用替代药物剂量递减法来戒毒。

2)替代法:替代法是用一种或几种药物来替代吸食的毒品,逐日减少并限制用量直到脱毒,从而戒除毒瘾的戒毒方法。替代戒毒疗法是目前国内外戒毒治疗中最常用和最有效的方法,也是各国官方推荐使用的方法。替代法的戒毒原则是:选用药理作用与原依赖药物作用相同或近似,且作用时间长、依赖性相对较低的药物,替代原来吸食的毒品,即用合法的"小毒"替代非法的"大毒",并逐步递减依赖性药物,至停药为止。主要的替代药物有美沙酮、丁丙诺啡、洛非西丁、纳曲酮等。近年来,我国在替代脱毒疗法的基础上提出了"梯度戒毒方案",即在脱毒治疗的前两三天用阿片受体激动剂,如美沙酮;后两三天用阿片受体部分激动剂,如丁丙诺啡;接着一周用非阿片类药物,如可乐定、洛非西定以及其他各种对症药物过渡;然后再用阿片受体拮抗剂如纳曲酮预防复吸。这样整个脱毒治疗过程从阿片受体激动剂、部分受体激动剂,经非阿片类药物到阿片受体拮抗剂,使所有药物对阿片受体的亲和力呈梯度递减,且将防止复吸的治疗也与之紧密地结合在一起。

3)亚冬眠疗法:在戒断症状发作期间,给戒毒者服用较大剂量的安眠药(如巴比妥类镇静药、苯二氮䓬类镇静药、吩噻嗪类镇静药等),使戒毒者在昏睡过程中安全度过戒断症状反应高峰期,也称意识剥夺疗法。此法使用较大剂量安眠药,患者处于昏睡状态,易造成安眠药中毒或呼吸困难等不良反应,有一定危险性,慎用。

4)中药戒毒疗法:我国运用中医药戒毒已有100多年的历史,近年有了长足的发展。其治疗原则基本上为替代递减、解毒排毒、扶正祛邪或对症治疗。中药戒毒疗程长,起效较慢,作用时间较长,控制急性戒断症状效果较差,但在康复期可发挥较好的作用,对脱毒后的稽延性戒断症状有较好的疗效,且能减少复吸,副作用小,本身无成瘾性。

5)基因药物疗法:有一种可以有效改善吸毒者身心依赖的基因药物,名为"戒毒反义核酸"。它可以有效改善吸毒者的身心依赖,解决吸毒者心理成瘾难题,具有使吸毒者彻底脱毒的效果。与其他方法相比,最大的优点是副作用小,不影响其他功能,仅是干扰了生物节律,而吸毒者本身的生物节律就是紊乱的。

2. 体外循环戒毒 体外循环戒毒目前多用于海洛因等阿片类毒品依赖的脱毒治疗,其他类型毒品依赖的戒毒治疗研究较少。

(1)脱毒原理:①阿片依赖是一种特殊的疾病,外源性阿片类是病源,靶部位是阿片受体,机体在病源的作用下产生一系列反应,涉及很多系统的功能紊乱,血液透析清除了阿片受体抑制因子,使阿片受体激动复活。②研究发现,吸毒者血清中吗啡浓度与患者每日摄入海洛因量和戒断症状分值呈正相关。经临床观察发现,血液透析可很快清除体内游离吗啡,使血中吗啡浓度下降。③血液透析不但清除了体内某些毒物,而且可通过超滤脱水治疗心力衰竭、肾衰竭及脑水肿所致的呼吸衰竭;有报道血液灌流联合血液透析效果更好,是海洛因过量伴其他脏器衰竭抢救的最佳方法。

（2）治疗方案

1）血液透析：经颈静脉直接穿刺方法建立血管通路,进行碳酸氢盐透析,分别于 1 天、3 天、6 天（或 7 天）各透析 1 次,共 3 次,每次 4h,血液和透析液流量分别为 180～200mL/min 和 500mL/min。

2）血液灌流联合血液透析：血液灌流 2h,血液透析 4h,隔日进行,连续 3～5 次。血液灌流的次数根据尿检结果来决定,若尿吗啡检测为阳性（>0.9μg/mL）,则再次做血流灌流治疗;若尿吗啡检测为阴性（<0.9μg/mL）,则只做血液透析,同时用盐酸纳洛酮 0.4～1.2mg 肌内注射进行戒断症状激发试验。

（3）疗效：①血液透析对吸食量不同成瘾者均有疗效,吸食量与显效时间呈正相关,成瘾者透析后尿检结果逐渐转阴,半年完全戒毒率达 83.33%;②血液灌流对吸食量不同的成瘾者均有显著疗效,吸食量与显效时间呈正相关,大部分成瘾者灌流后尿检结果迅速转阴,半年完全戒毒率达 81.67%。

【小结】

血液净化疗法因其安全、有效、无痛苦、无成瘾性、无耐受性,且可重复,有望成为戒毒治疗的一种新方法。

【参考文献】

[1] 陈晓辉.血液净化在 ICU 的应用[M].北京:科学技术文献出版社,2012:256 - 257.

[2] 杜新忠.实用戒毒医学[M].北京:人民卫生出版社,2015:230 - 340.

[3] 韦绍斌.论我国新型毒品滥用与犯罪趋势[D].昆明理工大学, 2013.

[4] 马俊岭,郭海英,潘燕君.毒品的危害及戒毒方法[J].淮海医药,2010,28(1):92 - 94.

[5] 刘细玲,朱计芬,许瑞荣,等.血液透析用于海洛因依赖 150 例脱毒疗效观察[J].中国现代医生,2008,46(4): 3 - 4.

[6] 姚国媛,姚健,王明初,等.血液净化疗法用于戒毒的临床研究[J].西部医学,2008,20(4):736 - 767.

[7] RADOVANOVIC M R, MILOVANOVIC D R, IGNJATOVIC - RISTIC D, et al. Heroin addict with gangrene of the extremities, rhabdomyolysis and severe hyperkalemia[J]. Vojnosanit Pregl, 2012, 69(10):908 - 912.

[8] 张广,刘惠,薛晖,等.海洛因成瘾者社区美沙酮维持治疗效果及其影响因素研究进展[J].中国预防医学杂志, 2011(1):136 - 138.

[9] 黄雪芳,练桂英,李燕,等.血液净化治疗海洛因依赖者的心理应激反应及护理干预研究[J].广州医药,2011, 42(2):7 - 10.

[10] 刘悦,沈雯雯,黄燕燕,等.曲唑酮联合心理治疗对海洛因依赖者脱毒期的疗效观察[J].中国临床药理学与治疗学,2015,20(5):578 - 582.

第五篇

特殊人群危重急症的血液净化治疗

第一章　婴幼儿及儿童的血液净化治疗

根据婴幼儿及儿童的形体精神、生长发育、生理病理、养育保健、疾病防治等方面的不同要求,儿童阶段按年龄分为以下几个时期:胎儿期,指受孕至分娩时;新生儿期,指出生后(脐带结扎)至 28 天;婴儿期,指出生 28 天至 1 周岁;幼儿期,指 1 周岁至 3 周岁;学龄前期,指 3 周岁至 7 周岁;学龄期,指 7 岁至青春期起始(一般为女 11 岁,男 13 岁);青春期,一般指女孩自 11~12 岁到 17~18 岁,男孩自 13~14 岁到 18~20 岁。通常认为,青春期的开始阶段仍属于儿童范围。

一、婴幼儿及儿童的生理特点

1. 水、电解质平衡　因小儿新陈代谢旺盛,水的排泄速度较成人偏快,所以小儿在血液透析治疗过程中对水的需要量相对较大,交换率较高。同时,因小儿体液占体重的比例较大,器官功能没有发育成熟,体液平衡功能较差,容易发生体液平衡失调。且年龄越小,在血液透析治疗中越容易受超滤量和超滤速率的影响,故应注意小儿透析治疗中的生命体征,及时对症处理,避免危及生命。

2. 泌尿系统　肾脏主要是通过肾小球滤过和肾小管重吸收、分泌及排泄完成其生理活动的。与成人相比,婴幼儿肾脏调节能力较弱,贮备能力差。在胎龄 36 周时肾单位数量可达成人水平,1 岁至 1 岁半后肾脏的各种生理功能才接近成人水平。由于肾脏发育不成熟,肾小球滤过率低,故不能有效地排出过多的水分和溶质,极易形成水肿、代谢性酸中毒、高钾血症等。

3. 生命体征　肛温较腋温、口温更准确,肛温测量适用于病重及各年龄组的儿童;小儿年龄越小,呼吸和脉搏越快,随着年龄的增长逐渐减慢;小儿年龄愈小,心率愈快,因迷走神经未发育完善,容易出现心率增快,应在安静时测定心率。同时,小儿动脉压力随年龄增长而逐渐升高,新生儿血压最低,不同年龄小儿上肢血压正常值可按下列公式计算:

1 岁以内小儿收缩压 = 月龄 × 2 + 68(mmHg)

1 岁以上小儿收缩压 = 月龄 × 2 + 80(mmHg)

二、婴幼儿及儿童常见肾衰竭的原因

1. 急性肾衰竭　婴幼儿及儿童急性肾衰竭同成人一样,分为肾前性、肾性及肾后性三种。肾前性多由肾灌注不足导致肾小球滤过率下降而出现,约占婴幼儿及儿童急性肾衰竭的 55%;肾性约占40%;肾后性常由下尿路梗阻(如尿道梗阻、膀胱颈梗阻、输尿管梗阻等)引起,约占婴幼儿及儿童急性肾衰竭的 5%。

2. 慢性肾衰竭　据中华医学会儿科学分会肾脏病学组统计显示,全国 91 家医院 14 岁以下住院患儿共诊断慢性肾衰竭 1 658 例,其男女比例为 1.49∶1,平均发病年龄为 8.2 岁,其中 70% 为后天获得性肾小球疾病引起,包括慢性肾炎和肾病综合征。

三、血液透析

(一)急性血液透析应用指征

血液透析(hemodialysis,HD)的适应证包括急性肾衰竭、慢性肾衰竭、急性中毒及其他疾病等。目前尚无公认的急性 HD 标准,当患儿出现以下症状时,可考虑急性 HD 治疗:①严重水潴留或有充血性心力衰竭、肺水肿和脑水肿;②血尿素氮的增长速度 $>9mmol/(L \cdot d)$,肌酐增长速度 $>44.2 \sim 88.4\mu mol/(L \cdot d)$;③血钾 $>6.5mmol/L$;④可以通过透析膜清除的药物或毒物引起的急性中毒;⑤难以纠正的酸中毒($HCO_3^- <13mmol/L$);⑥少尿或无尿 2 天以上;⑦出现尿毒症症状,尤其是神经精神症状。但需要指出的是,透析医生应综合评估患者的病情,然后决定是否行 HD 治疗,而不能仅依据某一项化验就决定是否给予 HD 治疗。例如,根据笔者经验,对于仅有高钾血症的患者,即使血钾在 6.5mmol/L 以上,若无其他临床表现,也不能给予 HD 治疗,可给予内科治疗,一般在给予大剂量降钾树脂治疗后,患者血钾在 3~4h 内均可降至正常范围。而从准备 HD 治疗(包括深静脉插管)到发挥降钾作用,一般也需要 3~4h。

(二)设备与耗材要求

1.血液透析机 体外循环的血容量及血流速度是决定患儿 HD 的血流动力学是否稳定的关键条件。成人 HD 时,血流速度一般控制在 200~300mL/min。而患儿血流量为 3~5mL/(kg·min),因而一般要求患儿透析机的泵头能精确地控制血流速度在 3~20mL/min。

2.透析器 儿童 HD 并发症的发生与透析器有重要关系。小儿体外循环量应限制在 8mL/kg 以下,约为总血容量的 10%。因此应选用小容量和低通透性的透析器。同时,对婴幼儿甚至新生儿进行血液透析、血液滤过、血液透析滤过时应选择与患儿体表面积接近的透析器,要求透析器加上配套管道的容量不得超过患儿血容量的 10%。患儿体重与透析器面积的选择见表 5-1-1。

表 5-1-1 患儿体重与透析器面积的选择

患儿体重(kg)	透析器面积(m^2)
<20	0.1~0.4
20~30	0.4~0.8
31~40	0.6~1.0

(三)血管通路的建立

血管通路分为临时性血管通路和长期血管通路。婴幼儿血管较细,管壁较薄,穿刺针较难穿入,且较易穿入对壁,形成血肿,置入管壁后较易形成贴壁现象,导致血流量不足,故而婴幼儿使用的血液透析管路须为特别制作的直径小、血流速度慢的管路,容量应为 25~75mL。

1.临时性血管通路 因婴幼儿血液净化治疗以急性为多见,血管通路多为临时性血管通路,包括脐静脉、股静脉、颈内静脉及大隐静脉等。①脐静脉置管适用于出生后 5 天以内的低体重患儿或极低体重患儿,需每天消毒及换敷料,避免脐周感染。②股静脉置管适用于所有年龄段的婴幼儿或儿童,因小儿的股静脉相对直且粗大,操作相对容易,能保证充足的血流,但因接近会阴部,易被污染。此外,因小儿活动较成人多,要注意避免折断置管。③颈内静脉置管适用于所有年龄段的婴幼儿或儿童,可采用 5~8Fr 单针双腔管,对于烦躁不配合的患儿,在置管过程中可静脉注射地西泮镇静。④大隐静脉置管多在脐静脉或外周深静脉置管不成功时选用。⑤外周血管直接穿刺置管适用于 >5 岁且体表血管标志清楚的患儿,但因直接穿刺常需多次反复穿刺才能成功,对血管损伤大,穿刺过程中疼痛明显,血流量无法得到保证,治疗过程中管道容易脱出及形成血肿,易给患儿带来心理恐惧,一般不主张施用。⑥锁骨下置管易造成血气胸及远端肢体水肿,故不提倡。

2. **长期血管通路** 对于需长期透析的患儿,可采用长期血管通路。大龄儿童的血管通路与成人一样,在非惯用侧的上肢行桡动脉、头静脉侧端吻合组成动静脉内瘘,也可用肱动脉或尺动脉。体重低于20kg的患儿,动静脉内瘘较难建立,且成熟时间长。体重5～10kg的患儿可将大隐静脉远端和股动脉侧壁吻合,建立大隐静脉袢瘘。有报道应用显微外科的方法可在很小的婴儿身上建立动静脉内瘘,但成熟需要6个月时间,可用临时性血管通路或腹膜透析过渡。

(四)抗凝方法

1. **肝素** 首次用量为25～50IU/kg,维持量为10～25IU/(kg·h)。

2. **低分子量肝素** 平均剂量:体重低于15kg者用1 500IU,体重在15～30kg者用2 500IU,体重在31～50kg者用5 000IU,在50kg以上者根据成人血液透析处方制定。

(五)透析方案的设计

1. **急性HD方案** 小儿单次透析时间为2～4h,血流量3～5mL/(kg·min)。对体重高于40kg者,可使血流量达200～250mL/min。根据经验,婴儿在体外循环预充全血或血浆后,血流速度可达到5～10mL/(kg·min),而不发生明显的低血压。透析液流速宜慢,可选择100～350mL/min。超滤速率不能太快,超滤总量通常应小于体重的5%。

2. **慢性HD方案** 主要透析参数同急性透析方案。小儿维持性HD治疗每周2～3次,每次透析3～4h。透析器、管路的类型及血流速度等与急性HD相同。透析液流速可达到350～500mL/min。12岁以上透析方案与成人相似。关于婴幼儿HD充分性的问题,目前尚无特殊标准,仍采用成人评价方法,即充分透析标准最低要达到每次透析后血尿素氮下降65%,$Kt/V \geq 1.2$才能使透析更充分,更有益于儿童生长和发育。

(六)并发症及其处理

由于各年龄段小儿的生理特点及有效血容量均不同,同时心理和体能的承受力较成人弱,透析治疗中配合度较差,并发症相对较多,因此在HD过程中应对小儿特别关心及注意。

1. **低血压** 是HD最常见的并发症。小儿的血容量小,更易发生低血压。最主要的原因是体外循环的血容量过大和超滤过多导致有效血容量过低。患儿血压降低时可出现头痛、恶心、呕吐甚至昏厥等症状。正确判断干体重,限制小儿体外循环的血容量,可有效地减少低血压的发生。体外循环血容量需低于每千克体重8mL,超滤脱水应不超过体重的5%。低血压发生后,可从静脉管道快速注入生理盐水20～100mL或白蛋白,降低超滤率至接近于零,经处理血压正常后可继续超滤。在透析过程中最好将婴儿放在高灵敏度的秤床上,连续监测液体超滤排出的速度。

2. **失衡综合征** 轻者恶心、呕吐、头痛,重者抽搐、昏迷,婴幼儿可表现为癫痫发作。治疗:①控制血流速度和透析时间,选择与患儿体重相适宜的低通透性、小面积透析器及小儿透析管道,控制透析液流速,以降低溶质清除效率,避免血pH快速改变;②透析液的钠浓度不小于患儿的血清钠浓度;③若透析前患儿血尿素氮在35.7～71.4mmol/L,为防止透析过程中渗透压下降,可在透析过程中静脉注射50%葡萄糖。

3. **高血压** 多与透析时液体排出量不足或液体摄入量过多有关,还可能因高血钠、高血浆肾素活性及干体重偏高等发生。出现高血压时,可伴有头痛或烦躁不安,可行胸部X线摄片或腹部B超检查,重新评估干体重,指导脱水。5岁以上慢性维持性透析患儿,可考虑每1～2周增加一次血液滤过,以清除血管活性物质及中分子毒素。

4. 肌痉挛 多因干体重掌握不准确、超滤过多过快、低钠或低钙血症等因素引起。治疗：暂停超滤，将透析液钠浓度调至 140～145mmol/L，快速注入生理盐水 50～150mL，或 50% 葡萄糖 + 10% 葡萄糖酸钙 10～20mL 缓慢静脉注射。

（七）小儿血液透析中的特殊情况

（1）当体外循环血量达到血容量的 10% 时，要使用全血或血浆预充管路和透析器，以防止循环衰竭。透析器及血路管容积可适度增大，血流速度可适度增快，但应注意在预充透析器和管道过程中防止血液或血浆凝固。

（2）小儿单位体重的饮食摄取量、水分摄取量较成人多，透析与透析间期发生水肿、高尿素氮、高钾血症及高磷血症等的可能性较大，应注意评估患儿的透析充分性。

（3）体重不足 30kg 的患儿，进行每周 3 次、每次 4h 的血液透析。因超滤速度相对过快，在超滤速度 >10mL/（kg·h）时，65% 的病例容易出现腹痛、恶心、呕吐、循环衰竭等症状，特别是无尿。因此，对于慢性维持性透析，超滤速度在 10mL/（kg·h）时较难进行，可考虑延长透析时间。对于体重高于 30kg 的患儿，则只有 20% 的病例出现腹痛、恶心、呕吐、循环衰竭等症状。

（4）体重不足 30kg 的患儿，即使限制蛋白质的摄入，蛋白质的摄取量也应保持在 1.5g/（kg·d）以上。在每周 3 次的透析治疗时，间歇期间的血尿素氮、K^+、PO_4^{3-} 浓度的上升较难管理。因此，当体重不足 30kg 时，特别是在无尿的情况下，腹膜透析为第一选择。

（5）体重在 30kg 以上的患儿，可根据患者（家属）的意愿、血管通路的情况及家庭环境等决定选择腹膜透析还是血液透析。

四、血液灌流

小儿误食毒物、药物引起急性中毒的现象时有发生，且中毒症状常发生迅速，必须及时救治处理。血液净化方法在小儿中毒的治疗中疗效显著，值得推广应用。血液灌流是通过吸附装置，清除内源性或外源性毒物或药物的体外循环治疗方式，是目前抢救重度药物或毒物中毒最可靠和理想的首选方法。灌流器有活性炭灌流器和树脂灌流器两种，对多种化合物有很强的亲和力及吸附作用，具有广谱的解毒功能，可应用于治疗中、大分子量毒物和药物中毒，尤其适用于脂溶性高、体内分布容量大、易与蛋白结合的毒物或药物中毒。血液灌流设备要求低，操作简单，应用血液灌流机或单泵即可完成治疗。适用于边远地区或基层医疗单位对患儿的现场急救。目前已知有 30 多种药物中毒采用血液灌流比血液透析能更快地从血液中清除毒物，如巴比妥类、水合氯醛、阿司匹林、氯氮平、地西泮、氯霉素、地高辛、洋地黄、毒蕈、百草枯、苯丙胺、可待因等。

（一）适应证及临床应用

1. 急性药物中毒 急性药物中毒为首选适应证。应注意以下几点：①所有患儿在行血液灌流前必须经过洗胃、导泻、输液、强迫利尿等治疗，毒性物质的对抗剂和（或）解毒剂不能因行血液灌流治疗减量或停用。凡经洗胃、导泻、输液、强迫利尿等抢救措施后病情仍继续恶化，甚至伴脑功能障碍或出现昏迷的患儿，应考虑血液灌流疗法。②尽早行血液灌流治疗。③药物及其代谢产物与组织蛋白结合力高、能产生代谢障碍和（或）延迟效应的毒物（如有机磷农药中毒），且有肝肾功能损害者，服药剂量超过自身清除能力时，或已达中毒致死量浓度者，均为紧急血液灌流的适应证。但对非脂溶性、伴酸中毒的药物，如醇类（甲醇、乙二醇）、水杨酸、含锂、溴化合物等，血液灌流的解毒作用则不如血液透析。如患儿同时伴有肾衰竭、钠水潴留、酸中毒,宜行血液透析或血液透析 + 血液灌流治疗。④经血液灌流治疗的患儿苏醒后,仍应严密观察病情变化,因为几小时后毒物可通过肠道的组织间隙、内脏、肌肉以及血液运行少的脂肪组织弥散入血,再次引发中毒。在病情需要时,可于第 2 天或第 3 天再次行血液灌流治疗。

2. 尿毒症 目前低通量血液透析几乎不能清除尿毒症患儿体内中、大分子毒素及与蛋白结合的毒素,而高通量血液透析和血液透析滤过虽然能清除体内的中、大分子物质,但其清除效率低于毒素的增长速度,大量毒素在患儿体内蓄积,并发症发生率高。高亲和性、大孔径的吸附剂制成的灌流器,可有效清除尿毒症患儿体内的多种大分子物质,并对一些与中、大分子毒物产生的有关症状如尿毒症周围神经炎、心包炎等起到治疗作用。血液透析 + 血液灌流组合型人工肾的使用可更好地提高尿毒症患儿的生存质量。

3. 肝性脑病 用阴离子胆红素吸附柱或中、大分子肝毒性物质吸附柱行血液灌流后,血浆中芳香族氨基酸的浓度明显下降,支链氨基酸所占比例增加;同时,血浆中钠钾 ATP 酶的抑制物减少,胆红素水平下降,从而达到治疗肝性脑病的目的。但目前临床效果仍不显著,可能与其只能清除毒素而不具备代谢和解毒功能有关。

4. 脓毒血症 张晨美等分析指出血液灌流可及时有效地清除炎症因子及内毒素,提高重症脓毒症患儿的生存率。吉训琦等观察发现包括血液灌流在内的血液净化治疗在清除炎症因子、维持电解质及酸碱平衡方面有明显的效果,可有效治疗小儿脓毒血症。

(二)治疗时机及剂量

血液透析和(或)血液灌流治疗时机以服药后 3 ~ 16h 内治疗效果最佳,因为此时血中药物或毒物浓度达高峰,且多以游离状态存在,清除的效能最佳。治疗开始越早,意识及脏器损害等恢复越快,且并发症少,预后良好。但是,即便错过最佳治疗时机,仍需积极进行血液灌流治疗。对于药物或毒物有可能再吸收、持续昏迷不醒及原有肝肾功能不全致药物及毒物排泄能力降低的患儿,多次血液透析和(或)血液灌流非常必要。

(三)抗凝方法

肝素在肝脏中被肝素酶代谢,少量由肾脏排泄,肝肾功能不全者其半衰期延长。在临床中,大多数中毒患儿并发有肝肾功能损害,凝血机制多受到影响,且活性炭会吸附部分血小板及凝血因子,这些因素都可加重出血趋向。因此,选择肝素用量应谨慎。在儿童活性炭吸附治疗时肝素用量应小于成人的剂量,首次肝素剂量应在 62.5 ~ 87.5IU/kg,30min 后追加 25 ~ 37.5IU/kg,可以达理想效果,且不发生凝血和出血加重的现象。此外也可以于治疗前一次性注入低分子量肝素。

但应指出的是,在灌流期间应监测患者的凝血功能,以调整肝素用量。灌流过程中每隔 0.5 ~ 1h 测一次凝血时间,保持其在 45 ~ 60min,调节肝素用量,使凝血时间延长限制在 20% 以内,必要时在结束治疗后用等量的鱼精蛋白中和肝素。

(四)治疗方法

在建立好临时性血管通路后,按说明书冲洗炭罐或树脂罐后预充体外循环管路。<8 岁的小儿,应用全血完全预充,再连接双腔导管,吸附 1 ~ 2.5h,治疗结束后,直接从双腔导管处断开,预充的全血不可以回输,以免引起高血容量性心衰。9 ~ 14 岁儿童可以使用半量全血或血浆预充,治疗结束后,应将预充量丢弃。>14 岁的儿童治疗方法可与成人相同。

(五)并发症及其处理

1.**寒战、发热** 灌流前及灌流开始后的1h内检测白细胞及血小板计数。如在开始治疗0.5~1h后患者出现寒战、发热及血小板和白细胞计数下降,提示吸附剂生物相容性差或致热原反应的出现,可静脉注射地塞米松,一般可不中断灌流;若反应很严重,如出现低血压、休克等情况,应立即中断治疗。

2.**胸闷及呼吸困难** 若患儿出现明显胸闷、呼吸困难,应注意是否有炭粒脱落并致栓塞。由于目前活性炭均采用微囊包裹技术,且灌流前又经过大量的生理盐水冲洗,炭粒脱落造成栓塞的可能性很小。但如出现滤网破损,炭粒便随血流进入体内,有导致栓塞的可能。一旦出现栓塞,应立即停止灌流,给患儿吸氧并采取其他相应的抢救措施。

3.**出血、凝血、血小板减少** 活性炭可吸附某些凝血因子(如纤维蛋白原)、纤维蛋白及部分血小板。血小板减少一般发生于灌流开始后的2h内,以0.5~1h时最为显著,血小板计数可降低到灌流前的30%~40%,如有必要,可于治疗结束后输注血小板或血浆。

4.**空气栓塞** 多由于操作不规范造成,如发生空气栓塞,应及时丢弃剩余血液,给予吸氧及相应抢救措施。

5.**血钙、血糖的降低** 血液灌流可吸附循环中的氨基酸、某些激素(甲状腺激素、胰岛素以及生长激素等)、微量元素等,导致低血糖反应和低钙抽搐等,需要及时补充。

6.**体温下降** 灌流过程中出现体温下降可能与体外循环未使用加温装置有关。成人血液灌流治疗不需加热,但小儿体温调节中枢功能较差,容易出现体温下降,可应用加温装置,适当在管路上加热即可。

五、血浆置换

血浆置换是一种常用的血液净化方法。经典的血浆置换是将患者的血液经体外循环管路输出,经血浆分离器将血浆和血液中的细胞成分分离,弃去携带异常成分(如抗体、免疫复合物、异常高浓度的血浆球蛋白、高黏物质、毒物及与血浆蛋白结合的药物等)的血浆,再把细胞成分与所需补充的白蛋白、血浆及平衡液等混合后一起回输体内,以达到清除致病介质、提高疗效及减少并发症的目的。

(一)治疗指征

血浆置换的治疗指征如下:①抗肾小球基膜抗体型肾小球肾炎;②各种结缔组织疾病,重症系统性红斑狼疮等;③甲状腺危象;④急性吉兰-巴雷综合征、重症肌无力;⑤自身免疫性溶血性贫血、溶血尿毒症综合征、冷球蛋白血症和血栓性血小板减少性紫癜;⑥重症胰腺炎;⑦肾移植后急性排斥反应等。

血浆置换分为非选择性血浆置换和选择性血浆置换两大类,后者可选择性去除血浆中的病理性因子,大大减少置换液量并可减少不良反应。

(二)设备要求及重要参数设置

(1)常采用膜式血浆分离装置。膜式滤器多为空心纤维型,采用不同的合成膜,最大截留分子量为3×10^6Da。全血通过滤器微孔膜时血浆被分离出。整个置换系统类似于滤过装置,分离方式可分为单膜滤过和双膜滤过。

(2)血流量常为3~5mL/(kg·min)。血浆滤过器的跨膜压力应保持在<100mmHg(13.3kPa),因>13.3kPa易引起溶血。溶血时轻度降低跨膜压仍可继续治疗,不需要更换血浆过滤器。每次置换量要根据患儿的体重和病情决定,常用的置换液为含4%~5%人血白蛋白的复方氯化钠注射液(林格注射液),从静脉回路等量输入。有凝血功能障碍的患儿可选用新鲜冷冻血浆,为减少费用,也可部分使用代血浆(如右旋糖苷),但不能超过置换血浆总量的20%。治疗时间一般为每周3~4次,也可以每天1次,共3~5次,然后改为隔天或每周2次,或每隔2天1次。

(3)血浆置换技术在儿科的应用尚无统一的治疗方案及治疗剂量,目前仍参照成人治疗原则,结合患儿病情及生理特点制订治疗方案。为了便于穿刺、固定及保证稳定的血流量,儿童血管通路多首选股静脉置入双腔静脉管路。

(4)儿童血浆置换量估算方法:以体重的4%~5%即40~50mL/kg为一个血浆置换量,儿童根据病情按每次1~1.5个血浆容量进行置换。两次治疗间隔24~48h,可与血浆灌流及连续性肾脏替代治疗交替进行。疗程根据原发病不同及治疗效果制定,多3~5次为一个疗程。治疗前要充分考虑儿童血流动力学不稳定、滤器和管路性能及型号等因素,在治疗中尽量减少体外循环血容量,与患者连接前管路用生理盐水或血浆预充,治疗开始时同时给予静脉滴注生理盐水或胶体液,血泵速度从低速开始,逐渐加快。这些措施能有效预防低血压、休克的发生。

(三)抗凝方法

血浆置换时抗凝剂用量较常规血液透析偏大,为常规血液透析的2倍。患儿的肝素用量按与成人体重的比例计算,对于低出血倾向的患者,推荐首剂肝素40~60IU/kg,维持量1 000IU/h。患儿由于管路细且血流速较慢,更易发生凝血栓塞等事件,应注意监测患者的凝血功能,对有出血倾向的患者应用小剂量肝素抗凝。

(四)并发症及其处理

常见并发症有:①过敏反应;②低血压;③发热;④低钙血症;⑤低球蛋白血症;⑥溶血;⑦诱发感染及肝素引起的不良反应等。

为预防血浆过敏反应及治疗后出现肺水肿、脑水肿、失衡综合征,提倡治疗前予地塞米松,治疗结束时予呋塞米或20%甘露醇静脉滴注。注意置换过程中血浆的出入平衡,以防低血压或高血压、心力衰竭等并发症的发生。应用血浆进行交换,其中的枸橼酸盐抗凝剂会结合患儿体内的钙离子导致低钙血症,需在血浆置换过程中监测血钙,并及时补充钙剂。大量血浆进入身体还有诱发感染及引起传染病的风险。

六、连续性肾脏替代疗法

连续性肾脏替代疗法(continuous renal replacement therapy,CRRT)是危重症抢救中最常用的血液净化技术之一。常规的血液透析不适合血流动力学不稳定的危重患儿,而连续血液滤过方法简便,可床边连续进行,安全、有效。

由于CRRT体外循环血量相对较少,血流速度相对较慢,可在床边进行治疗,特别适合于不能耐受血液透析的危重患儿,可不必顾虑液体入量的限制,同时可有效清除多余的水分,可以补充机体所需的各种营养成分,迅速缓解病情,对药物及毒物中毒且病情较重的患儿,尤其是伴有肝肾功能衰竭者尤为适用。近年来CRRT更多地应用于全身炎症反应综合征及多器官功能障碍综合征、肺透明膜病、脓毒血症等的辅助治疗,但此种方法的毒物清除率与置换量成正比,即置换量愈大,清除效果愈好;反之,则达不到应有的效果。

(一)适应证

1.非肾脏病危重患儿抢救 对于严重心血管功能不稳定、先天性心脏疾病外科术后、骨髓移植、心脏移植及腹部手术后,或患有多器官功能障碍综合征、脓毒性休克、重症病毒性脑炎、急性肺损伤、急性呼吸窘迫综合征的患儿等,CRRT 可作为首选的血液净化治疗方法。

2.调整容量负荷和维持内环境稳定 CRRT 能迅速缓解高血容量危重状态,可在短时间控制高血容量性肺水肿,使先天性心脏病并发严重急性心力衰竭的患儿体内过多的水分被迅速清除。缓慢持续超滤每小时可超滤数百毫升液体,平稳纠正高血容量状态。对于多器官功能障碍综合征伴有肾衰竭时出现的酸碱失衡和电解质紊乱,CRRT 可持续、稳定地纠正内环境紊乱,保证多种药物的输入及给予营养代谢支持,保证每天治疗液体和静脉营养的液体量有效输入并排出多余的水分。由于 CRRT 可清除大量的细胞外液,加快体液的更新速率,因此可以通过改变置换液的成分来纠正电解质紊乱如低钠血症、高钠血症、高钙血症和高钾血症等。体液的更新速度取决于超滤率、置换液的成分和量。

3.清除炎症介质和内毒素 CRRT 可通过高分子合成膜纤维的吸附、对流、渗透原理诱导减少炎症介质生成,使循环血内的炎症介质浓度下降。最近研究表明,连续血液透析滤过可清除 TNF、IL-1、IL-6、IL-8、PAF 等介质。但应用连续血液透析滤过治疗 5~6h 后,炎症介质浓度不再下降,提示滤膜吸附清除作用已达饱和,因此在治疗 4~5h 后即应更换滤器。但是对于介质的清除作用现在仍存在分歧,有学者认为由于粒细胞通过中空纤维被激活会导致介质水平增加;内毒素属高分子物质,单纯透析不能有效清除。最近的多中心研究显示,接受治疗的患儿平均衰竭器官数目、疾病评分严重度和升压药剂量均明显降低。

4.改善组织氧代谢 组织氧代谢紊乱是 MODS 的主要病理生理机制。CRRT 可能是通过清除细胞间质水肿,改善微循环而改善脓毒症患者的氧利用效果,提高能量摄取效率,清除抑制细胞摄取氧的介质。

(二)设备要求及重要参数设置

1.血液净化机 小儿连续性血液净化和透析一样,要求透析机的泵头能在 3~5mL/min 内精确地控制血流速度;有良好的平衡装置,保证超滤液的进出平衡;有精确的温控装置;能安装专用的血滤管路,能推移到床边治疗等。小儿血流量为 3~5mL/(kg·min),12~14 岁后与成人相同。

2.滤过器 婴幼儿使用的滤器有两个明显特征:①预充量低;②滤器血室容量小,通透性高。普通的中空纤维透析器不能同时满足这两点要求,需特制的小面积中空纤维过滤器。

3.血管通路 同小儿透析。

4.血流速度及置换速度 一般血流速度为 3~5mL/(kg·min),置换量是血流速度的 1/3~1/2。同血液透析,在管路和滤过器预充全血或血浆时,保证体循环平衡的血流量可以达到 5~8mL/(kg·min)。如果置换量超过血流量的 1/2,对于小面积的滤过器,会导致反复的跨膜压报警。小儿超滤量少,对精度及超滤速度要求更加精确,特别是婴幼儿,可将其直接放在高精度的电子秤上监控超滤。

(三)抗凝方案

由于一部分接受 CRRT 的患儿同时存在出血倾向,在行 CRRT 治疗前应监测试管法出凝血时间和活化部分凝血活酶时间(APTT)。治疗期间监测 APTT,使其较基础值延长 1.5~2.0 倍,以达到满意的抗凝效果。

抗凝方案和步骤如下:

(1)对滤器管路用 3 000IU/L 的肝素盐水 1 000~2 000mL 冲洗。

(2)对于新生儿和较小的婴儿也可在治疗前用肝素血(3IU/L)预充管路和滤器。

(3)常规肝素用量:首剂负荷剂量为 100IU/(kg·h),维持量为 5~10IU/(kg·h)。

(4)选用低分子量肝素可取得较好的抗凝效果。

小儿抗凝特点：①不同婴幼儿个体之间，肝素代谢不平衡，故肝素需求量相差较大，应个体化调整。②婴儿肝素代谢很快，常常于1h后试管法凝血时间和APTT即恢复正常。③可定期用等渗盐水冲洗体外循环管路和透析器，判断有无血凝块或清除血凝块，以判断抗凝效果。冲洗时应采用三通管阻断体外循环与血液循环，避免冲洗液快速进入体内，导致急性容量负荷增加。④对于高危出血的患儿，可仅用前列环素抗凝，或前列环素联合小剂量肝素[5~20mg/（kg·h）]抗凝。⑤治疗过程中需要定期更换滤器和管路。

（四）治疗注意事项

由于小儿的生理和病理生理不同于成年人，且血流动力学不稳定，治疗过程中应特别注意以下几点：

（1）监测生命体征，控制体温，避免危险性低温，必要时为体外循环配备加热系统。治疗过程中要注意患儿的保温，婴儿则可以放置在温控床中实施治疗。

（2）应采用微量标本检测法对生化指标进行动态监测，以及对置换液速率和成分及时调整，同时避免反复抽血导致的医源性贫血及医源性电解质紊乱。

（3）婴幼儿进行CRRT时，应配备重量刻度床，及时评估和监控超滤，维持体液平衡，以防止高血容量或低血压及休克的发生。

（4）每治疗4h，或当超滤率低于起始超滤率的60%~70%时，应更换滤器。行CRRT的患儿若合并有急性肾功能不全，其临床用药剂量应根据理想的血药浓度、药物分子量及蛋白结合率等进行调整。

（5）若发现血凝块，可用50~100mL肝素等渗盐水冲洗，必要时更换滤器。

（6）婴幼儿行CRRT治疗时，置换液以前稀释法输入，以降低滤器内凝血的风险，增加超滤率。

（五）常见的并发症及其处理

1. **高血容量或低血容量** 滤器或管路过大，超滤量估算不准确，超滤精度不够，均可引起容量失衡。因小儿循环血量少，血容量轻微波动都会对患儿产生很大的影响。对体重轻的患儿应使用带电子秤的床，时刻监测超滤量，并结合胸片、B超结果及心率、血压等生命体征进行判断。

2. **凝血或出血** 监测血常规和出、凝血时间，肝素用量个体化。

3. **失血** 由于治疗过程压力低，婴幼儿在CRRT中因中空纤维破裂引起的失血极少发生。

4. **置换液成分不合理** 治疗过程中应及时监测电解质并调整置换液配方。

5. **空气栓塞** 因小儿CRRT血流缓慢，发生空气栓塞的概率较小，但要防止操作失误导致空气栓塞。

6. **耗竭综合征** 长时间CRRT可造成患儿非特异性地丢失维生素、氨基酸和激素等。治疗过程中注意胃肠外营养支持。

七、腹膜透析

腹膜透析（peritoneal dialysis，PD）是利用腹膜的生物半透膜性能，使灌入腹腔内的腹膜透析液与腹膜毛细血管内的血液中的物质通过弥散和超滤的方式，清除体内蓄积的毒物，排出多余的水分，从而维持水和电解质的平衡的血液净化技术。腹膜透析分为连续性非卧床腹膜透析、持续循环式腹膜透析及间歇性腹膜透析三种治疗模式，连续性非卧床腹膜透析是目前主要的腹膜透析方案。PD能清除多种可透析性或以非结合的形式存在于血液循环中的药物或毒物，且在治疗过程中体液容量、血流动力学和血生化的波动比较小，对残存肾功能损害较小。小儿每千克体重腹膜面积约为成人的2倍，大于肾小球滤过总面积,故透析效果较成人好,对各种尿毒症毒素及中分子物质清除率高。且腹膜透析较血液透析简便易行,不受设备条件限制,已成为治疗小儿急性肾衰竭、慢性肾功能不全及急性中毒的常用方法,特别适用于做血液透析和血液滤过有困难的患儿。PD 的主要目的除有效清除毒素外,还有调节好患儿的生理状态,尽可能减少近期和远期并发症。一般来说,PD 对中分子物质的清除作用优于小分子物质。急性中毒且病情危重者,中毒量大、估计病情还可能进展者,以及中毒合并急性肾衰竭者,均是腹膜透析的指征。为使连续性非卧床腹膜透析能达到满意效果,就必须掌握好其适应证及开始的时机。

表 5-1-2 为 HD、CRRT 和 PD 各自的优缺点。

表 5-1-2 HD、CRRT 和 PD 的优缺点

血液净化方式	优点	缺点
常规血液透析	1. 有效清除代谢产物 2. 有效清除多余水分 3. 可以调整透析液成分 4. 易于补充各营养成分	1. 需抗凝剂 2. 血管通路如管腔感染时会发生阻塞 3. 血流动力学不稳定 4. 需特殊设备和护理 5. 体重低的小儿难以应用
连续性血液净化(CAVH、CVVH、CAVHD、CVVHD 等)	1. 清除水分效果佳 2. 血流动力学稳定 3. CAVH 不需要复杂的设备 4. 有效清除炎症介质	1. 需避免抗凝剂过量 2. 营养物质容易丢失,需注意补充 3. 需精确控制液体出入量 4. CAVH 和 CAVHD 需足够高的血压
腹膜透析	1. 对血管条件无要求,适宜于各年龄段患儿,对饮食无限制 2. 腹膜透析管置管方便 3. 透析操作简单 4. 无须抗凝剂	1. 溶质清除量相对较低 2. 需特殊护理、需家属协助操作 3. 感染(腹膜炎、切口感染)

(一)适应证和禁忌证

1. 适应证

(1)急、慢性肾衰竭:急、慢性肾衰竭行 PD 治疗的临床和生化指标与 HD 是相同的。但 PD 特别适宜于心脏病术后血流动力学不稳定,血管通路建立困难,以及伴凝血功能障碍、不宜使用抗凝剂的患儿。同时还特别适用于婴幼儿和在基层医院难于实施血液透析者,以及不适宜进行血液透析者。急性肾衰竭多采用间歇性腹膜透析,慢性肾衰竭多采用连续性非卧床腹膜透析和持续循环式腹膜透析。

(2)急性中毒:对于没有条件开展 HD 和 HP 的临床单位,也可应用 PD 治疗急性中毒。PD 可清除分子量 <5 000 的药物和毒物,如巴比妥类、水杨酸盐、地高辛、汞剂等,但效果不如血液透析和血液灌流。对于小儿有机磷中毒则只宜用 HP 治疗。

(3)其他:对于顽固性充血性心力衰竭、急性高尿酸血症、肝性脑病、高胆红素血症等,也可应用 PD 作为辅助治疗。

2. 禁忌证 若患儿存在腹部外科情况,如肠粘连、不明原因的急腹症、腹部外伤、脐疝或腹股沟疝、肠麻痹、肠造瘘术后等,均不宜行腹膜透析治疗。

(二)腹膜透析置管

1. 腹膜透析手术器械 包括:①腹膜透析管,PD 管多由硅胶制成,分为不带涤纶套的 PD 管和带

单或双涤纶套的 Tenckhoff 直管或卷曲管、TWH 管等多种；②手术包；③当用腹腔穿刺针置管时,需准备三通管、输液管、输液瓶及引流装置。

2. 并发症及其处理

(1)置管损伤

1)膀胱破裂:在置入腹膜透析管前需检查膀胱是否充盈或放置导尿管,因为经脐下正中插管易致膀胱损伤,如发生膀胱破裂,应立即请泌尿外科医生会诊处理并进行手术修复。

2)肠穿孔出血:采用穿刺置管的方法时用力过猛易致肠穿孔出血。预防的方法是:①掌握插入深度;②在穿透腹膜时避免用力过猛,当有落空感时表明已穿透腹膜;③可于置管前向腹腔内注入腹膜透析液 10 ~ 20mL/kg。如确诊为肠穿孔或出血,应立即进行手术修补。

3)伤口渗血:多为损伤腹壁血管所致,局部按压即可停止,但对有出血倾向者,以手术切开置管可防止大出血。

(2)透析液渗漏:早期常表现为经导管周围渗漏,晚期可表现为腹壁或会阴部水肿,可能存在以下几种原因:

1)腹部创口过大,缝合不紧,封闭不严。在关腹时应沿腹膜透析管双层荷包缝合腹膜,并将腹膜透析管在皮下潜行一段再另行引出。

2)腹膜透析管有孔段过长。置管前应根据患儿年龄选用合适的腹膜透析管,将有孔段全部置入腹膜腔,若部分侧孔位于腹膜腔外,易造成腹膜透析液渗漏。

3)透析液用量过多。小儿腹腔容积小,应根据患儿体重计算腹膜透析液量,最大不超过 100mL/kg,特别是肝脾大的患儿腹腔容积会进一步减少,过多的腹膜透析液可致腹部过度膨胀和透析液外漏,应减少每次用量,增加腹膜透析次数,以增加透析效果,预防透析液渗漏。

(3)腹膜透析液引流不畅:主要原因有管内气泡、漂管、血凝块、纤维蛋白或大网膜阻管等。若发现腹膜透析液引流不畅,切忌用注射器大力抽吸液体,这样可造成不可逆的大网膜堵管,立即用含肝素($0.5 ~ 1\mu g/mL$)腹膜透析液可防止纤维素堵管。如发生纤维素堵管,可用肝素液冲洗或尿激酶封管溶解导管内血凝块成纤维蛋白。若已形成大网膜堵管,应换管或切除腹膜管周围的大网膜。

(4)腹痛:引起腹痛的原因常见于:腹膜透析液温度过低(应加热到 38℃)或过高,单次输入的透析液量过多、输入过快或腹腔容量减少等。预防方法:①腹膜透析液加温选用专用的腹膜透析液恒温箱,切忌用微波炉加热,因温度不能准确控制,使用前还需要用手触摸腹膜透析液袋试探温度是否适宜;②避免过度使用高渗腹膜透析液;③放置透析管时可嘱助手肛门指诊协助调节插入深度,通过调整透析管位置缓解因腹膜透析管压迫所致的腹痛或肛门刺激等症状;④初期腹膜透析患者腹腔容量较小,腹膜透析液输入量应适当减少,当腹腔容量增大后可增加输入量;⑤对耐受力差的患儿可于腹膜透析液中加入利多卡因 10 ~ 15mL/L 或普鲁卡因 150mg/L 止痛。

(5)腹膜炎:腹膜炎是儿童腹膜透析常见并发症,可能与患儿免疫力低下、腹膜透析液 pH 值低、使用高渗腹膜透析液及儿童无菌意识弱、自理能力差等因素有关。当患儿有发热、腹痛、引出腹膜透析液混浊、白细胞增高 $>1\times10^8/L$(正常 $<0.5\times10^8/L$)时应考虑腹腔感染,引出腹膜透析液做涂片找到细菌或培养阳性便可确诊。最常见的致病菌为革兰阳性菌,60% ~ 70% 为金黄色葡萄球菌、表皮葡萄球菌等,革兰阴性菌占 20% ~ 30%,真菌占 3% ~ 5%。预防方法:①更换腹膜透析液时注意无菌操作,防止污染并严格消毒;②给患儿加强营养以提高免疫力,降低感染率;③使用腹膜透析机和(或)腹膜透析管接换机使操作更简便,降低感染率;④双袋 PD 系统仅有一个外接口,可将其浸泡在碘伏海绵帽中

持续消毒,直至下次换液,以减少感染机会,延长 PD 管的使用时间。处理发生腹腔感染时,应立即将引出的腹膜透析液进行培养加药物敏感试验,使用含致病菌敏感的抗生素和肝素(0.5~1μg/mL)的腹膜透析液进行腹腔冲洗,继续腹膜透析并全身使用抗生素。腹壁切口感染、反复感染和真菌感染时常需拔出透析管停止腹膜透析治疗,并改做血液透析。

(6)腹膜透析管出口和隧道感染:出口部位感染,常与无菌观念不强、护理不当及患者抵抗力低有关,常表现为腹膜透析管周围红肿、有脓性分泌物或溃烂。出口部位护理是预防感染的关键,发生感染后应加强局部消毒、换药、照激光,根据病情需要局部使用抗生素。一般主张在置管前常规预防性使用抗生素,以避免感染的发生。

(三)腹膜透析液

1. **腹膜透析液成分和配置**　所有腹膜透析液必须无菌、无致热原、无杂质,腹膜透析液电解质的成分和浓度与正常血浆相似,渗透浓度高于血浆。其基本配方为:葡萄糖 16.7~47.2mmol/L,钠 132~141mmol/L,氯 95~102mmol/L,镁 0.25~0.75mmol/L,钙 1.25~2.5mmol/L,乳酸根(或醋酸根、磷酸根)35~45mmol/L。腹膜透析液的渗透浓度为 340~490mmol/L,pH 为 5.0~7.0。在紧急情况下,腹膜透析液可临时配制:5% 葡萄糖 250mL,5% 葡萄糖氯化钠 500mL,等渗盐水 250mL,5% 碳酸氢钠 60mL,5% 氯化钙 5mL,10% 氯化钾 3mL(可视患儿具体情况进行调整)。其中碳酸氢钠宜使用时加入。本配方总液量 1 068mL,钠 136mmol/L,钾 3.7mmol/L,钙 1.6mmol/L,氯 135mmol/L,碳酸氢盐 26.7mmol/L,葡萄糖 195mmol/L,渗透浓度为 480mmol/L。

2. **腹膜透析液的选择**　葡萄糖是小儿腹膜透析的标准渗透剂,根据患儿尿量,有无水钠潴留及心功能情况选用 1.5%、2.5% 或 4.25% 的葡萄糖腹膜透析液。4.25% 的葡萄糖腹膜透析液可致高血糖,影响腹膜功能及诱发腹膜硬化,如无严重水钠潴留及充血性心力衰竭,应尽量少用。糖尿病患者应用甘露醇代替葡萄糖作渗透剂增强超滤作用而不影响体内代谢。含氨基酸的透析液适用于伴有营养不良的患儿,可明显改善氨基酸代谢及营养状况,促进小儿生长发育。腹膜透析液中钠离子、氯离子、钙离子和镁离子的浓度与血浆接近,乳酸根约 30mmol/L,不含钾离子。目前国内已有多种规格的商品化腹膜透析液,使用方便。如一时无法获得透析液,可自行配制。

3. **不同年龄段小儿腹膜透析液用量**　见表 5-1-3。

表 5-1-3　不同年龄段小儿腹膜透析液的用量

体重(kg)	开始量(mL)	最大维持量(mL)
<10	50	50~100
10~20	250~500	1 000~1 500
20~40	500~1 000	1 000~2 000
>40	1 000	2 000

(四)腹膜透析方案

1. **急性肾衰竭的腹膜透析方案**　考虑到需要急诊腹膜透析及拔管方便,推荐使用单涤纶套的 Tenckhoff 管,手术切开置管。由于小儿每千克体重腹膜面积较大,不仅溶质清除效果好,超滤效果也较成人好,一般只需 1.5%、2.5% 的葡萄糖腹膜透析液交替使用即可。4.25% 的高渗液易致儿童高血糖,甚至高渗性昏迷,如无严重水钠潴留及充血性心力衰竭,应少用。一般患儿可用间歇性腹膜透析,每次灌入量为 30~50mL/(kg·d),腹内留置 40~60mL,每天 8~10 次,透析量 300~500mL/(kg·d),能得到较满意的透析效果。对于重症监护患儿可采用连续腹膜透析,腹膜透析液在腹内留置时间每次达 2h,效果更好。

2. 慢性肾衰竭的腹膜透析方案

(1)连续性非卧床腹膜透析:是腹膜透析中使用最广泛的一种方式,具有持续性腹膜透析、缓慢持续超滤脱水、生理状态稳定、血压控制满意等优点,且简单易行,费用低,不需特殊透析设备,患儿家属或较大儿童学会后可自行在家中行腹膜透析治疗。儿童的标准连续性非卧床腹膜透析,每日 4 次,每次透析量为 50mL/kg 或 2 000mL/m²,白天交换 3 次,间隔 4~6h;夜间交换 1 次,腹膜透析液存留在腹腔中过夜,持续 8~10h。患儿腹膜透析超滤脱水,可根据患儿的尿量、水肿情况和心功能状态选用 1.5% 或 2.5% 葡萄糖腹膜透析液,必要时可选择 4.25% 的透析液。一般情况下白天采用 1.5% 的透析液,夜间因腹膜透析液留置腹腔时间长,导致透析液葡萄糖的腹膜再吸收,透析液渗透压下降而影响超滤,故应考虑使用 2.5% 透析液。患儿连续性非卧床腹膜透析次数可根据病情及残余肾功能来增加或减少交换次数。当患儿常规透析仍出现高血钾、高分解状态或透析不充分时,可适当增加交换次数。

(2)持续循环式腹膜透析:是将全天透析量的 3/4 利用自动腹膜透析机于夜间透析,白天腹腔保留 1/4。儿童采用持续循环式腹膜透析的优点:由于儿童腹膜面积大,血管通透性好,透析效率高,可达到透析机充分自动加温、自动换液的目的,且灌入量可调,不仅减少了污染机会,也减轻了护理量。透析主要在夜间睡眠时进行,对儿童白天活动影响小,所以持续循环式腹膜透析是目前最适合于儿童的透析方式。

(3)间歇性腹膜透析:适用于急性肾衰竭腹膜透析或慢性肾衰竭治疗的开始阶段,一般推荐每日透析 8~10 次,每次透析液用量 30~50mL/kg,每次最多不超过 2 000mL/次。由于间歇性腹膜透析方式是腹膜透析液留置腹腔内 30~40min,对中、大分子物质清除效果差,因此不作为慢性腹膜透析的常规方法。

(五)腹膜透析充分性的评价

目前尚无一个指标能完全反映婴幼儿及儿童腹膜透析的充分性,需要通过临床症状、生化指标、尿毒症毒素清除率及营养状态综合评价。

1. 临床症状评价　一般认为患者无尿毒症临床症状(如食欲减退、恶心、呕吐、乏力、失眠等),血压控制良好,无明显水肿,不使用促红细胞生成素时血细胞比容 >0.25,神经传导速度正常,为透析充分的临床标志。

2. 生化指标评价

(1)血尿素氮:是常用于评价透析充分性的生化指标,多数情况下其浓度越低说明透析越充分,但如蛋白质摄入不足,即使透析不充分,其浓度也不会太高,所以其代表性有限。长期连续性非卧床腹膜透析的患儿如没有任何尿毒症症状,生长发育与同龄儿童无明显差别,血尿素氮 28.56mmol/L 左右,血肌酐 800μmol/L 左右,提示透析充分。

(2)血清白蛋白:是反映机体代谢的重要指标,若排除了其他因素,低白蛋白血症应考虑透析不充分。

(3)血红蛋白:尿毒症贫血主要原因是由于体内促红细胞生成素绝对或相对不足,尿毒症毒素抑制骨髓造血、加速红细胞破坏也是重要原因。若血红蛋白含量太低,也应考虑透析不充分。

(4)尿毒症毒素清除率:临床常用的尿毒症毒素清除率有以下 3 个指标。

1)尿素清除指数(Kt/V):是指单位时间内机体对尿素的清除量,它包括腹膜和残余肾单位两部分,其中 K 为腹膜及残余肾功能两者每周对尿素的清除率,t 为 1 周的透析时数,V 为尿素在体内的分布容积,约为体重的60%。目前认为儿童持续循环式腹膜透析 Kt/V 为2.1/周以上,连续性非卧床腹膜透析 Kt/V 为2.0/周以上,最低不小于1.9/周为透析充分。

2)肌酐清除率:肌酐和尿素氮都属于小分子,现认为儿童持续循环式腹膜透析的肌酐清除率63L/周,连续性非卧床腹膜透析的肌酐清除率60L/周,间歇性腹膜透析的肌酐清除率66L/周为透析较充分。

3)中分子指数:有研究认为,中分子物质才是引起尿毒症症状的主要毒素。目前以检测维生素 B_{12} 清除率反映腹膜对中分子物质的清除能力,认为腹膜透析时中分子指数应在30L/周以上。

(5)营养状况:营养状况也是评价透析充分性的一个重要指标,特别是对生长发育期的儿童,若排除代谢障碍、伴随疾病及蛋白丢失等原因,营养状况不佳很可能会使透析不充分。目前认为血清白蛋白 >35g/L,标准蛋白氮呈现率 >1.0g/(kg·d),标准蛋白质分解代谢率 >1.2g/(kg·d),提示透析充分。

(六)腹膜透析并发症及其处理

1.近期腹膜透析并发症

(1)高血糖:由于腹膜透析液中糖浓度为正常血糖的10倍以上,因此在腹膜透析过程中血糖可能有轻度升高,使用1.5%、2.5%葡萄糖腹膜透析液一般不会发生高血糖。为增强透析效果,可考虑间断使用高渗透析液(如4.25%葡萄糖透析液),并将血糖控制在11.1mmol/L以内,除糖尿病患儿外一般无须使用胰岛素。

(2)营养不良:腹膜透析时大量蛋白质、氨基酸从透析液中丢失,发生腹膜炎时更甚,腹膜透析时营养不良发生率高达85%。腹膜透析患儿应加强营养及营养监测,根据年龄总热量应不少于251~460kJ/(kg·d)(根据患儿年龄而定),蛋白质摄入量在2~3g/(kg·d)以上(根据患儿年龄而定),并以动物蛋白为主,同时补充足量的维生素、电解质及微量元素,慢性透析时应适量补充基因重组人生长激素。

2.远期腹膜透析并发症 许多成人透析的远期并发症如肾性骨营养不良、贫血、高血压、心包炎、肝炎、周围神经病变等,也同样发生于慢性透析小儿,因为小儿处于身体发育期,肾性骨营养不良和贫血的治疗尤为重要。此外,慢性透析小儿还受生长发育迟缓、性成熟延迟、心理障碍的困扰。

(1)肾性骨营养不良:与成人透析患者相比,继发性甲状旁腺功能亢进所致的高动力性骨病等在透析小儿中发病率更高。若不及时治疗,可造成长骨的变形和相关畸形的发生,当髋部受累后可出现跛行,身高增长速度减慢,幼儿可出现典型的维生素D缺乏的临床表现和X线表现。应经常监测血清钙、磷、碱性磷酸酶和甲状旁腺激素,保持甲状旁腺激素在正常值的2~3倍,调整钙的摄入及活性维生素D的用量,婴幼儿活性维生素D的用量宜偏大,为0.1~0.2μg/(kg·d),学龄儿童与成人相同(0.5μg/d),可防治纤维性骨炎。

透析小儿为了保持正钙平衡,应保持血钙(2.6~2.8mmol/L)略高于成人透析患者(2.3~2.4mmol/L),补钙以碳酸钙和活性维生素D为主。小儿限制磷特别困难,因其蛋白质摄入较高,多数高蛋白质食物富含磷,血清磷应在1.94mmol/L以下,婴儿每日磷限制在300~400mg,儿童500~1 000mg,可食用特制的低磷高蛋白食品。可予磷结合剂碳酸钙,初始剂量为20~50mg/kg。根据血清钙水平,最大剂量为200mg/kg。避免应用氢氧化铝,因透析小儿比成人更容易发生铝中毒。

要防止因骨病的治疗带来的血管钙化。Goodman指出,年轻患者终末期肾衰竭容易患冠状动脉钙化,16例20~30岁的血液透析患者中,14人电子束CT证实冠状动脉钙化,其部位有冠状动脉内膜粥样硬化斑块或中层的弥漫性钙磷沉着,钙化患者透析时间均超过5年,患者血磷、钙磷乘积及每日钙制剂摄入量都显著增高,而与甲状旁腺激素无关。强调个体化调整透析液钙浓度,尤其是低转运骨病患者应选择低钙透析液(1.25mmol/L),降压药物以钙拮抗剂和血管紧张素转换酶抑制剂为主,积极预防动脉硬化和冠心病。

(2)肾性贫血:多数透析小儿存在营养不良,所以贫血程度较成人更严重,在应用促红细胞生成素之前一般每3~4周输血1次,以保证血细胞比容>0.20。输血的危险主要是传播病毒性肝炎或艾滋病。儿童禁忌应用雄激素,否则会导致骨骺早闭。

当患儿血细胞比容≤0.30时用促红细胞生成素治疗,开始剂量为每周50~150IU/kg,皮下或静脉注射,维持剂量为每周50~100IU/kg。血液透析小儿的促红细胞生成素维持剂量明显高于腹膜透析小儿,用促红细胞生成素的同时应给予铁剂治疗。

(3)生长发育迟缓:40%~60%的患儿在透析初期已表现为生长速度减慢,终末期肾病患儿出现生长迟缓也是预后不良(包括住院率增加、死亡率提高)的一个标志。据欧洲透析移植协会登记,最初进入透析的儿童身高低于正常儿童标准身高3.0个标准差,其影响因素很多,主要为营养不良、肾性骨病、微量元素缺乏等。目前已证实,婴幼儿身高增长与热量摄取显著相关,而年长儿身高增长速度与热量摄取无关,认为主要是尿毒症导致的内分泌紊乱影响了生长激素的分泌,同时也影响胰岛素和其他生长介质的分泌。

应用重组人生长激素治疗严重生长迟缓的透析小儿,小儿身高有明显增长。重组人生长激素治疗的适应证:①低于标准身高1.88~2.0个标准差;②成长速度<25%;③青春期迅速生长期间营养不良。应注意在重组人生长激素治疗的同时必须纠正代谢性酸中毒,血细胞比容维持在0.30~0.35,甲状旁腺激素维持在正常值的2~3倍。禁忌证:①骨营养不良活动期;②恶性肿瘤活动期;③明显脊柱侧突;④高血糖或高胰岛素血症。Haffner对38名慢性肾衰竭儿童[年龄平均10.4岁,骨龄平均7.1岁,身高低于正常(3.1±1.2)cm]使用重组人生长激素治疗5年以上,并随访直到他们达到最后成人身高。结果治疗组平均最后身高男孩为165cm、女孩为156cm,比正常低(1.6±1.2)cm;而未经治疗组则低于正常(2.1±1.2)cm,说明重组人生长激素的长期疗效明显。

多数透析小儿在生长迟缓的同时,性成熟延迟,第二性征出现晚于同龄正常青少年,透析女孩常表现为月经初潮年龄推迟,但是测定血浆中促性腺激素和睾酮水平在正常范围,目前性成熟延迟的原因还不明了。

(4)心理和精神障碍:透析小儿不仅要接受长期依赖透析生存的现实,还得应付一些特殊治疗带来的问题,如穿刺的疼痛、透析过程的不适、饮食的限制、与同龄儿童的隔阂及对死亡的恐惧等。这些常常导致小儿情绪低落、精神抑郁,加重畏食。鼓励这类患儿建立生活信心,需要心理医生、护士、家长及学校教师的共同配合。对这类患儿更要强调生活质量,主张回归社会,尽可能参加体育运动,应帮助患儿合理安排透析时间,使其与同龄儿童一样入学完成学业。

【参考文献】

[1] 王卫平. 儿科学[M]. 北京:人民卫生出版社,2013.

[2] 张荣波. 小儿血液透析并发症的护理体会[J]. 临床合理用药杂志,2013,6(11):157-158.

[3] 吴丽. 90例血液净化方法在小儿急性中毒中的应用效果观察[J]. 中国实用医药,2015,10(3):126-127.

[4] 杨晓莹,李春园,刘建丽,等. 误服毒鼠强患儿应用加强血液灌流技术治疗效果[J]. 中国煤炭工业医学杂志,2015(12):2060-2062.

[5] 吉训琦,冯小伟,陈玉雯. 血液净化治疗儿童严重脓毒症的效果[J]. 广东医学,2015,36(21):3371-3373.

[6] 黎书,王峥,董丽群,等. 血液净化治疗儿童多器官功能障碍综合征的疗效分析[J]. 中华妇幼临床医学杂志(电子版),2015(6):703-707.

[7] 张英谦,郝京霞,黄波,等. 连续性血液净化在小儿急性肺损伤/急性呼吸窘迫综合征治疗中的应用研究[J]. 中国全科医学,2012(30):3476-3480.

[8] 魏丹,刘迎龙,贺彦. 腹膜透析在小儿先天性心脏病术后的应用[J]. 心肺血管病杂志,2014(4):544-547.

[9] 王筱雯,栾江威,吴燕祥,等. 腹膜透析在婴幼儿急性肾功能衰竭中的应用[J]. 中国当代儿科杂志,2011(2):161-162.

[10] 王墨. 婴幼儿急性中毒的血液净化疗法[J]. 实用儿科临床杂志,2012(17):1311-1312.

[11] 高海涛,孙颖,齐玉凤,等. 血液净化在婴幼儿重症治疗中的护理进展及展望[J]. 中国循证心血管医学杂志,2016,8(3):381-382.

[12] 蔡成,龚小慧,裘刚,等. 连续性血液净化救治危重症新生儿的临床应用评价[J]. 中华围产医学杂志,2015,18(10):737-741.

[13] 朱利娟. 小儿CBP治疗致滤器凝血的原因分析及护理干预[J]. 临床护理杂志,2013(4):28-30.

[14] 缪惠洁,崔云,张育才,等. 血浆置换联合连续性血液净化治疗儿童重症溶血尿毒综合征[J]. 中国小儿急救医学,2016,23(8):531-534.

[15] 王伟,胡旭梅,王敬波. 连续性血液净化机在儿童多脏器功能障碍综合征救治中的应用[J]. 中国医学装备,2016,13(6):81-83,84.

[16] 张继燕,肖政辉,张新萍,等. 血浆置换联合不同连续性血液净化模式治疗小儿重型毒蕈中毒的临床疗效研究[J]. 中国医师杂志,2016,18(5):729-731.

[17] 熊道学,姜建渝,冯琰,等. 不同剂量置换液连续性血液净化治疗小儿呼吸窘迫综合征的临床疗效比较[J]. 中国全科医学,2016,19(30):3675-3680.

[18] 赵燕,朱利娟,汤增洁,等. 早期保温护理干预减少儿童血液净化过程中低体温风险的效果研究[J]. 中国实用护理杂志,2016,32(19):1480-1482.

[19] 黄松明,赵非. 儿童血液净化中心静脉导管常见并发症[J]. 中华实用儿科临床杂志,2016,31(17):1281-1285.

[20] 安媛,王娟,邓阳彬,等. 血液净化技术对小儿急性肝功能衰竭病例的疗效[J]. 中国妇幼健康研究,2016,27(4):512-515.

[21] 陈植,刘小荣. 血浆置换治疗在儿科危重症中的应用[J]. 中华实用儿科临床杂志,2016,31(17):1285-1288.

[22] 安媛,王娟,楚建平. 小儿重型溶血尿毒综合征的血液净化治疗[J]. 中国临床医生杂志,2016,44(6):100-103.

[23] 孙家祥,李怀宁,徐玉莲. 腹膜透析在小儿复杂先天性心脏病术后疗效分析[J]. 心理医生,2016,22(16):82-83.

[24] 赵孝英,张敏,甄凤妮,等. 个性化护理措施对小儿先天性心脏病术后早期行腹膜透析治疗的效果[J]. 全科护理,2016,14(1):25-27.

[25] 杜为博. 护理干预对降低小儿血液透析急性并发症发生率的影响分析[J]. 中外女性健康研究,2016(1):123-123.

[26] 刘红利. 小儿血液透析并发症的临床观察及护理对策[J]. 中医临床研究,2013,5(14):112 - 113.

[27] 张荣波. 小儿血液透析并发症的护理体会[J]. 临床合理用药杂志,2013,6(32):157 - 158.

[28] 方成波,王福诩. 小儿血液透析治疗 12 例临床分析[J]. 医学信息旬刊,2011,24(17):5671 - 5672.

[29] 代秀玲. 小儿血液透析技术的临床护理[J]. 世界最新医学信息文摘:连续型电子期刊,2014(35):1671 - 3141.

[30] 张丽平. 血液透析在治疗小儿急性肾衰竭中的应用及护理[J]. 当代医学,2012,17(29):25 - 26.

[31] 王幼萍. 小儿急性肾衰竭中血液透析的应用分析[J]. 中外医学研究,2013,11(24):180 - 181.

第二章　老年患者的血液净化治疗

各种原发性和继发性肾脏疾病晚期均可出现肾衰竭,导致有害毒性物质在体内蓄积及水、电解质和酸碱平衡紊乱,出现全身各系统的中毒症状。透析疗法已成为治疗终末期肾病(end stage renal disease,ESRD)的有效措施。近年来,透析人群中老年人比例显著增加,ESRD已成为老年医学疾病的一大组成部分。由于老年人群存在着与年龄相关的脏器组织学、功能及代谢的特殊性,如何进行准确的诊断、适时开始透析治疗、选择理想的透析方式、控制并发症及改善生活质量,这是21世纪肾脏病学家面临的重要临床挑战。

一、老年 ESRD 患者的透析时机及模式选择

ESRD患者何时开始透析治疗应根据临床症状及生化指标的测定而定。目前我国多数ESRD患者开始透析治疗的时间较晚,缺乏对透析治疗的心理、技术以及经济准备,导致并发症多,透析后生活质量降低。近年来,根据临床研究结果,提出"适时"开始透析的概念,美国国家肾脏病基金会透析转归指导小组的建议是:当肾小球滤过率(glomerular filtration rate,GFR)低于 $10.5mL/(min \cdot 1.73m^2)$,就应该开始透析治疗。若无水肿、营养不良及尿毒症症状和体征,可以考虑暂缓透析治疗。因为当每周的 Kt/V 下降到低于 2.0 以后,患者发生尿毒症并发症的危险性便会增加。Steven J. Rosansky 研究发现,早开始透析对患者的长期存活是不利的。对于糖尿病肾病导致的 ESRD,常常由于难以控制的容量超负荷及高血压,透析的时间不得不更早。

(一)透析时机

关于透析时机目前并无统一标准。需注意的是老年ESRD患者因营养摄入不足,营养不良的发生率高,加之运动少,体形消瘦,常常出现血肌酐与GFR不匹配的情况,故不能仅用血肌酐水平评价肾功能。此外,老年人常常存在除肾脏病变外的其他脏器病变如心脑血管疾病,对容量负荷增加的耐受性差,对透析治疗的耐受性差,预期生存率相对较低。因此,何时开始肾脏替代治疗一直是关注点,同时,个体化的处理也非常重要。

(二)透析模式的选择

ESRD的血液净化疗法包括血液透析(hemodialysis,HD)和腹膜透析(peritoneal dialysis,PD)。两种方式各有利弊,HD的突出特点在于高效率,即能在短时间内迅速清除体内毒素和过多的水分,纠正电解质紊乱和酸碱平衡失调。PD特别是连续性非卧床腹膜透析是持续、缓慢的治疗,能很好地维持内环境和血流动力学的稳定,虽然其单位时间清除毒素的效果不如HD,但平均每天的透析效果与HD是相同的。与HD相比,PD主要具有以下几方面优势:①治疗过程中血流动力学相对稳定,不易发生低血压;②机体代谢状态相对稳定;③血压控制好;④不需要血管通路,大大减少了心血管系统的负荷,更适合有心血管系统并发症的老年患者;⑤可以居家治疗,避免交叉感染;⑥无须抗凝,出血风险小。

老年ESRD患者常存在着与年龄相关的多个脏器病变,特别是心脑血管的疾病,不能很好地耐受血流动力学的迅速变化,易出现多种急性并发症,并加重原有病变,增加死亡风险。因此,对于老年

ESRD 患者选择 PD 更优。但是,从个体化角度出发,血液净化方式的选择既要考虑适应证,亦要考虑禁忌证,还需审视患者的治疗条件并尊重个人意愿。HD 和 PD 的适应证和禁忌证见表 5-2-1。

表 5-2-1　HD 和 PD 的适应证和禁忌证

	血液透析	腹膜透析
适应证	心功能稳定 无严重心脑血管病变 能够建立合适的血管通路 无活动性出血	腹腔无广泛粘连 有足够的腹膜面积及腹腔容积 能够建立有效的腹膜透析通路
禁忌证	严重心肌病变、心律失常或血压偏低 血管通路制造困难 有活动性出血	腹腔广泛粘连 腹膜面积及腹腔容积严重不足 细菌性或真菌性腹膜炎 近期腹部大手术行腹腔引流 有胸膜腹膜瘘、腹壁蜂窝织炎 严重肺功能不全

二、老年透析并发症

老年透析患者大部分因血液透析并发症而死亡,其中最主要的就是心脑血管疾病与感染,这对老年血液透析患者的生存存在严重的威胁。

(一)透析中低血压

低血压是血液透析中常见的急性并发症,发生率为 20%~30%,尤其好发于老年人、糖尿病患者或有心血管疾病者。

1.低血压的发生原因　足够的血容量、心室收缩射血和外周阻力的协同作用才能形成动脉血压。故当血容量迅速下降、血管扩张、心脏代偿功能不全时易发生低血压。大部分血液透析患者体内水负荷重,因此脱水是血液透析的目标之一。透析过程中血容量的维持有赖于组织间隙的水分到达血管内的再充盈率。再充盈率的个体差异性很大,其影响因素很多,如组织间隙水分的多少、血清白蛋白水平、透析前血尿素氮浓度、透析液钠浓度等。老年人对脱水的耐受性较差,短时间内超滤脱水易引起血容量的显著下降。引起透析中低血压的原因总结如下。

(1)血容量显著下降

1)干体重设置不当:当透析超滤脱水达到患者的干体重时,从组织间隙到血管内的液体再充盈就会减少,若继续脱水,就会造成血管内容量的显著下降,导致透析中或透析后低血压的发生。

2)超滤率过大:单位时间内血管内液体超滤量远大于从组织间隙回到血管内液体的再充盈量时,易发生低血压。

3)使用低钠透析液:当透析液钠浓度低于血清钠水平时,经过透析返回机体的血液中钠浓度相对机体外周组织内液体的钠浓度是低的,就会减少再充盈率,造成急性血容量下降,特别是在透析早期。

4)低血清白蛋白水平:血清白蛋白是维持血浆胶体渗透压的重要物质,低血清白蛋白是发生透析中低血压的高危因素,与其影响透析中血浆的再充盈率有关。

5)透析前高血尿素氮水平:当患者透析前血尿素氮水平过高时,血液透析迅速、大量清除体内的尿素氮,常会造成血浆晶体渗透压的显著下降,亦会减少透析中血浆再充盈率。

(2)血管反应性变化:除了血容量的下降,外周血管阻力的改变会引起静脉血容量的变化。老年人对外周血管阻力的改变敏感,易诱发低血压,特别是在低血容量的情况下。

1)醋酸盐透析液的应用:醋酸盐对心肌有抑制作用,有些患者使用醋酸盐透析液时频繁发生低血压,而改用碳酸盐透析液后明显改善。目前醋酸盐透析液已基本淘汰。

2)透析液温度:通常使用的透析液温度为35~37℃,较高的透析液温度可使透析患者体温升高,进而影响透析中的血流动力学。透析过程中随着超滤脱水,血容量下降,此时机体通过压力反射调节使皮肤血管收缩,但机体温度升高,将导致皮肤血管舒张,外周阻力下降,因而拮抗了低血容量引起的血管收缩反应,故低血压发生率高。

3)透析液钙离子浓度:透析液钙离子浓度过低,使血钙浓度下降,造成血管扩张及心肌抑制。

4)透析中进食:某些患者在血液透析过程中进食会引起血压下降,与进食引起内脏血管床收缩减少,造成总外周血管阻力下降及内脏静脉容量增加有关。

(3)自主神经病变:自主神经病变在透析患者中常见,特别是老年人,因其本身存在着随年龄增长而发生的自主神经功能减退。研究发现,在≥65岁的血液透析患者中,副交感神经功能不全的发生率明显高于<65岁的血液透析患者(65.9% vs 33.3%);同时存在副交感与交感神经功能不全的情况,≥65岁组为41.5%,而<65岁组为11.9%。自主神经病变可导致血管对加压刺激的反应性下降,当血容量下降时不能有效地引起静脉及小动脉的收缩效应,不能使肾上腺髓质分泌更多的肾上腺素与去甲肾上腺素,不易维持血压。

(4)心脏病变:由于老年ESRD患者常存在着左室肥厚及收缩、舒张功能的不全,当心脏灌注减少或外周阻力下降时,常常不能通过增加心肌收缩力来维持心搏出量,因而导致透析中低血压的发生。

(5)血管活性物质变化

1)一氧化氮:一氧化氮是血管扩张因子,它影响心肌收缩及去甲肾上腺素的反应,通过氧化硝酸盐的生成造成对血管的损害。血液透析患者特别是透析中发生低血压者,其血中一氧化氮水平明显升高,对血清中非酶促的一氧化氮合成的抑制作用下降是其产生增加的原因之一。

2)胰岛素:血液透析患者透析中发生低血压时,除一氧化氮产生增加外,常伴胰岛素水平的升高,其发生机制不清楚,推测胰岛素可能与一氧化氮有相互作用。

3)精氨酸升压素:是强大的血管收缩激素,低血压可刺激其增加。观察反复发生严重低血压的患者发现,其精氨酸升压素水平通常不能有效地升高。

4)肾上腺髓质素:肾上腺髓质素为血管舒张因子。观察发现血液透析患者血中肾上腺髓质素水平高于正常人,低血压患者的肾上腺髓质素水平明显高于血压正常的患者。

2. 低血压的预防及治疗

(1)通过客观的方法确定合适的干体重

1)透析过程中实时动态血容量监测:血液透析过程中脱水可使血管内容量逐渐下降,血容量下降的程度与患者干体重的预设值密切相关。当干体重预设值过低,透析超滤率远大于血管再充盈率,血容量则有明显的下降,可能出现乏力、抽筋、出汗,甚至血压下降等临床表现。当干体重预设值过高,脱水量少,则机体水潴留明显,可引起或加重高血压,甚至诱发心功能不全,常表现为透析中血容量的下降幅度很小,一般小于5%。因此,根据患者的临床症状、体征,结合透析中的血容量监测,有助于确定合适的超滤量及理想的干体重。

2)生物电阻抗人体成分分析:利用生物电阻抗的原理,使用特定的人体成分分析仪测定体内多余水分,从而评价干体重。

3)下腔静脉直径及下腔静脉塌陷指数测量:血容量直接影响右房压,右房压与下腔静脉直径、塌陷指数相关。有研究表明,容量负荷过重时,右房压力≥7mmHg,塌陷指数<40%,下腔静脉直径≥11.5mm/m^2;容量负荷不足时,右房压力≤3mmHg,塌陷指数>75%,下腔静脉直径<8mm/m^2。其中,塌陷指数=(呼气下腔静脉直径-吸气下腔静脉直径)/呼气下腔静脉直径×100%。

(2)超滤率要适当:透析中的超滤率要适当,可根据透析过程中血容量的监测制定个体化的超滤率,一般以血容量下降不超过相对血容量的15%为宜。当体内水潴留严重时,应增加透析时间及频度,避免超滤率过大。

(3)避免使用低钠透析液。

(4)存在低血压倾向者应避免使用醋酸盐透析液,最好用碳酸盐透析液。

(5)存在低血压倾向者不应使用低钙透析液。

(6)易发生透析低血压者在透析中尽量不要进食。

(7)低温透析:研究表明,对有低血压倾向的患者采用低温透析液,平均动脉压及心输出量下降均明显减少,总外周血管阻力增加,减少了透析中低血压的发生,说明低温透析提供了更好的血流动力学稳定性。其机制可能与其增加了血管对低血容量反应的敏感性,使外周血管阻力及静脉紧张性增加有关。

(8)存在心血管系统疾病引起的血液流动力学不稳定者更适合应用血液滤过或血液透析滤过。

(9)可调钠透析:选择合适的透析液钠离子浓度变化曲线,通过提高血浆晶体渗透压及促进细胞内水分向细胞外转移,改善血管内液体的再充盈,提供了更好的血流动力学稳定性。应用可调钠透析(例如,钠离子浓度起始为148mmol/L,匀速下降,最低为135mmol/L,匀速脱水)对收缩压有维持作用,且透析后血钠浓度可恢复至透析前水平,避免了透析间期口渴、体重增长过多的现象。

(二)心律失常

血液中许多离子的水平如 K$^+$、Ca^{2+}、Mg^{2+} 及 H$^+$ 都能影响心脏的传导系统。这些离子水平在 ESRD 透析患者常常是不正常的,而且在血液透析过程中常有一个明显又迅速的波动,低氧血症也常伴随整个透析过程。而老年血液透析患者常常有左室肥厚及缺血性心脏病,部分患者有心肌钙化(影响传导组织),对血中离子的变化敏感,易诱发心律失常。常见的心律失常包括室性心动过速、心房颤动、频发的室性期前收缩等。

1.心律失常发生的原因

(1)洋地黄制剂:服用洋地黄制剂是发生心律失常的高危因素,一方面与药物本身有关,另一方面与患者存在的心脏病有关。因此,应用洋地黄药物必须有明确的适应证,同时应对患者进行密切的监测,包括血洋地黄浓度及血清 K$^+$ 水平。透析过程中血清 K$^+$ 水平不要低于3.5mmol/L,透析液 K$^+$ 浓度最好为 3.0~3.5mmol/L。有高血钾倾向的患者要控制饮食中 K$^+$ 的摄入量,避免透析前的高钾血症及透析中 K$^+$ 的快速下降。

(2)心脏病变:有心包炎、左室肥厚、缺血性心脏病、淀粉样变者,在透析中易发生心律失常。由于心肌缺血,可发生低血压,并触发心律失常,常可通过佩戴 Holter 发现。对此类患者需要应用扩张冠状动脉的药物及维持理想的血红蛋白水平,以利于改善心肌血液供给。

(3)电解质紊乱:透析过程中发生的低血钾、高血钾、低血钙、高血钙、低血镁等都可能诱发心律失常,特别是存在基础心脏病者。因此,应该根据患者血电解质情况,选择合适的透析液离子浓度,注意避免透析过程中血中离子浓度过大范围波动。

2. 心律失常的处理 出现与透析相关的心律失常应终止透析,小心地使管路及透析器中的血液缓慢返回机体。进一步分析原因,如有低血压,则应给予纠正;急查电解质,如电解质紊乱,纠正电解质紊乱,并根据情况选用抗心律失常药。对于快速房颤动、室上性心动过速,宜选用西地兰、胺碘酮等药物;室性心动过速宜选用利多卡因、胺碘酮等;窦性心动过速可选用 β 受体阻滞剂。心衰时则可应用洋地黄制剂。对于与洋地黄有关的心律失常,一方面需要停药,另一方面要积极纠正电解质紊乱。对于与心脏病变相关、反复发生的心律失常,则应考虑改为腹膜透析。

(三)营养问题

营养不良是慢性透析患者常见的并发症,具体是指蛋白质及热量摄入不足。造成营养不良的原因是多方面的,除了开始透析前就已存在营养物质摄入不足外,与透析有关的因素,特别是透析不充分、炎症状态、透析过程中各种营养物质的丢失、透析不良反应等均参与了营养不良的发生。此外,尿毒症的并发症、药物的副作用、经济因素、心理因素、精神因素及社会因素等诸多因素亦影响患者的营养情况。近年来,人们注意到透析膜的生物相容性、代谢性酸中毒及内分泌紊乱均可通过对蛋白质代谢的影响促进营养不良的发生。由于老年血液透析患者还存在着与年龄相关的消化功能差及活动能力限制等因素,此类人群更容易并发营养不良。营养不良是影响透析患者预后的重要因素,它增大了透析的失败率及透析患者的死亡率。

纠正营养不良,除了充分透析、纠正代谢性酸中毒、选用生物相容性好的透析膜、积极控制感染等,老年患者还常需经胃肠道或胃肠道外途径补充各种营养物质进行强化营养治疗。如口服必需氨基酸和酮酸制剂,或静脉输注含葡萄糖、氨基酸、脂肪及各种维生素和微量元素的营养液。据报道,对营养不良的血液透析患者联合应用胰岛素样生长因子 - 1 及重组人生长激素,能促进蛋白质的合成代谢,增加肌力,减少低白蛋白血症的发生,有利于纠正营养不良。

(四)透析相关的淀粉样变

透析相关的淀粉样变(dialysis related amyloidosis,DRA)是长期透析患者的全身并发症。由于淀粉样沉积物中的主要成分是 β_2 微球蛋白($\beta_2 - m$),故又称为 $\beta_2 - m$ 淀粉样变。

1. DRA 的发生机制及临床表现 DRA 的发生主要与慢性肾衰竭时 $\beta_2 - m$ 清除减少而生成增加有关。另外,还有晚期糖基化终产物修饰的 $\beta_2 - m$ 形成,并产生了一系列与组织病理学改变相关的生物学作用。DRA 主要侵犯关节及其周围组织(软骨、囊、滑膜),临床可表现为腕管综合征、与囊性淀粉样骨损害相关的慢性无力性关节痛,偶有骨折的发生。DRA 晚期可出现 $\beta_2 - m$ 淀粉样物质在心脏、胃肠道、肺、肝、肾等部位的沉积。

2. 老年性 DRA 研究表明,1/3 的血液透析患者在透析时间 <4 年时可发生 DRA,而透析时间 >7 年的患者 DRA 发生率高于90%。DRA 的危险因素包括透析时间长、使用生物相容性差的透析膜及开始透析的年龄大等。组织学上的 $\beta_2 - m$ 淀粉样变发生率在老年患者中较高,且是独立于透析时间的危险因素,主要同与年龄相关的骨关节胶原晚期糖化终末产物(advanced glycation end products,AGEs)的修饰有关,胶原的 AGEs 含量随年龄的增长而增加,而 AGEs 修饰的胶原比未修饰的胶原与 $\beta_2 - m$ 有更强的结合能力。

3. DRA 的预防和治疗

(1)选用生物相容性好的透析膜进行透析治疗,可通过吸附、对流原理,增加对 $\beta_2 - m$ 的清除。

（2）早期外科手术治疗并发症。

（3）药物治疗：止痛，严重病例可给予小剂量泼尼松（0.1mg/kg）。

（4）根本方法：肾移植，但已沉积的淀粉样物质依然存在。

三、老年血液透析患者的血管通路

建立合适的血管通路是血液透析得以进行的前提，亦是提供充分透析的必要条件。主要包括动静脉内瘘、人造血管及半永久导管。

1. **动静脉内瘘** 老年 ESRD 患者由于动脉粥样硬化、血管中层钙化、营养不良等，给自体动静脉内瘘的建立带来了困难。由于自体动静脉内瘘直到其内径足够大，能够保证成功穿刺、提供足够的血流量时才算成熟，这个过程至少需要 1 个月，故最好在内瘘成形术后 3~4 个月再使用。老年人需要待内瘘成熟的时间会更长，因此要提前做好血管通路的准备。

常用的自体动静脉内瘘的建立是在前臂进行桡动脉与头静脉的吻合。老年人由于桡动脉粥样硬化，造成桡动脉–头静脉瘘的失败率高达 56%。荟萃分析显示，老年患者行桡动脉–头静脉吻合术的失败率显著高于非老年患者，特别是年龄 >74 岁者，内瘘存活时间明显低于年轻人。此外，老年人行直接的肘部内瘘（肱动脉和并行静脉吻合）优于任何其他形式的血管通路，当肘部内瘘因流量不足而无法有效进行透析时，可在相同部位改用移植物动静脉内瘘。

2. **人造血管** 在老年透析患者建立血管通路的过程中，应该以自体动静脉内瘘为首选，同时根据患者的个体化预期寿命，血管条件和各种血管通路可能造成的并发症和副反应，以及患者的意愿及生活质量的维持等作为参考因素。如果自体血管动静脉内瘘不能建立，可以选择高分子合成材料的动脉–静脉血管移植。首选聚四氟乙烯材料做成的移植物，它与其他生物材料相比有退化慢、使用时间长、容易获得等优点。人造血管移植物的最佳使用时机是手术后 3~6 周。最常见的并发症是血栓形成，常需要做血管成形术或搭桥术。

3. **半永久导管** 部分老年透析患者无论是自体动静脉内瘘还是移植物动静脉内瘘的建立都是困难的，可以考虑使用带涤轮套、建立隧道的中心静脉插管提供长期血管通路。对于已经进行了内瘘成形手术，但内瘘尚未成熟者，也可以考虑使用带涤轮套、建立隧道的中心静脉插管。与普通双腔导管不同的是，该双腔导管较长，柔韧性更好，对组织损害小，不易移动。此外，它出皮肤处与穿刺点的平行距离至少有 2cm 远，且皮下有一涤纶扣，被组织生长包绕，有利于导管在皮下的固定，并设置了自然的防感染屏障，延长了导管的使用时间。由于该双腔导管作为血管通路可立即使用，无动静脉分流，对心脏的血流动力学影响小，加上不需要忍受每次透析穿刺的痛苦，一些慢性肾衰竭患者特别是老年患者易于接受。

导管相关感染是影响导管使用时间的主要因素。因此，严格无菌操作、对导管出口处的精心护理、对管帽的彻底清洗及消毒都是十分重要的。如果出现与导管相关的菌血症则应考虑拔出导管，感染控制后一段时间仍可考虑行对侧插管作为血管通路。

四、血液透析的充分性

血液透析的充分性指使患者得到血液透析治疗的全部益处，即有效清除尿毒症毒素，维持水的平衡，纠正电解质紊乱和酸碱平衡失调，保持良好的营养状况，纠正贫血，控制肾性骨病，最终减少并发症的发生，降低死亡率，提高生活质量。

目前都是用尿素作为尿毒症毒素的替代物评价透析的充分性。根据美国国立卫生研究院的研究结果,透析预后质量倡议(dialysis outcomes quality initiative,DOQI)血液透析充分性工作组建议(单室可变容积尿素模型)最小的尿素清除指数(Kt/V)应达到1.3,尿素下降率应为70%。中国人平均体表面积及体重均低于白种人,透析充分的指标多少合适,尚有待于多中心、前瞻性、随机对照的研究。此外有研究发现 ESRD 的长期毒性作用与平均毒素水平有关,而非峰值水平,提出了计算时间平均尿素氮浓度(TAC_{urea})。统计学分析表明,TAC_{urea}为 50mg/dL 的患者比 100mg/dL 的患者并发症的发生率及死亡率均低。当然,无论是 Kt/V、尿素下降率,还是 TAC_{urea},在判断透析的充分性上均应基于患者有足够热量和蛋白质摄入的前提,即标准化的蛋白质分解代谢率 $>1.1g/(kg \cdot d)$。

老年血液透析患者由于血管通路功能不良或心脏病变,在透析中常常不能达到理想的血流速度,加上容易出现低血压等不良反应,存在着透析剂量不足的危险。如果透析不充分,不能有效清除毒素,维持容量及电解质、酸碱平衡,则并发症多,死亡率高。在增加每次透析的时间或增加透析频度方面,适当减慢血流速度时,控制血压、透析的充分性明显优于标准透析,可能更适合于老年透析患者。

五、老年血液透析患者的生存质量

老年透析患者的存活率明显低于年轻患者。据文献报告,老年透析患者 3 年存活率大约为 50%,平均存活时间为 28.3 个月。心血管并发症占老年透析患者死亡因素的首位。但是随着医学的发展和透析治疗技术的不断进步,老年透析患者的存活时间呈现逐渐延长的趋势。影响老年透析患者存活的因素有如下几点。

(1)开始透析前的基础状况:老年慢性肾衰竭患者在开始透析时常同时存在其他脏器疾病,统计显示,平均约有 2.5 个复合存在的病变,其中 75% 的老年透析患者存在心血管疾病。开始透析时基础状况差、并发症多者,死亡率更高。

(2)透析的充分性及营养。

(3)心理及社会因素:慢性疾病的存在导致了患者对治疗的依赖性,维持性血液透析患者则更多地依赖医生、护士和透析机。老年患者由于多种并发症的存在及机体功能的下降,常常不得不部分或全部依赖家人或护理人员,因此容易产生一系列心理问题。老年透析患者常存在焦虑和抑郁,特别是那些活动受限不得不依赖他人者。一项调查结果显示,近一半的透析患者存在心理障碍,突出表现为焦虑,躯体症状多。性别、年龄及透析时间对慢性肾衰竭患者的焦虑和抑郁均能产生影响,临床上应采取有针对性的措施进行心理干预,提高临床疗效。可以通过改变患者的认识,使他们能在愉快的心境下生活。同样,良好的心理及精神状况离不开来自家庭及社会的支持和帮助。因此,我们尤其应该关注老年透析群体,在治疗躯体疾病的同时,应该给予他们心理及精神上的支持和治疗,使他们有更高的生活质量和更好的预后。

【参考文献】

[1] J. ROSANSKY S. The US ESRD program:can we get the genie back in the bottle[J]. 中国血液净化,2014,13(12):851 - 853.

[2] 徐天华,刘芳婕,姚丽. 老年终末期肾脏疾病肾脏替代治疗的选择[J]. 中国实用内科杂志,2014,34(12):1151 - 1154.

[3] 冯敏. 老年维持性血液透析患者60例死亡的原因分析[J]. 中国社区医师,2015,31(35):24-25.

[4] 郭王,刘文虎. 老年血液透析血管通路的建立[J]. 中国实用内科杂志,2014,34(12):1159-1162.

[5] 袁杉,王鹏,梁衍,等. 慢性透析患者的焦虑和抑郁症状的发生情况及其影响因素分析[J]. 国际精神病学杂志,2015,42(6):70-74.

[6] 何日莹. 老年患者血液净化治疗心血管并发症的护理[J]. 中国健康月刊,2011(1):122-122.

[7] 李波. 不同血液净化方式对维持性血液透析老年患者皮肤瘙痒的影响[J]. 中国老年学杂志,2013,33(6):1281-1282.

[8] 李海剑,刘慧,张红霞. 连续性血液净化与普通血液透析在老年急性肾衰竭患者中的对照研究[J]. 现代预防医学,2012,39(11):2860-2862.

[9] 骆玉璇,王鹤秋. 不同血液净化方式对老年慢性肾衰竭患者认知功能、生活质量及营养状况的影响[J]. 中国老年学杂志,2013,33(23):5834-5835.

[10] 杜艾蛟,刘俊红. 老年急性肾功能衰竭患者血液净化的治疗体会[J]. 中国医药指南,2013,11(4):212-213.

[11] 韩彦萍,赵晓玲. 连续血液净化治疗老年患者急性肾功能衰竭的临床观察[J]. 中国实用医刊,2016,43(7):1003-3556.

[12] 周萍. 血液净化对老年急性肾衰竭患者预后效果的影响[J]. 中外医疗,2014,33(34):105-106.

[13] 毛慧娟. 老年急性肾损伤的血液净化治疗[J]. 实用老年医学,2013,27(11):884-886.

[14] 王波,余国宝,杨华萍,等. 连续性血液净化在老年危重症患者急性肾损伤中的临床应用[J]. 中国医学创新,2014,11(25):60-62.

[15] 朝亚. 连续性血液净化治疗老年多器官衰竭的疗效[J]. 中国老年学杂志,2012,32(21):4807-4808.

[16] 生杰,王媛,刘春艳,等. 4种血液净化方式治疗老年Ⅰ型心肾综合征的疗效评估[J]. 中国全科医学,2015(22):2671-2675.

[17] 庞荣锋,黄永鹏,范小龙. 早期连续性血液净化治疗老年脓毒症的临床研究[J]. 现代中西医结合杂志,2015,24(24):2666-2668.

[18] 方珣,陈文莉. 连续性血液净化在老年顽固性心力衰竭患者中的应用[J]. 中国实用医刊,2013,40(1):104-105.

[19] 刘秀需. 血液净化对老年急性肾衰竭患者预后的影响[J]. 医学信息,2015,28(1):305-305.

[20] 徐剑. 老年重症患者急性肾损伤治疗中连续性血液净化应用的效果评价[J]. 医学信息,2015,28(z3):369-370.

[21] 刘友红. 血液净化治疗老年非心脏手术术后心功能不全的疗效分析[J]. 中国医药指南,2010,8(2):116-117.

[22] 刘文英,莫颖,张蕾. 连续性血液净化治疗老年重症急性肾衰竭[J]. 中国中西医结合肾病杂志,2011,12(6):529-530.

[23] 陈锦海,蔡志根,李月婷,等. 老年急性肾衰竭病因及血液净化的疗效分析[J]. 中国老年学杂志,2012,32(4):121-121.

[24] 于颖,孟建中,赵雷,等. 连续性血液净化对老年重症急性胰腺炎的临床治疗与观察[J]. 中国现代医学杂志,2011,21(5):641-644.

[25] 张燕,王少亭,张瑾,等. 连续性血液净化治疗老年急性肾衰竭效果观察[J]. 现代预防医学,2013,40(8):1574-1575,1578.

[26] 茹晃耀,劳志刚,戴良成,等. 连续性血液净化治疗老年危重症合并低血压的疗效观察[J]. 临床合理用药杂志,2012,5(21):111-112.

[27] 陈永衡.连续性血液净化治疗对难治性心力衰竭患者左心室功能和心律失常的影响[J].中国老年学杂志,2014,34(18):5105-5106.

[28] 朱娅丽,纪红,严之红,等.连续性血液净化在老年危重症患者中的应用[J].中国现代医药杂志,2012,14(6):58-60.

[29] 黄志红,赵慧杰.序贯性血液净化治疗老年重度食物中毒并发呼吸衰竭的疗效[J].中国老年学杂志,2014,34(2),507-508.

[30] 王莎莎,古英明,张登峰,等.老年危重患者并发肾衰竭的床边血液透析治疗[J].中国老年学杂志,2015,35(23),6941-6943.

[31] 岳荣铮,张凌,付平.血液净化在老年急性肾损伤中的临床应用[J].临床肾脏病杂志,2012,12(12):535-537.

[32] 李鹏.连续性血液净化(CBP)治疗老年重症ARF的临床疗效和对预后的影响研究[J].中外医疗,2016,35(23):43-46.

[33] 单德伟,许灿坤,周倩,等.老年急性肾衰竭病因及血液净化的疗效分析[J].中国实用医药,2016,11(24):60-61.

第三章　妊娠妇女的血液净化治疗

终末期肾病(end stage renal disease,ESRD)维持透析患者因各种内环境紊乱和毒素等因素的影响,存在多种并发症,降低妊娠成功率。通常不建议 ESRD 和透析患者妊娠。随着透析技术的发展和重组人促红细胞生成素的应用,这些患者的妊娠成功率得到了明显的提高。然而透析患者常常面临着尿毒症毒素、容量负荷、不规则月经周期、恶性高血压、先兆子痫及妊娠期间增加的胎儿代谢废物等的不良情况,或者由于患者本人的疏忽、妊娠试验的不敏感以及医生不主张妊娠等因素,透析患者的妊娠往往会早期终止。自从 1971 年 Confortini 等报道第一例长期透析患者成功妊娠并分娩以来,成功妊娠的报道逐渐增多,为临床肾病科、妇产科及新生儿科医生在透析患者的妇产科问题方面提供了更为清晰和乐观的认识。

一、终末期肾病对生育能力的影响

ESRD 女性患者的生育能力明显下降,多数患者存在月经紊乱或提前绝经。由于躯体上的疾病和心理上的障碍,大部分 ESRD 患者都存在不同程度的性功能障碍。与同龄妇女相比,透析患者的性欲普遍下降,雌激素水平下降,萎缩性阴道炎发生率增多。ESRD 患者存在下丘脑 – 垂体 – 卵巢激素基础水平异常,缺乏典型的排卵高峰和对月经的周期性调节作用。对于女性慢性肾脏病患者而言,由于性功能受到影响,体内雌、孕激素及促卵泡激素水平降低,黄体生成素、催乳素水平升高,正常的月经周期不能维持,且易无排卵,使得一部分女性,特别是 ESRD 的患者,失去了正常生育的可能。但促红细胞生成素对垂体 – 肾上腺轴和垂体 – 性腺轴均有正性调节作用,可使部分透析的妇女恢复正常的月经和性功能。透析技术及透析充分性的提高可改善患者的尿毒症内环境,使绝经前女性的激素水平趋于正常。特别是肾移植成功后患者的性功能迅速恢复,而且可在 1~2 个月恢复排卵周期,提高妊娠成功率。

二、妊娠对慢性肾衰竭的影响

正常人妊娠后肾脏的生理负担明显加重,在妊娠早期和中期,肾血浆流量增加 50%~70%,在晚期肾血浆流量也超过正常的 40% 以上。肾小球滤过率(GFR)在妊娠第 4 周开始增高,到第 13 周可超过正常的 50%。慢性肾脏病患者妊娠不仅会加深高血压和蛋白尿的严重程度,而且也会加速肾功能损害。但由于目前缺乏随机对照研究,妊娠对肾功能影响的具体程度各家报道不一。

肾功能损害不超过 50%,相当于血清肌酐低于 $124\mu mol/L$,妊娠是相对安全的,对母体肾脏也无显著的影响。孕前或孕后前 3 个月,血清肌酐水平高于 $124\mu mol/L$,20% 妇女妊娠期间肾功能恶化,23% 妇女产后 6 周肾功能恶化。孕前血清肌酐水平均高于 $176.8\mu mol/L$,而产后 6 个月 8% 在妊娠期间肾功能恶化的妇女肾功能得到恢复,约 10% 持续恶化。一项多中心研究发现,49 例患者妊娠超过 20 周,若怀孕前 eGFR $<60mL/(min\cdot 1.73m^2)$,或同时具备 eGFR $<40mL/(min\cdot 1.73m^2)$ 和蛋白尿 $>1g/d$ 的患者,妊娠后肾功能损害明显加速。慢性肾衰竭未透析的患者,可能因为妊娠各种病理生理的变化,使肾衰竭进展加速,妊娠本身对孕妇体内环境要求更高,往往使未透析的患者提前进入透析。因此,对于准备妊娠的慢性肾衰竭患者,需提前做好透析准备。

三、透析患者妊娠相关指标及其预后

(一)妊娠发生率

由于早期自然流产的发生率很高,要准确评估透析患者的妊娠发生率是非常困难的。据统计,透析患者妊娠发生率每年在0.5% ~1.4%,血液透析(HD)患者妊娠率为腹膜透析(PD)患者的2~3倍。比利时报道的透析患者年妊娠发生率最低,为0.3%;而美国和日本居中;沙特阿拉伯报道的最高,已婚50岁以下的长期透析妇女妊娠率为7.9%,年妊娠发生率为0.66%。Okundaye等收集了美国930个单位(约总透析人数的40%)的透析资料,从1992年至1995年,共6 230名14年~44岁透析妇女(其中1 699名接受PD治疗,4 531名接受HD治疗)中,318名妇女发生妊娠344例次,其中8名妇女发生2次妊娠,9名妇女发生3次妊娠,总妊娠发生率为2.2%,其中HD治疗患者为2.4%,PD治疗患者为1.1%。有研究显示,慢性肾脏病女性患者的避孕比例仅为0.5% ~1.4%,一旦发生意外怀孕,由于妊娠会引起的循环容量增加、母体及胎儿代谢产物增加等原因,会使得原有疾病的肾脏难以适应新变化,从而引起贫血、维生素D缺乏等。若出现产科合并症,则肾功能可能急剧恶化,故需临床医生高度重视。

(二)妊娠成功率

透析患者要成功妊娠需面临极其严峻的挑战,由于透析条件和技术的进步,现在妊娠成功率已明显提高。过去报道仅有30% ~50%的妊娠透析患者成功分娩活婴,近10多年来妊娠预后明显改善,活产率可达50% ~75%。据1980~1990年欧洲透析与移植协会报道,10年来妊娠成功率从23%上涨到50%。这些成功率可能被高估,因为发表报道的常是成功妊娠的病例,很多病例在妊娠早期自然流产,甚至有些病例在确诊妊娠之前就已经发生流产,这些失败病例并未列入统计之列。另外,组织登记的病例常是少数国家的部分患者,而且这些数据并不完全。此外,一系列研究发现,受孕后才开始长期透析的女性肾脏病患者,活产率显然优于那些受孕时已经开始透析的患者。

(三)终末期肾病对妊娠的影响

与非透析人群相比,透析人群的早产率明显升高,这是由于血液透析后血液渗透压快速下降,使得羊水渗透压相对较高,自由水转向羊膜腔。此外,还可能因为感染、多胎妊娠、孕妇高龄或吸烟等。尽量延缓分娩、避免早产、防治早产,可改善新生儿预后,这些均是肾病科、妇产科和新生儿科医生需要共同面对的难题。对无先兆子痫、恶性高血压等并发症的自然早产孕妇,补充黄体酮可有效降低早产率,从妊娠24 ~34周每天阴道内使用黄体酮栓剂(含黄体酮100mg),或从16 ~20周开始每周肌内注射250mg 17 - α羟基己酸孕酮,持续到36周,对降低早产发生率均有效。但目前尚未见到这些药物成功用于透析患者或慢性肾脏病患者的报道。同时还要采取其他防止早产的一般措施,如戒烟、治疗细菌性阴道炎和尿路感染。而对于慢性肾衰竭患者,妊娠后尽早开始透析,加强透析或增加透析频次,是改善胎儿预后的重要措施。

(四)计划妊娠

尽管维持性透析患者妊娠发生率很低,长期透析患者妊娠多发生在月经规律者,但也有长期无月经妇女发生妊娠的报道。由于非计划妊娠会给孕妇和胎儿带来非常严重的后果,故而对于生育期的透析妇女,要特别强调计划妊娠。由于长期透析患者妊娠的风险极大,故除非患者强烈要求生育,否则应

积极采取节育措施。准备做肾移植的女性高血压患者不宜口服避孕药,因雌激素可能增加移植肾的栓塞的风险。隔膜避孕法在透析患者同样可以使用。宫内避孕器在血液透析患者可增加与肝素有关的出血,而持续腹膜透析的患者因有上行感染的危险,应避免使用。

总的来说,透析患者的妊娠预后都不理想。妊娠终止的主要原因为自发性流产,一半以上发生在孕中期。另外,医生或患者担心风险而人为终止妊娠也是重要原因之一。其他妊娠失败的原因还包括死胎及新生儿窒息。

四、妊娠的诊断

对于透析妇女的妊娠,早期诊断和及时采取相应措施至关重要。透析患者常有月经紊乱,而且早孕反应如恶心、呕吐、腹部不适也常被误认为是尿毒症症状,因此常不能及时诊断。透析妇女妊娠明确诊断时平均胎龄约为 16 周,对于绝经前妇女不能解释的透析相关性低血压要考虑妊娠的可能。对于高度怀疑妊娠的妇女,应使用超声波确诊并评价孕龄。在育龄透析妇女发生胃肠道症状需要进行 X 线检查前,应先做妊娠试验,排除妊娠。

五、妊娠期透析患者的管理

(一)内科方面

1. 高血压　高血压是妊娠严重的并发症,发生于约 80% 的妊娠期透析患者。血压控制不良将对孕妇造成极大危害,必须尽早采取恰当的措施治疗。与非妊娠的透析患者一样,治疗妊娠期透析患者高血压的首要步骤是制定合理的干体重,并尽量达标。但需注意,如果是先兆子痫造成的高血压,低血容量将加重器官低灌注。对于妊娠期透析患者,由于妊娠后体重增加,干体重的估计更加难以准确,要避免过度超滤造成孕妇低血压。在整个妊娠期都要仔细评估孕妇的液体状态,应随时根据孕龄进行重新评估和调整,在妊娠的前 3 个月,体重至少增加 1~1.5kg,在 3 个月以后几乎应以每周 0.5kg 的速度增加。在妊娠后期可应用超声评估胎儿的体重及生长情况。

2. 先兆子痫　先兆子痫是可威胁孕妇和胎儿生命的严重并发症,与其他原因造成的妊娠高血压尚无明确、清晰的鉴别诊断。在非肾衰竭患者使用的先兆子痫诊断标准,对于 ESRD 患者均不适用。有报道母体血清可溶性 FMS 样酪氨酸激酶 1 和可溶性内皮素可作为鉴别诊断的指标。对于有高血压的妊娠妇女可放宽入院指征,根据住院观察血压控制情况做出是否继续妊娠的决定。

3. 贫血　慢性肾衰竭妇女妊娠后几乎都会发生贫血或原有贫血加重的情况。妊娠期血浆容量可增加 3~4L,正常女性在妊娠前 3 个月红细胞数量会增加,因此可不发生贫血,而慢性肾衰竭妇女妊娠期红细胞数却不能相应增加,因此会出现贫血或贫血加重。妊娠的透析患者,血红蛋白降低至 60g/L,血细胞比容降低明显,对母亲及胎儿均有害,故应积极纠正贫血。有研究结果显示,成功妊娠组的平均血红蛋白水平显著增高于失败组。未发现使用促红细胞生成素有致胎儿缺陷作用,一旦确诊妊娠,就必须增加促红细胞生成素用量,可能要增加 50%~100% 才能达到目标的血细胞比容(0.33~0.36)。此外,妊娠期母体和胎儿每日需要 800~1 000mg 的铁,口服补铁不能满足妊娠期对铁的需要,妊娠期透析患者常需要静脉补铁,且目前尚没有观察到明显的副作用。要注意的是,在妊娠后期,80%~90% 从胃肠道外补给的铁会在胎儿体内储积,因此静脉补铁时剂量宜小,根据情况每次可用 62.5~100mg,需要严密监测血红蛋白和铁储存情况,同时还应补充叶酸。

4. 狼疮肾炎(LN)　患狼疮肾炎的妇女妊娠预后与其肾功能损害、高血压和蛋白尿程度相关,母亲先兆子痫和放置宫内节育器者发生并发症的风险增高,根据妊娠前肾功能水平,妊娠成功率在20%~95%,最好是在病情不活动6个月以后怀孕。狼疮肾炎患者在透析以后仍有可能出现系统性红斑狼疮活动,研究发现透析第1年系统性红斑狼疮临床活动率仍有65%,腹膜透析治疗的患者系统性红斑狼疮活动比血液透析和肾移植的患者多,但到第3年以后,患者则较少出现系统性红斑狼疮活动。透析和肾移植的系统性红斑狼疮患者也能成功妊娠,但母婴并发症更多见。虽然还没有证据表明狼疮肾炎的ESRD患者妊娠会增加系统性红斑狼疮活动的可能性,但抗磷脂抗体阳性的患者,要高度注意血栓形成的风险。

5. 钙磷失衡 胎盘可以转化25-羟维生素D_3为1,25-二羟维生素D_3,要每3个月检查25-羟维生素D_3水平,不足者要补充。妊娠过程中胎儿要从母体获取30g的钙,孕妇平均每天要摄取1 500~2 000mg的钙。母体高钙可导致胎儿低钙和高磷,影响胎儿骨骼的发育,故需要每周监测钙、磷水平。原发性甲状旁腺功能亢进可使死胎率增高10%~20%,而继发性甲状旁腺功能亢进对胎儿的影响仍不清楚。如无禁忌,可继续使用1,25-二羟维生素D_3纠正继发性甲状旁腺功能亢进和活性维生素D_3的缺乏。小剂量的骨化醇也没有毒性作用,必须根据钙磷水平,每周调整剂量。

6. 饮食管理 需要对妊娠的透析患者进行周密的饮食指导,长期频繁透析使营养物质大量丢失,加上孕妇营养物质需求量增加,极易造成营养不良。应注意这类患者的蛋白质、氨基酸、可溶性维生素及电解质的补充及摄取。热量摄入量必须增加到30~35kcal/(kg·d);蛋白质摄入量,血液透析患者必须增加到1.5g/(kg·d),腹膜透析患者增加到1.8g/(kg·d);建议摄水量为750~1 500mL/d;每日钙摄入量为1 500mg,钠和钾摄入量分别为1 150mg和3 120mg;还需补充可被透析掉的维生素,如维生素C、维生素B_1、维生素B_2、维生素B_6、烟酸等。

7. 防治感染 透析患者在妊娠期面临感染的危险,40%有尿路感染,这些患者应每个月进行尿培养。如存在症状性菌尿,应治疗2周,并在以后的妊娠期进行抑制剂量的抗生素治疗。在围产期,应尽量避免器械检查。据文献报道,腹膜炎可导致胎儿早产或死亡,但也有病例在产后出现腹膜炎。

(二)透析治疗

1. 透析的时机和要求 妊娠的ESRD患者比普通患者透析的治疗目标要求要高,应使其血红蛋白、生化指标尽量接近生理范围。慢性肾衰竭的妊娠患者透析时应尽量达到以下要求:①血尿素氮<20mmol/L,最好在15mmol/L以下,否则宫内胎儿发育会受到影响;②妊娠后期子宫增大或仰卧位使静脉回流减少,可加重胎儿缺血性损伤,应避免低血压对胎儿的损伤;③避免血容量急剧增加,透析间期体重增加以不超过1kg为宜;④严格控制高血压;⑤仔细做产前检查,确定透析与宫缩的关系;⑥严密观察血钙水平,防止高钙血症或低钙血症发生。尽管给予强化透析治疗,但早产和高血压的发生率仍然很高。

2. 透析模式的选择 血液透析清除血尿素氮等毒素比腹膜透析效果要好,对母体子宫无机械性刺激,但血液透析可能因超滤量大而导致母亲血流动力学改变、血压波动而影响胎盘动脉的供血;尿素浓度急剧变化甚至失衡,也会影响胎儿体内环境的稳定;抗凝剂的使用也可能影响胎儿骨骼的矿化。腹膜透析缓慢而持续地清除水分和尿素等毒素,避免了血液透析的上述缺点。但其主要问题是增加了腹腔内的容量,妊娠使腹膜透析的容量和交换面积都大大减少,只有通过增加换液频率来解决。如果是孕后行腹膜透析管置管术,还要面临麻醉问题,导致置管困难,并可能导致流产,建议在妊娠第4~6个月内进行置管。腹膜炎也是常见的并发症,一般认为可以治愈。事实上,妊娠期妇女接受腹膜透析比接受血液透析要少,可能因为腹腔内高渗透析液、腹膜炎史及机械因素会影响受精卵的植入。Chou分析发现血液透析或腹膜透析对妊娠成功率的影响并无区别,婴儿存活率在血液透析和腹膜透析的患者间也无显著差异。

(1)血液透析:对于妊娠的女性患者延长透析时间或强化透析可减少早产和提高胎儿出生体重,提高胎儿的存活率。一旦妊娠诊断确定,每周透析时间要延长到20h以上,透析前血尿素氮应低于17.85mmol/L。研究发现每周透析时间超过20h者胎儿存活率较高,透析时间与胎儿的出生体重呈正相关。每周透析4~6天,可保证足够的透析时间和良好的体液控制。增加透析频次有很多好处:①每周透析4~6天可更好地控制液体和血压,透析间期体重增加减少,单次透析超滤量减少,每次透析超滤<1.5kg可避免低血压和胎儿窘迫,降低因胎盘缺血而自然流产的风险,同时母体血压变化小也可减轻胎盘血流灌注的变化;②增加透析频次可放宽液体和饮食摄入的限制,以适应孕妇的生理需要;③增加透析次数可避免因羊水过多而导致早产的发生。

但是,更频繁的透析可能导致母体发生矿物质和电解质紊乱。需注意以下几点:①透析液钾浓度要适当提高以防止发生低血钾;②由于妊娠期妇女生理上存在呼吸性碱中毒,正常母体碳酸氢盐浓度在18~20mmol/L,透析的患者肾脏缺乏代偿能力,每周透析4~6次有可能导致代谢性碱中毒,因此,透析液的碳酸氢盐浓度也要进行调整,建议调整到25mmol/L;③频繁的透析还可导致低磷血症,必要时需要口服磷制剂或进高磷饮食;④妊娠过程中胎儿要从母体获取钙,透析液的钙浓度为1.5mmol/L比较合适;⑤由于每周透析4~6次,不需要过多超滤,因此不建议透析器复用。

另外,Barua M. 认为夜间家庭血液透析可以增加受孕率,也提高了分娩成熟活婴的可能性,与文献报道相比母婴并发症也较少。

在血液透析过程中使用肝素对妊娠是安全的。如果透析频率增加或每日透析,要适当减少抗凝剂用量,但妊娠常处于高凝状态,抗凝剂用量不足可增加体外循环凝血的风险,目前尚无明确的指南建议抗凝剂的用量。使用肝素抗凝时可稍增大用量,肝素不能通过胎盘,因而无致畸作用,对于明显出血的孕妇建议无肝素透析。华法林能通过胎盘,在妊娠头3个月有致畸作用,在妊娠后3个月可引起胎儿出血,因此,需用华法林预防血管通路高凝状态的孕妇应改用肝素皮下注射。低分子量肝素致出血的风险较低,建议使用。

(2)腹膜透析:腹膜透析存在随时可发生腹膜炎、引流管阻塞及渗漏等问题。如果患者原来接受腹膜透析治疗,妊娠后仍可继续腹膜透析治疗。同血液透析一样,理论上需要更多的透析次数,达到更高的溶质清除率,以适应妊娠的需要,故必须增加腹膜透析液交换量。但到了妊娠晚期,因患者难以承受增高的腹内容量,将无法增加腹膜透析液,只能增加交换频率。

与其他感染一样,腹膜炎也会导致早产。血性腹膜透析液可能是严重产科并发症如胎盘剥离、子宫出血或自然流产的先兆。虽然是宫内出血,但是血液仍可以通过输卵管进入腹腔。对于非妊娠的女性腹膜透析患者,在正常情况下(月经)也会出现相似的情况,因此要注意仔细鉴别。如果需要进行腹膜外剖宫产,24h后可进行小量腹膜透析液透析,72h后增加至标准量。如果不能进行腹膜外剖宫产,则需要临时转为血液透析治疗。连续性非卧床腹膜透析患者妊娠出血有时表现为血性透析液,预示自发流产或发生胎盘剥离的可能,因此,如出现血性透析液,患者应住院观察。

(三)产科处理

最常见的产科问题是早产。透析患者的胎儿早产率非常高,维持透析妊娠的妇女早产率达48%~84%。早产可发生在孕中期,也可发生在孕晚期,常因羊水过多。对于没有高血压的患者,可用激素预防早产。临床上曾广泛应用镁制剂控制透析患者的早产,血液透析患者可一次静脉注射,每次透析后补充,但是应注意,当多次给予或因疏忽连续静脉注射镁制剂常发生中枢抑制、弛缓性麻痹、低血压等镁中毒的一系列临床症状。

(四)胎儿监护

透析患者成功妊娠需要患者与肾脏病医生、产科医生、新生儿科医生、透析护士以及营养师等多方协作,精确控制贫血、血压、液体状况、营养状况、透析处方和胎儿监测。胎儿监测方面,超声检查在第1~6个月内每个月查一次,第7~9个月则2周查一次,以评估胎儿的生长发育情况。从孕26周开始,胎心产力描记(非应力试验)应该每周做2次,以评估胎儿的健康状况,但非应力试验可能提供胎儿窘迫的假象。其他生理学指标检查和宫缩应激试验也要每周进行一次,但对于有早产倾向的患者,宫缩应激试验是相对禁忌证。如有可能,应进行持续胎心监测,特别是在血液透析过程中,可早期发现胎儿窘迫并及时处理。对于 ESRD 母亲的新生儿,一个常见问题是新生儿渗透性利尿。生产时胎儿和母亲的血清肌酐是相似的,但分娩后新生儿很快利尿,大量水、盐丢失造成血容量下降或低钠血症。渗透性利尿的新生儿要适当在高危育儿室观察。

对妊娠期患者的管理总结于表5-3-1。

表5-3-1　妊娠期透析患者的管理

项目		建议
贫血	血红蛋白	促红细胞生成素用量要增加50%~100%
	铁饱和度	通过静脉补铁使铁饱和度>30%,小剂量维持
	叶酸	10mg/d
	高血压/血流动力学	避免母体低血压或血容量不足,干体重每周增加约0.5kg,孕中晚期需要严密观察和反复评估
血液透析	透析器	不复用,使用生物相容性好的透析器,减少超滤量
	透析液	HCO_3^- 浓度为 25mmol/L,避免代谢性碱中毒;钾浓度为 3~4mmol/L,避免低血钾;增加磷,使透析前血磷在 1.29~1.61mmol/L
	透析前血尿素氮	不超过 17.85mmol/L
	透析频率	每周5~6次,每天晚间透析,血液透析或透析滤过均可
营养	蛋白质摄入	血液透析患者 1.5g/(kg·d),腹膜透析患者 1.8g/(kg·d)
	热量/液体摄入	30~35kal/(kg·d),750~1500mL/d
	钙	1500mg/d(37.5mmol/d),通常可从含钙1.5mmol/L的透析液获得,每3个月检测25-羟维生素 D_3,并适当补充
	磷	口服,或加入透析液
	维生素	维生素 C、维生素 B_1、维生素 B_2、维生素 B_6、维生素 PP
防止早产		使用黄体酮,镁剂(血清浓度<2.06mmol/L)
产科/胎儿监测		非应激试验、超声,严密的产科和新生儿科监护

【参考文献】

[1] 刘玉梅,汪年松. 慢性肾脏病患者妊娠的研究进展[J]. 中国中西医结合肾病杂志,2013(1):81-83.

[2] HLADUNEWICH M, HERCZ A E, KEUNEN J, et al. Pregnancy in end stage renal disease[J]. Semin Dial, 2011, 24(6):634–639.

[3] JESUDASON S, GRACE B S, MCDONALD S P. Pregnancy outcomes according to dialysis commencing before or after conception in women with ESRD[J]. Clin J Am Soc Nephrol, 2014, 9(1):143–149.

[4] 冯一奇. 连续性血液净化治疗妊娠急性脂肪肝临床疗效分析[J]. 中国医药科学,2015,5(4):90–92.

[5] 章富莲,朱明丽,黄峰云. 血浆置换联合连续性血液净化治疗妊娠合并高脂血性胰腺炎的护理[J]. 解放军护理杂志,2011,28(16):41–42.

[6] 马旭,夏璐,朱清,等. 连续血液净化治疗妊娠合并多脏器功能障碍综合征16例临床分析[J]. 中华实用诊断与治疗杂志,2013,27(2):189–191.

[7] 谢文,龚小刚,胡丽云. 血液净化治疗妊娠急性脂肪肝器官功能障碍的效果[J]. 中国当代医药,2014,21(27):157–158.

[8] 杨新军,吴广礼,陈云爽,等. 血液净化疗法救治妊娠急性脂肪肝的临床评价[J]. 临床误诊误治,2012,25(9):50–51.

[9] 李茂琴,李家琼,史载祥,等. 血液净化在妊娠期急性脂肪肝并发严重肝衰竭的临床应用[J]. 中华临床医师杂志(电子版), 2013 (21):9804–9806.

[10] 杨新军,吴广礼,陈云爽,等. 血液净化疗法救治妊娠急性脂肪肝患者的临床评价[C]. 2014年全军肾脏病学专业委员会暨牡丹江市肾脏病学分会学术年会论文集, 2014:268–268.

[11] 周冬冬,贺鹤群. 血液净化治疗在8例妊娠合并高脂血症性胰腺炎中的应用[J]. 现代实用医学,2014,26(10):1280–1281.

[12] 朱红丽,王志华,郑永科. 血浆置换联合连续性血液净化治疗妊娠合并高脂血症性急性重症胰腺炎[J]. 全科医学临床与教育,2013(4):385–387.

[13] 周冬冬. 血液净化治疗在6例妊娠合并高脂血症性胰腺炎中的应用体会[C]. 2014:509.

[14] 黎承杨,邓耀良. 器官移植受者妊娠的免疫抑制治疗及其影响[J]. 国际移植与血液净化杂志,2004,2(3):22–24.

[15] 陈佳,何娅妮. 慢性肾脏病妊娠患者的药物使用原则[J]. 临床合理用药杂志,2014,7(14):171–173.

[16] 刘玉梅,鲍宏达,黄亚娟,等. 43例起病与妊娠相关的肾脏病患者的临床分析[J]. 中国中西医结合肾病杂志,2014,15(12):1072–1076.

[17] 刘玉梅. 妊娠相关肾脏损伤的临床研究[D]. 上海交通大学,2014.

[18] 王建中. 女性终末期肾病患者在透析前后受孕的不同妊娠结果[J]. 中华肾病研究电子杂志,2013,2(6):22–22.

[19] 朱国强. 血液透析滤过联合血浆置换治疗妊娠合并重度高脂血症性胰腺炎的效果观察[J]. 当代医学,2013,19(20):76–77.

[20] 王丽晖,吴广礼,张丽霞,等. 血液透析联合血液灌流治疗妊娠急性脂肪肝并发多脏器功能障碍综合征的临床观察[C]. 中国工程院医药卫生学部肾脏病前沿论坛、第十三届华北地区暨北京市肾脏病学术年会论文集, 2012:1.

[21] 管保章,闫瑞玲,孟宇,等. 维持性血液透析七年患者妊娠34+4周成功分娩一例[J]. 中华肾脏病杂志,2012,28(7):579–579.

[22] 于艳,郑昊林,马峰,等. 血浆置换联合连续性静脉–静脉血液透析滤过治疗妊娠期急性脂肪肝伴急性肝肾功能衰竭[J]. 临床军医杂志,2016,44(7):670–673.

[23] SHIMADA C, KOUDA M, GUMJI M, et al. Examination of the quantity of suitable nutrition for gestational age in ma-

intenance hemodialysis treatment: experience of three cases[J]. Journal of Japanese society for dialysis therapy, 2014,47:199 - 207.

[24] MANISCO G, POTI M, MAGGIULLI G, et al. Pregnancy in end - stage renal disease patients on dialysis: how to a-chieve a successful delivery[J]. Clin Kidney J, 2015, 8(3):293 - 299.

[25] SIVASUTHAN G,DAHWA R,JOHN G T,et al. Dialysis and pregnancy in end stage kidney disease associated with lupus nephritis[J]. Case Reports in Medicine,2013,2013:923581.

[26] INAL S, REIS K A, ARMAGAN B, et al. Successful pregnancy in an end - stage renal disease patient on peritoneal dialysis[J]. Adv Perit Dial, 2012, 28:140 - 141.

[27] SIPAHI S,YAYLACI S,GENC A B,et al. Pregnancy in end stage renal disease patients,treatment with hemodialy-sis:a case report[J]. Turkish Nephrology Dialysis & Transplantation Journal,2012,21(1).

[28] NADEAU - FREDETTE A C, HLADUNEWICH M, HUI D, et al. End - stage renal disease and pregnancy[J]. Adv Chronic Kidney Dis, 2013, 20(3):246 - 252.

[29] SALIEM S, PATENAUDE V, ABENHAIM H A. Pregnancy outcomes among renal transplant recipients and patients with end - stage renal disease on dialysis[J]. J Perinat Med, 2016, 44(3):321 - 327.